医学信息学

（第2版）

赵越　王之琼　主编

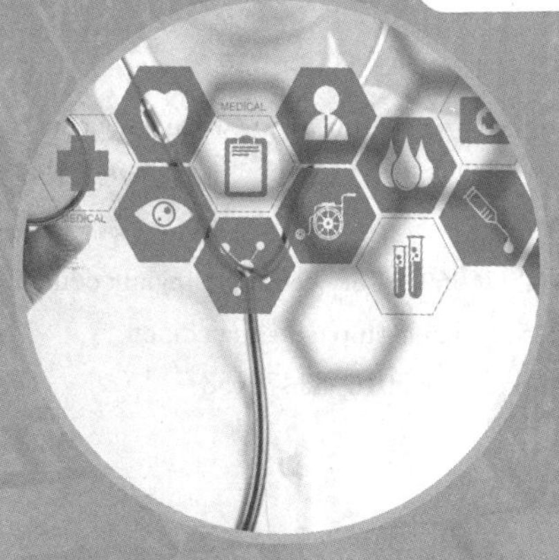

清華大學出版社
北　京

内 容 简 介

本书全面、系统地阐述了医学信息学的理论知识及其在医学领域的应用。内容包括生物医学信息学概论、医学数据获取与处理、医学信息标准化、医学数据库与信息系统、医院信息系统、护理信息系统、医学图像信息系统、实验室信息系统、社区卫生信息系统、区域卫生信息平台、生物分子结构分析、基因表达与网络调控分析、基于5G的远程医疗、电子病历智能分析、多组学与精准医学、智能临床决策、医疗知识图谱、医学信息学展望。本书理论与实例相结合，深入浅出，循序渐进，使读者全面了解医学信息学知识和技术，提高分析问题、解决问题的能力。本书可作为高等院校相关专业本科生和研究生的学习用书，也可作为广大科研人员的参考用书。

图书在版编目（CIP）数据

医学信息学 / 赵越，王之琼主编．—2版．—北京：清华大学出版社，2022.10（2024.7重印）
ISBN 978-7-302-61864-5

Ⅰ.①医…　Ⅱ.①赵…　②王…　Ⅲ.①医学信息－高等学校－教材　Ⅳ.①R-0

中国版本图书馆CIP数据核字（2022）第173368号

责任编辑： 罗　健
封面设计： 刘艳芝
责任校对： 李建庄
责任印制： 宋　林

出版发行： 清华大学出版社
网　　址： https://www.tup.com.cn，https://www.wqxuetang.com
地　　址： 北京清华大学学研大厦A座　　**邮　　编：** 100084
社 总 机： 010-83470000　　**邮　　购：** 010-62786544
投稿与读者服务： 010-62776969, c-service@tup.tsinghua.edu.cn
质量反馈： 010-62772015, zhiliang@tup.tsinghua.edu.cn
课件下载： https://www.tup.com.cn, 010-83470158
印 装 者： 小森印刷霸州有限公司
经　　销： 全国新华书店
开　　本： 185mm×260mm　　**印　　张：** 27.75　　**字　　数：** 780千字
版　　次： 2016年3月第1版　2022年11月第2版　　**印　　次：** 2024年7月第2次印刷
定　　价： 89.80元

产品编号：092146-01

《医学信息学》（第 2 版）
编委会名单

主　　编　赵　越　王之琼

副 主 编　崔笑宇　徐礼胜

编　　委　（以姓氏笔画为序）

丁琳琳　王之琼　王中阳　曲璐渲　齐　峰
孙慧妍　李　岭　李　智　李建华　张　陈
张静淑　赵　越　郝　琨　信俊昌　侯跃芳
徐礼胜　崔笑宇　蒋芳芳

编写秘书　郑停停　曲　辉　陈　琦　李传岗

前言

医学信息学是一门基于信息科学、计算机科学、医学、生物学、管理学、工程学及其他应用科学的理念和方法，以研究医学信息的搜集、处理、存储、检索、传输、管理和有效应用的原理与方法为基本内容的新型交叉学科。随着计算机技术的发展，数字化医疗已成为一种必然趋势。云计算和大数据等新型数据库技术手段的出现，为处理海量医学数据提供了更加有效的方法，加快了数字化医疗的进程。

近年来，医学信息学在医学研究、医学实践、医学教育、医学决策和管理方面起着越来越重要的作用，广泛应用于各种医学信息系统，如临床医疗系统、图像处理系统、公共卫生系统和决策支持系统等。目前，医院信息系统、护理信息系统、医学图像信息系统、智能电子病历、智能临床决策系统、医疗知识图谱等对各种医学信息资源进行整合和利用，为提高医疗卫生水平和诊疗效率做出了重要贡献。医学信息学的广泛应用，在很大程度上改变了人们传统的医疗观念，还从来没有一门学科像信息科学这样如此广泛和深刻地影响和改变了医学的整体面貌。

2016 年，编者出版了本书的第 1 版，但随着人工智能、精准医疗、知识图谱等信息新技术的发展，医学信息学领域也发生了一些新的变化。作者根据医学信息学的新发展及实际需要，更新补充了第 2 版教材的内容。本教材全面、系统地阐述了医学信息学的基础理论及其在医疗健康领域的应用现状和未来发展趋势。编委包括工学、医学和企业背景人员，充分体现了医学信息学领域交叉融合的需求和行业背景。与第 1 版教材相比，第 2 版教材内容在融入人工智能、精准医疗、知识图谱等技术的最新进展基础上，还增加了课程思政元素，形成协同效应，反映编者将“立德树人”作为教育根本任务的教育理念。此外，与教材配套出版的融媒体资源、企业应用案例，使读者既可以全面了解医学信息学技术，又可以拓宽思路和视野，辅助提升分析、解决具体问题的能力。

本书共分 18 章，详尽地阐述了有关医学信息学的理论与应用知识。第 1 章主要介绍生物医学信息学概论；第 2 章主要介绍医学数据获取与处理；第 3 章主要介绍医学信息标准化；第 4 章主要介绍医学数据库与信息系统；第 5 章主要介绍医院信息系统；第 6 章主要介绍护理信息系统；第 7 章主要介绍医学图像信息系统；第 8 章主要介绍实验室信息系统；第 9 章主要介绍社区卫生信息系统；第 10 章主要介绍区域卫生信息平台；第 11 章主要介绍生物分子结构分析；第 12 章主要介绍基因表达与网络调控分析；第 13 章主要介绍基于 5G 的远程医疗；第 14 章主要介绍电子病历智能分析；第 15 章主要介绍多组学与精准医学；第 16 章主要介绍智能临床决策；第 17 章主要介绍医疗知识图谱；第 18 章为医学信息学展望。教师可以根据不同的教学要求灵活选用本教材的内容。另外，可以根据自身的教学条件，理论与实验相结合进行教学，多媒体教学可使学生对这些理论有更深刻的理解和认识。本书理论介绍通俗易懂，也非常适合非专业人士自学。

扫描书后二维码可下载本书课件。

本书的出版与作者课题组多年的科研工作是分不开的，再次向我们一道工作的同事和研究生表示感谢，也要感谢清华大学出版社罗健编辑给予我们的帮助和支持，同时对本书所列参考文献的作者表示感谢。此外，还要感谢郑停停和曲辉同学在本书编纂过程中给予的帮助。

由于编者水平有限，书中不妥和错误之处在所难免，敬请广大读者及同行批评指正。

主　编

2022 年 5 月

目　录

第 1 篇　医学信息学基础

第 2 篇 医疗信息系统

第 4 篇 医学信息学前沿

第 5 篇　展　　望

第 1 篇

医学信息学基础

第1章

生物医学信息学概论

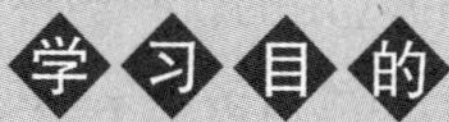

1. 熟悉医学信息学与生物信息学的概念，并了解其主要研究内容。
2. 了解医学信息学的发展趋势及瓶颈。
3. 了解生物信息学的研究策略与热点问题。

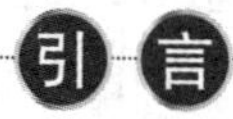

健康与长寿是人类亘古不变的追求。进入21世纪，随着人类基因组的解码及生物医学科技的迅猛发展，“转化医学”“个体化治疗”“精准医疗”等概念被陆续提出。围绕基因研究，正在回答诸如“生命演化”“人类从何而来”“人体是如何发育的”“人为什么会生病”“如何根治疾病”之类的重要问题。2018年5月，美国国立卫生研究院（National Institute of Health，NIH）启动了一项名为“我们所有人（all of us）”的大型计划，旨在通过汇集代表性样本中的详细健康数据，以便科学家更好地了解疾病的发生机制，更快地推动个性化治疗的发展。参与该计划的机构将收集大量来自电子健康记录的数据，还将调查和记录参与者的行为和生活环境，并通过可穿戴设备来获取健康报告和信息。该项目计划运行10年，预算高达14.55亿美元。与专注于单一疾病或人群的研究不同，该计划将建立一个多样化的数据库，为数以千计的研究项目提供信息。这将有助于了解某些疾病的风险因素，找到对不同背景的个体最有效的治疗方法，为患者提供适合其需求的临床研究，了解科技如何帮助我们采取措施以变得更健康。可以预期，各国通过开展类似的项目，对个体的健康信息进行合理的分享和管理，将有利于调集和优化资源，为患者提供合理的高效医疗保健服务。

1.1 信息科技与生物医学深度融合

20世纪后半叶，随着分子生物学及信息技术的飞速发展，以计算机、互联网、云计算、移动通信等为代表的信息技术为患者的诊断带来了极大的便利，同时也使生物医学信息在标准化采集、保存、分享及智能化分析等方面取得了长足的进步。反过来，以基因组学、蛋白质组学、代谢组学及真实世界数据为代表的数据爆炸，又对信息技术在生物医学领域的应用提出了更高的要求。两个领域的深度交叉和融合，使生物医学信息学成为一个充满机遇和挑战并具有巨大学术和产业潜在价值的领域。

计算机技术用于医学信息处理已有 40 多年的历史，几乎渗透到了生物医学的所有领域，形成了一门全新的、充满活力的新学科，即医学信息学（medical informatics）。医学信息学是研究信息技术和计算机科学在生物医学领域全方位应用的新兴学科，其中，医学信息系统是医学信息学的一个重要组成部分。医学信息系统由多个系统组成，这些系统主要面向医护人员、检验人员、医疗卫生管理部门等，是为实现信息化管理、流程化看病和统一化管理所开发的具有不同功能的系统。这些系统主要包括医院信息系统、护理信息系统、医学图像信息系统、实验室信息系统、社区卫生信息系统和区域卫生信息系统。

生物医学信息学具体包括医学信息学与生物信息学两个方面。医学信息学主要处理健康信息、医疗信息、护理信息、保健信息、检验信息、医学影像信息等，是涉及信息科学、计算机科学和医学的交叉学科，其具体研究内容包括健康及生物医学信息的采集、存储、检索、利用，以及设备和方法的开发等，所使用的工具不仅包括计算机、互联网，还包括临床治疗、正规的医疗用语及信息与通信系统等。近年来，医学信息学成果已被广泛应用于临床治疗、护理、口腔、药剂、公共卫生、理疗康复及生物医学研究等多个领域。

随着新的诊断技术、药物、治疗方法和医学软件不断进入其日常工作，医生们必须不断学习新知识，并将其应用于患者的治疗。在临床工作中，医生们需要详细记录每个患者的健康状况和既往病史，并与患者及其家属、医院、服务商和供应商高效沟通。在过去，满足这些要求是困难的，因为系统化采集、存储、检索患者信息的标准尚未制定，如今，计算机系统的发展可以帮助医生们应对这些挑战。

医学信息处理涉及有效地组织、管理、分析和使用各类健康信息。很早以前，医学家们就提出了这方面的需求。我国西汉医学家淳于意曾创立“诊籍”。《史记·扁鹊仓公列传》记载了 25 个病案，其中详细记载了患者的姓名、性别、住址、疾病、诊断、治疗、疗效及治愈后情况，涉及内、外、妇、儿、五官等各科疾病，虽然形式尚不统一，所记项目也不完善，但已具备病案的雏形。在汉代以后，晋代葛洪的《肘后备急方》、隋代巢元方的《诸病源候论》、唐代孙思邈的《千金要方》《千金翼方》等医著中，都有一些病案记录。在金元之后，详细的病案开始大量出现。在明清时期，病案的收集和研究工作受到重视，出版了大量病案专著。中华人民共和国成立后，我国政府高度重视病案的规范化工作，吸收国外的经验，不断出台新政策，逐步完善病案的格式和内容。

在过去，存储、集成和检索医疗和患者的信息均采用纸质文件。然而，纸张信息管理系统效率低下且花费巨大，不利于患者的护理，具体问题包括：

（1）传统的医疗记录可能难以辨认，因为它是手写的且组织简陋，医生很难找到其所需的信息，如已做过的检查项目和结果；

（2）一家医疗机构的病历往往不能与其他医生、实验室和医院共享。患者的资料变得支离破碎，这可能导致患者治疗的中断或延误。

远程医疗诞生于19世纪，在20世纪获得了较大的发展，并逐渐成熟，大体经历了四个发展阶段。

（1）萌芽阶段：通过电报、电话等传输文字、语音信息，为异地患者提供远程医疗咨询；

（2）模拟可视阶段：采用模拟电子技术实现信息获取、传输及重现；

（3）数字可视阶段：图像、视频、音频等数字化数据经公共电话网、综合服务数字网、卫星通信网等传输，开展远程医疗服务。

（4）集成多媒体阶段：将医院信息系统、电子病历、医学影像存储和传输系统、放射科管理系统等进行整合，使远程医疗进入集成发展阶段。

在过去几十年里，医疗信息以惊人的速度增长。目前，美国国家生物技术信息中心数据库一年所收集和维护的生物医学文献的规模已接近60万份。医生们可以通过大量检索临床试验及其他研究结果来辅助自己的治疗行为。另一方面，患者也可以参考最新的证据来预防疾病和选择治疗方案。有研究表明，使患者了解其疾病并参与治疗决策，将可能取得最佳的治疗效果。此外，先进的计算机系统还可以收集、分析、协调并自动发布健康信息，使医生和公共卫生工作者能够迅速和有效地应对生物恐怖主义的威胁，应付诸如炭疽、禽流感、新型冠状病毒肺炎等紧急疫情或突发的自然灾害所导致的人员伤亡和混乱，协调医疗卫生与健康促进工作。

除医疗机构产生的大量临床数据外，基础医学研究产生的海量数据也是生物医学信息学需要应对的难题之一。近年来，DNA测序、蛋白质谱分析、分子成像等技术的不断突破引发了大量的研究。继人类基因组计划（human genome project，HGP）之后，针对大量其他物种的DNA测序工作进展也很快。以我国的深圳华大基因股份有限公司为例，在“无所不测”的思想指导下，这一全球排名第三的测序中心1天即可产生多达3 Tb的序列数据。目前，存储于各种公共数据库的基因、蛋白质、转录物、代谢物等生物数据种类繁多。为了解读这些数据，各种生物信息学软件应运而生，而这也促进了算法研究。可以预期，生物信息学的快速发展，将改变人类对于包括疾病在内的各种生命现象的本质和机制的认识，最终造福于人类。

近年来，云存储、云计算的快速发展使对疾病乃至于人的整个生命周期进行全过程管理，对特定生命现象进行全景及多层次的信息融合成为可能。在此基础上，将人工智能（artificial intelligence，AI）的概念和相关技术引入相关数据的分析和管理中，不仅能够显著提高管理的效率，还能够对大量的数据进行分析，并借助机器学习的思想，从中找出规律并得出可能的结论。

1.2 信息技术不断创新

20 世纪 80 年代以来，计算机与通信技术的迅猛发展已显著改变了人类的生活。随着计算速度的不断提高、互联网的不断完善、移动通信技术的不断创新，近年来又出现了云存储、云计算、物联网等一批新的 IT 技术。在此基础上，AI 的概念和方法被迅速应用于医疗及生物数据的处理，为相关领域带来了巨大的变化。

在医疗领域，过去的住院治疗已向早期预测和家庭护理方面不断延伸。在过去，患有慢性疾病（如糖尿病或充血性心脏衰竭）的患者往往需要定期监测血糖水平、体重、血压等，并在家中服药。很多时候，这类患者必须等待下一次见到医生时才能咨询相关的问题，而他们的医生则常常忘记了患者的病情，因此，患者血糖或血压的变化无法被及时发现，健康状况可能恶化，而这又导致了更为昂贵的医疗保健。

云存储、云计算、物联网等技术的发展，加上传感器技术的不断创新，即将为上述领域带来根本性的改变。先进的计算机系统将显著提高护理质量，改善用药管理和慢性病患者的自我管理，在降低人工成本的同时，显著增进患者的安全。利用新的数据库技术、网络技术和信息管理技术，研究者可以采集大量临床数据，通过信息分析确定最佳的治疗方案和临床路径，从而显著提高医疗质量。

在基础研究领域，解读 DNA 序列数据、生物芯片数据、质谱数据等需要大规模的并行计算。由于这些数据来自不同的生物学层次，整合各种数据来回答生物学问题将涉及序列拼接和预测、模式识别、多尺度建模及动态模拟等复杂计算问题，计算生物学（computational biology）应运而生；反过来，生物数据对于数据结构、算法、数据存储、计算量、计算结果可视化研究的需求亦推动了计算机科学的发展。

对于数据采集、图像分析、通信网络、精密加工和制造、人工智能等技术的集成和创新应用，大大推动了精准医疗的发展。

全自动化的精准口腔修复是将数字技术应用于临床的一个范例。20 世纪 90 年代初，空军军医大学的赵铱民教授开始尝试将计算机技术应用于做牙、植牙，解决口腔修复种植的复杂问题，让口腔医生不再从事简单、繁重的“小手工业”操作。近年来，外科植入的骨骼支架、固定钢板、种植体的机台、全口义齿等都已经可以通过计算机辅助设计制造（CAD/CAM）技术来实现，进而又发展成为 3D 打印，使口腔修复种植变得更加精准、简便、微创、高效，也让医生工作变得更加舒适。在牙种植技术领域，赵铱民教授研制出了世界上第一台自主式的牙种植机器人。不同于主从式手术机器人，自主式手术机器人能够完全按照事先设定的程序、规划的路径，自主进入患者口腔内，找点、定位，精准地完成手术。在这个过程中，医生负责前期的手术设计、手术中的配合和监控，紧急情况下，可启动“紧急刹车”，以保证手术的安全性。在上述过程中，医生和机器人密切配合，不可或缺，但人仍然是第一位的。医生需要把自己的经验传输给机器人，把好每一关，比如术前做好精准设计，通过系统模型筛选出种植体位置的最佳方案。

与此相似，由美国麻省理工学院主导研发的达芬奇外科手术系统（Leonardo Da Vinci surgical robot），是一种由外科医生控制台、床旁机械臂系统、成像系统构成的高级机器人平台（图 1-1），能够增加视野角度，提供三维放大视觉，并能减少医生的手部颤动频率。借助机器人灵活的“内腕”，从不同角度在靶器官周围的狭窄空间里操作，帮助医生实施复杂的外科手术，使手术操作更精确、微创，大大减少组织创伤、失血和术后疼痛，缩短住院时间，同时减轻医生的疲劳，节省手术时间，使其更能够集中精力，使手术更完美。

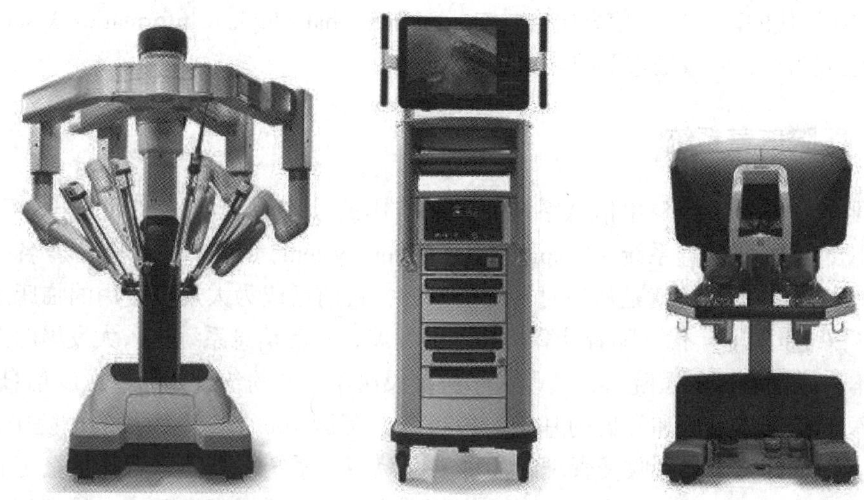

图 1-1　由美国 Intuitive Surgical 公司研发的达芬奇外科手术系统

2021 年，美国华盛顿大学和英国 DeepMind 公司分别公布了多年研究的成果，即可用于预测蛋白质和一些分子复合物精确的三维原子结构的先进建模程序 AlphaFold。其中一个研究小组报告说，他们已经使用最新开发的 AI 程序预测从 X 射线晶体学等实验方法获得的来自人类和 20 种模式生物（如大肠杆菌、酵母和果蝇等）的 35 万种蛋白质的结构。在未来的几个月里，他们计划将所有已编目的蛋白质列入模型蛋白质名单，大约有 1 亿个分子。

2021 年 7 月 15 日，美国华盛顿大学的 Minkyung Baek 和 David Baker 研究小组也公开发布了一个名为 RoseTTAFold 的能高度精确预测蛋白质结构的程序。与 AlphaFold 相似，两个程序都使用人工智能算法在庞大的蛋白质结构数据库中识别折叠模式。根据蛋白质中相邻氨基酸相互作用的基本物理原理和生物学规则，计算出未知蛋白质最可能的三维结构。

通过与欧洲分子生物学实验室合作，DeepMind 构建了一个新的蛋白质预测数据库，可免费访问。研究者预测，上述工作将大大加快蛋白质功能研究的步伐。

1.3 医学信息学发展迅猛

1949 年，德国的古斯塔夫注册了第一家专业医学信息机构。随后，法国、比利时、荷兰、波兰和美国亦先后成立了健康信息学研究和教育机构。随着计算机技术的成熟和迅速普及，医学信息学在全球迅速发展，相继衍生出医疗计算、医疗电子数据处理、医疗自动化、临床信息管理、卫生信息管理、医疗软件工程等多个分支学科。成立于 20 世纪 70 年代的国际医学信息协会（The International Medical Informatics Association, IMIA）已成为这一领域最重要的学术机构。

1.3.1 医院信息系统

美国是全世界医疗卫生信息系统研发和应用的领跑者。早在 20 世纪 60 年代初，美国便开始了医院信息系统（hospital information system，HIS）的研究，著名的麻省总医院的 COSTAR 系统就是从那时开始研发的，目前已成为大规模应用的临床患者信息系统。20 世纪 70 年代，随着计算机技术的发展，医院信息系统进入大发展时期，美国、日本、欧洲各国的医院，尤其是大学医院及医学中心纷纷开始研发医院信息系统，它成为医学信息学形成和发展的基础。1985 年，美国 100 张以上床位的医院中，80% 的医院实现了计算机财务收费管理，70% 的医院信息系统可支持患者挂号登记和行政事务管理。25% 的医院有较完整的医院信息系统，即实现了病房医护人员直接利用计算机处理医嘱和查询实验室检验结果。10% 的医院有全面计算机管理的医院信息系统。1990 年之后，随着网络技术的普及、B/S 结构的应用，网络型的医院信息系统应用有了明显的进步，为患者就医带来了更大的方便，如盐湖城 LDS 医院的 HELP 系统、麻省总医院的 COSTAR 系统、退伍军人管理局的 DHCP 系统等。

日本的医院信息系统开发和应用始于 20 世纪 70 年代初，80 年代后发展迅猛。投资规模大、系统化、网络化、综合性强、采取自上而下的开发路线是日本医院信息系统的主要特征，它们一般都把大型机作为设备中心，支撑整个系统工作，大量采用信息技术和网络技术，支持临床诊疗的功能不断加强。应用软件主要由医院和计算机公司联合开发，某些大公司也开发一些通用的医院信息管理软件包。如北里大学耗资 3.4 亿日元开发了综合医院信息系统，日常运行费用支出为每年 5.1 亿日元。

欧洲医院信息系统发展比美国稍晚，大多数始于 20 世纪 70 年代中期和 80 年代。欧洲医院信息系统的特点是区域化的信息系统，如丹麦的 Red System 管理了 76 所医院和诊所。法国第八医疗保健中心开发了可管理 3 所大医院和 3 所医药学院的一体化信息系统——Grenobel Integrated HIS。随着初级卫生保健工作的发展，欧洲各国区域性医院计算机网络亦快速发展。欧洲共同体的 SHINE 工程（strategic health informatics network of Europe）在分布式数据库系统和开放网络工程方面做了大量工作，英国、法国、意大利、德国的许多公司都参与了此项工程。纵观发达国家医院信息系统的状况，其发展趋势表现为业务流程覆盖全院、集成化、数字化、临床业务健全、外部接口完善、应用软件更加个性化和专业化等。

20 世纪 70 年代末，以 IBM M340 小型机为代表的计算机就已进入我国的医疗卫生行业，但当时只有少数几家大型医院和教学医院拥有，主要用于科研和教学。80 年代初，随着苹果 PC 机的出现和 BASIC 语言的普及，部分医院开始开发一些小型管理软件，如工资管理软件等。80 年代中期，随着 XT286 的出现和国产化，以及 DBASE 数据库和 UNIX 网络操作系统的出现，一些医院开始建立小型的局域网络，并开发出基于部门管理的小型网络管理系统，如住院管理信息系统、药房信息系统等。进入 90 年代，快速以太网和大型关系数据库日益盛行，一些有计算机技术力量的医院开始开发适合自己的医院信息系统，一些计算机公司也不失时机地加入医院信息系统开发队伍。进入 21 世纪，医院信息系统在设计理念上逐渐强调以患者为中心，注重以医疗、经济和物资贯穿于整个系统，开始从应用层面突出管理信息系统和临床信息系统，力求覆盖医院的各个部门，在这一阶段，开发出了充分共享全院数据的门诊、住院、药品、卫生经济、物资、固定资产、LIS、PACS 信息系统。目前，以实现区域协同医疗卫生服务为目标，患者信息在区域内多家医疗机构之间共享成为医学信息学新的任务和挑战。

我国医院信息系统的发展大体上经历了三个阶段：

1）独立应用阶段

早期的医院信息系统多为单机系统，分散应用于各科室，简单地实现以计算机操作取代人工操作的功能，不能实现信息的共享和交换，如患者信息管理、药品、器械、库房的管理等。这些独立的计算机化的小规模管理方式将医院的管理信息分割成一个个信息“孤岛”。

2）部门级或方面级的应用阶段

这个阶段提出了“电子化医院”的概念，出现了基于 Novell 局域网和 Foxbase/Foxpro 数据库的部门级应用系统，提供面向事务的电子化处理和信息的有限共享。如收费系统、药品从药库到药房的一体化管理、检验信息的采集与管理、以病案为中心的患者登记、疾病分类、医疗统计管理等。这一阶段的特征是，在一个局部系统内部存在多方面应用，它们之间可以实现信息共享，但局部系统与局部系统之间不能完善地集成。例如，在病房与检验部门之间、检验系统与收费系统之间不能有效地交换信息。

3）正在发展的阶段

目前正在发展的医院信息系统是较为完整的、集成的医院信息系统。这一阶段的主要特征是，从医院的总体上把握信息系统的功能，围绕患者在医院活动的各个环节构造系统的整体框架结构，各系统之间实现信息高度共享。

1.3.2　医学图像信息系统

1981 年，美国心血管放射医师 Andre J. Duerinckx 博士首次使用 PACS（影像存储与传输系统）一词，并于 1983 年在 SPIE（Society of Photo-Optical Instrumentation Engineers）会议上发表了相关论文。1983 年，Blaine 与其同事在美国圣路易斯 Mallinckrodt 放射研究所开发出了 PACS 平台，并进行医学图像获取、传输、存档及观察实验。

1984 年，美国堪萨斯大学的 Templeton 及其同事开发出了最早的 PACS 系统原型之一。1988 年，Arenson 与其同事在美国宾夕法尼亚大学医院将其开发出的 PACS 原型系统用于影像审查与咨询。20 世纪 90 年代，PACS 系统引入了临床数据标准 HL7 和影像数据标准 DICOM，实现了 PACS 与 HIS 和 RIS 系统的整合。

1.3.3 实验室信息系统

20 世纪 80 年代，单机运行的数据处理系统可以对仪器的数据进行简单的存储和分析，被称为第一代实验室信息系统（laboratory information system，LIS）。20 世纪 80 年代末、90 年代初，关系数据库被引入检验数据的存储和管理中，并且出现了以 PC 为基础的部门级规模的第二代 LIS。从 90 年代中期开始，LIS 开始逐渐变成一个以局域网为基础的开放的 C/S（client/server）架构模式，被称为第三代 LIS。20 世纪 90 年代末期，Internet 和 Web 技术相结合的新一代 B/S（browser/server）架构模式的软件系统诞生，被称为第四代 LIS。

目前，依托先进的管理思想和计算机技术，国外的 LIS 已实现大型化、一体化。如检验信息的预处理思想，利用 LIS 在整个医院信息系统下游的有利位置，充分利用上游的 HIS 与 CIS（clinical information system，临床信息系统）来提供信息。在芬兰，已有多个 LIS 运行在面向对象的 Cache 数据库系统之上，它是一种后关系型的面向对象数据库，整合了对象数据库访问、高性能的 SQL 访问、强大的多维数据访问三种方法，成功解决了关系数据库不能解决的一些问题。

1.3.4 护理信息系统

护理信息系统（nursing information system，NIS）是将护理管理学和护理信息学集成于一体并通过计算机实现网络化管理的医疗监护系统。依靠它，医疗工作者可以从诊断到治疗等各个环节对患者进行综合的护理，这样既可以提高医疗工作者的工作效率，又可以增加整个医疗过程的准确性，防止医疗事故的发生，使患者得到全方位的医疗护理。

护理信息系统的发展主要分为两个阶段：

第一个阶段是护理信息系统的初始阶段，始于 20 世纪 70 年代。早期的护理信息系统主要用于支持护士完成日常的护理记录、护理操作，如医嘱输入、体温单、护理单的输入及打印等；后来逐渐出现了以问题为中心的系统，包括对患者问题的识别及采取相对应的护理措施，护士可在分级数据库的环境中建立个人的护理计划，但护理数据的检索问题依然没有得到很好解决。

第二个阶段护理信息系统的发展阶段，始于 20 世纪 90 年代。在这个阶段，护理信息系统的研究方向主要是护理语言的规范化和护理决策支持，护理语言系统、分类学及分类系统已经成为护理信息学研究的热点。目前的观点是临床数据应支持护理决策，而不仅仅只是记录护理工作的任务。护理信息系统不应该只是电子档案柜和传送信息的设备，而应该对输入系统的信息加以利用，将原始数据转化为更容易利用的格式，并帮助护士做出临床决策。这些目标的实现要求研制集成系统，包括数据录入、对数据解释和处理的集成等。

近年来，护理信息系统的发展方向为护理专家系统、医院护理一体化管理信息系统、远程护理等。

1.3.5 社区卫生信息系统

社区卫生信息系统（community health information system，CHIS）是应用计算机网络技术、医学、公共卫生学等知识，对社区卫生信息进行采集、加工、存储、共享、利用，为社区居民提供预防、医疗、保健、康复、健康教育、计划生育等卫生服务的信息管理系统。因此，社区卫生信息系统是新的信息系统，它与众多学科相关，例如计算机科学、电子工程学、临床医学、公共卫生学、医院管理学、系统论等，因而是一个新的应用系统，对它的实践正在探索和发展中。

2013 年，《中共中央、国务院关于卫生改革与发展的决定》明确指出，应改革城市卫生服务体系，积极发展社区卫生服务，逐步形成功能合理、方便群众的卫生服务网络。各省市开始着力建立城市社区卫生服务，在遵循国家社区卫生服务工作规范，积极开展社区卫生服务的同时，因地制宜，形成各具特色的社区卫生服务体系模式。

我国各地的卫生服务机构和软件开发厂家也积极进行社区卫生服务管理信息系统的研究和建设。国内社区卫生信息系统建设虽然起步较晚，但近几年发展很快。许多城市的社区卫生服务机构都在陆续进行信息化建设，有些开始使用临床信息系统（clinical information system，CIS）。从全国来看，社区卫生服务管理信息系统出现了与业务同步规划、同步建设、同步发展的良好局面，这比传统的医院管理信息系统和其他卫生领域的管理信息系统的起点要高得多。在开发适合国内实际情况的社区卫生服务管理信息系统方面，许多机构做了许多有益的探索与尝试，并取得了一些成功经验。

我国社区卫生信息系统的目标主要包括：

（1）以社区居民为中心，以家庭为单位，以社区医师为主体，融医疗、预防、保健、康复、计划生育指导、健康教育、卫生监督于一体，实施长久有效、经济便捷的社区卫生服务，实现“人人享有健康保健”的目标。

（2）以经济活动为轴线，通过自动划价、出具明细账等方法，支持城镇职工社会医疗保险、公费医疗，严格经费管理，支持社区医疗机构的成本核算及经济管理。

（3）以行政管理为基础，通过对社区医疗机构的人员、物质、财务等实施信息化管理，促进社区医院的现代化管理。

（4）通过对社区卫生信息资源进行统计处理和智能分析，对整个社区居民的健康水平作出评估，为政府卫生行政部门决策提供依据，提高全体居民的健康水平。

1.3.6 区域卫生信息平台

1998 年，英国开始推动电子健康记录的应用，主要目的是提高医疗的安全性。英国国家卫生署制定了国民卫生服务信息战略项目，全面将计算机应用引入卫生服务领域，用 7 年时间分阶段在全科医生中实施，其目标为保证医疗专业人员、患者和护理人员“在正确的时间和地点获得正确的信息”，以提高患者的医疗服务质量。2002 年，英国 IT 项目 NPFIT 启动，旨在建立统一且集中一体化的电子卫生保健服务记录系统。2005 年，英国卫生部成立了“NHS 链接医疗”专门机构，负责实施国家医疗 IT 计划。2010 年，英国投入 62 亿英镑建立全国电子病历系统。

2004 年，美国前总统布什在美国众议院发表国情咨文时提出，要在 10 年内为全体美国公民建立电子健康档案。2005 年，美国国家卫生信息网为实施本计划选择了 4 家全球领先的信息技术厂商作为总集成商，在四大试点区域分别开发全国卫生信息网络架构原型，研究包括电子健康档案在内的多种医疗应用系统之间的互通协作能力和业务模型。美国前总统奥巴马提出投资 500 亿美元发展电子医疗信息技术系统，以减少医疗差错、挽救生命、节省开支。2010 年，全美医疗信息技术协调办公室全面部署“全美医疗网”，据当时测算，政府需要在未来 10 年内投入 2760 亿美元。

2000 年，加拿大成立了名为 Infoway 的机构，以推动国家及区域卫生信息网的建设。2002 年开始，Infoway 宣布计划投资数亿加元以促进医疗机构及其他终端用户对信息技术的接受程度，建立全国性的电子健康档案系统、药品信息系统、实验室信息系统、系统影像系统、公共卫生信息系统和远程医疗系统；建立用户、医疗服务机构的统一识别系统及基础架构和标准，并计划在 2009 年为 50% 的加拿大人建立电子健康档案，2020 年，覆盖全部人口。2011 年，加拿大居民的电子健康记录覆盖率已达到 50%，计划在 2016 年底实现全面覆盖。

我国关于卫生信息化建设发展的实证研究也有很多。2002 年，原卫生部信息化工作领导小组办公室对国内 6921 家医院信息系统的建设情况进行调查。2007 年，中国医院协会信息管理专业委员会（China Hospital Information Management Association，CHIMA）对医院信息化工作的技术负责人进行调查。2009 年，CHIMA 对全国 60 个区域的卫生信息化项目进行调查。同年，国务院审议通过了《关于深化医药卫生体制改革的意见》和《2009 — 2011 年深化医药卫生体制改革实施方案》，提出要大力加强国家卫生信息标准化，建立标准化居民电子健康档案。2011 年，国家首次提出以三级平台建设为核心来推动“十二五”期间区域卫生信息化的发展，卫生信息化建设迎来高速发展的契机。党的十八大以来，贯彻落实习近平总书记重要讲话精神，以保障全体人民健康为出发点，推动政府医疗信息系统和公众健康医疗数据互联融合、开放共享，消除信息壁垒与孤岛，大力促进健康医疗大数据的应用与发展。2015 年，国家陆续发布了一系列大数据政策文件，包括《促进大数据发展行动纲要》《国务院关于积极推进“互联网 +”行动的指导意见》《全国医疗卫生服务体系规划纲要（2015—2020）》等，2016 年，又颁布了《国务院办公厅关于促进和规范健康医疗大数据应用发展的指导意见》。党的十九大明确提出“实施健康中国战略”，深化医药卫生体制改革，全面建立中国特色基本医疗卫生体制、医疗保障制度和优质高效的医疗卫生服务体系。2021 年，国家卫生健康委员会指出，在新冠肺炎疫情期间，互联网诊疗服务在保障患者医疗服务需求、缓解医院线上线下医疗服务压力、降低交叉感染等方面发挥了积极的作用。

1.3.7 电子病历及多种医疗系统的整合

在医学信息学领域，最为突出的进展集中在电子病历（electronic medical record，EMR）及医院信息系统为核心的临床信息管理领域。20 世纪 80 年代以来，医院信息的管理和使用根据其内容、风格和范围在我国经历了以下 4 个阶段：

（1）独立的门诊收费、住院费和药房管理系统；

（2）医院的局域网络，其代表应用包括住院管理、门诊收费、药物管理和递送系统等；

（3）完整的医院信息系统。许多大医院利用网络构建了完整的信息系统，具体包括医院信息系统、影像存储与传输系统（picture archiving and communication system，PACS）、实验室信息系统（laboratory information system，LIS）、护理信息系统等；

（4）远程医疗。随着 IT 和网络的发展，一些大型医疗机构开始研究实施远程医疗的数字图像诊断，如 CT 扫描、核磁共振和超声检查等。

从性质上看，前三个阶段集中在医院信息管理方面，而第四阶段则开始向以患者为中心的方向发展。

医学信息软件及系统的开发，初步满足了医生与其他医疗保健人员及患者对信息和知识的需求，有助于改善患者的护理，便于医院管理者参与定制、采购、实施评估和管理，不断提高医疗质量，以其安全、高效、及时等特点，促进医疗公平。截至 2007 年，我国约 70% 的县级以上医院均建立了 HIS 系统。其应用显著改变了医院的管理风格，减少了医疗失误，为医护人员提供了实时更新的患者信息，缩短了患者等待的时间，提高了护理质量，它不仅成为医院现代管理的象征，也成为医院核心竞争力之一。

继新加坡之后，澳大利亚亦于 2012 年 7 月建成并投入使用全国联网的医疗信息网络。美国的甲骨文（Oracle）公司最近推出了疑难病会诊的信息平台，将专家、实验室及各地的医疗机构联系在一起，打破了医疗机构的传统边界，实现了资源共享，最大程度地便利了患者。IBM 公司亦推出了超级计算机“沃森”，通过集成病例记录、医学杂志上刊登的科研论文及卫生部门掌握的数据等，帮助医生对大量的信息进行分析，并发现诊断和治疗过程中被遗漏的细节。

随着我国社会经济的发展，人民群众对医疗的需求也在不断地增加。目前医疗系统所面临的问题包括：①医疗资源总体短缺；②医疗费用不断增长；③药品价格虚高；④各个医院不能实现患者信息的共享；⑤医院人力资源整合需要突破。2020 年 7 月 17 日，国家卫生健康委员会在官网公开发布了与国家中医药管理局联合制定的《医疗联合体管理办法（试行）》，提出加快推进医联体建设，决定将医联体建设作为构建分级诊疗制度的重要抓手并加快推进，会同国家中医药管理局启动城市医联体和县域医共体建设试点，在全国 118 个城市、567 个县推进紧密型医联体、医共体建设，逐步实现医联体网格化布局管理。

所谓的医联体，是将同一个区域内的医疗资源整合在一起，通常由一个区域内的三级医院与二级医院、社区医院、村医院组成，目的是通过分级医疗解决老百姓看病难的问题，实现人民满意、政府满意、员工满意的预期目标。

值得注意的是，近年来许多大型的互联网公司也开始布局健康和医疗领域，通过与区域医疗中心和政府相关部门协作，开展健康管理与医疗服务。

以东软医疗系统有限公司为例，2011 年，东软医疗系统有限公司在国外、中国香港特别行政区、北京同步注册成立了东软熙康健康科技有限公司。通过构建区域与自助式健康体检中心、物联网健康感知终端熙康行表、云健康服务平台熙康网，纵向整合区域医疗中心和基层医疗机构的服务资源，为个人和家庭提供包括慢性病预防生态系统在内的信息服务，形成三位一体的全方位服务模式，贯穿健康管理的全过程。作为创新点，该平台采用一体化健康监测设备，通过互联网将区域医疗中心、基层卫生服务机构的医疗保健服务与个人和家庭的动态健康管理及医疗监控与管理部门的数据档案系统无缝链接，使优质的医疗资源向基层、家庭和个人延伸，为个人与家庭打造即时便捷的健康服务模式，同时为肩负医疗保障任务的医院与卫生主管部门构建科学系统的网络管理平台（图 1-2）。

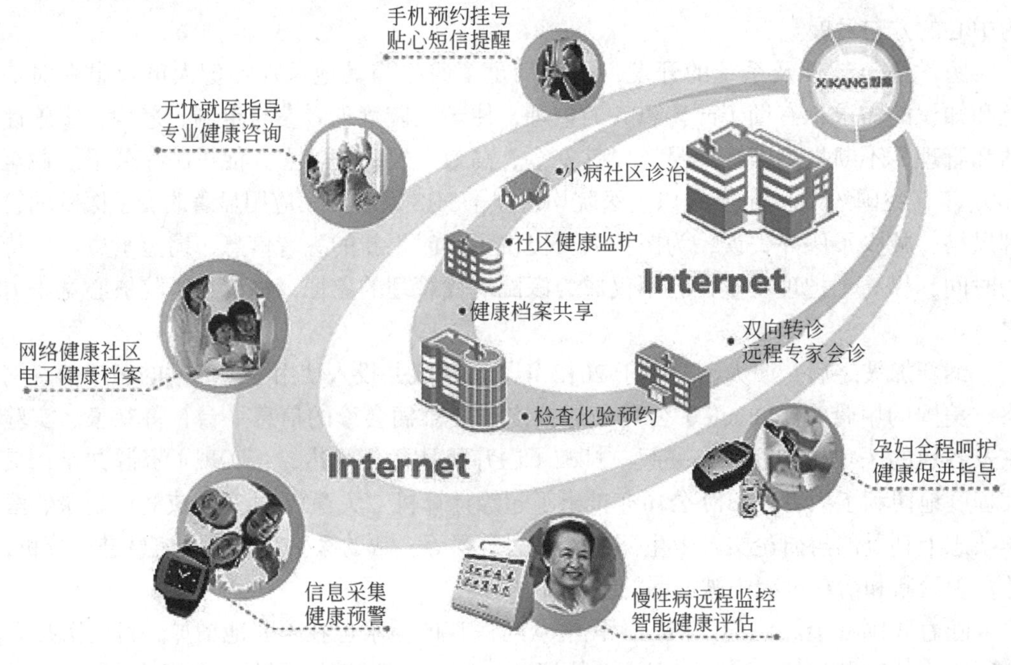

图 1-2　东软熙康计划的架构

1.4　生物组学研究的快速发展

得益于 DNA 克隆及测序技术的革命，人类基因组计划已于 2006 年正式完成。随之而来的是各种生物“组学”数据的海量涌现，这些数据为从分子水平解读生命活动与疾病现象提供了素材。近年来，一些企业已经能够以可接受的价格为个人绘制基因图谱。尽管目前研究者尚不清楚基因如何影响身体的各个方面，但他们已经清楚某些特定基因会引发心脏病和乳腺癌之类的疾病。可以预期，人类将很快进入个性化医疗的阶段。也就是说，医生将根据患者的基因特征选择治疗方式。

以高通量 DNA 测序、生物芯片、质谱、双向电泳等为代表的组学技术，极大地提高了实验数据的产量，并对实验设计产生了显著的影响。通过对各种细胞、组织乃至于整个生物体的功能状态进行测量，组学技术能够产生从基因序列到蛋白质表达及代谢模式等多个层次的大量数据。这在事实上也造成了近年来生物医学实验数据的海量增长。研究者将 20 世纪 90 年代称为“头脑的十年”，将之后的十年称为“测量的十年”。人类在回答生物学问题方面已进入一个全新的时代，即“大生物学”时代，即对与健康和疾病相关的生命现象进行更系统的整体测量和分析。

许多医学研究也因组学的概念而发生了根本的变化。在过去，研究者通常采取假说驱动（hypothesis-driven）策略，即事先提出某种经过推敲的问题或假说，之后通过实验进行验证。组学的研究策略则是，无须事先提出某种问题，而是通过组学技术直接采集基因组或蛋白质组数据，之后通过分析来提出某种理论（即数据驱动，data-driven）。这种策略为发现未知的病理生理学机制及明确生物体对药物或营养物的反应提供了机会。

在生物信息学领域，研究者也正在从过去聚焦于来自 Genbank、Swiss Prot、KEGG 等数据库的少量数据向“组学”和“复杂系统”迈进，具体的例子，如基因芯片检测与分析、2 型糖尿病相关的代谢组分析等。毋庸置疑，组学科技将不仅显著改变传统的具有简化及还原论性质的实验模型，而且更加注重揭示隐藏在人类健康与疾病现象背后的、更具复杂性和动态特点的分子网络。

1.5 生物信息学是解决复杂生物学问题的钥匙

生物信息学（bioinformatics）是涉及生物数据存储、修复、分析和整合的一门学科，是分子生物学与信息技术的结合体，其研究工具是网络和计算机，研究材料和结果是各种生物学数据。狭义的生物信息学涉及生物分子信息的获取、存储、分析和利用，也就是说应用信息科学的理论、方法和技术，管理、分析和利用生物分子数据。广义的生物信息学则是应用信息科学的方法和技术，研究生物体系和生命过程中信息的存储、传递和表达。研究和分析生物体细胞、组织、器官的生理、病理、药理过程中的各种生物信息。

2001 年 2 月，人类基因组测序的初步完成使生物信息学进入了一个高潮。一方面，高通量测序技术的迅速普及，使得公共数据库中的 DNA 序列以惊人的速度增长，使生物信息迅速膨胀成为数据的海洋。人类正在从积累数据向解释数据转变，而数据量的巨大累积也蕴含着潜在的突破性发现，而另一方面，研究者也已认识到，“数据并非知识”。海量的生物学数据需要依靠信息学手段来解读，而大多数生命现象均属于复杂问题，对此传统分析方法的局限性已日趋明显，生物信息学是解决复杂生物学问题的钥匙。作为生命科学中的信息科学，生物信息学已成为现代生物学研究的核心内容之一。

随着生物组学研究的兴起，经典的遗传学（genetics）已同基因组学（genomics）、生物统计学（biostatistics）及生物信息学（bioinformatics）融为一体。各种开源或商业化的软件被用于存储、分析及解读基因组、转录组、蛋白质组及代谢组学数据。主要的分析步骤包括数据采集、存储、预处理、标准化等，随后则是识别差异表达的基因，对其功能进行注释，对分子通路进行预测，以及从蛋白质-蛋白质相互作用网络的角度来解读生物学或疾病过程。针对复杂的分子网络，生物信息学家们不断将信息技术应用于复杂系统多因素分析、蛋白质结构解析、分子动态模拟等方面。

在东北大学医学与生物信息工程学院，这方面的研究一方面侧重于对各种算法进行改进，另一方面则是对基因与蛋白质序列、代谢网络及疾病表型数据进行挖掘。值得一提的是，生物信息学的研究结果往往仅具有预测的性质，有赖于实验的验证，这也导致了系统生物学（system biology）的诞生。由于大多数医学实验均具有孤立、片面等缺点，对其结果的解读容易失之偏颇，而通过计算机分析寻找规律，则容易因为数据不完整而造成偏倚与混淆。因此，结合已有的生物学理论或推测来判断数据的支持度（即理论驱动，theory-driven）将更为合理。2011 年，东北大学的李岭提出了“从DNA 到中医”的创新学说，其内容涵盖了从生命现象最底层的基因到抽象而宏观的疾病证候，为从组学的角度揭示基因网络、明确中医基本理论的实质及创新药物找到了关键的线索。鉴于其理论具有整体性的特点，中医理论或许能够为生物组学数据的挖掘提供合理的理论框架。

1.6 展 望

我国的医院信息化建设已经进入高速发展的阶段。一些大型医院的陈旧的管理和运营方式已经不能适应医院信息化建设的形势，因此，医院信息化建设将更加重要。医院信息系统的建立推动了地方医院信息化建设的脚步。本着为患者服务、以患者为中心的原则，建立医院信息系统，能够有效解决患者排队等候时间长、医疗价格不确定等问题，实现医疗服务便捷化、医疗费用透明化，并且能为医院管理者提供决策依据，提高医务人员的工作效率和医院的服务质量，为建立数字化医院奠定坚实的基础。

随着计算机技术的发展和医院管理的发展，“以患者为中心”的医院信息系统的不断完善，医院信息系统也在不断发展和壮大中。例如，电子病历的建立为电子病案的实施提供了依据，使其真正以医生工作站和护士工作站为中心，其他辅助功能，如以人力资源管理子系统、后勤管理子系统等为依托的集成化、全模块化医院信息系统建设已成为一种趋势。

电子病历是医院信息系统发展的重点。电子病历是指计算机化的病历，其内容包括纸张病历的所有信息。电子病历不仅指静态病历信息，还包括提供的相关服务。电子病历系统是支持电子病历的一套软硬件系统，能够实现患者信息的采集、加工、存储、传输及相应的服务。在发达国家，如美国、日本等，许多大学、研究机构、生产厂商纷纷投入这一领域的研究工作中。由于电子病历涉及医院信息化的方方面面，具有高度复杂性，并且目前对电子病历也缺乏完整统一的认识，所以，尽管在不同的方面均取得了各种进展，但完整的电子病历系统尚未建立。政府部门也积极参与这一进程，采取各种行动推动电子病历的发展。目前电子病历的最大阻碍是相关法律尚未健全，也就是电子病历是否能够得到法律承认还未取得一致认可。电子病历已成为目前医院信息系统发展的重要目标之一。

另外，远程医疗也是顺应信息社会发展和人们对医疗保健的需求而产生和发展起来的。美国得克萨斯州曾将远程医疗用于监狱体系中。市区医院的医生可通过电视会议装置对监狱的患者进行远程会诊。与将犯人带往医院在保安措施方面产生的费用相比，远程医疗每次可节省数千美元。远程医疗是一个快速发展的领域，全球许多国家都已将远程医疗列入政府议事日程。由于交互式电视、图像数字压缩技术和远程通信的发展，以及高质量医疗中心的不断涌现，远程医疗被大大推进。在我国，远程医疗正显示出强劲的发展势头，随着通信、计算机、医疗技术的快速发展，远程医疗将会延伸到偏远地区，那里的患者将不再因当地医疗技术的落后而延误病情，也不必为求医而跋涉千里，将和城市居民一样接受来自世界各地的医疗专家的诊治和指导。采用光纤通信的远程医疗不仅传输速度快，而且能够传送动态图像。卫星通信质量高，辐射面更广，可进行国际间的远程医疗，这将是今后的发展方向。

网络技术的发展为远程医疗和区域化的医院信息系统的建设提供了一种思路。在不久的将来，患者借助网络不但可以完成预约挂号，而且可以随时随地同医生进行沟通，医生也可以随时调阅该患者在其他医院的就诊记录，并以此为参考，这将大大提高患者就医的舒适度。因此，医院信息系统的不断发展，必将为我国医疗制度的改革、患者消费权益的保护及全民健康做出应有的贡献。

在过去的40年中，信息技术在许多领域已完成从辅佐向引领角色的过渡和转换。随着人类社会对IT技术和互联网依赖的不断加深及对生命现象复杂性认识的逐渐清晰，生物医学信息学的快速发展已是大势所趋，及时获取、处理并应用数据将彻底改变医疗卫生事业乃至于国民经济的面貌。在美国，医疗支出已占其国内GDP的六分之一，而这一比例还在增加。医疗正在消耗大量的工资收入、企业利润及政府资源。在未来几年里，我国的医疗保健支出亦将大幅增长，上升至GDP的7%。因此，升级电子病历、建立区域乃至于全国范围的卫生信息网络已成为国家目标。

2003年底，卫生部卫生信息工作领导小组启动了三个项目以解决卫生信息标准缺乏的问题，它们分别为中国国家卫生信息框架和标准化、公共卫生基本数据集标准和标准化医院系统基本数据集。

目前在这一领域仍然存在以下问题：

1）缺乏标准化及互操作性

医院信息涉及医疗、教育、医学科研、人才、资金、物资等，而统一的名称、概念、分类和代码是信息交换的前提。目前的困难是缺乏统一的标准，不同的医院的疾病分类、医疗术语、药品名称、岗位名称、设备、化验和检查的代码不尽相同，对于同一种症状，不同医院的定义、描述和处理也有所不同。由于缺乏统一、权威的医院标准化词典，医疗机构在开发 HIS 过程中浪费了大量的人力、资金、物力和时间。其次，标准和用户词典的差异亦造成单位之间无法共享信息。尽管信息标准（如 HL7 等）有助于增强不同医院系统之间的互操作性，然而大多数医院仍未考虑这一问题。此外，正在改革中的医疗保险制度所涉及的不同层次的医院及相关机构（如保险公司、金融机构、社区等）均需要共享患者信息，而目前的信息标准化并不能满足上述需要。因此，今后的开发应尽量遵守卫生信息标准化的原则，将国际标准与国家标准的制定有机地结合起来。

在互操作性方面，目前在大多数医疗机构运行的医院信息管理系统（hospital information management system，HIMS）无法分享影像诊断信息。由于采用不同厂家的标准和格式，放射信息系统（radiology information system，RIS）、实验室信息系统（LIS）及影像存储与传输系统（PACS）等在许多大医院中仍在独立运行。因此，制定临床信息、管理信息的管理和交换的一致性标准，以增强互操作性已成为利用与完善 HIS 的瓶颈。

为共享医疗信息，提高远程医疗及医院的工作效率，延伸医疗服务，优化工作程序的 HIMS 将发展成以患者为中心的独立的信息系统，包括电子病历，将实现一体化。此外，HIS 将转向支持卫生保健专业人员、患者及消费者，以新的架构和强大的扩展功能建成区域及全球卫生信息系统。

2）软件系统的统一架构问题

20 世纪 90 年代以来，各级卫生行政部门、部分医院和软件开发公司为开发 HIS 投入了大量的人力和资金。然而，由于缺乏整体设计和规划，对相关部门的工作流程及语言标准缺乏研究，造成了各种技术平台及软件缺乏标准。此外，许多开发人员并不专门从事 HIS 的开发，不熟悉医院管理和工作流程，或者仅考虑局部问题。软件公司大多考虑眼前的利益，缺乏长期计划，仅开发出一些简单的系统软件包，严重地制约了 HIS 的发展。另一方面，由于 IT 基础设施差，缺乏经验，支离破碎、局部重复的系统之间整合不良，亦导致了“信息孤岛”的出现，妨碍数据共享和医院之间的信息交流。为使临床服务工作和医院管理工作从 IT 系统中获益，有必要制定统一的软件架构。在软件开发的过程中，需要医生的深度参与，通过严格的项目管理及工作流程设计，最终满足用户的需求。

3）医院管理模式问题

HIS 的构建对于医院管理模式亦有重大的影响。目前发达国家的许多医院的管理者均拥有工商管理硕士文凭，而国内许多医院的院长只是较优秀的医学专家，但并不熟悉现代化医院管理。在医院的建设中，他们无法克服非科学和不合理的管理模式。由于不同的医院的工作流程和情况差别很大，为了满足医院管理的需要，开发商不得不根据实际情况开发出定制性强的软件，这无意中成了信息交流和共享的障碍。

从 2008 年起，中国和美国开展了跨国公共健康信息学的合作，共同探讨该领域即将发生的变革及应对的策略。通过探讨跨国网络及各种数据收集、整合的方法和技术，这项合作为两国的相关机构和从业人员提供大量有用的信息，并为长期的研究和教育提供支持。

展望未来，HIS 系统的开发势必从单一机构的信息系统向院际联网、区域医疗网络乃至于国家或国际医疗信息系统发展。软件开发将从定制式开发向主动开发和经营转型。从开发思路上看，将越来越多地强调“以患者为中心”的理念。在十年内，医学信息学将大力支持开放源代码的方式，制订出衔接的技术标准和广泛使用的电子健康记录系统。通过开放获取、开放数据、开放沟通和开源软件的方式促进具有透明度的研究的开展，并显著改善电子健康记录和电子数据采集之间的互操作性。

在教育和培训方面，应对信息化的发展趋势，各地医院都在加大投资，进行数字化建设，这一领域的年增长率已近 30%。然而，许多医疗机构使用软件的能力依然有限，软件开发商普遍缺乏医疗知识，臻于完善的 HIS 产品尚不存在。因此，尽快培养大量的软件开发人员，强化医疗信息化及医院管理信息化，开展高层次的教育和培训仍十分必要。目前，全国医学信息教育（National Medical Information Education, NMIE）、中国医药信息学会（China Medical Informatics Association, CMIA）、中国医院信息管理协会（China Hospital Information Management Association, CHIMA）等机构均在推动这方面的工作。

随着临床和研究数据的迅速积累，对于海量信息的挖掘也越来越重要。近年来，机器学习、人工智能等概念和技术将不断被引入健康和医疗领域。结合算法的改进，有意义的结论将被及时用于识别和优化临床路径、开发决策支持系统及新的医疗技术，最终实现个性化治疗。对于整个医疗体系而言，数据革命所提高的效率又可以节省大量的经费。在超级计算机的帮助下，未来每位医生可以领导一个由初级和中级医务工作者组成的大的团队，后者将在智能工具的帮助下从事普通的工作，而医生则可以专注于复杂的事情。尽管如此，由于包括各种疾病在内的生命现象的复杂性，以及制度、政策及经济条件的限制，目前生物医学信息学仍面临巨大的挑战（同时也是机遇）。除兼容和可互操作性外，政府、企业、医疗机构及医务人员看问题的角度，对软件的架构设计和后续开发均有巨大的影响。将人工智能大规模应用于医疗，仍有相当长的路要走。

2011 年，IBM 的认知计算系统 Watson 横空出世，在问答节目中首次击败了人类。随后身价大涨的 Watson 逐渐成为 IBM，乃至于全球 AI 项目的代表。2015 年，当大部分 AI 应用还在专注于医疗影像解读、病历管理等领域时，Watson 大举杀入肿瘤研究领域，并许下豪言将惠及十亿人，能够诊断和治疗 80% 的癌症种类中 80% 的病患问题。然而，时至今日，这个诺言依然没有实现。Watson 依靠输入大量的真实病历来解读癌症背后的成因、深层病理，并给出治疗方案的建议。事实上，肿瘤治疗的临床决策是非常复杂的，目前的机器学习难以解决核心问题，甚至就连数据链都难以搭建清楚。随着越来越多的医疗机构宣布退出与 IBM 的合作，Watson 的医疗之旅似乎也被打上了问号。

综合来看，AI 医疗在目前更适合于解决那些琐碎、重复度高的医疗工作，比如誊写病历、看 X 光片、检查化验单等，这些工作可以把医生的时间解放出来。然而，让

AI本身去治疗重大疾病，无论是技术能力还是安全风险都无法承担。

在基础研究领域，由大量的基因及其蛋白质产物所构成的复杂网络也向传统的还原论性质的研究提出巨大的挑战。毋庸置疑，计算机将为研究者提供越来越有力的帮助，但复杂性问题一如既往，属于需要人类靠综合知识和抽象推理才能解决的问题。

精准医学（precision medicine）是一种新的医学概念与医疗模式。其内涵是根据患者的临床信息和人群队列信息，开展包括基因组学、转录组学、蛋白质组学、表观遗传组学、代谢组学和微生物组学等在内的多组学大数据研究，从整体视角出发去研究人类组织细胞、基因、蛋白质及其分子间的相互作用，分析反映人体组织、器官功能和代谢的状态，从而实现精准的疾病分类和诊断。根据患者病情的具体机制，制定个性化的疾病预防和治疗方案，为治疗癌症等复杂疾病找到新的突破口，从而提高医疗效率，提高全民健康水平。

长期以来，不恰当及过度使用医学技术浪费了大量的医疗资源。2011年，由美国国家科学院、美国国家工程院、美国国立卫生研究院及美国国家科学委员会共同发起并提出"迈向精准医疗"的倡议。2015年1月，奥巴马在国情咨文演讲中提出并正式推出了"精准医疗计划"，呼吁进一步增加医学研究经费投入，提议在2016财年向该计划投入2.15亿美元，以推动个性化医疗的发展。该计划提议募集100万志愿者的基因数据、环境、生活方式等数据，链接并整合至云端数据库，融合遗传和基因组的信息，以临床治疗为出发点，为每位患者提供最适合的治疗方案。2018年，英国宣布开展一项耗资超5亿美元的宏伟计划，计划在未来5年内开展500万人基因组计划，并利用基因组测序辅助重病患儿、患有难治或罕见疾病的成年患者的治疗。这标志着精准医疗研究将进入大数据阶段。此外，国家推进将基因组医疗整合至国家医疗服务体系，促进基因组领域的私人投资和商业活动，提升公众对基因组医疗的认知和支持。德国、法国、日本、印度等国家在"精准医疗计划"方面也投入了相当多的研究经费和人力。

我国在"精准医疗计划"方面同样反应迅速。2015年3月，科技部召开了首次国家精准医疗战略专家会议，提出了中国的精准医疗计划，并计划在2030年前投入600亿元。随后，精准医疗计划被列入国家"十三五"科技发展的重大专项，上升为国家战略。我国精准医疗发展的目标是为人民群众提供更精准、高效和便利的医疗健康服务，建立高水平的精准医疗研究平台和核心关键技术，形成一批我国定制、国际认可的疾病预防和临床诊疗的指南标准、临床路径和干预措施，提升疾病防治水平，带动生物医药、医疗器械和健康服务等产业发展，支持"健康中国"建设。

精准医疗在快速布局、促进个体化医疗发展的同时也面临诸多挑战，如患者个人隐私泄露和生物信息安全问题、精准医疗行业人才缺口大、数据共享困难等。精准医疗的实现首先需要构建百万级的自然人群健康队列和特定疾病队列、多层次的知识库体系和生物医学大数据共享平台。然而，目前医学科技资助途径碎片化问题严重，亟须开发多组学和医疗数据集成引擎，建立可共享、可扩展的大数据中心。此外，大众对于基因检测认识不足也造成整个社会对精准医疗服务的需求偏少。发展精准医疗，我国需要制定自己的路线图，根据国情做好客观评判，注重精准预测、精准诊断、精准干预、精准治疗。借助组学数据助力靶向药物、细胞治疗及新抗原疫苗等研发工作，进入精准医疗时代。此外，还应当将中医与现代分子生物学技术相结合，构建中国特色的精准医疗发展路径。

本章小结

生物医学信息学包括医学信息学与生物信息学两个方面。医学信息学主要处理健康信息、医疗信息、护理信息、保健信息、实验信息、医学影像信息等，其内容包括健康及医疗信息的采集、存储、检索、利用，以及设备和方法的开发等，所使用的工具不仅包括计算机、互联网，还包括临床治疗、正规的医疗用语及信息与通信系统等。生物信息学则涉及对 DNA 测序、微阵列检测、质谱检测等所产生的大规模数据进行计算，通过整合不同层次和类型的信息和数据来回答生物学问题，涉及序列拼接、模式识别、多尺度建模、动态模拟、可视化等复杂计算问题。二者分别从临床和基础研究方面促进了医学及生物学的发展，具有巨大的学术和产业价值。

思考题

1. 医学信息学现阶段面临的主要挑战有哪些？
2. 何谓假说驱动、数据驱动及理论驱动？三者的优缺点各是什么？

（李岭）

第2章

医学数据获取与处理

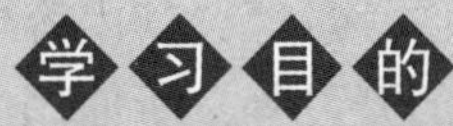

1. 熟悉医学数据的基本概念、特点及常用获取手段。
2. 了解医学传感器及数据采集系统的组成、特点及发展趋势。
3. 了解常用的医学信号处理方法及基本分析流程。

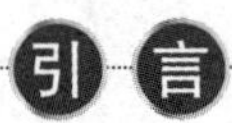

获取生物体的生理病理信息，分析其生物医学信号是一个极为有效的手段。通过对生物体的医学信号的采集和后处理工作，分析生理信号信息，达到诊断和治疗的作用。本章主要介绍生物医学传感器的基本概念、主要分类，及其安全性、标定和校准等方面的知识。介绍数据采集系统的组成、特点及发展趋势，并介绍嵌入式数据采集系统及生物医学无线传感网络在生物医学领域的应用。最后介绍常用生物数据的处理方法，包括时域、频域、时频联合、非线性等分析方法。通过本章的学习，读者可以了解生物信号检测及采集的基本流程，学习生物信号处理的基本设计方法。

2.1 生物医学传感器基础

2.1.1 生物医学传感器的定义与作用

各种生物体都是在内环境与外环境相适应的条件下，维持其新陈代谢和生命。为适应各种外环境的变化和差异，生物体内各种系统，包括细胞、器官、功能系统乃至整体，它们的功能活动都在不停地变化着、调整着，以便于在内外环境间保持动态平衡。此外，遗传因素也会造成生物体各种功能、状态的个体化差异。

生物信息是指能表征生命体生理状态、结构和功能的信息。生物信息主要指由生物体内所拾取的信息，包括形态信息和机能信息。从信息的特征来讲，又可将其分为确知信息和概率信息。生物医学测量的对象是具有生命的生物体,其基本的对象是人体。人体是由生物分子、细胞、器官和功能系统等各层次组成的复杂系统。因此，生物医学信息测量的范围包括对生物体分子水平、细胞水平、器官水平和系统水平各层次信息的测量。

人体生物信息可分为物理量、化学量和生物量三大类。物理量包括各器官的生物电、生物磁、压力、振动、位移、速度、流量、温度、形态等；化学量包括 O_2、CO_2、CO、H_2O、NH_3、K^+、Na^+、Ca^{2+} 等；生物量包括酶、抗原、抗体、激素、神经递质、DNA、RNA 等。

生物医学传感器是指那些能将生物体各种不同的生命信息转换为生物测量和医学仪器可用的电信号的器件或装置。开展医学研究和进行疾病诊断需要获得人体各方面的信息，例如，心脏疾病诊断要求从系统到器官、组织、细胞、分子等层次的信息，包括心血管系统的心电、心音、血压、血流灌注的心肌组织信息及心肌细胞的心肌酶谱信息等。要实现这些生物信息的检测，必须依靠各种各样的生物医学传感器。生物医学传感器能感知生物体内各种生理的、生化的和病理的信息，把它们传递出来并转换为容易处理的电信号。它是医学测量的第一个环节，是医学仪器设计制造的一个关键环节。如果没有生物医学传感器对原始生命信息进行精确可靠的测量，此后各环节再进行优化也无法得到准确的结果。生物医学传感器往往决定了后续测量仪器的原理及结构设计，其在医学仪器的研制和医学实验中都占有重要地位。

随着科学技术的发展进步，生命科学已进入了崭新的阶段，从定性医学走向定量医学，从宏观的人体组织到微观的细胞和分子，生物医学传感器起了重要作用，它延伸了医生的感觉器官，可帮助医生进行客观正确的定量分析。例如，用压电式传感器测量手部的微振动、心室内部的压力、心内瓣膜的振动等；用固态压阻传感器测量指尖、桡骨和手腕等部位的脉压；用电阻应变片测量呼吸气流、脉搏波和肌肉张力等。生物医学测量的各种参数如表 2-1 所示。

表 2-1　生物医学测量的各种参数

位移	血管内、外径，主动脉、腔动脉尺寸，肢体容积变化，胸廓变化，心脏收缩变化，骨骼肌收缩变化，肠蠕动等
器官几何结构	心脏几何形状、胃几何形状、肾几何形状等
速度	血流速度，排尿速度，分泌速度，发汗速度，流泪速度，呼吸气流速，神经传导速度等
振动（加速度）	心音、呼吸音、血管音，脉搏、心尖搏动、心瓣膜振动、手颤、颈动脉搏动、脉象、语音、肠鸣音等
压力	血压、眼压、心内压、颅内压、胃内压、食道压、膀胱压、子宫内压、胸腔内压、脊髓压、血管内压、肠内压、咬合压等
力	心肌力、肌肉力、咬合力、骨骼负载力、血液黏滞力、手握力等
流量	血流量、呼吸流量、尿流量、心输出量等
温度	体表温、口腔温、直肠温、皮肤温、体核温、心内温、肿物温、中耳膜内温、脏器温、血液温等

续表

生物电	细胞电位、心电、脑电、肌电、眼电、胃电、神经电、脑干电、皮肤电
化学成分	O_2、CO_2、CO、H_2O、NH_3、K^+、Na^+、Ca^{2+}、Cl^-、H^+ 等
生物物质	乳酸、血糖、蛋白质、胆固醇、酶、抗原、抗体、受体、激素、神经递质、DNA、RNA
生物磁	心磁、脑磁、胃磁等

表 2-1 中列出了一些人体信息，是目前进行诊断时常需要测量的、能够表征人体某些生理状态的信息。需要强调的是，随着技术的进步，诊断中能够测量的人体信息将会越来越多。

在医学上，传感器的主要用途有：

（1）提供诊断信息：医学诊断及基础研究都需要检测生物体信息。例如，先天性心脏病人在手术前必须用压力传感器测量心内压力，以估计缺陷程度。常见的诊断信息包括心音、心电、血压、血流、体温、呼吸、脉搏等。

（2）监护：对手术后的病人需要连续测定某些生理参数，通过观察这些生理参数是否处于规定范围来掌握病人的复原过程，或在异常时及时报警。例如，心内手术术后前几天的病人，往往需要在其体表安置体温、脉搏、动脉压、静脉压、呼吸、心电等一系列传感器，通过监护仪连续观察这些参数的变化。

（3）临床检验：除直接测量人体生理参数外，临床上还需要利用化学传感器和生物传感器从人体的各种体液中获取诊断信息，为疾病的诊断和治疗提供重要参考。

（4）生物控制：利用检测到的生理参数，控制人体的生理过程。例如，电子假肢，就是利用肌电信号控制人工肢体的运动。使用同步呼吸器抢救病人时，需要应用压力传感器检测病人的呼吸信号，以此来控制呼吸器与人体呼吸的动作同步。

（5）健康管理：随着穿戴式传感技术、人工智能及大数据技术的快速发展，通过动态检测生理参数，分析建立个性化生理状态调控模型，可提前预测生理状态的变化趋势，实现健康的主动管理。

2.1.2 生物医学传感器的分类

生物医学传感器的分类方法有很多种，最常见的分为物理传感器、化学传感器、生物传感器三大类。所谓大类是因为这种分类方法是一种宏观的方法，也是一种本质的分类方法。

（1）物理传感器：利用物理性质和物理效应制成的传感器称为物理传感器。其按工作原理可分为电阻式、电容式、电感式、应变式、电热式、光电式等，常用于测量血压、体温、血流量、血黏度、生物组织对辐射的吸收、反射或散射及生物磁场等。

（2）化学传感器：利用功能性膜对特定成分的选择性将被测成分筛选出来，再利用电化学装置转化为电学量的传感器叫化学传感器，常用于测量人体体液中离子的成分或浓度、pH 值、氧分压及葡萄糖浓度等。

（3）生物传感器：利用生物活性物质具有的选择性识别待测生物化学物质的传感

器称为生物传感器，常用于酶、抗原、抗体、递质、受体、激素、脱氧核糖核酸（DNA）、核糖核酸（RNA）等物质的检测。生物传感器按生物识别器件（也称生物活性物质）的不同，可分为酶传感器、免疫传感器、组织传感器、细胞传感器、微生物传感器等；按二次传感器件可分为生物电极传感器、光生物传感器、半导体生物传感器、压电生物传感器、热生物传感器、介体生物传感器等。

上述的物理、化学、生物等生物医学传感器除按物性分类外，从生物医学传感器的效用来看，它是代替人体的视、听、触、嗅、味五种感觉器官的器件，所以也有按人的感觉功能分类，将传感器分为视觉传感器、听觉传感器、触觉传感器、嗅觉传感器和味觉传感器。这种分类方法有利于仿生学的发展，对推动新型生物医学传感器的开发也是有利的。

2.1.3 生物医学传感器的特殊性与安全性

生物医学传感器是在工程学与生物医学相结合的基础上发展起来的。随着生物医学传感器在微型化、植入测量、多参数测量等方面的进一步发展，与生物医学的交叉更为显著，使得生物医学传感器的设计与应用必须考虑人体因素的影响及生物信号的特殊性；必须考虑生物医学传感器的生物相容性（植入体内材料与生物体相互作用问题，或两者间相适应的问题）、可靠性、安全性；必须考虑使用对象的特殊性及复杂性等，这是生物医学传感器与工业用传感器的显著区别。

具体讲，生物医学传感器具有以下几方面的特殊性。

（1）一般工业测量中，为准确检测待测量，并减少干扰，总是尽量使传感器接近被测点。但在对生物体内某部位进行近距离直接测量时，由于生物体具有自身体内平衡功能，一旦有外界扰乱因素出现，为补偿扰乱因素带来的影响，整个生物体将产生各种应急反应，从而改变被测部位的状态，影响被测量的真实性，还可能给被测者带来不适感。因此在对人体进行测量时，应尽力避免传感器干扰人体的正常生理、生化状态，尽量避免给人的正常活动带来负担或痛苦。较自然的想法是使传感器探头部分远离被测部分。但这样一来，由于比较远离被测点，干扰因素增加，可能使测得的信号质量变坏，故应根据实际情况综合考虑。

（2）为了减轻对被测生物体的侵扰，非接触与无损伤或低损伤的传感器成为人们研究的一个重点。此类传感器在对一般人进行健康普查或医院门诊部进行诊断治疗时得到广泛应用。由于此类传感器多利用间接测量方法来获得含有有关生命信息的信号，故通常信号中干扰成分较多，往往需要借助信号处理等技术加以改善。

（3）为了既能准确检测到生物体内的局部信息，又能使对生物体的侵扰减少到足够低的程度，发展了体内传感器。对体内传感器应考虑装置的微型化、能量及信息传输方式、植入或插入材料的生物相容性及植入装置的安全性等诸多特殊要求。

（4）生物信号的特点是信号微弱、频率较低、背景噪声干扰较大（表2-2~表2-3）。随机性强、个体差异大，而且生物体内多种生理、生化过程同时进行，这都增加了检测特定生物信号的难度。除了通过后续电路进行处理之外，重要的是优化传感器设计，防止噪声和干扰混入，使传感器有较高的灵敏度和较大的动态范围，使其在有大的干扰和被测对象发生较大变化的情况下，仍能工作并不产生失真。

表 2-2　部分生物电和生物磁信号的幅度范围

被测信号	幅值范围	被测信号	幅值范围
心电（皮肤电极）	50μV ~ 5mV	肾电位	10μV ~ 80mV
脑电（头皮电极）	10μV ~ 300μV	心磁	10^{-10} T
肌电	20μV ~ 10mV	脑磁	10^{-12} T
细胞电位	−100μV ~ +200μV	眼磁	10^{-11} T
视网膜电位	0 ~ 1mV	肺磁	10^{-8} T
眼电	0.05mV ~ 5mV		

表 2-3　部分常见生理信号的频率范围

生理信号	频率范围 / Hz	生理信号	频率范围 / Hz
心电	0.01~250	动脉血压	0~100
脑电	0~150	静脉血压	0~50
肌电	0~10000	脉搏波	0.1~50
眼电 / 视网膜电	0~50	心音	2~2000
胃电	0.05~20	呼吸	0.1~10
血流量	0~30		

例如，通过测量胸壁的微小振动来间接了解心脏运动状况的实验中，心脏运动传递到体表的振幅为微米量级，所用的传感器应具有相应的灵敏度；但由于呼吸及人体运动或发声等造成的干扰，可使胸壁产生高达毫米量级的起伏。为了正确检测有用信号，要求传感器及后续电路应有高达 100 dB 以上的动态范围，必须对传感器进行精心设计。

（1）生物医学传感器的设计与应用，应充分考虑生物体的特性。例如，在采用压电、应变及差动变压器或传感器等对人体进行接触测量时，由于人体被测部位通常比传感器材料柔软，即传感器和人体间材料特性不相匹配，影响传感器的灵敏度和频率特性。因此，应在两者间加入匹配材料，以改善测量系统的整体性能。

（2）生物医学传感器的使用对象极为广泛，有医生、护士、患者，也可以是社会其他各界人士。使用环境亦多种多样，如体内、体外，医院、家庭等。这都要求生物医学传感器的设计应能分别适应各种对象和环境。例如，对少儿用的传感器，应更多地考虑如何使测量变得安全、简单而易于接受，如何避免意外情况发生，如儿童误食或摔打传感器等；对家庭用的传感器则应考虑使用成本及质量等。总地来说，和一般的工业用的传感器相比，生物医学传感器应更注重使用方便、舒适、稳定、可靠、安全、耐用和快捷。

（3）生物医学传感器是用于生物体的，除了一般测量对传感器的要求外，必须考虑到生物体的解剖结构和生理功能，尤其是安全性问题更应特别重视。对安全性的主要要求有：

① 传感器的封包材料应具有较好的生物相容性，能耐受体液的长期腐蚀，不凝血、不溶血，不受生物排异反应的影响；

② 传感器的形状、尺寸和结构应适应被测部分的解剖结构，使用时不应损伤组织；

③ 传感器要有足够的牢固性，在引入被测部位时，传感器不能损坏；

④ 传感器和人体要有足够的电绝缘性，即使在传感器损坏的情况下，人体承受的电压必须低于安全值，不安全的电压决不能加载到人体上；

⑤ 传感器不能给生理活动带来负担，也不应干扰正常的生理功能；

⑥ 对于植入体内长期使用的传感器，不应引起赘生物；

⑦ 传感器的结构设计应满足便于消毒的要求。

2.1.4　生物医学传感器的标定与校准

传感器的标定是指传感器装配完成后，得到精度足够高的基准测量设备，对传感器的输入输出关系进行校验的过程；而校准是指在使用过程中或长期储存后进行的性能与精度的定期复测。标定与校准在本质上是相同的。

标定的基本方法是：将由标准设备产生的大小已知的模拟生理量（如压力、温度等）作为传感器的输入，然后测量传感器的输出，其可以是电压、电流，也可以是电表、记录仪或示波器上显示的幅度。根据传感器的类型和用途，标定可以是静态的，也可以是动态的。由于要得到一个已知的动态信号源是很困难的，因此，动态标定常常建立在静态标定的基础上。如果传感器的输出及显示系统与输入信号之间是线性关系，则单点标定就足够了；但若传感器给出的是非线性结果，则需要进行多点标定，以获得一组标定曲线，使显示幅度与待测生理量一一对应。通常，无论系统是线性的还是非线性的，都应绘制出其响应曲线。动态标定还需要绘出其频响曲线及阶跃响应曲线。

标定时必须要有一个长期稳定而且较被标定的传感器精度更高的基准，而这个基准的精度则需要更高一级的基准器来标定，这叫作精度传递。与标定有关的另一个概念是传感器的互换性。所谓互换性是指当一个传感器被同样的传感器直接代替后，能保证其误差仍然不超过规定的范围。由于传感器的标定与校准的困难性，互换性的问题显得格外重要。对于已使用很长时间而不再满足性能指标要求或已破损的传感器，可使用相同标定的传感器予以替换。

2.1.5　新型生物医学传感器及系统

生物医学传感器应用广泛，因此，自其出现以来就得到了快速发展。近年来随着微纳加工技术、物理化学检测技术、表面处理与修饰技术、生物分子识别技术等的突破性进展，新型生物医学传感器不断涌现，高通量、高精度、高灵敏度、高集成度、低功耗及微型化成为其主要特征。其中微型传感器不仅可以作为单一传感检测设备，还可以与其他器件集成，形成生物医学微系统。

1. 仿生化学传感器阵列系统——电子鼻及电子舌

尽管分析技术近年发展迅速，但是在很多方面还难与人类视、听、嗅、触、味等感知功能传感器相提并论。化学传感器阵列系统的研究对推动人工嗅觉和味觉装置（电子鼻和电子舌）的发展具有特别重要的意义。化学传感器是一类对化学物质敏感并可以将其浓度信息转换为电信号，从而进行检测的传感装置，具有对待测化学物质的构象或分子结构等有选择性俘获功能和将俘获的化学量有效转换为电信号的能力。

电子鼻的研究相对较早，在20世纪50年代人们就提出了电子鼻概念，并在60年代研制了第一个单传感器“电子鼻”。英国学者Persaud和Dodd用3个SnO_2气体传感器模拟嗅觉受体细胞实现了多种有机挥发气体的类别分析，开创现代电子鼻研究之先河。现代电子鼻也称人工嗅觉系统，是模仿生物鼻的一种化学分析仪器，由敏感性彼此重叠的多个化学传感器和相应的模式识别系统组成，可用来分析、识别和检测单一或复合气体、蒸汽，及大多数挥发性化学成分。相对电子鼻而言，基于传感器阵列的电子舌的研究较晚，在20世纪80年代中期才出现。它是一种分析、识别液体成分的智能仪器，由对溶液中不同成分具有非专一性、弱选择性、高度交叉敏感特性的传感器组成阵列，结合适当的多元分析方法和模式识别算法构成综合分析系统。针对电子舌的研究在最近几年得到快速发展，相关研究论文也稳步增长。例如，日本INSENT智能味觉分析系统（电子舌），采用了同人舌头味觉细胞工作原理类似的人工脂膜传感器技术，可以客观数字化地评价食品或药品的苦味、涩味、酸味、咸味、鲜味、甜味等基本味觉感官指标，同时还可以分析苦的回味、涩的回味和鲜的回味，可用于食品、药品等产品质量控制、新品研发等多种场合。

与此同时，微加工工艺和微机电系统技术的快速发展推动了仿生传感器阵列系统研究的突飞猛进，计算机技术及数据处理算法的深入研究也有利于高选择性和敏感性分析系统的实现。尽管仿生传感器阵列系统在很多方面与人类感知器官还存在较大差距，但其针对复杂化学成分的分析能力已经远超传统检测方法，在健康监护与评估方面具有较大的应用价值。

2. 基于激光技术的生物传感器

基于激光技术的生物传感器种类繁多，可以采用不同检测方法，如表面等离体激元共振、光纤、光波导、微悬臂梁等。由于其高度的敏感性和精确性，基于激光的生物传感器被广泛用于免疫分析、药物筛选等领域。

生物传感是分析生物大分子相互作用的过程。生物传感器则是基于生物传感技术的小型检测分析装置，通常由与待测溶液接触的生物识别分子的界面及信号转换器构成。其中最主要部分是生物敏感层，它可以把生物反应转化为可检测的信号，然后进一步翻译为数字电子信号。界面上可固定的生物敏感物质多种多样，常见的有酶、抗体、DNA片段、短肽、细胞甚至微生物。这些敏感物质可与目标分子作用，从而从大量生物分子组成的混合物中筛选出目标分子。生物识别过程的信号强度不但取决于受体 - 配体作用强度，还受信号转换效率的影响。目前，最广泛使用的信号转换器主要基于电学、光学、压电等原理。其中，光学生物传感器具有敏感性高、响应速度快、可原位检测等优点，成为目前最广泛使用的生物传感装置。而激光在单色性、一致性、低发散、高强度等方面的突出优势，使其成为光学生物传感器中最广泛使用的光源。基于激光的生物传感器可以提供定性的信息，如两个分子是否有相互作用；也可以提供定量的信息，如分子作用的动力学参数和平衡常数。在典型的实验中，一种分子被固定在表面上，另一种可与之作用的分子溶于溶液中流经该表面。两种分子的相互作用在激光照射下转换为可识别的光学信号，进而利用光电转换器件如电荷耦合器件或者光电倍增管把光学信号转变为电信号。很多基于激光的生物传感器源于传统的检测方法，这些检测方法被转移到小型化固相系统上就形成了早期的基于激光的生物传感器。这些方法中包括光的吸收度或者倏逝波分析，可以采用光纤或者光波导作为反应界面。界面上固定的生物识别分子与待测分子的结合将影响光波导中的光学传播情况。其中倏逝波从光波导界面开始呈指数衰减，因此，识别分子间的相互作用检测仅限于紧邻传感表面的区域，而与溶液更深处的变化无关。

基于激光的光电技术可以用于简单快捷的免疫分析而不需要任何标记。由于表面等离体激元共振具有高敏感等优点，基于该原理的传感器已经成为最广泛使用的光学生物传感器。微悬臂梁传感器是另一种重要的生物传感器技术，也可以在无任何标记的情况下检测待测分子，它利用激光束反射检测技术监测生物分子相互作用引起的反射光角度变化，从而实现高精度分析。

3. 纳米传感器

纳米传感器技术通常是指与亚微米尺度有关的过程和产品，其加工技术涉及单原子和分子，以及至少一个尺度小于 100nm 的物体操作。1993 年，国际纳米科技指导委员会将纳米技术划分为纳米电子学、纳米物理学、纳米化学、纳米生物学、纳米加工学、纳米计量学等 6 个学科。现代技术在材料的超微化、元器件的高集成度、仪器的微型化和智能化、高密度储存和超快传输等方面的飞速发展，为纳米科技的应用提供了广阔的空间。

第一次真正意义的纳米加工是 IBM 在 1990 年利用氙原子沉积在镍基底上拼写出其公司的标志。此后，纳米技术研究得到了越来越广泛的关注，纳米机器人、高性能纳米材料、纳米电子技术等得到了蓬勃发展。同样，传感器研究也从纳米技术发展中受益匪浅。与传统的传感器相比，利用纳米技术制作的传感器体积更小，精度更高，响应速度更快。此外，纳米尺度内的传感理论也与宏观结构的传感理论有较大区别，可以极大地丰富传感器的理论，提升制作水平。目前，纳米传感器已在生物医学、化学化工、环境监测、安全保障、航空航天等领域得到广泛应用。

4. 微流控芯片系统

微流控技术是微流控芯片系统的核心技术，基于微流动环境下力学特性的芯片流体控制是影响流控芯片性能的重要因素。它可用于分子、细胞及微型多细胞组织的分析，检测传统传感方法难以分析的微量低浓度样本。微流控技术通过微量操作、快速混合、高通量集成，可以大大提高分析能力，减少试剂和能耗，降低成本及污染物的产生，实现便携化。微流控技术的卓越性能使其在生物医学领域得到广泛的应用，已被用于常规的生化分析、高通量生物筛选、细胞分析、临床诊断等。

微全分析系统是 20 世纪 90 年代提出并发展起来的一个全新的跨学科研究领域。其基于分析化学、微机电系统、计算机、电子学、材料科学、生物学和医学等多个学科，将化学分析系统从试样处理、分析到检测的全流程实现整体的微型化、集成化与便携化，最大限度地把分析实验室的功能转移到便携的分析设备中,实现分析实验室的“个人化”和“家用化”。微全分析系统也因此被通俗地称为“芯片实验室”，已成为目前分析仪器发展的重要方向与前沿。

当前的微全分析系统主要分为芯片式与非芯片式两大类，其中依据芯片结构及工作机理又可分为微流控芯片（microfluidic chip）和微阵列芯片（microarray chip）。微流控芯片是一种将常规实验室实现微型化的技术平台，主要以分析化学和分析生物化学为基础，基于微机电加工技术设计制作微管道网络，集成微型的样品制备、反应、分析等基本操作单元，在微芯片上实现整个化学或生化实验室的功能，包括进样、稀释、加试剂、反应、分离、检测等。微阵列芯片也称为生物芯片。

作为微全分析系统的重点发展领域，微流控芯片较传统的检测分析手段有着以下显著优势：

（1）微流控芯片通过微机电技术将生物、化学、医学分析全过程集成到一块微芯片上，其尺度较传统分析设备而言具有极大的优势；

（2）微流控芯片内集成的功能模块的样本或试剂消耗量得到极大降低，达到微升甚至纳升级水平，进而降低了珍贵试样和试剂的消耗量，以及相应的分析测试费用，还减少了环境污染；

（3）试剂的反应和分析速度得以成十倍甚至上百倍的提高，结合微流控芯片上高密度集成功能模块这一优势，微流控芯片可以在几分钟甚至更短的时间内进行上百个样品的高通量同步分析；

（4）其功能集成化和体积微型化有利于基于微流控芯片开发功能齐全的便携式检测设备，应用于各类现场检测分析，在化学工业过程控制、环境监测、食品安全、法医鉴定、生命科学研究、即时检验等众多领域有着巨大的发展潜力。

综上所述，微流控芯片具备物料消耗低、批量生产后成本低廉、使用安全、检测通量高等特点，具有广阔的发展空间和推广前景。

国际上生物医学传感器的开发往往超前于生物医学的发展，其重大前沿课题通常都是围绕如何提高诊疗技术与深化生物医学研究展开的。众多生物医学和物理、化学、电子及材料上的发现和发明都很快在生物医学传感领域获得重要的应用，例如：微结构和集成生物医学传感器、生物芯片、纳米传感器等。我国生物医学传感技术虽然起步较晚，但是发展较快。1986 年，国务院发布的传感器技术白皮书中明确地安排了发展有关生物医学传感技术的规划，国家自然科学基金项目、863、973 等科技计划都安排了生物医学传感技术的研究内容。在中国科学院系统建立了传感技术联合国家重点实验室，在教育部系统中建立了生物传感器国家专业实验室、化学生物传感与计量学国家重点实验室和新型传感器教育部重点实验室等。在这些实验室中均开展了生物医学传感技术的研究工作，在教育部所属的高校及各部委所属的研究所中也开展了有关生物医学传感技术的研究。集中攻克我国高端芯片“卡脖子”问题的过程中，我国芯片产业已经取得了长足的进步，但与世界先进技术相比仍有差距，更需要加大加快投入力度，始终与时间赛跑。我们在认识到差距的同时，更应该在关键技术环节上努力攻关，树立正确的科研导向与目标，夯实我国生物医学传感器芯片领域的整体研究基础。

2.2 生物医学信号的数据采集

2.2.1 生物医学数据采集系统

数据采集就是将要获取的信息通过传感器转换为电信号，并经过信号调制、采样、量化、编码和传输等步骤，最后送到计算机系统中进行处理、分析、存储和显示。数据采集系统是计算机与外部世界联系的桥梁，是获取信息的重要途径。数据采集技术是信息科学的重要组成部分，已广泛应用于国民经济和国防建设的各个领域，并且随着科学技术的发展，尤其是计算机技术的发展和普及，数据采集技术将有广阔的发展景。

数据采集系统追求的主要目标有两个：一是精度，二是速度。对于任何量值的测试都要有一定的精确要求，否则将失去采集的意义；提高数据采集的速度不仅可以提高工作效率，更主要的是可扩大数据采集系统的使用范围，便于实现动态测试。二者往往相互制约，需要根据实际应用场景及采集对象的需求，在两者间选择合适的度量标准。

现代数据采集有如下几个特点：

（1）现代数据采集系统一般都内含有计算机系统，使得数据采集的质量和效率大为提高，同时显著节省了硬件资源；

（2）软件在数据采集中的作用越来越大，增加了系统设计的灵活性和功能种类；

（3）数据采集与数据处理相互结合得日益紧密，形成数据采集与处理相互融合的系统，可实现从数据采集、处理到控制的全部工作；

（4）现代数据采集过程一般都具有实时特性。对于通用数据采集系统，一般希望有尽可能快的速度，以满足更多的应用环境；

（5）随着微电子技术的发展，电路集成度的提高，数据采集系统的体积越来越小，可靠性越来越高，甚至出现了单片数据采集系统；

（6）数据通信总线在数据采集系统中的应用越来越广泛，总线技术对数据采集系统结构的发展起着重要作用。

数据采集系统包括硬件和软件两大部分，其中硬件部分又可分为模拟部分和数字部分。计算机数据采集系统的硬件基本组成如图 2-1 所示。

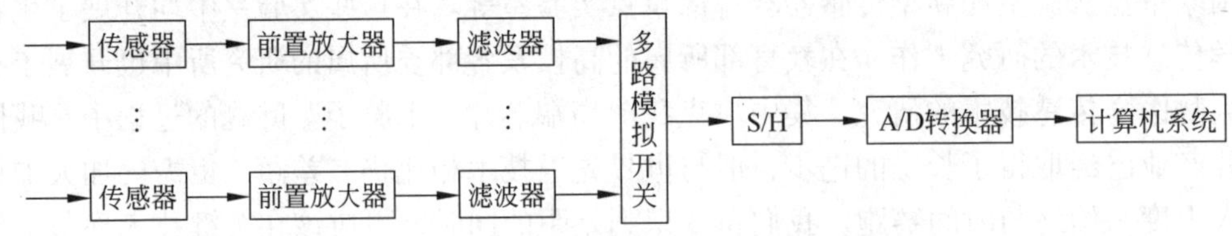

图 2-1　计算机数据采集系统的硬件基本组成

从图 2-1 可以看出，计算机采集系统一般由传感器、前置放大器、滤波器、多路模拟开关、采样 / 保持器（S/H）、模数（A/D）转换器和计算机系统组成。

1. 前置放大器

前置放大器用来放大和缓冲输入信号。由于传感器输出的信号较小，因此需要加以放大以满足大多数 A/D 转换器的满量程输入（5~10V）要求。此外，某些传感器内阻较大，输出功率较小，放大器还要起阻抗变换器的作用以缓冲输入信号。因为各类传感器输出信号的情况各不相同，所以放大器的种类也很多。例如，为减少输入信号的共模分量，则产生了各种差分放大器、仪器放大器和隔离放大器；为了使不同数量级的输入电压都具有最佳变换，则产生了量程可以变换的程控放大器；为了减少放大器输出的漂移，则产生了斩波稳零和激光修正的精密放大器。

2. 滤波器

传感器及后续处理电路中的器件常会产生噪声，人为的发射源也可以通过各种耦合渠道使信号通道感染上噪声。例如，工频信号就可以成为一种人为的干扰源。为了提高模拟输入信号的信噪比，常常需要使用滤波器对噪声信号进行一定的衰减。需要强调的是，此处提到的滤波器为模拟滤波器，根据其设计电路中是否包含运放器件，又可将其分为有源滤波器及无源滤波器。无源滤波器，又称 LC 滤波器，是利用电感、电容和电阻的组合设计构成的滤波电路，可滤除某一次或多次谐波，具有结构简单、成本低廉、运行可靠性较高等优点；有源滤波器是一种用于动态抑制谐波、补偿无功的新型电力电子装置，它能够克服 LC 滤波器等传统的谐波抑制和无功补偿方法的缺点，实现动态跟踪补偿，而且可以既补谐波又补无功。有源滤波器对通带内的信号不仅没有能量损耗，而且还可以放大其幅值，且负载效应不明显，多级相联时相互影响很小，利用级联的简单方法很容易构成高阶滤波器，并且滤波器的体积小、重量轻，不需要磁屏蔽。

3. 多路模拟开关

在数据采集系统中，往往要对多个物理量进行采集，即所谓的多路巡回检测。多路巡回检测可以通过多路模拟开关来实现，以简化设计和降低成本。多路模拟开关可以分时选通来自多个输入通道中的某一路通道。因此，在多路模拟开关后的单元电路，

如采样 / 保持电路、A/D 转换电路及处理器电路等，只需要一套即可，这样可以节省成本和体积。但这仅仅适用于物理量变化缓慢、变化周期在数十至数百毫秒之间的情况。因为这时可以使用普通的微秒级 A/D 转换器从容地分时处理这些信号。但当分时通道较多时，必须注意泄露及逻辑安排等问题。当信号频率较高时，使用多路模拟开关后，对 A/D 的转换速率要求也随之上升。在数据通过率为 40~50kHz 时，一般不宜使用分时的多路模拟开关技术。模拟多路开关有时也可以安排在放大器之前。但当输入的信号电平较低时，需注意选择多路模拟开关的类型；若选用集成电路的模拟多路开关，则由于它比干簧或继电器组成的多路模拟开关导通电阻大，泄露电流大，因而有较大的误差产生。所以要根据具体情况来选择多路模拟开关。

4. 采样/保持器

多路模拟开关之后是模拟通道的转换部分，包括采样 / 保持器和 A/D 转换器。采样 / 保持器的作用是快速拾取多路模拟开关输出的子样脉冲，并保持幅值恒定，以提高 A/D 转换器的转换精度。如果把采样 / 保持器放在模拟多路开关之前，还可实现对瞬时信号的实时采样，将时间上连续的模拟信号转换为时间上离散的离散信号。

5. A/D转换器

A/D 转换器实现将模拟信号转换为数字信号的功能，是模拟输入通道的关键电路。由于输入信号变化的速度不同，系统对分辨率、精度、转换速率及成本的要求也不同，因此 A/D 转换器的种类也较多。早期的采样 / 保持器和 A/D 转换器需要数据采集系统设计人员自行设计，目前普遍采用单片集成电路，有的单片 A/D 转换器内部还包含采样 / 保持电路、基准电源和接口电路，这为系统设计提供了较大方便。A/D 转换的结果输出给上位机，有的采用并行码输出，有的采用串行码输出。使用串行输出结果的方式对长距离传输和需要光电隔离的场合较为有利。

6. 计算机系统

数据采集是获取信息的基本手段，数据采集系统可对物理量进行采集、存储、处理和显示，实现对物理量的监测或控制。数据采集技术是以传感器技术和微型计算机技术为基础形成的一门综合应用技术，随着计算机技术在工业监测、控制和管理方面的广泛应用，数据采集系统在工业自动化过程中发挥了重大作用。

随着后微型计算机时代的到来，嵌入式系统已广泛地渗透到科学研究、工业生产及日常生活等各个方面。因此，以嵌入式系统为平台的生物医学数据采集系统就应运而生。嵌入式系统具有可移植性、可裁剪性、独立系统服务、中断管理、稳定性和可靠性等优点。考虑到生物医学数据采集过程对可靠性、灵活性和实时性有着较高的要求，因此嵌入式系统在生物医学领域有着较为广泛的应用前景。

2.2.2 嵌入式数据采集系统

数据采集就是将要获取的信息通过传感器转换为电信号，并经过信号调制、采样、量化、编码和传输等步骤，最后送到计算机系统中进行处理、分析、存储和显示。数据采集系统是计算机与外部世界联系的桥梁，是获取信息的重要途径。数据采集技术是信息科学的重要组成部分，已广泛应用于国民经济和国防建设的各个领域，并且随着科学技术的发展，尤其是计算机技术的发展和普及，数据采集技术将有广阔的发展前景。

1. 嵌入式数据采集系统的特点

嵌入式数据采集系统在结构上自成一体，自身带有微处理器，能独立进行数据采集，使用灵活方便。随着微电子技术的不断发展，微处理器芯片的集成度越来越高，已经可以在一块芯片上同时集成 CPU、存储器、定时 / 计数器、并行和串行接口、看门狗、仪器放大器、A/D、D/A 等单元电路。在实际生产生活中，嵌入式数据采集系统通过以太网和控制中心连接在一起，从这种意义上来说，嵌入式数据采集系统并不独立，它所获得的数据可以通过网络进行传输。

2. 嵌入式数据采集系统的发展趋势

随着计算机技术及微电子技术渗透到数据采集、处理领域，该领域的面貌发生了日新月异的变化。相继出现的包含数据采集、处理功能的智能仪器、总线仪器和虚拟仪器等微机化仪器，都无一例外地利用计算机的软件和硬件优势，既增加了系统功能，又提高了技术性能。近年来，新型微处理器由于采用流水线、RISC 结构等先进技术，极大地提高了计算机的数值处理能力和速度。数据采集与计算机技术紧密的结合，已是当前该领域发展的主潮流。在数据采集和数字信号处理的许多应用领域中，对于便携式多功能智能设备的需求越来越大。例如，在医疗领域中，便携式的心电图分析仪可以为医生提供更加方便、快捷和准确的服务，它能使医生在第一时间掌握病人的病情，并进行记录，甚至挽救病人的生命。这种便携式和智能化的数据采集和处理技术有以下优点：首先，它可以将数据的采集、处理、分析等多种功能集于一体，实现软硬件方面的资源共享。其次，便于操作和携带的特点使采集方式更加灵活和及时。另外，采集的数据可以方便存储，可实现数据的快速显示和传输。最后，该类设备便于组合，功能扩展性好。近年来，随着网络技术的不断发展，网络化数据采集技术与具备网络通信功能的新型采集、处理系统成为新的研究热点。

2.2.3 生物医学无线传感器网络

随着通信技术、嵌入式计算技术和传感器技术的飞速发展和日益成熟，人们研制了各种具有感知能力、计算能力和通信能力的微型传感器。由许多微型传感器构成的无线传感网络得到了人们的广泛关注。无线传感网络综合了传感器技术、嵌入式计算技术、分布式信息处理技术和通信技术，能够协作实时监测、感知、采集网络分布区域内的各种环境或监测对象的信息，并对其进行分析处理，最终发送给用户。无线传感器网络的出现引起了全世界范围的广泛关注，最早开始无线传感器网络技术研究的是美国军方，此后美国国家自然科学基金委员会设立了大量与其相关的项目，因特尔、波音、摩托罗拉以及西门子等在内的众多公司也都较早加入了无线传感器网络的研究。随着无线传感器网络理论与技术的不断成熟，其应用已经由国防军事领域扩展到环境监测、交通管理、理疗健康、工商服务、反恐抗灾等诸多领域。使人们在任何时候、任何地点和任何环境条件下都能够获取大量翔实可靠的信息，最终成为一种无处不在的传感技术。

无线传感器网络是一种无中心节点的全分布网络。通过随机投放的方式，众多传感器节点被密集部署在监控区域。这些传感器节点集成有传感器、数据处理单元和通信模块，它们通过无线信道相连，自组织地构成网络系统。传感器节点利用其内置的形式多样的传感器，检测包括温度、湿度、噪声、光强度、压力、土壤成分、移动物体的大小、速度和方向等众多人们感兴趣的物理现象。传感器节点间具有良好的协作能力，通过局部的数据交换来完成全局任务。

早在20世纪70年代，就出现了将传统传感器采用点对点传输、连接传感控制器而构成传感器网络雏形，我们把它归之为第一代传感器网络。随着相关学科的不断发展和进步，传感器网络同时还具有了获取各种信息的综合处理能力，并通过与传感控制器的相连，构成了具有综合信息处理能力的传感器网络，这是第二代传感器网络。而从20世纪末开始，总线技术开始应用于传感器网络，人们用其组建智能化传感器网络，大量多功能传感器被运用，并使用无线技术连接，最新的无线传感器网络逐渐形成。

在不同的应用中，传感器节点设计也各不相同，但是它们的基本结构是一样的。节点的典型硬件结构如图2-2所示，主要包括电池及电源管理电路、传感器、信号调制电路、A/D转换器件、存储器、微处理器和射频模块等。节点采用电池供电，一旦电源耗尽，节点就失去了工作能力。为了最大限度地节约电源，在硬件设计方面，要尽量采用低功耗器件，在没有通信任务时，切断射频部分电源；在软件设计方面，各层通信协议都应该以节能为中心，必要时可以牺牲其他的一些网络性能指标，以获得更高的电源效率。

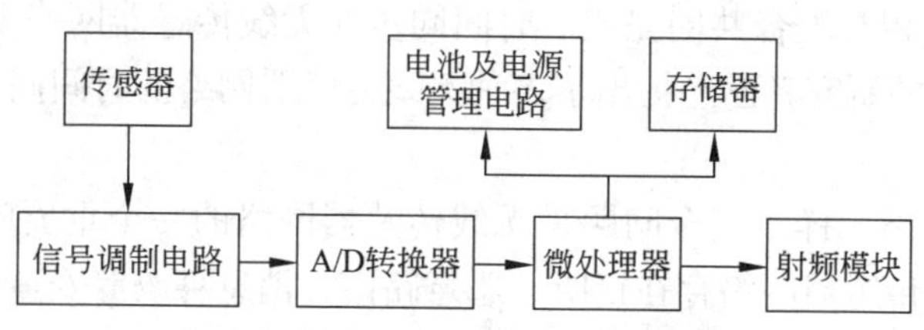

图2-2 无线传感器网络节点结构图

1. 无线传感器网络的关键技术

无线传感器网络是当今信息领域一个新的研究热点，是微机电系统、计算机通信、自动控制、人工智能等多学科的综合性技术。目前的研究涉及通信、组网、管理、分布式信息处理等多个方面。具体而言，无线传感器网络的关键技术有路由协议、MAC协议、拓扑控制、定位技术、时间同步、安全技术和数据融合等。

1）路由协议

路由协议负责将数据分组，从源节点通过网络转发到目的节点。它主要包括两方面的功能：寻找源节点和目的节点间的优化路径，将数据分组沿着优化路径正确转发。路由协议可以有不同的分类方法，包括平面路由和层次路由；主动路由、按需路由和混合路由；基于位置的路由和非基于位置的路由；基于数据融合的路由和非基于数据融合的路由；能量感知路由和非能量感知路由；查询驱动路由和非查询驱动路由；单路径路由和多路径路由；安全路由与非安全路由。

2）MAC 协议

在无线传感器网络中，介质访问控制（medium access control，MAC）协议决定无线信道的使用方式，在传感器节点之间分配有限的无线通信资源，用来构建传感器网络系统的底层基础结构。MAC 协议处于传感器网络协议的底层部分，对传感器网络的性能有较大影响，是保证无线传感器网络高效通信的关键网络协议之一。

3）拓扑控制

传感器网络的拓扑控制技术主要研究的问题是：在满足网络覆盖度和连通度的前提下，通过功率控制和骨干网节点选择，剔除节点之间不必要的通信链路，形成一个数据转发的优化网络结构。具体地讲，传感器网络中的拓扑控制按照研究方向可以分为两类：节点功率控制和层次型拓扑结构组织。

4）定位技术

对于大多数应用，不知道传感器位置而感知的数据是没有意义的。传感器节点必须明确自身位置才能详细说明“在什么位置或区域发生了特定事件”，实现对外部目标的定位和追踪；另外，了解传感器节点位置信息还可以提高路由效率，为网络提供命名空间，向部署者报告网络的覆盖质量，实现网络的负载均衡及网络拓扑的自配置。

5）时间同步技术

无线传感器网络系统中，单个节点的能力非常有限，整个系统所要实现的功能需要网络内所有节点相互配合共同完成。时间同步在无线传感器网络系统中起着非常重要的作用，国内外的研究者已经提出了多种无线传感器网络的时间同步算法。

6）安全技术

与其他无线网络一样，安全问题是无线传感器网络的一个重要问题。由于采用的是无线传输信道，传感器网络存在窃听、恶意路由、消息篡改等安全问题；同时，无线传感器网络的有限能量和有限处理、存储能力两个特点使安全问题的解决更加复杂化。在生物医学无线传感器网络的应用当中，往往包含受试者个体的多项生理信息，涉及隐私范畴，因而安全问题显得尤为重要。

7）数据融合技术

大多数无线传感器网络应用都是由大量传感器节点构成的，可共同完成信息收集、目标监视和感知环境的任务。在信息采集的过程中，采用各个节点单独传输数据到汇聚节点的方法显然是不合适的。数据融合技术能将多份数据或信息进行综合分析处理，组合出更高效、更符合用户需求的数据，同时可降低数据传输的成本。

2. 无线传感器网络的应用领域

相对于传统数据传输网络，无线传感器网络具有传感器的微型化、节点间的无线通信的特点，因而有着广阔的应用前景，尤其主要在军事、商业、医疗、环境保护及灾难拯救等领域都有着巨大的优势。在医疗上：可以在住院病人或老年人体表安装特殊用途的传感器节点，医生即可随时了解被监护病人或老年人的实时情况，并进行远程监控，掌握他们的身体状况，例如实时掌握血压、血糖、脉搏等情况，一旦发生危急情况可在第一时间实施救助。此外，还可以应用无线传感器网络实现在人体内植入人工视网膜（由传感器阵列组成），让盲人重见光明。总而言之，无线传感器网络将为未来的远程医疗提供更加方便、快捷的技术实现手段。

微电子技术、计算技术和大规模集成电路技术等的进步，推动了无线通信技术的快速发展，通信速率不断提高，功耗不断下降，体积不断缩小。与此同时，低功耗多功能传感器技术也得到迅速发展，出现了无线传感器网络。无线通信技术、传感器技术、无线局域网等相互融合，无线体域网（wireless body area network, WBAN）也就应运而生。作为无线传感器网络的一个分支，WBAN 是人体上的生理参数收集传感器或植入到人体内的生物传感器共同形成的一个无线网络；是附着在人体身上的一种网络，由一套小巧可移动、具有通信功能的传感器和一个身体主站（或称 WBAN 协调器）组成。每个传感器既可佩戴在体表，也可植入体内。这些传感器能够采集身体重要的生理信号（如温度、血糖、血压等）、人体活动或动作信息及人体所在的环境信息，处理这些信号并将他们传输到身体外部附近的本地基站。它拥有自己的系统构架，目前多采用分布式采集或感知、再集中式处理的方式。协调器是网络的管理器，也是 WBAN 和外部网络之间的网关，使数据能够安全地传送和交换。

无线体域网就是以人体为中心，由和人体相关的网络元素（包括个人终端及分布在人身体上、衣物上、人体周围一定距离范围内，甚至人身体内部的传感器、组网设备）等组成的通信网络。通过 WBAN，人可以和其身上携带的个人电子设备如 PDA、手机等进行通信，数据同步等。通过 WBAN 和其他数据通信网络（如他人的 WBAN、无线 / 有线接入网络、移动通信网络等）构成整个通信网络的一部分，再与网络上的任何终端（如 PC、手机、电话机、媒体播放设备、数码相机、游戏机等）进行通信。目前的主要研究包括：WBSN 中的情景感知，WBSN 的穿戴性、可扩展性和资源优化，基于多种通信方式的异构 WBSN 网络，移动 WBSN 中跟踪和感知能量，WBSN 中的自适应性和可调节性、中间器件、信号处理算法、健康及活动监控及网络的可靠性等。

WBAN 可以长期监视和记录人体健康信号，早期应用主要是用来连续监视和记录慢性病（如糖尿病、哮喘病和心脏病等）患者的健康参数，提供某种方式的自动疗法控制。比如，糖尿病患者一旦其胰岛素水平下降，其身上的 WBAN 马上可以激活一个泵，自动为患者注射胰岛素，使患者不用医生也能把胰岛素控制在正常水平。WBAN 还广泛应用于消费者电子、娱乐、运动、环境智能、畜牧、泛在计算、军事或安全等领域。不仅如此，WBAN 在国际上也已经得到了广泛研究，包括医疗技术提供商、医院、保险公司及工业界的各方人士正在开展战略性合作，在毫瓦级网络能耗、互操作性、系统设备、安全性、传感器验证、数据一致性等方面面临一系列挑战，该技术将在医疗保健方面取得重大突破。

WBAN 虽然是覆盖面极小的网络，但却是惠及面极广的网络。根据第七次人口普查数据，我国 60 岁及以上人口为 2.6402 亿人，占总人口的 18.70%（其中，65 岁及以上人口为 1.9064 亿人，占总人口的 13.50%）。我国是世界老年人口最多的国家，占全球老年人口总量的五分之一。我国老年人为国家、为人民做出了巨大贡献，我们应该让 WBAN 这种先进技术服务我国老年人的医疗保健事业。与此同时，在某种程度上，WBAN 的应用还可以缓解医院拥挤看病难的问题及助推远程医疗等构想的真正实施。

WBAN 能够以人体周围的设备，例如随身携带的手表、传感器及手机等，以及人体内部设备（即植入设备）等为对象，进行无线通信。近年来，随着微电子技术的发展，可穿戴、可植入、可侵入的服务于人体的健康监护设备已经出现：如穿戴于指尖的血氧传感器、腕表型血糖传感器、腕表型睡眠品质测量器、睡眠生理监测器、可植入型身份识别组件等。WBAN 是一个技术交叉的产物，具有自组织网络、无线通信网络、传感器网络等多种网络的特点，这就要求节点必须具有移动性，能够动态组网，节点间可以进行单播或者组播通信，网络支持动态的拓扑结构，同时节点还要具有很低的能耗。

目前，对 WBAN 系统的研究大都基于超宽带无线通信方式，但是超宽带在复杂度方面还不能满足 WBAN 的要求，如何降低接收机的复杂度是当前需要重点研究的问题。ZigBee 无线通信协议数据速率较低，MAC 协议固定，系统资源受限，不能实现复杂的网络协议，这些也限制了 WBAN 系统的功能，应当对无线通信协议进行改进，以匹配 WBAN 的通信需求。WBAN 系统是无线通信技术、网络技术和传感器技术的融合，三者的研究应该相互促进，传感器技术的发展也会为 WBAN 的研发起到推波助澜的作用。

2.3 常用生物医学信号处理方法

信号处理的领域是相当广泛而又深入的，已在不同程度上渗透到几乎所有的医疗卫生领域，从预防医学、基础医学到临床医学，从医疗、科研到健康普查，都已有许多成功的例子。如心电图分析，脑电图分析，视网膜电图分析，光片处理，图像重建，健康普查的医学统计，疾病的自动诊断，细胞、染色体显微图像处理，血流速度测定，生物信号的混沌测量等。

生物医学信号处理是从被干扰和噪声淹没的信号中提取有用的生物医学信息特征的方法。由于生物医学信号具有随机性强和噪声背景强的特点，因此需要采用诸多数字处理技术对其进行分析：如对信号时域分析的波形特征点检测、相干平均算法、相关技术；对信号频域分析的快速傅里叶变换算法、各种数字滤波算法；对平稳随机信号分析的功率谱估计算法、参数模型方法；对非平稳随机信号分析的短时傅里叶变换、时频分布、小波变换、时变参数模型、自适应处理等算法；对信号的非线性处理方法，如混沌与分形、人工神经网络算法等。这些方法在生物医学信号分析、医学图像处理和医学仪器设计中已得到了广泛的应用。例如：采用相干平均技术已成功提取诱发脑电、希氏束电位和心室晚电位等微弱信号；在心电和脑电体表标测中采用计算机进行多通道信号同步处理并逆推原始信号源的活动；在心电、脑电、心音、肺音等信号的自动识别分析中应用了多种信号处理方法进行特征提取与自动分类；在生理信号数据压缩和模式分类中引入了人工神经网络方法进行自动分析；在脑电、心电、神经电活动、图像分割处理、三维图像表面特征提取及建模等方面引入混沌与分形理论等，已取得了许多重要的研究成果并得到了广泛的临床应用。

2.3.1 时域分析方法

以时间为自变量描述物理量的变化是信号最基本、最直观的表达方式。在时域内对信号进行波形的特征点提取、相关性分析等处理，称为信号的时域分析。通过时域分析方法，可以有效提高信噪比，求取信号波形在不同时刻的相似性和关联性。这里以相干平均算法和相关技术为例，介绍时域分析方法在生物医学信号处理中的应用。

1. 相干平均算法

相干平均（coherent average）法又称叠加平均技术，常用以提取被背景信号淹没的目标信号，如各种诱发电位和事件相关电位的提取。相干平均技术理论：假设待检测的医学信号与噪声重叠在一起，有用信号可以重复出现，且为特征（幅度、频率、相位）不变的确定性信号，干扰是均值为零的白噪声，则此时可以采用叠加平均算法来提高信噪比，从而提取有用的待测信号。其效果估计为

$$y_i(t) = s(t) + n_i(t) \tag{2.1}$$

其中 $y_i(t)$ 为含有噪声的待检测信号，$s(t)$ 为重复出现的有用信号，$n_i(t)$ 为随机噪声。经 N 次叠加后求平均，则

$$\overline{y}(t) = \frac{1}{N}\sum_{i=1}^{N} y_i(t) = \frac{1}{N}\sum_{i=1}^{N}[s(t) + n_i(t)] = s(t) + \frac{1}{N}\sum_{i=1}^{N} n_i(t) \tag{2.2}$$

若信号 $s(t)$ 的功率为 P，噪声 $n_i(t)$ 的方差为 δ^2，那么对每个 $y_i(t)$，其信噪比为 P/δ^2。经 N 次平均后，噪声的方差变为 δ^2/N，所以平均后信号的信噪比为 $N \cdot P/\delta^2$，较叠加平均前提高了 N 倍。例如，心室晚电位为 μV 级，掩埋在噪声里，如将心动周期以 R 峰点为基准对齐，进行叠加、平均，则可检测出微弱的心室晚电位信号。该方法简单、易于实现，适用于具有较稳定周期性的微弱信号检测。

2. 相关技术

信号的相关函数反映了两个信号之间的相互关联程度。

设有两个信号 $x(n)$ 和 $y(n)$，则它们的互相关函数（across-correlation function）定义为

$$r_{xy}(m)=\sum_{n=-\infty}^{\infty}x(n)y(n+m)\text{，}m\text{ 取任意整数} \tag{2.3}$$

其计算过程为：保持 $x(n)$ 不动，将 $y(n)$ 在时间轴上左移或右移（m 为正数时左移，m 为负数时右移），移动 m 个时间间隔后分别与 $x(n)$ 逐点对应相乘后求和，得到该 m 点时刻的相关函数值 $r_{xy}(m)$。以 m 为横轴，$r_{xy}(m)$ 为纵轴可绘制出二者的相关函数曲线，该曲线反映了 $x(n)$ 和 $y(n)$ 的相似程度。

一个信号 $x(n)$ 的自相关函数（autocorrelation function）定义为

$$r_{xx}(m)=\sum_{n=-\infty}^{\infty}x(n)x(n+m)\text{，}m\text{ 取任意整数} \tag{2.4}$$

其中，$r_{xx}(0)$ 反映了信号 $x(n)$ 自身的能量。$r_{xx}(m)$ 是偶函数，$r_{xx}(0)$ 是其中的最大值。自相关函数曲线可以反映信号自身的周期性和噪声水平。

相关技术应用范围很广，例如，我们可以利用相关函数来判断在一个含有噪声的记录中有无我们关注的信号成分。设记录到的信号为

$$y(n)=s(n)+\eta(n) \tag{2.5}$$

其中 $s(n)$ 为信号，$\eta(n)$ 为高斯白噪声，现在我们不知道当前记录到的 $y(n)$ 中是否存在 $s(n)$，但我们根据以前的工作已知关于 $s(n)$ 的先验知识，因此我们可以计算 $y(n)$ 与 $s(n)$ 的互相关，即

$$r_{ys}(m)=r_{ss}(m)+r_{\eta s}(m) \tag{2.6}$$

通常我们认为信号与白噪声是不相关的，因此 $r_{\eta s}(m)$ 等于零，$r_{ys}(m)=r_{ss}(m)$。因此，我们可以根据互相关函数 $r_{ys}(m)$ 与自相关函数 $r_{ss}(m)$ 是否相等来判断在 $y(n)$ 中是否含有先验信号 $s(n)$。该方法计算简单，适用于对感兴趣信号具有部分先验知识的情况，尤其适合微弱信号检测。

2.3.2 频域分析方法

频域分析方法主要可分为经典谱分析方法和现代谱估计方法。

经典谱分析方法以傅里叶变换为基础，主要包括周期图法和 Black-Tukey 法及它们的一些改进算法。周期图法是 Schuster 在 1898 年研究太阳黑子树的周期性时首次提出的，此法把已知数据的傅里叶变换的模的平方除以数据序列长度得到的结果称为周期图，并用周期图作为功率谱的估计。Blackman-Turkey 法由 Blackman 和 Turkey 二人在 1958 年提出，该方法首先根据已知数据序列得到自相关序列的估计 - 取样自相关函数，然后根据 Wiener-Khinchin 定理计算取样自相关函数的傅里叶变换，即可得到功率谱的估计，通常称为 BT 法。可以证明，以上两种方法的计算结果是完全等效的，因此有人把周期图法称为计算周期图的直接方法，把 BT 法称为计算周期图的间接方法。两种方法都要计算傅里叶变换，因此经典谱分析方法是以傅里叶变换为基础的。但是，周期图法计算的是已知数据序列的傅里叶变换，而 BT 法计算的是取样自相关函数的傅里叶变换。在实际应用中，通常已知数据序列长度比取样自相关长度的序列长度长得多，因此，虽然周期图法提出得很早，但其广泛应用却是在 1965 年出现快速傅里叶算法

之后。

无论是有限长数据序列还是有限长自相关序列，都可以看成用有限宽度窗从对应的无限长数据序列或无限长自相关序列中截取出来的。这种“加窗效应”造成了经典谱分析方法的两个固有缺陷，即频率分辨率降低和频谱能量向旁瓣泄漏，特别是在数据序列较短的情况下，这两个缺点尤为严重。周期图法的另一严重缺陷在于，它不是功率谱的一致估计。具体来说，当数据量增加至无限多时，周期图的方差并不趋近于0而是趋近于常数，因而随机过程的任何一次实现所得到的有限个数据，用它们计算出来的周期图都不可能逼近真实功率谱。

为克服经典功率谱估计的缺陷，人们提出了修正周期图、对周期图平均、对修正周期图平均及对周期图平滑等方法。但这些方法都不能从根本上改善周期图的性能。这使得周期图只适用于数据记录较长和对频谱分辨率要求不高的确定性信号的功率谱分析。

现代谱估计方法主要是以随机过程的参数模型为基础的，因而又可以叫作谱估计的参数模型方法，或简称为参数方法或模型方法，而相应地把经典方法称为非参数方法。参数模型的引入，意味着额外地利用了“随机过程是如何产生的”有关信息，并从根本上摒弃了“加窗效应”，因而现代谱估计方法的性能比经典谱分析方法要好得多，特别是对于短数据分析的情况。现代谱估计方法的涵盖内容十分丰富，其中最基本的方法包括自回归模型法、线性预测法和最大熵法。这些方法的研究和应用主要开始于20世纪60年代，而且它们是在不同应用领域里发展起来的。例如，1967年，Burg在地震研究中提出了最大熵谱估计方法；1968年，Par曾提出了自回归谱估计方法；1971年，Van der Bos证明了一维最大熵谱估计与自回归谱估计的等效性；1972年，Prony提出了与自回归法等效的一种谱估计方法；20世纪70年代初期，出现了线性预测分析方法；此外，1973年，Pisarenko提出了估计正弦波频率的谐波分解方法；1981年，Schmidt提出了谱估计的多信号分类算法。

1. 傅里叶技术和离散频谱

频域分析的一个典型应用即是对信号进行傅里叶变换，研究信号所包含的各种频率成分。我们知道，对于一个周期信号，如正弦波信号 $y=\sin(\omega t)$，具有一个单一的频谱值 ω。而对于任意一个周期信号 $f(t)$ 都可用傅里叶级数表示为

$$f(t)=\sum_{m=-\infty}^{\infty} a_m \mathrm{e}^{\mathrm{j}m\omega t} \tag{2.7}$$

其中，

$$\mathrm{e}^{\mathrm{j}m\omega t}=\cos m\omega t+\mathrm{j}\sin m\omega t \tag{2.8}$$

即任意一个周期函数都可以展开成频率值为基频 ω 和其 m 次倍频 $m\omega$ 的三角函数和的形式，系数 a_{m} 即为信号 $f(t)$ 所包含的该频率成分的频谱。

进一步推广，若取实际的有限长离散采样信号 $x(n)$，可以将该有限长信号看作周期信号的一个基本周期，同样可以应用傅里叶级数理论，计算 $x(n)$ 的频谱，得到离

散傅里叶变换公式，即

$$X(k)=\mathrm{DFT}\left[x(n)\right]=\sum_{n=0}^{N-1}x(n)\mathrm{e}^{\mathrm{j}\left(\frac{2\pi}{N}\right)nk}，\quad 0\leqslant k\leqslant N-1 \tag{2.9}$$

应用该公式计算离散傅里叶变换有一个快速算法，这就是著名的快速傅立叶变换（FFT）。

傅里叶变换理论上只能对确定性信号进行分析，而随机信号在时间上是无限的，在样本上是无穷多的，其傅里叶变换是不存在的。因此，对随机信号只能计算信号的功率谱，可以由信号的相关函数计算得到

$$P(\mathrm{e}^{\mathrm{j}\omega})=\sum_{m=-\infty}^{\infty}r_{xx}(m)\mathrm{e}^{-\mathrm{j}\omega m} \tag{2.10}$$

此时，只要求出信号的相关函数 $r_{xx}(m)$，即可求出信号 $x(n)$ 的功率谱。但是，真正的 $r_{xx}(m)$ 也很难求出，需要由 $x(n)$ 估计出来，这就是功率谱估计。功率谱估计在生物医学信号处理中应用极为广泛，如在心电、心音、脑电等的功率分析中均取得了良好的效果。

【例题 2-1】请求解单边指数函数 $f(t)$ 的频谱函数。

$$f(t)=\begin{cases}\mathrm{e}^{-\alpha t}，& t\geqslant 0\\ 0，& t<0\end{cases}\quad(\alpha>0)$$

解：

$$\begin{aligned}F(\mathrm{j}\omega)&=\int_{-\infty}^{\infty}f(t)\mathrm{e}^{-\mathrm{j}\omega t}\mathrm{d}t=\int_{0}^{\infty}\mathrm{e}^{-\alpha t}\mathrm{e}^{-\mathrm{j}\omega t}\mathrm{d}t\\&=\frac{\mathrm{e}^{-(\alpha+\mathrm{j}\omega)t}}{-(\alpha+\mathrm{j}\omega)}\Big|_0^{\infty}=\frac{1}{\alpha+\mathrm{j}\omega}=\frac{1}{\sqrt{\alpha^2+\omega_2}}\mathrm{e}^{-\mathrm{j}\arctan\frac{\omega}{\alpha}}\end{aligned}$$

其振幅频谱及相位频谱分别为

$$F(\omega)=\frac{1}{\sqrt{\alpha^2+\omega^2}}$$

$$\phi(\omega)=-\arctan\frac{\omega}{\alpha}$$

2. 参数模型频谱估计

经典谱分析方法存在频谱分辨率低、频谱能量泄漏、需要较长的原始数据等不足。针对这些不足，20 世纪 70 年代以后，逐渐出现了现代谱估计方法。参数模型频谱估计是现代谱估计方法中的主要内容。参数模型频谱估计方法的步骤可以分为以下三步：

（1）对给定的随机信号确定合理的参数模型；

（2）根据信号的自相关函数估计所确定模型的参数；

（3）用估计出的模型参数计算信号的功率谱密度函数。

假设随机信号 $x(m)$ 是由白噪声 $n(m)$ 激励某一确定性的线性系统 $H(z)$ 所产生的。

因此，只要已知白噪声的功率 σ_n^2 和系统的传递函数 $H(\mathrm{e}^{\mathrm{j}\omega})$，就可估计出信号的功率谱密度函数 $S_x(\mathrm{e}^{\mathrm{j}\omega})$。

$$S_x(\mathrm{e}^{\mathrm{j}\omega}) = |H(\mathrm{e}^{\mathrm{j}\omega})|^2 S_n(\mathrm{e}^{\mathrm{j}\omega}) = |H(\mathrm{e}^{\mathrm{j}\omega})|^2 \sigma_n^2 \tag{2.11}$$

假设参数模型的输入 $n(m)$ 和输出 $x(m)$ 满足以下差分方程：

$$x(m) = \sum_{k=0}^{q} b_k n(m-k) - \sum_{k=1}^{p} a_k x(m-k) \tag{2.12}$$

其中，系数 $\{a_k\}$ 和 $\{b_k\}$ 就是模型的参数，常数 p 和 q 被称为参数模型的阶数。

对式（2.12）两边进行 Z 变换，得到参数模型的传递函数 $H(z)$ 为

$$H(z) = \frac{X(z)}{N(z)} = \frac{\sum_{k=0}^{q} b_k z^{-k}}{1 + \sum_{k=1}^{p} a_k z^{-k}} \tag{2.13}$$

显然，$H(z)$ 是一个有理分式。根据 $H(z)$ 的不同，参数模型可以分为三类：

1）自回归（auto-regressive, AR）模型

当 $b_0=1, b_k=0(k=1,2,3,\cdots,q)$，式（2.12）、式（2.13）分别变为

$$x(m) = n(m) - \sum_{k=1}^{p} a_k x(m-k) \tag{2.14}$$

$$H(z) = \frac{1}{A(z)} = \frac{1}{1 + \sum_{k=1}^{p} a_k z^{-k}} \tag{2.15}$$

参数模型的输出是该时刻的输入及以前 p 个输出的线性组合，因此该模型被称为自回归模型，记为 AR(p)，其中 p 为 AR 模型的阶数。AR 模型的传递函数中只含有极点，不含有零点，所以 AR 模型也叫作全极点模型。

系统输出功率谱为

$$S_x(z) = \frac{\sigma_n^2}{A(z)A(z^{-1})} \tag{2.16}$$

$$S_x(\mathrm{e}^{\mathrm{j}\omega}) = \frac{\sigma_n^2}{|A(\mathrm{e}^{\mathrm{j}\omega})|^2} = \frac{\sigma_n^2}{|1 + \sum_{k=1}^{p} a_k \mathrm{e}^{-\mathrm{j}\omega k}|^2} \tag{2.17}$$

2）滑动平均（moving-average, MA）模型

当 $a_k=0(k=1,2,3,\cdots,p)$，式（12.12）、式（12.13）分别变为

$$x(m) = \sum_{k=0}^{q} b_k n(m-k) \tag{2.18}$$

$$H(z) = B(z) = \sum_{k=0}^{q} b_k z^{-k} \tag{2.19}$$

此时，参数模型的输出为该时刻的输入和以前 q 个输入的线性组合，因此该模型

称为滑动平均模型，简称 MA 模型，记为 MA(q)，其中 q 为模型的阶数。MA 模型的传递函数中只含有零点，不含有极点，所以 MA 模型也叫作全零点模型。

3）自回归滑动平均（auto-regressive & moving-average, ARMA）模型

在式（12.12）、式（12.13）中，若 $a_k(k=1,2,3,\cdots,p)$ 不全为零，$b_k(k=1,2,3,\cdots,q)$ 也不全为零，则该参数模型被称为自回归滑动平均模型，记为 ARMA(p,q)，其中 p 和 q 为 ARMA 模型的阶数。ARMA 模型的传递函数既包含零点，又包含极点，所以 ARMA 模型也叫作零极点模型。

获得了模型的参数之后，即可估算出信号的功率谱密度函数。由于对所建立的模型 $H(\mathrm{e}^{\mathrm{j}\omega})$ 是多项式的有理分式，因此得到的功率谱密度函数是频率 ω 的连续函数，这就避免了周期图法估计频谱时的随机起伏现象。同时，在估计参数模型的参数时，往往只使用比较短的信号，因此该方法较适于对非平稳的随机信号进行频谱分析。

2.3.3　时频联合分析方法

时频联合分析方法是多种多样的，与传统方法相比，它们在非平稳信号的处理中具有突出的优越性。一般来说，时频分析方法具有很强的能量聚集作用，无须已知信号频率随时间的确定关系，只要信噪比足够高，通过时频联合分析方法就可在时间 - 频率平面上得到该信号的随时间变化的频率分布情况。时频联合分析主要采用一些特殊的变换来突出信号的特征点，达到挖掘信号特征的目的。下面介绍几种常见的实现时频联合分析的变换方法。

1. 短时傅里叶变换

STFT（short time Fourier transform）是最基本的一种时频分析方法，它是由 Gabor 于 1946 年首先创建的。STFT 以滑动窗对信号进行分析，然后对加窗信号进行傅里叶变换，是傅里叶分析的一种改进。写成连续形式的傅里叶变换为

$$S(\omega)=\frac{1}{2\pi}\int_{-\infty}^{+\infty}\mathrm{e}^{-\mathrm{j}\omega t}s(t)\mathrm{d}t \tag{2.20}$$

其中，

$$\mathrm{e}^{-\mathrm{j}\omega t}=\cos(\omega t)-\mathrm{j}\sin(\omega t) \tag{2.21}$$

我们将一个信号的 STFT 定义如下：

$$S(\omega,t)=\frac{1}{2\pi}\int_{-\infty}^{+\infty}\mathrm{e}^{-\mathrm{j}\omega t}s(\tau)h(\tau-t)\mathrm{d}\tau \tag{2.22}$$

其中 $h(t)$ 是窗函数。沿时间轴移动分析窗，我们可以得到二维的时间 - 频率平面。STFT 分析实质上是限制了时间窗长度的傅里叶分析，因此其最大的优点是容易实现。但是，该变换过程要求待分析信号必须具有分段平稳的特性，故对于时间尺度不同的平稳分帧，需要选择相适应的分析窗长度和类型与之匹配，才能获得最佳效果。然而由 STFT 的定义可知，只能选定一个固定的窗函数，也就是说，其时间和频率的分辨率在整个时频平面上是固定不变的，这是该方法的一个主要缺陷。受限于不确定性原理，

在 STFT 分析过程中，较长的分析窗长度可以改善频域解，但会使时域解变糟；而较短的分析窗长度尽管能得到好的时域解，但频域解却会变得模糊。不确定性原理告诉我们：我们不可能在时域和频域内同时获得清晰解，这也限制了这一方法的应用。

2. Gabor变换

在生物医学信号处理中，常利用级数对信号进行分解。例如，在傅里叶分析中，利用傅里叶级数对信号进行分解。若傅里叶级数的基函数是正交的，这样的分解称为正交分解。利用非正交的基函数对信号进行分解，称为非正交分解。Gabor 分解即为一种非正交分解。与傅里叶变换相似，把计算 Gabor 系数的过程称为 Gabor 变换，而把由 Gabor 系数重构信号的过程称为 Gabor 综合。

由 Gabor 系数重构的信号，可表示为

$$x(t)=\sum_{m=-\infty}^{\infty}\sum_{k=-\infty}^{\infty}a_{mk}g_{mk}(t) \tag{2.23}$$

其中：

$$g_{mk}(t)=g(t-mT)\mathrm{e}^{2\pi\mathrm{j}kFt} \tag{2.24}$$

其中的系数 a_{mk} 称为 Gabor 分解系数，T 和 F 分别是时间采样间隔和频率采样间隔，窗函数 $g(t)$ 称为 Gabor 基函数。$g_{mk}(t)$ 是由 $g(t)$ 平移和调制两种运算构造的，称为 (m, k) 阶 Gabor 基函数或 (m, k) 阶 Gabor 原子，a_{mk} 表示每个原子的幅度。信号 $x(t)$ 实际上被分解成 $m\times k$ 个 Gabor 原子之和，每个原子具有特定的时间平移和调制频率。若 $g(t)$ 是非正交函数，Gabor 原子 $g_{mk}(t)$ 也是非正交的，则 Gabor 分解是一种非正交分解。

根据时间采样间隔 T 与频率采样间隔 F 之间的关系，Gabor 分解有两种不同的形式：

（1）TF=1：临界采样 Gabor 分解；

（2）TF<1：过采样 Gabor 分解。

当 TF>1 时，称为欠采样 Gabor 分解，会导致 Gabor 分解数值不稳定，是一种没有使用意义的分解，不做讨论。

连续 Gabor 分析和连续 Gabor 综合不适用于计算机处理，很自然需要把连续 Gabor 分析和连续 Gabor 综合推广到离散时间和离散频率的情况，由此会带来新的问题。在连续傅里叶变换的离散化过程中，时间变量的离散化会导致频域的周期性，而对频率变量的离散化会导致时域的周期性。连续 Gabor 变换的离散化需要同时对时间变量和频率变量离散化，因此离散 Gabor 变换只适用于离散时间周期信号。对于现实实验中采集的一段离散信号，需要对其进行周期性延拓，人为地构造出周期信号即可。

3. 一维小波分析

小波分析作为优良的时频联合分析工具，是近 20 年发展起来的。小波分析是傅里叶分析发表 180 多年来对其最辉煌的继承、总结和发展，对分析工具起承前启后、继往开来的重要作用，并取得了许多传统分析方法难以实现的显著应用效果。小波分析包括小波变换到小波基的构造及小波的应用一系列的知识。生物医学信号既包括一维信号，也包括二维的医学影像，因此可以采用不同维度的小波变换对其进行时频联合

分析。这里以一维信号为例，介绍一维小波变换的理论及应用方法。

1）连续小波变换

一个平方可积函数 $x(t)$ 的连续小波变换定义为

$$\mathrm{CWT}_x(a,b)=\frac{1}{\sqrt{a}}\int_{-\infty}^{\infty}\left(\frac{t-b}{a}\right)\mathrm{d}t=\left\langle x(t),\varphi_{a,b}(t)\right\rangle_t,\quad a>0 \tag{2.25}$$

其中，小波的基函数 $\varphi_{a,b}(t)$ 是窗函数 $\varphi(t)$ 经过时间平移 b 和尺度伸缩 a 变换而来的，因而，参数 a、b 常被称为尺度因子和平移因子。尺度因子 a 使得基函数 $\varphi_{a,b}(t)$ 的包络随 a 而变化。当 $a>1$ 时，基函数展宽，即窗口的时宽增大；当 $a<1$ 时，基函数压缩，即窗口的时宽减小。由此可见，a 的变化导致小波变换的时间分辨率和频率分辨率都发生了改变。而平移因子 b 主要实现对基函数的平移操作。

2）连续小波的离散化

连续小波的离散化不是对时间的离散化，而是对尺度因子 a 和平移因子 b 的离散化。通常，尺度因子 a 和平移因子 b 分别取 $a=a_0^{\mathrm{j}}$ 和 $b=ka_0^{\mathrm{j}}b_0$。则基函数 $\varphi_{a,b}(t)$ 对应的离散小波变为

$$\varphi_{a,b}(t)=a_0^{-\mathrm{j}}\varphi\left(a_0^{-\mathrm{j}}t-kb_0\right) \tag{2.26}$$

其中，系数 $a_0^{-\mathrm{j}}$ 是为了使变换结果归一化而引入的。此时，将离散小波 $\mathrm{WT}_x(a_0^{\mathrm{j}}, ka_0^{\mathrm{j}}b_0)$ 简记为 $\mathrm{WT}_x(j,k)$，并称

$$c_{\mathrm{j},k}\triangleq\mathrm{WT}_x(\mathrm{j},k)=\int_{-\infty}^{\infty}x(t)\varphi_{\mathrm{j},k}^{*}\mathrm{d}t=\left\langle x(t),\varphi_{\mathrm{j},k}(t)\right\rangle \tag{2.27}$$

为离散小波系数。利用小波系数重构信号 $x(t)$ 的公式表示为

$$x(t)=\sum_{\mathrm{j}=-\infty}^{\infty}\sum_{k=-\infty}^{\infty}c_{\mathrm{j},k}\varphi_{\mathrm{j},k}(t) \tag{2.28}$$

式（2.28）表明，信号 $x(t)$ 被分解为无穷个小波之和，即信号由无穷个小波重构。可见，小波分析的本质就是求解给定信号的小波系数。

4. Hibert变换与瞬时频率

对于非平稳随机信号，“瞬时”的概念显然有其重要的意义，分析瞬时的时频信息可以得到更丰富的生物医学信息。瞬时频率的定义可以利用 Hilbert 变换来实现，对任意时间序列 $x(t)$，可得到它的 Hilbert 变换如下：

$$y(t)=\frac{1}{\pi}P\int\frac{x(t')}{t-t'}\mathrm{d}t' \tag{2.29}$$

由此定义，$x(t)$ 与 $y(t)$ 形成一个复共轭对，从而得到一个解析信号 $z(t)$，即

$$z(t)=x(t)+\mathrm{j}y(t)=a(t)\mathrm{e}^{\mathrm{j}\theta(t)} \tag{2.30}$$

其中，

$$a(t)=[x^2(t)+y^2(t)]^{\frac{1}{2}}\theta(t)=\arctan\frac{y(t)}{x(t)} \tag{2.31}$$

定义瞬时频率为

$$\omega(t)=\frac{\mathrm{d}\theta(t)}{\mathrm{d}t} \tag{2.32}$$

定义了瞬时频率，就可以得到信号各个时间点的频率变化情况。比起小波分析等方法，这种计算频率的方法不再受限于不确定性原理。然而，需要指出的是，瞬时频率是时间的单值函数，因而在任意给定时刻只有一个频率值，也就是说，它只能描述一种成分。对于单成分的信号，它才能够给出较小波分析更为精确的时频描述。

实际上，不可能存在某种对于任何一种应用都十分理想的时频分布。在实际应用中，时频分析方法的选择依赖于待分析信号的性质和所要应用的场景要求。在生物医学信号处理领域，生物系统生理状态相关的有用信息的提取对于系统状态的研究和诊断有重要意义。所用方法的有效性完全取决于对信号中隐含信息的提取能力，寻找有效的方法需要综合信号特征和处理方法的特性，有针对性地选择合适的特征提取方法，才能达到最佳诊断效果。

2.3.4 非线性分析方法

1. 混沌与分形

近几十年来，随着混沌理论的发展和对自然界各种混沌现象的深入研究，逐渐形成了一套非线性动力学的数值分析方法，用于分析非线性系统的动力学性质。主要包括从实验获取的离散、有限长度时间序列信号计算广义维数（包括 Hausdorf 维数、信息维数、关联维数等）、Lyapunov 指数、Kolmogrov 熵等。这些方法为帮助我们理解和描述像生物体这样复杂的系统提供了一种全新的方法和手段。在确定系统的状态、区分随机的白“噪声”和确定性的“类随机”混沌信号上，这些非线性动力学方法比传统线性分析方法显得更有力。一个确定性的混沌动力学系统在相空间图中经长时间演化后常常收敛到一个奇怪吸引子上，描述吸引子的一个重要的定量化指标是它的分形维数。

在众多的维数的定义与测量方法中，关联维因简便易算，在实践中获得了广泛的应用，成为应用极广、极有效的维数之一。在心脏的非线性动力学研究中，多数研究者的工作集中于已有肯定临床价值和较好的生理解释的心率变异性（heart rate variability，HRV）。但是，由于以下两方面的原因，其在临床上的应用遇到了巨大的困难：首先，估算非线性动力学参数需要较长的数据集，这意味着需要患者或受试者一动不动地躺在床上数小时，这在临床上几乎是不可能的事情；其次，即便可以从动态心电图中获取 RR 间期的长时间记录，但在数小时的时间内很难保证患者的生理、病理状态不发生变化，而估算关联维等非线性动力学特征参数的前提条件是系统处于稳态或准稳态研究上。因此，该方法适用于受试者生理状态较为稳定的检测环境。

2. 独立成分分析

独立成分分析（independent component analysis, ICA）是信号处理领域在 20 世纪

90 年代后期发展起来的一项处理方法。顾名思义，它的含义是把信号分解成若干互相独立的成分。如果信号本来就是由若干独立信源混合而成的，自然希望恰好把这些信源分解出来。从原理上说，只靠单一通道观察不可能做这样的分解，必须借助于一组把这些信源按不同混合比例组合起来的多通道同步观察。换而言之，独立成分分析是一种多路信号处理的方法。

在生物医学信号统计处理中，主成分分析（principle component analysis, PCA）与独立成分分析、奇异值分解一样都是线性变换技术。其中，主成分分析和奇异值分解都是基于信号二阶统计特性的分析方法，其目的都是用于去除信号成分之间的相关性，主要用于数据的压缩、分析、神经网络等领域。在实际应用中，经常把采集到的多维数据（如脑电信号、阵列信号等）视为随机向量的一系列采样点，以便于把随机向量的数值统计分析方法应用到原数据，从而尽最大可能地利用信号间的统计特性。PCA 的任务是对这一随机向量做正交变换，利用其一阶、二阶统计特性，寻求对原数据的一个恰当的描述。经过 PCA 变换后得到的随机向量的各成分之间是不相关的，而且各成分按照能量的大小排序。可以通过只保留少数几个能量较大的成分，即主成分，来达到降低维数的目的，进而进行下一步的数据分析处理。

PCA 建立在协方差的基础之上，只利用了信号的一阶、二阶统计特性，只能做到各个主成分的互不相关，属于经典信号处理的范畴。但是在实际应用中，不相关往往是不够的。而 ICA 突破了传统方法的局限，利用高阶统计特性，实现了各成分之间的统计独立。在 ICA 算法中，PCA 经常被用在数据的预处理环节。

设 $S(t)=[s_1(t), ..., s_n(t)]^{\mathrm{T}}$ 为 n 个源信号构成的 n 维向量，$X(t)=[x_1(t), \cdots, x_m(t)]^{\mathrm{T}}$ 为 m 维观测数据向量，其元素是各个传感器得到的输出，观测信号可用下面的方程描述：

$$X(t)=AS(t) \tag{2.33}$$

其中，$m\times n$ 维矩阵 A 称为混合矩阵，其元素表示信号的混合情况。式（2.36）的含义是 n 个源信号通过混合得到 m 维观测数据向量。ICA 方法的目的是：在混合矩阵 $\boldsymbol{A}$ 和源信号未知的情况下，只根据观测数据向量 $\boldsymbol{X}(t)$ 确定分离矩阵 $\boldsymbol{W}$，使得变换后的输出为源信号向量 $\boldsymbol{S}(t)$ 的估计，即

$$\hat{S}(t)=\boldsymbol{WX}(t) \tag{2.34}$$

用 ICA 方法分离出的信号的顺序是不确定的，信号的幅度与源信号也有差别，但在大多数情况下，更关心信号的形状。

在应用上述模型时，还需要做以下假设：

（1）各源信号 $s_i(t)$ 为平稳随机过程，且相互独立。“独立”是 ICA 最基本的假设；

（2）混合矩阵 $\boldsymbol{A}$ 是列满秩的；

（3）在各个源信号中，最多只允许一个源信号服从高斯分布。对于多个高斯随机变量相混合的情况，用 ICA 方法只能估计到它们的一个正交变换；

（4）源信号的数目不大于传感器的数目，即 $m\leqslant n$。为便于计算，一般的 ICA 算法常假设 $m=n$。

3. 深度学习

建立能够模拟人类大脑进行分析和学习的神经网络，从而达到模仿大脑处理图像、声音、文本的目的，这就是深度学习的起源。深度学习的核心是深度神经网络。深度神经网络是一种模仿神经网络进行信息分布式并行处理的数学模型。神经网络是机器学习的一个重要分支，而深度学习就是深度神经网络在近年来的重要突破。深度学习只需要使用简单网络结构就能够实现对复杂函数的逼近。同时，由于网络层次较深，多个隐藏层能够更准确地表达数据的特征。目前，深度学习已经被广泛应用于语音识别、图像分类、自然语言处理等领域，成为计算机领域炙手可热的研究方向。

深度学习分为三个流派，分别是有监督学习（supervised learning）、无监督学习（unsupervised learning）和强化学习（reinforcement learning）。

有监督学习要求训练数据集中有 n 个数据，m 个标签，该组合称为有标签数据集。有监督学习通过对有标签数据集的学习，建立一个训练模型，并将训练的输出与对应的标签进行差异比对，根据差异对模型进行调整，以提高其精度，最终通过学到或建立的模型进行数据标签预测，得到最终可能的标签输出。在生物医学领域，有监督学习已广泛应用于图像分类、目标检测、人脸识别、语音识别等研究。

在有监督学习中，对数据进行划分的行为称为分类。在无监督学习中，将数据划分到不同集合的行为称为聚类。无监督学习所用的数据集有数据特征，但没有标签。无监督学习会从大量的训练数据中分析出具有相似类别或结构的数据，并把它们进行归类，划分成不同的集合。在实际应用中，专业的带标签数据既稀少又昂贵，有时候还不完全可靠。因此，无标签数据学习不仅能够降低分析成本，甚至还可能挖掘出我们未想到的数据特征或关联，而这使得无监督学习的潜在价值更具探索性。目前，无监督学习在生物医学信号分析中典型的案例是生成对抗网络（generative adversarial networks, GAN），适用于医学数据的产生、增强、去噪等领域。

强化学习是针对没有标注的数据集而言的，训练目标主要通过判断是否越来越接近回报函数（reward function）来实现。经典的儿童游戏“Hotter or Colder”就是这个概念的典型实例。你的任务是找到一个隐藏的目标物件，而你的朋友会告诉你，你是越来越接近目标物件（hotter），还是越来越远离目标物件（colder）。hotter 和 colder 就是回报函数，而算法的目标就是最大化回报函数。可以把回报函数当成一种延迟和稀疏的标签数据形式，而不是在每个数据点获得特定的答案。你会得到一个延迟的反应，而它只会提示你是否在朝着目标方向前进。

在生物医学领域，典型的强化学习案例即 AlphaGo，它是一款人工智能围棋软件。其算法流程可以分为以下四步：

（1）由策略网络得出落子概率分布；

（2）由评估网络对每个可落子点进行快速评估，筛选出值得推演的落子；

（3）由落子推演得出落子点的模拟赢棋概率；

（4）综合策略网络和落子推演的结果，进行落子选择，选出胜率最高的点并落子。

该神经网络的训练过程如同人类累积经验的过程，让 AlphaGo 用已经训练好的评估网络来预测落子，进行“双手互搏”，直到每局终了，得出胜负。随着对局数的增加（包括与人类的对局），AlphaGo 能持续不断完善评估网络，积累更多的经验，从而提高落子概率的计算精度，提高最终的获胜概率。

本章小结

通过本章学习，可以了解生物医学信号的采集和处理过程，掌握生物医学传感器的具体分类，能够针对不同的生理信号，选择合适的传感器类型，并对传感器进行校准和标定，掌握传感器系统的构成。同时，使用数据采集系统，通过传感器采集生理信号，了解数据采集系统的软件和硬件的组成，能够设计简单的采集系统，并以嵌入式数据采集系统、无线传感器网络为例，分析生理信号采集系统的特点及发展趋势。通过时域、频域、时频联合、非线性等分析方法的学习，了解针对生理信号特征，选择合适处理方法的必要性。阅读本章后，读者可以了解生物医学信号采集和处理的基本流程，为以后有关实际问题的分析提供有效的解决方案，帮助更深一步理解医学信号处理的相关知识。

思考题

1. 人体有哪些生理信号？这些生理信号正常范围是多少？
2. 传感器的标定与校准有哪些异同？
3. 什么是数据采集系统？它的特点有哪些？画出计算机控制的数据采集系统的框图。
4. 连续模拟信号转换成离散数字信号的步骤有哪些？
5. 常用的生物医学信号处理方法有哪些？
6. 求解双边指数函数 $f(t)$ 的频谱函数。

$$f(t)=\begin{cases} e^{-\alpha t}, & t \geqslant 0 \\ e^{\alpha t}, & t<0 \end{cases} \quad (\alpha>0)$$

（蒋芳芳）

第3章

医学信息标准化

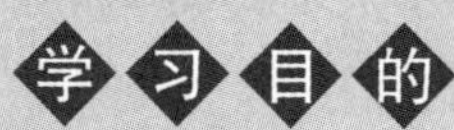

1. 了解标准、标准化、分类及编码的基本概念；
2. 掌握医学信息学常用标准。

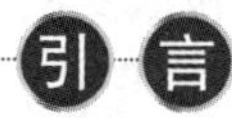

随着国内外医学信息学研究的不断深入，特别是医疗卫生信息化进程的加快，生物医学信息的处理、存储和传输的标准及其标准化建设的重要性日益凸显。医学信息标准化的建设是医疗卫生保障体系建设的重要基础和技术支撑。

3.1 标准与标准化

在科学领域中，医学是专用名词极多、极深奥、极难以统一规范的领域之一，却又是与人类生命、健康关系极密切的领域之一。随着医疗卫生信息化的进展，传统手工操作时代“非标准化”的矛盾日益突出。远程医疗、医疗保险、社区卫生、区域卫生的发展，要求医学信息必须跨部门和地区进行交互，这更需要标准化。因此，标准化成了医疗卫生信息化的首要任务。

3.1.1 标准

国家标准 GB/T20000.1—2002 给“标准”下的定义是：“为了在一定的范围内获得最佳秩序，经协商一致制定并由公认机构批准，共同使用和重复使用的一种规范化文件。”在此定义后有一条附注：“标准宜以科学、技术和经验的综合成果为基础，以促进最佳共同效益为目的。”

因此，标准应具有如下一些特性：第一，它是一种规范化文件；第二，具有共同使用和重复使用性质；第三，文件的制定必须有一定程序，经协商一致，并由公认机构批准，而这“公认机构”是负责为公共和常用事物的活动及结果制定和提供规则、指导原则的；第四，制定标准的目的是为了在“一定范围”内获得最佳秩序。

标准（standard）是指获得一致同意的，并由公认权威机构（如国际标准化组织，International Organization for Standardization，ISO）、国际电工委员会，International Electrotechnical Commission，IEC）认可的文件。这个权威机构负责为公共和常用事物的活动及结果制定规则及指导原则，其宗旨是使应用该标准的环境达到最佳的有序状态。

3.1.2 标准化

1. 标准化的定义

国家标准 GB/T20000.1—2002，采用了国际标准化组织 (ISO) 的定义：“标准化是为了在一定范围内获得最佳秩序，对现实问题或潜在问题制定共同使用和重复使用的行为规范的活动。”

在“标准”这一名词后加上“化”,则转化为动词,表示转变为一种性质、状态或活动。因此，标准化首先应是制定和实施某一规范的活动；其次，该规范的内容涉及当前的现实问题或将显露的潜在问题；再次，制定该规范的目的是为了在一定范围内达到最佳秩序。

2. 标准化的特征

根据标准化的定义，标准化具有如下特性。

（1）明确的域（domain）：即范围。某一标准一定是针对和适应某一域的需求。域的分界必须清晰，内容必须明确。就是说，域的边界必须清晰到能够明确判定什么是属于该域的，什么是不属于该域的。例如，研究药品的标准化问题，首先要确定是否包括中药、原料药、试剂、医院制剂等。

（2）唯一性与完整性：所谓的“唯一性”，指在标准化的体系中，无论是一个对象，或是一组对象，应该有、而且只能有一个确定的代码与之对应。所谓完整性，就是在某一个“域”内的标准化体系应涵盖它所有的对象。由于对事物的理解总是在不断深化过程中，事物也总是在发展变化中，所以，标准化系统总是不断地修订和完善。

信息编码的完整性往往用设置“收容组”编码来保证。所谓“收容组”是指在相应位置设置一个其他类的特殊编码，当客观事物出现了没有对应编码情况时，可以将其归于相应类别的其他类编码。

（3）权威性：标准必须在一个宽广的范围内被认可和执行才有意义，而一个标准的诸多内容不可能在这样宽广范围内被所有的用户完全认同和接受，因此必须由权威部门制定和颁布，并带有明确的约束性，甚至是强制性。因此权威性是标准化天生的特质。

西方发达国家中许多标准往往是由一家或几家技术先进的公司率先发起制定和使

用的，再作为企业内标准，然后被其他公司所仿效与遵循，最终成为行业标准直至国家、国际标准，这在高新技术产业中相当普遍。

3. 元数据与数据元

讨论信息标准化，必须先了解两个基本概念：元数据和数据元，它们是信息表达和信息标准化的基础。

1）元数据

元数据是对信息资源的规范化描述，它是按照一定标准，从信息资源中抽取出相应的特征组成的一个特征元素集合。这种规范化描述可以准确和完备地说明信息资源的各项特征。不同类型的数据资源可能会有不同的元数据标准。

元数据内容标准从数据结构、格式、语义、语法、功能各方面来制定标准，促使了数据的规范化、标准化，提高了数据库的建库量。

元数据为信息的管理、发现和获取提供一种实际而简便的方法。通过元数据，人们能够对信息资源进行详细、深入的了解，包括信息资源的格式、质量、处理方法和获取方法等各方面细节，并有数据维护、历史资料维护的功能（对数据生产者而言）。元数据标准可适用于资料共享、数据发布、数据集编目、数据交换、网络查询服务等，也是数据集元数据整理、建库、汇编、发布的标准格式。元数据标准的制定是为提高数据库建库质量，使数据加工达到规范化、标准化，促进科学数据的标准化，加强数据交流与共享。

2）数据元

数据元又称数据元素，是用一组属性描述定义、标识、表示及允许值的数据单元。在一定的语境下被认为是不可再分的最小数据单元。通常用于构建一个语义正确、独立且无歧义的特定概念语义的信息单元。数据元一般由三部分组成。

（1）对象类：思想、概念或真实世界中的事物的集合，它们具有清晰的边界和含义，其特征和行为遵循同样的规则。对象类是人们希望研究、搜集和存储它们的相关数据的事物，比如汽车、人、房屋、订单等。

（2）特性：对象类中的所有成员共同具有的一个有别于其他数据元的显著特征。特性是人们用来区分和描述对象的一种手段。特性的例子包括颜色、性别、年龄、收入、地址等。

（3）表示：它描述了数据被表达的方式。表示与数据元的值域关系密切。一个数据元的值域是数据元的所有允许值的集合。例如,对于“个人所得税金额”这个数据元，它的值域可以是一系列非负整数（带有货币单位），这是一种非枚举型的值域。而“个人所得税比率”对收入进行分段划分，并给每一段赋予一个比率，它的值域就是这些比率的集合。此时称它的值域为枚举型值域。如果脱离值域，“个人所得税”实际上是一个数据元概念，即一个对象类与特性的组合。因此，一个数据元概念是由一个对象类和一个特性组成，一个数据元是由一个数据元概念和一个表示组成。

3.1.3 标准化发展历程

1. 古代的标准化

早在远古时代，人类就表现出无主观意识的标准化行为，例如世界各地出土的石器时代的石刀、石斧形态都惊人地相似，这是人们在长期生产实践中，共同探索、模仿所形成的一些约定俗成的概念和规范。

在漫长的进化过程中，当人类产生了语言，创造了文字，这标志着人类能主观去统一、规范事务和概念，体现了人类初期有意识的、朴素的标准化活动。

古代标准化典范有古罗马战车的建造者，他们设置车轴的长度基于两匹马的宽度，这轴长便成为开发道路的标准，也是制造战车乃至马车、客车轮子距离的规范，现在标准铁路轨道规范正是源自这种古老的启示。

在我国古代，秦始皇统一中国后，先后颁布政令，对度、量、衡、文字、货币、道路等进行全国范围的、空前的标准化，“车同轨，书同文”成为古代世界标准化的杰出典范。而北宋时期，毕昇于公元 1041—1048 年发明的活字印刷术则孕育了近代标准化的原理和方法，并成为人类文明的光辉范例。

2. 近代工业标准化

自 18 世纪末英国发生工业革命以来，大机器生产方式促使了工业标准化飞速发展。典型范例有伊莱·惠特尼于 1789 年发明的工序生产方法，设计了可通用互换零件组装步枪，被誉为“标准化之父”。此后层出不穷的标准深入生产参数系列化、行业标准化、作业和管理标准化的各个领域，成为社会有序化的支柱之一。1959 年，ISO 决议将每年 10 月 14 日定为“国际标准日”。

3. 信息时代标准化

当人类进入信息化时代，标准化变得尤为重要和紧迫。ISO、IEC 等国际标准化组织逐步促成了全面的信息技术标准化体系，涉及信息处理、软件与软件工程、数据交换与通信网络技术、信息安全等各个方面，极大地顺应和促进了信息化日新月异的飞速发展。

早期医院信息管理局限在单个部门，以单机版为主，例如检验结果数据处理、收费处的划价收费等，对标准化的需求不显著。即便是整个医院的信息管理系统，为了进行数据的交换，其标准化也是粗糙和不规范的。

随着医疗卫生信息化的深入发展，医院的信息管理必须集成来自不同厂家的不同应用软件，以实现全院的信息交互和共享。医疗保险、区域卫生信息管理、公共卫生平台则要求信息在不同医院之间，进而在一个城市、一个省，甚至在全国实现共享。这时，数据、通信、接口等一系列信息标准化的问题就成为当务之急。

3.1.4 信息标准化

狭义的信息标准化是指信息表达上的标准化，是在一定范围内人们能共同使用的对某类、某些、某个客体抽象的描述与表达。医学信息的标准化是特指信息标准化在医学领域的具体应用。语言文字可能是人类最早实现标准化，并且连续几千年持续不断努力维护其高水准标准化程度的实例。

计算机广泛引入信息处理技术以来，信息标准化的表达方式常常用数字、字符等抽象符号表达,这是因为计算机处理起这些抽象符号较之信息的其他表达方式（如语言、文字、图形、图像）更节省、更快捷、更方便。

广义的信息标准化指对整个信息的处理，包括信息传递与通信、数据流程、信息处理技术与方法、信息处理设备等。

1. 信息的表达

信息表的类标准是信息标准化的基础，也是最常见的。像分类编码类，即名称和内涵的标准化、代码化。下面提到的 ICD-10（International Classification of Diseases，国际疾病分类）、SNOMED（Systematized Nomenclature of Human and Veterinary Medicine）等均属于此类。

2. 信息的交换

信息的交换是要解决不同的系统之间或不同的部门、企业之间对信息共享的问题。信息交换的标准往往比信息的表达要复杂。信息交换标准更注意信息的格式，而忽略信息的内容。从信息交换的角度来看，应同时包括信息表达的标准化和信息内容的可相互理解性。这多少有一点像语言学习中的句法与词法的关系。

因为远程医疗和区域卫生信息系统日益流行，所以信息交换标准也变得越来越重要。HL7（health level 7）、XML（extensible markup language）和 DICOM3（digital imaging and communication in medicine）是卫生信息交换类标准中常见的典型例子。

HL7 是一整套网络信息交换标准中专门用于医疗卫生信息交换的标准。因为用户层是第七层通信协议，因此叫 health level 7。HL7 主要是规定了当一个事件发生时，相应的信息应该用什么样的格式通知需要信息的一方。

XML 是更为广泛的一个信息交换标准，是 extensible markup language（可扩展置标语言）的缩写，是 W3C（World Wide Web Consortium）组织于 1998 年 2 月发布的标准。W3C 组织制定 XML 标准的初衷是，定义一种互联网上交换数据的标准。是国际互联网上数据交换标准语言，有取代 HTML 的趋势。

DICOM 标准是由 ACR（American College of Radiology）及 NEMA（National Electrical Manufacturers Association）所形成的联合委员会于 1983 年以后陆续发展而成的医学数字成像和通信标准。简而言之，DICOM 是有关医学影像的表达方式（存储）和信息交换的标准。

3. 信息的处理与流程

还有许多标准是规范信息处理流程的，这一类标准的制定常常对信息系统的开发与推广有着十分重要的意义。众所周知，我国财务电算化是信息化产业较为成功的领域之一，其根本的原因，就是财务管理信息处理流程的规范化和标准化。另一个正面的例子是中国人民解放军医院能在短短的两三年内成功地统一使用同一个医院信息系统产品（在美国是 VA 系统），最重要的就是军队有足够的权威统一制定和推行信息处理与流程的标准。

疾病诊断相关组（diagnosis-related groups, DRG）描述由某医院治疗的病人的类型，虽然表现出来的是用代码来区别相关的疾病组，实际上，其本质是规定了一套信息处理的流程、逻辑与标准。

3.2 分类与编码

分类和编码是信息标准化的主要方法之一。分类是某一领域内概念化的序化和原理的序化。编码是指定一个对象或事物的类别或者类别集合的过程。

3.2.1 基本概念

1. 分类

分类（classification）是为了某一目的，依据某一原理，采取一种分类准则，将依从这一准则的、具有共同属性和特征的信息归并在一起，并依从这一准则有序地排列。

分类的准则首先取决于某一领域的应用目的，然后依从于这一目的，根据某一概念分类，再将这些类别依照属性关系有序排列。所谓属性关系表现为甲包含了乙和丙，即乙或丙是甲的一种。同时，这种概念的序化系统，或明确或潜在地反映了其中包含某种原理的有序化。

2. 编码

编码（coding）是指定一个对象或事物的类别（如多轴分类）或者类别集合的过程。类别通常是用代码来表示的，即将一个表示对象或事物信息的某种符号体系（文字）转换成便于人或计算机识别和处理的另一种符号体系（代码）的过程。

3.2.2 分类与编码的基本原则

在对信息进行分类和编码时，应遵循以下原则：

（1）科学性。要以当代先进的医学科学水平为基准，分类目的有科学依据，分类轴心要体现对象的本质特性，编码有科学意义。

（2）系统性。分类的对象必须按照其内在的特性和规律进行排序，并形成一个科学严谨、结构合理、层次分明的分类体系。

（3）准确性。分类的类目应独立明确、相互排斥、互不包括。类目下的亚目，从属关系清楚、层次分明。代码确切有序，不要随意空码、跳码。

（4）唯一性。应确定统一的代码元素集，严格做到一码一义，避免一码多义或一义多码，使整个分类编码系统井然有序、精确无误。

（5）冗余性。一个分类编码系统除了应包括现有的所有对象外，还应预留一定的空项，以适应发展中不断涌现出来的新对象。这些预留的空项又必须依据分类编码原理和内在属性关系而定，新的对象将参照与原有对象的属性关系填充到相应的预留空项中，而不是简单堆放在原系统之后。

（6）结构化。代码与对象的特性以及内涵应有结构化的对应关系，代码的不同位置标识了对象的特性及其与周围的层次关系。

（7）实用性。分类和代码都要有实用价值，符合实际需要。它不能过于简单而失去准确性，又不能过于烦琐而应用困难。

（8）可操作性。分类编码应力求简单明了，易于学习掌握，同时要便于计算机输入。

3.2.3　分类与编码的方法

1. 分类的方法

数据分类的基本方法有 3 种：线分类法、面分类法、混合分类法。

（1）线分类法：所谓线分类法（表 3-1），是依据某一属性或特征，逐层分解展开，形成分类体系，例如 ICD 分类法。线分类法又称树型分类编码，是最常使用的一种编码方法。树型编码是将客体逐层细化的编码方法。每个子层的细化只与其上一层有关，而与其他主层无关，就像一棵倒长的树，由树根、树干、树杈直至树叶组成。

线分类法的优点：层次性好，能较好地反映类目之间的逻辑关系；实用方便，既符合手工处理信息的传统习惯，又便于电子计算机处理信息。

线分类法的缺点：结构弹性较差，分类结构一经确定，不易改动；效率较低，当分类层次较多时，代码位数较长。

表 3-1　线分类法实例

代　　码	类 型 名 称
68	医疗器械
6830	医用 X 射线设备
683010	通用 X 射线诊断设备
68301001	便携式 X 射线诊断机
68301002	便携式交直流两用 X 射线诊断机
……	……
683020	X 射线断层诊断设备
68302001	直线轨迹断层 X 射线机
68302002	多轨迹断层 X 射线机
……	……

（2）面分类法：所谓面分类法，是将所选定的分类对象的若干属性或特征视为若干个“面”，每个“面”中又可分成彼此独立的若干类目。使用时，可根据需要将这些“面”

中的类目组合在一起，形成一个复合类目。例如在医院财务统计中，收费项目的“面”包括了住院费、药品费、手术费、检查费等类目；付费方式的“面”中包含了医疗保险、公费、自费等类目。这两个方面类目组合，就形成复合类目，如全年“医疗保险病人的药品总费用”“自费病人的检查总费用”……从而为医院的“合理收费”提供统计依据。

面分类法的优点：具有较大的弹性，一个“面”内类目的改变，不会影响其他的“面”；适应性强，可根据需要组成任何类目，同时也便于机器处理信息；易于添加和修改类目。

面分类法的缺点：不能充分利用容量，可组配的类目很多，但有时实际应用的类目不多；难于手工处理信息。

（3）混合分类法：混合分类法是将线分类法和面分类法组合使用，以其中一种分类法为主，另一种作为补充的信息分类方法。例如药品的分类法就是混合分类法。

2. 编码的方法

（1）数字编码（number codes）：将一个未用过的数字给予一个新类别，编定此种类别的数字只能用在特定的类别。常用于病历号的编码。

（2）助记编码（mnemonic codes）：由一个或多个和类别有关的字符组成，这种代码编码容易，用户易于记忆，使用方便。例如使用英文词汇的首字母组合作为代码：CHD（congenital heart disease）表示先天性心脏病；EEG（electroencephalogram）表示脑电图。

（3）阶层编码（hierarchical codes）：对每个附加层次的细节进行延伸。阶层编码在相关细节的层次和相关的母阶层产生信息。例如，ICD-10。

（4）并排码（juxtaposition codes）：是由区段（segment）所组成的合成码，每个区段提供相关类别的特征。例如，ICPC（international classification of primary care）分类系统中，“N”表示神经系统疾病。

（5）组合码（combination codes）：根据排序原则将不同的类别进行编码，并组合成一个编码的分类系统。例如，供应室的器械包分类。

（6）加值码（value addition codes）：利用二进制法来加总代表不同的分类码。例如，20= 抽烟，21= 过胖，22= 高胆固醇，3= 抽烟且过胖。

3.3 医学信息标准

医学信息标准主要包括医学信息的标准、医学信息交换的标准、医学信息处理与流程的标准等。

3.3.1 制定医学信息标准的艰巨性

医学信息因其具有种类繁多、数量庞大、量化困难等特点，所以要做到真正的医学信息标准化是一项十分艰巨的任务。

（1）医学信息面广量大、种类繁多，包括数值、文字、图像、声音、气味等，各种类别的信息表示内容不一、表达形式不一，难以标准化。

（2）患者信息数量庞大，而且十分复杂细致，个性突出，共性和可重复性差，加之病人流动频繁、病情多变，形成极为复杂的海量信息。

（3）医学信息量化困难。它不同于工程信息，各变量的相互关系及变化规律难以用数学语言表达。例如头痛的性质和程度会因患者的个性特质、痛域高低不同而表达不一。

（4）自然语言标准化困难。病历中的病史、病程记录、病情讨论分析多采用自然语言，常因医师的学术水平、文化素养、书写习惯不同而迥然不一，自然语言标准化是全球共同的难题。

（5）共享性突出。复诊、转诊、会诊需要共享同一患者信息；电子病历需要共享不同专业和医生的信息；社区医疗、区域医疗则要共享不同地域的信息。范围越大，标准化难度越大。

因此，医学信息标准化是一项十分艰巨的任务。

3.3.2　医学信息标准的类型

医学信息标准是一个宽泛的范畴，类型也有多种，主要种类如下：医学信息的标准、医学信息交换的标准、医学信息处理与流程的标准和医学信息应用软件和硬件的标准。

（1）医学信息的标准。医学信息的标准主要是指信息表达类标准，是标准化的基础，它更注重信息本身的内容，它分门别类地定义各个医学专有名词的代码，形成医学分类系统或医学词汇表，例如在3.4节介绍的ICD、SNOMED等。

（2）医学信息交换的标准。制定信息交换标准的目的就是解决不同系统之间数据难以准确、精细、完整地交互和通信的问题，为此，双方所传输的信息的语法和语义必须一致，才能“读懂”和“交流”。信息交换标准比信息表达类标准要复杂，因为需更注意信息交换时的格式和规则。例如在3.5节介绍的HL7、DICOM等。

（3）医学信息处理与流程的标准。医学信息处理与流程的标准对于医学信息系统的开发与推广应用有着十分重要的意义，它规范了一个系统或不同系统之间信息的处理流程。

（4）医学信息硬件与软件的标准。医学软件的标准大致包括以下三大方面：一是软件产品的标准；二是生产和管理软件工程的标准；三是软件开发环境的标准。这中间又以医学信息软件产品的标准最为困难。

医学信息软件种类繁多，这里以我国应用最广泛的医学信息软件——医院信息系统（HIS）为例予以说明。卫生部曾于1997年颁布了《医院信息系统软件基本功能规范》，对HIS的标准化、规范化起了重要指导作用；于2002年又重新修订颁发了《医院信息系统基本功能规范》，该规范强调了标准化是信息化的基础，并将HIS中数据、数据库、数据字典编码标准化作为一个独立章节予以阐述，突出了标准化在医院信息化建设中的重要地位。

硬件的标准化范围很广，例如计算机的标准化、网络布线的标准化、网络设备的标准化，存储设备的标准化及原材料的标准化等。医学信息硬件与一般信息硬件相同，是医疗卫生信息系统建设的基础保障。

3.4 医学信息学常用标准

医学信息的标准是医学信息标准化的基础，本节介绍国际主要的几个标准：ICD、SNOMED、DRG、UMLS、ICPC、RCC、LOINC、MeSH。

3.4.1 国际疾病分类

1. ICD概述

国际疾病分类是根据疾病的某些特征，按照规则将疾病分门别类，并用编码的方法来表示的系统。ICD 是由世界卫生组织主持编写、发布，并要求各成员国在卫生统计中共同采用的国际权威的疾病分类方法。目前全世界通用的是第十次修订本《疾病和有关健康问题的国际统计分类》，通称为 ICD-10。

2. ICD发展简史

ICD 已有 120 多年的发展历史，最初为对死亡率进行统一登记，1893 年，国际统计研究所专门学会提出了一个分类方案《国际死亡原因编目》，并于 1900 年出版 ICD 第 1 版，列出 192 种疾病，以后基本上每 10 年修订一次。1940 年第 6 次修订版由世界卫生组织（WHO）承担，首次引入了疾病分类，并强调继续保持按病因分类的哲学思想。1975 年，出了第 9 次修改版，即全世界广泛使用的 ICD-9。1992 年，出了第 10 次修改版本 ICD-10，共列出了 14 400 种疾病，更名为《疾病和有关健康问题的国际统计分类》。

我国卫生部早在 1987 年就发布文件，要求医院采用 ICD -9 作为疾病分类统计报告标准，并于 1993 年由国家技术监督局发布《疾病分类与代码》的国家标准，将 ICD-9 完全等同于国家标准。北京协和医院世界卫生组织疾病分类合作中心（WHO Collaborating Center for the Family of International Classifications of Diseases）负责有关疾病分类的中文事宜，并协助卫生行政部门收集控制疾病分类资料的质量。

3. ICD分类原理与方法

ICD 分类依据疾病的四个主要特性，即病因、部位、病理和临床表现（包括症状、体征、分期、分型、性别、年龄、急慢性、发病时间等），每个特性构成了一个分类标准，形成一个分类轴心，因此 ICD 是一个多轴心的分类系统。

ICD 的主要分类编码方法如下：分类有三个层次，首先是类目，类目下分亚目，亚目下分细目。通常在同一个层次的分类都是围绕疾病的一个特性，即围绕一个轴心展开的（个别情况有两个轴心）。

（1）类目：三位数编码，包括一个字母和两位数字。例如，S80 表示小腿浅表损伤，

S81 表示小腿开放性损伤，S82 表示小腿骨折。

（2）亚目：四位数编码，包括一个字母、三位数字和一个小数点。例如，S82.0 表示髌骨骨折。

（3）细目：五位数编码，包括一个字母、四位数字和一个小数点，它提供一个与四位数分类轴心不同的新的轴心分类，其特异性更强，例如 S82.01 表示髌骨开放性骨折。

ICD 索引排列是按汉语拼音 - 英文字母顺序排列，并分不同层次。第一层次是主导词，其下可包括若干个修饰词，并依据它们与主导词的关系逐层依序排列，下一层均继承了上一层的内容，并以“-”作为分层标示，例如：

主导词	病
-1 级主导词	- 肺
--2 级主导词	-- 阻塞性
---3 级主导词	--- 伴有
----4 级主导词	---- 急性
-----5 级主导词	----- 加重

这个索引最后的诊断即为阻塞性肺病伴有急性加重。

4. ICD的应用与意义

ICD 主要用于疾病编码、疾病统计、生命统计工作，其目的是允许对不同国家或地区及在不同时间收集到的死亡和疾病数据进行系统记录、分析、解释和比较。

由于 ICD-10 在 ICD-9 基础上，极大地增加了疾病分类数量和详细程度，适用于流行疾病及健康评估需求，编码方式也更加科学实用，所以在全世界得到广泛应用。但是将 ICD 直接作为临床诊断则明显不足，因为它临床表达能力有限，无法准确、全面地记录疾病的解剖位置、严重程度及临床表现等。这也是为什么诸如《内科学》等教科书的诊断没有采用 ICD 的缘由。WHO 建议，不同国家和地区按照应用目的与水平的不同，可以对 ICD 自行扩展，这也是一项有意义的探索课题。

ICD-9-CM（clinical modification）是美国国家健康统计中心对 ICD -9 的临床修订版，将原有编码由 3 码扩展到 5 码，从而由原先 1 300 个代码增加到 17 000 个，更适合临床的需要，它已作为美国国内疾病统计及医疗保险支付的疾病代码标准。中国台湾地区健保部门也使用 ICD -9-CM 作为保险支付的疾病代码标准，并为台湾地区大多数医院所使用。

ICD 的意义是举世公认的。首先它的标准化和共享性使得疾病名称标准化、格式化，这是电子病历等临床信息系统的应用基础，也是国内外医疗卫生统计和国际交流的基础。ICD 也是医院医疗和行政管理的基础，有助于准确了解各病种的诊疗人数、医疗质量、费用支出。

3.4.2　系统医学术语集

1. SNOMED概述

系统医学术语集（The Systematized Nomenclature of Human and Veterinary Medicine，

SNOMED）直译为“人类与兽类医学系统术语”，是一种系统化和多轴的临床用语词汇表，支持疾病的多方面编码，用于描述和表达复杂的临床症状和诊断。SNOMED 是目前世界上最全面的多语种、使用最广泛的医学术语标准集。

SNOMED 最初由美国病理学家学会提出。2002 年，该学会与英国国家卫生服务部联合，将 SNOMED 参考术语（SNOMED RT）和临床术语（clinical terms，曾称为 read codes）V3 结合，形成了 SNOMED CT。2007 年，成立了由若干国家组成的国际卫生术语标准研发组织（International Health Terminology Standards Development Organization，IHTSDO），共同拥有并管理、维护和向成员国提供 SNOMED CT 及相关产品，包括 SNOMED CT 的技术设计、核心内容及相关技术文档。

2. SNOMED的结构

（1）SNOMED 3.2 版将全部术语分入 11 个独立的系统模块 (module)，即 11 个分类轴中，如表 3-2 所示。

表 3-2　SNOMED 国际版的术语模块

指示符	模块中文名称	模块（轴）	内　容
T	局部解剖学	topography	人、兽解剖学术语
M	形态学	morphology	人体结构变化术语
F	功能	function	身体正常和畸形的功能
L	活有机体	living organisms	完整的动、植物学分类
C	化学制品、药物和生物制品	chemicals, drugs and biological products	药物目录及化学和植物制品
A	物理因素、力和活动	physical agents, forces and activities	与疾病和创伤有关的器具和活动目录
J	职业	occupations	国际劳工局 (ILO) 的职业目录
S	社会环境	social context	与医学相关的社会条件和亲属构成
D	疾病 / 诊断	diseases/diagnoses	人、兽医学中的疾病和诊断目录
P	操作	procedure	有关管理、治疗和诊断操作的目录
G	关联词 / 修饰词	general linkage/modifiers	用于各模块中术语的连接词、描述符及限定词

（2）在每一模块中，术语按照它们的自然层次排列，并被分配一个 5 位或 6 位由字母和数字组成的代码。代码不仅与术语一一对应，更主要是本身带有一个它所标示术语的内在信息组，并提供了术语在模块所处的位置及它的上下位关系，如图 3-1 所示。

（3）通过使用 G（关联词 / 修饰词）模块，一些术语可以与另一些术语连接，以利于表达复杂内容或疾病现象，即由术语代码作为基本单元，加上 G 模块的关联 / 修饰词构成复合词，这样就为计算机应用处理提供了可能。

例如肺结核（D-14800）疾病诊断可以用下列代码为单元组合编制而成：

T（局部解剖学）+ M（形态学）+ L（活有机体）+ F（功能）= D（疾病 / 诊断）

肺 + 肉芽肿 + 结核分枝杆菌 + 发热 = 肺结核

T-2800+M-44060+L-21801+F-03003 = D-14800

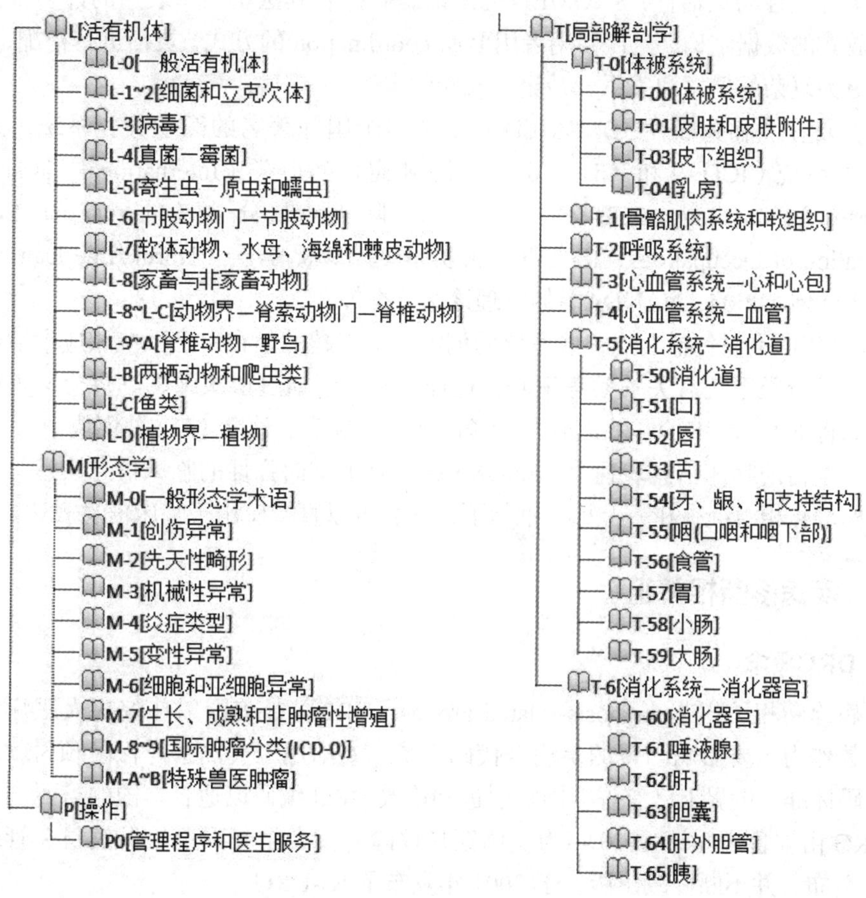
L[活有机体]
L-0[一般活有机体]
L-1~2[细菌和立克次体]
L-3[病毒]
L-4[真菌一霉菌]
L-5[寄生虫一原虫和蠕虫]
L-6[节肢动物门—节肢动物]
L-7[软体动物、水母、海绵和棘皮动物]
L-8[家畜与非家畜动物]
L-8~L-C[动物界—脊索动物门—脊椎动物]
L-9~A[脊椎动物—野鸟]
L-B[两栖动物和爬虫类]
L-C[鱼类]
L-D[植物界—植物]
M[形态学]
M-0[一般形态学术语]
M-1[创伤异常]
M-2[先天性畸形]
M-3[机械性异常]
M-4[炎症类型]
M-5[变性异常]
M-6[细胞和亚细胞异常]
M-7[生长、成熟和非肿瘤性增殖]
M-8~9[国际肿瘤分类(ICD-0)]
M-A~B[特殊兽医肿瘤]
P[操作]
P0[管理程序和医生服务]
T[局部解剖学]
T-0[体被系统]
T-00[体被系统]
T-01[皮肤和皮肤附件]
T-03[皮下组织]
T-04[乳房]
T-1[骨骼肌肉系统和软组织]
T-2[呼吸系统]
T-3[心血管系统—心和心包]
T-4[心血管系统—血管]
T-5[消化系统—消化道]
T-50[消化道]
T-51[口]
T-52[唇]
T-53[舌]
T-54[牙、龈、和支持结构]
T-55[咽(口咽和咽下部)]
T-56[食管]
T-57[胃]
T-58[小肠]
T-59[大肠]
T-6[消化系统—消化器官]
T-60[消化器官]
T-61[唾液腺]
T-62[肝]
T-63[胆囊]
T-64[肝外胆管]
T-65[胰]

图 3-1　SNOMED 术语集示意图

（4）词条的索引排列是按照编码顺序。例如在 T（局部解剖学）中：

T-00000　皮肤系统

T-01000　皮肤

T-01200　真皮

T-01220　真皮乳头

T-01221　网状真皮

3. SNOMED的意义和应用

SNOMED 可以说是当今最完整、最富于表达能力、最具弹性的医学词汇系统，它具有下述明显的特点和优势。

（1）广泛性与全面性：SNOMED 几乎涉及医学信息各个领域。其第 3 版包含了 320 000 多个医学名词及代码，具有最广覆盖面，是当今最庞大的医学术语集。

（2）科学性与严谨性；在 SNOMED 庞大体系中，分类科学、层次明确、结构严谨、简便适用。每一术语均依据自身特有的医学知识原理安排在确定的位置上，且任何一个概念只出现一次，避免了编码重复，维护了计算机处理时的唯一性。

（3）开放性与灵活性：SNOMED 的术语编码拥有其医学知识表达的许多特性，又具有开放式的数据结构，允许使用者用 Post-coordination 的方式，灵活进行搭配、组装，以表达更为复杂的概念和关系，乃至合成新的术语。

（4）兼容性和关联性：SNOMED 容纳了多个国际著名的医学分类系统，如国际疾病分类系统（ICD -9 和 ICD - 10）、国际肿瘤疾病分类（International Classification of Diseases for Oncology，ICD-O）、职业国际标准分类（International Standard Classification of Occupations，ISCO）、北美护理诊断学会（North American Nursing Diagnosis Association，NANDA）的护理诊断分类等。

SNOMED 不仅包括上述这些系统的词汇，更卓越的是在自己系统相应章节中加上与其他医学分类系统有关的参考编码，这样将有利于通过层次结构进行交叉查询和转换。例如将 ICD -9、ICD - 10 编码及参考码加在“疾病、诊断（D-）”模块中。

（5）丰富的临床信息表达力：SNOMED 具有丰富而弹性的临床信息表达力，将临床信息标准化相对统一在一个标准框架下，使它可以直接应用于临床信息表达。

3.4.3 疾病诊断相关组

1. DRG概念

疾病诊断相关组（diagnosis-related groups，DRG）是美国以住院病人医疗费用及住院天数作为主要影响因素的疾病群代码系统，专门用于美国医疗保险预付款制度的分类编码标准。世界上已有许多国家引进和修改 DRG 编码以适合本国的需要。

DRG 由耶鲁大学于 1970 年为美国医疗保险开发，由美国卫生保健财务管理署于 1983 年公布，并不断修改出版，于 2001 年发布了 IG-DRG。

2. DRG分类原理及方法

DRG 将临床处置类似、资源消耗相近的病例进行归类，其目的是提供了一个对住院病人进行分类的、数量较少的编码系统。DRG 分类方法还考虑了下列主要因素；①病人的主要诊断结论和有无并发症或伴随疾病(最多可考虑 4 个并发症或伴随疾病)；②实施的治疗过程；③病人的年龄；④病人的性别；⑤病人出院状况。这样，共将病人分入大约 467 个诊断相关组。

3. DRG分类的应用与意义

DRG 作为一个特定的病种分组标准，首先被应用于美国现行的医疗保险预付款制度。医疗保险方不是按照病人住院的实际花费支付费用，而是按照病人所归类的 DRG 组(即对应 DRG 不同编码)予以支付。而这个具体 DRG 分组已充分考虑了病人的年龄、性别、诊断、治疗、并发症、伴发病诸因素。

将 DRG 应用于医疗保险预付款制度是非常科学和先进的支付方式之一，它废弃了传统的按项目付费方式，采用统一的疾病诊断分类定额支付方式，从而促进了医疗资源利用的标准化，激励医院加强医疗质量的管理，迫使医院为获得利润而提高自身医疗技术、降低医疗费用、缩短住院天数，有利于国家医疗保险制度的运行和优化。美国实行 DRG 五年（1982—1987 年）后，65 岁以上老人平均住院天数由 10.2 天缩短为 8.9 天，住院率每一年下降 2.5%。

我国医疗保险费用大都采用按照项目付费的方法，这不利于控制医疗费用上涨，也不利于医院提高自身的医疗质量和管理水平。DRG 是我们可以借鉴的一种疾病分类标准，例如北京大学医院管理研究中心受主管部门委托，进行了本土化的 DRG 研究，并自 2008 年底在北京部分医疗保险定点机构试用 DRG 管理基本医疗保险基金。

3.4.4　一体化医学语言系统

1. UMLS概述

一体化医学语言系统（unified medical language system，UMLS），又称统一医学语言系统，是美国国立卫生研究院和国立医学图书馆自 1986 年起研究和开发的。UMLS 的目的是构建一个整合生物医学概念、术语、词汇及其等级范畴的集成系统，以便解决因各系统的差异性和信息资源的分散性所造成的检索困难。

2. UMLS组成

UMLS 由以下三个部分组成，它们相互联系形成一个统一的整体。

（1）超级叙词表：超级叙词表（metathesaurus）是生物医学的概念、术语、词汇及其含义、等级范畴的集成，是大型的多词源、多语种的生物医学词库，是 UMLS 的基础和核心。它提供了 MeSH、ICD-10、SNOMED、CPT、LOINC 等约 200 种编码系统之间的交叉参照。

（2）语义网络：语义网络（semantic network）是为建立概念、术语间相互关系而设计的，它为超级叙词表中的所有概念标明了类别和语义类型，通过语义关系为概念提供生物学领域中重要的关系。语义网络包括 127 种语义类型和 54 种语义关系。

语义类型覆盖面非常广泛，主要包括生物体、解剖结构、生物功能、化学、事件、物理对象和概念，是反映生物医学领域知识的宽泛的主题分类。语义类型的结构为等级制，顶层分为“物（entity）”和“事（events）”两大类，由此层层展开。例如：语义类型“基因或基因组”和“肿瘤发生”在等级结构中的位置分别如下：

entity	物
physical object	实体物
anatomical structure	解剖结构
fully formed anatomical structure	完全成形的解剖结构
gene or genome	基因或基因组
event	事
phenomenon or process	现象或过程
natural phenomenon or process	自然现象或过程
biologic function	生物学功能

pathologic function　　病理学功能
disease or syndrome　　疾病或综合征
neoplastic process　　肿瘤发生

（3）专家词典和词汇工具：专家词典和词汇工具（specialist lexicon and lexical tools）为英语词汇数据库及其配套程序，其开发是为了满足“专家”自然语言处理系统对词汇信息的需求，用于识别生物医学术语集和文本中的词汇变形。它可被看作一个包括大量生物医学术语的普通英语词典，既包括常见英语词汇，也包括生物医学词汇。专家词典（specialist lexicon）为英语词汇数据库及其配套程序。

3. UMLS应用与意义

UMLS跨越了不同的多种医学信息标准，搭建了一个统一的医学语言平台，提供了标准和其他数据和知识资源之间的交叉参照，从而将不同医学词汇系统整合为一。这样，医学工作者和研究者就能很轻易地跨越病案、文献、数据库之间的屏障，从繁杂庞大的医学数据中提取所需的信息，从而避免不同标准系统的类似概念的不同表达带来的困惑和困难。UMLS的重要意义还在于为医学自然语言的结构化及电子病历的实现提供了新的途径。UMLS本身不是标准，但提供了标准和其他数据和知识资源之间的交叉参照，它能帮助解决许多医学信息交换中的难题，因此有极高的使用价值。

3.4.5 国际社区医疗分类

国际社区医疗分类（International Classification of Primary Care，ICPC）是由全科医生/家庭医生国立学院、大学和学会世界组织（World Organization of National Colleges Academies, WONCA）建立的分类法，它比ICD-9更全面和细化，不仅含有诊断编码，而且含有就诊原因、治疗原因和实验结果代码。ICPC是两轴系统，第一个轴主要是面向机体各器官或系统的字母编码（表3-3），第二个轴是医疗组成部分编码。医疗组成部分编码有7种类型的数据（表3-4），由两个数字组成，如肺炎用R81编码，其中R是第一轴，表示解剖部位——呼吸道，81是第二轴，表示诊断组分编码。

表3-3　ICPC第一轴向编码情况

代　码	器官系统 (body system)	代　码	器官系统 (body system)
A	通用的和非特指的	R	呼吸
B	血液	S	皮肤
D	消化	T	内分泌和代谢
F	眼	U	泌尿
H	耳	W	妊娠与计划生育
K	循环	X	女性生殖系统
L	肌 - 骨骼	Y	男性生殖系统
N	神经	Z	社会问题
P	心理		

表 3-4 ICPC 第二轴向编码情况

代　码	医疗组成部分 (component)	代　码	医疗组成部分 (component)
1- 29	症状和主诉	62	管理
30-49	诊断性普查和预防	63-69	其他
50-59	治疗和药物处理	70-99	诊断
61- 61	化验结果		

ICPC 可用于根据 SOAP 准则来组织结构化的社区医疗病历，其中 S（subjective）表示主观信息，如主诉；O（objective）表示客观信息，如体征；A（assessment）表示评价，如诊断；P（plan）表示诊疗计划，如药物、手术。SOAP 形式是大多数国家（包括我国）病历书写的程式，所以 ICPC 可用于开发社区电子病历。

3.4.6 Read 临床分类

Read 临床分类（Read clinical codes，RCC），又称 Read 编码，是由英国全科医生 Jams Read 于 20 世纪 80 年代初个人开发的，于 1990 年为英国国家医疗保健部采用和进一步开发。RCC 计划覆盖医疗卫生领域的所有范围。

RCC 使用 5 位字母数字代码。每一代码代表一个临床概念和相关的“首选术语”。每个代码可以与多个日常用语中使用的同义词、首字母缩写词、人名、简缩词等连接起来，并且这些概念以分级的结构顺序排列，每一层面的下一级表示更细分化的概念。RCC 与所有广泛使用的标准分类法（如 ICD-9、ICD-9-CM、OPCS-4、DRG 等）相兼容并相互参照。

RCC 是为电子病历系统特别开发的，它的上述特点使其可能覆盖病历中的所有术语。

3.4.7 观测指标标识符逻辑命名与编码系统

观测指标标识符逻辑命名与编码系统（logical observations, identifiers，names and codes，LOINC）由美国印第安纳大学和犹他大学开发。该系统旨在促进临床观测指标结果的交换与共享，为实验室和临床检查提供了一套统一的名称和标识码，从语义和逻辑上支持医学检验、检查结果的交换。雷根斯特赖夫研究院（Regenstrief Institute）负责并承担着 LOINC 数据库及其支持文档的维护工作。

LOINC 数据库实验室部分所收录的术语涵盖了化学、血液学、血清学、微生物学（包括寄生虫学和病毒学）及毒理学等常见类别或领域；还有与药物相关的检测指标，以及在全血计数或脑脊髓液细胞计数中的细胞计数指标等类别的术语。LOINC 数据库临床部分的术语则包括生命体征、血液动力学、液体的摄入与排出、心电图、产科超声、心脏回波、泌尿道成像、胃镜检查、呼吸机管理、精选调查问卷及其他领域的多类临床观测指标。

3.4.8 医学主题词表

医学主题词表（medical subject headings，MeSH）由美国国家医学图书馆（National

Library of Medicine, NLM）开发和维护，是一套专门为医学文献标引与检索而设计的树状词汇系统，所有 MEDLINE 医学文献数据库中的上千万篇生物医学论文皆用 MeSH 主题词进行规范标引、存储以供检索。MeSH 是一体化医学语言系统（UMLS）的基础，为描述性医学自然语言的结构化及电子病历的实现提供了新的途径。

1. MeSH的组成

（1）字顺表：字顺表（alphabetic list）是指主题词按字母顺序排列，每个主题词下标有树状结构号、词义注释、历史注释和参照系统等。

（2）树状结构表：树状结构表（tree structure）的本质为主题分类表，它将全部主题词按照每个词的词义范围及学科属性，分别归入 16 个大类之中，用从 A 到 N，加上 V、Z 共有 16 个字母表示。每个大类下又可划分出下属的一级类目，一级类目还可划分下属的二级类目，类似这种分级类目最多达十三级。

（3）主题词变更表：主题词表是用来标引医学文献的，由于医学文献反映了医学的发展与进步，因而词表具有动态性的特征。NLM 每年都要给词表增加一些新主题词，同时删掉一些文献量萎缩、不常使用的旧主题词。主题词变更表被用来反映主题词的增删情况。

2. MeSH词条类型

目前，MeSH 收录的词有主题词、副主题词和款目词。

（1）主题词：主题词（heading）也称叙词（descriptor），用于文献的标引和检索，包括主要主题词、地理主题词、特征词、出版类型词等。

（2）副主题词：副主题词（subheading）是用于对主题词进一步限定的词，也叫限定词（qualifier）。2022 年，应用的副主题词为 76 个，如治疗（therapy）、诊断（diagnosis）、副作用（adverse effects）、治疗应用（therapeutic use）等医学常见研究方面。MeSH 词表也对副主题词的含义、组配范畴和使用规则做了严格的规定。

（3）款目词：款目词（entry term）是收入 MeSH 中的主题词的部分同义词或近义词。

3.5 医学信息交换标准

信息交换的标准是解决不同系统之间、不同的部门之间对信息共享的基础，下面将介绍当前世界上最重要的几个医学信息交换的标准：HL7、DICOM 等。

3.5.1 HL7

1. 概述

HL7（health leave 7），直译为健康第七层，原意指在开放系统互连（open system

interconnection，OSI）的网络七层模型中，HL7 是通信模式第七层（应用层）的医学信息交换协议。HL7 标准为一个系列标准，它提供了支持临床医护和医疗保健服务（管理、传递和评估）的数据交换、数据管理和集成的标准。

2. HL7的组成

（1）消息（message）：消息是数据在系统之间交换的基本单元，它由一组有规定次序的段组成。HL7 定义了一组消息类型来表达各个消息的应用类别，用三个大写字母表示。每个事件对应一个消息，如患者入院对应 ADT-A01 消息。

（2）区段（segment）：HL7 标准对每种消息类型都定义了相应的区段，每个区段都有一个区段名，用来标识唯一一个区段，通常放在段首，用三个大写字母表示。如一个 ADT 消息可以由下列区段组成：消息头 MSH、事件类型 EVN、病人基本信息 PID、病人就诊信息 PVI。实际应用中按照 HL7 标准，有些消息段是必选的，有些是可选的，有些只能出现一次，有些可以重复多次。

（3）字段（field）：字段是一串字符串，为消息的最小组成单位。字段必须定义其在段中的位置、长度、数据类型（data type，55 种）、选择类型、重复性 (repetition) 等。

（4）消息分隔符（delimiter）：消息分隔符是在消息构成中，用于分隔各消息组成的一些特殊的字符。

（5）触发事件（trigger event）：触发事件的定义是指现实中发生的事件，将产生系统之间数据流动的需求。例如，患者的入院、出院、转院，在 HL7 中对应 ADT 事件。

（6）表（table）：表分为 HL7 标准表和用户自定义表，其中 HL7 标准表为 HL7 规定必须使用的表，用户自定义表为 HL7 推荐使用表。

3. HL7的功能

HL7 标准是一系列标准，涉及信息交换（message interchange）、软件组件（software components）、文档与记录架构（document and record architectures）、医学逻辑（medical logic）。其包括概念标准（如 HL7 RIM）、文档标准（如 HL7 CDA）、应用标准 [如 HL7 CCOW(clinical context object workgroup)]、知识表达的标准（Arden 语法）、XML 文档结构标准、电子病历标准、词汇术语标准等。

4. HL7的功能模块及工作流程

HL7 包括 5 个功能模块：①发送 / 接收模块（send/receive module）：支持 TCP/IP 通信协议，可发送和接收医疗卫生信息，信息格式为符合 HL7 标准的字符串。②转换模块（adaptor module）：实现字符串数据与 XML 格式之间的相互转换，对信息格式进行检查验证，保证发送 / 接收信息的正确完整。③应用程序接口模块（API module）：提供符合 HL7 标准的应用接口，发送方可调用接口函数，按 HL7 标准格式填写参数，向接收方发送数据。④资源模块（resource module）：支持各种实际应用的 HL7 医疗信息事件，如入院、检查、医嘱等。⑤对照模块（mapping module）：提供翻译对照功能，可以按照医疗卫生应用系统进行定制。

HL7 及各模块在两个不同医疗卫生应用系统之间进行医疗信息传输的工作流程如

图 3-2 所示。

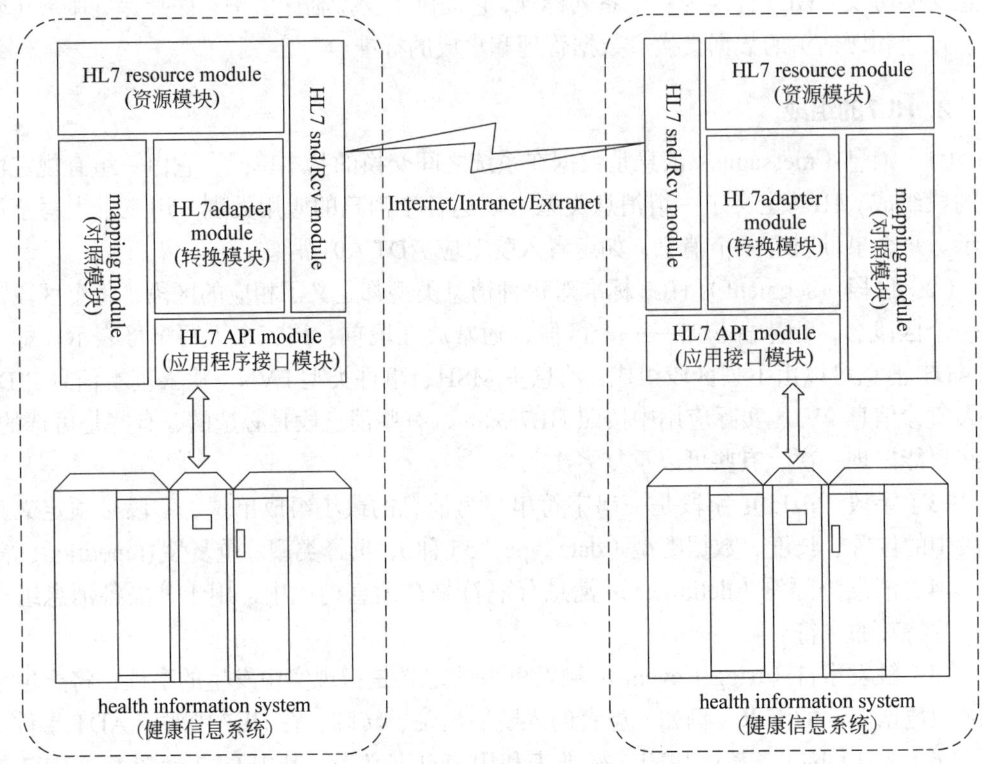

图 3-2　HL7 医疗信息交换流程图

5. HL7应用及发展

医院内部不同公司开发的系统间互联常采用直接打开数据库读写数据表的方法，这种方法简捷方便，但很不安全，一旦产生错误将难以确切修复，甚而造成系统瘫痪。HL7 是将相互割断的各个系统通过消息交换的方式互联，保持各个系统独立性，易于维护升级，也就提高了整个 HIS 的安全性和稳定性。

HL7 目前已有 1 500 多个会员，全世界已有几十个国家和地区（包括我国内陆及台湾地区）的数千家医疗卫生机构应用 HL7。

HL7 发展迅速，2000 年底，HL7 V2.4 版被批准为 ANSI 标准，2002 年通过的 HL7 V3.0 版采用全新的面象对象（object-oriented）的开发方式，并支持公共对象请求代理体系结构（common object request broker architecture, CORBA）及分布式组件对象模型（distributed component object model, DCOM）的目标存取及共享模式。HL7 V3.0 版还直接支持可扩展置标语言（extensible markup language，XML）格式，以利在广域网和局域网的环境中交换信息。虽然 HL7 并不特别限制对词汇和代码的选择，但是 HL7 正式推荐 LOINC 和 SNOMED 作为词汇和代码的首选。新版 HL7 还开发了临床文档结构（clinical document architecture，CDA)，即电子病历结构标准，为解决电子病历实现的难题提供了良好的解决方法。因此 HL7 将在医学信息的发展中发挥极具影响的重大作用。

3.5.2 DICOM

医学数字成像和通信（digital imaging and communications in medicine，DICOM）标准是由美国放射学会（American College of Radiology，ACR）和国家电子制造商协会（National Electrical Manufactures Association，NEMA）为主制定的一个专门用于数字化医学影像传输、显示和存储的标准。

该标准于1985年公布了1.0版，经不断创新和完善，至2000年推出了DICOM 3.0版，内容有15个部分。功能从点对点的通信标准，扩充到开放系统互连OSI，以及TCP/IP等计算机网络的工业标准，支持各式各样的医疗影像仪器设备。目前，DICOM 3.0已被全世界的医学影像设备制造商和医学信息学系统开发商广泛接受，已发展成为医学影像信息学领域的国际通用标准。

DICOM推动了不同厂家、不同设备、不同型号之间的开放式医疗数字影像的传输与交换、促进了影像存储与传输系统（PACS）的发展并与医院其他信息系统的整合，允许所产生的信息能广泛地经由不同设备来访问和共享。

本章小结

标准化是为了在一定范围内获得最佳秩序，对现实问题或潜在问题制定共同使用和重复使用的行为规范的活动。医学信息的标准化是特指信息标准化在医学领域的具体应用。语言文字可能是人类最早实现标准化，并且连续几千年持续不断努力维护其高水准标准化程度的实例。

医学信息学常用分类标准主要有国际疾病分类（ICD）、人类与兽类医学系统术语（SNOMED）、诊断相关组（DRG）、一体化医学语言系统（UMLS）、国际社区医疗分类（ICPC）、Read临床代码（RCC）、检测报告逻辑命名与编码系统（LOINC）、医学主题词表（MeSH）。

重要的医学信息交换的标准主要有HL7、DICOM等。

思考题

1. 何为标准？
2. 分类与编码的基本原则是什么？
3. 描述国际疾病分类。
4. ICD的应用领域有哪些？
5. 什么是HL7？

（张静淑、侯跃芳）

第4章

医学数据库与信息系统

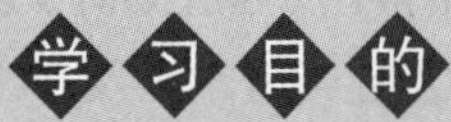

1. 熟练掌握数据库技术中的数据与数据管理、数据模型及类型、数据库系统与数据库管理系统的区别，熟悉数据库应用的开发流程。
2. 掌握信息与信息系统的发展及进化过程、类型及开发方法。

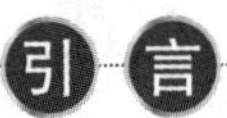

随着医院信息化的发展、电子病历和病案的大量应用、医疗设备和仪器的数字化，患者的病史、诊断、检验和治疗的临床信息等都已能够以电子病历的形式进行存储。数据库技术在医疗数据的管理中发挥了非常重要的作用，是构成医院信息系统的核心技术平台之一。医院数据库中存放着医院所有的公共信息资源，是医院信息流的中心环节，也是医院中各种信息系统和决策支持系统得以正常工作的基础，而信息系统则是基于数据库技术，为用户提供各种信息检索与分析服务的平台。

4.1 数据库与医学数据库

随着医院信息化的发展，患者的病史、诊断、检验和治疗的临床信息等都已能够以电子病历的形式进行存储。为了处理每天产生的大量医疗数据，为患者提供更好的治疗和护理，医疗机构已提出了医疗信息系统的多种模式。与此同时，为了利用庞大的医疗数据，医学数据库技术被引入，该技术能极大地节省医学数据存储的空间，更好地保护患者的隐私，进一步实现不同单位之间的资源共享，更细致地整合互联网的各种医学资料及更加快捷地检索各种信息，从而给医学工作者带来了极大的便利。

4.1.1 数据库的基本概念

数据库是数据管理的有效技术，是由一批数据构成的有序集合，这些数据被存放在结构化的数据表里。数据表之间相互关联，反映客观事物间的本质联系。数据库能有效地帮助一个组织或企业科学地管理各类信息资源。

数据是数据库中存储的基本对象，是按一定顺序排列组合的物理符号。数据有多种表现形式，可以是数字、文字、图像，甚至是音频或视频，它们都可以经过数字化后存入计算机。数据库是数据的集合，具有统一的结构形式并存放于统一的存储介质内，是多种应用数据的集成，并可被各个应用程序所共享，数据库系统的结构如图 4-1 所示。

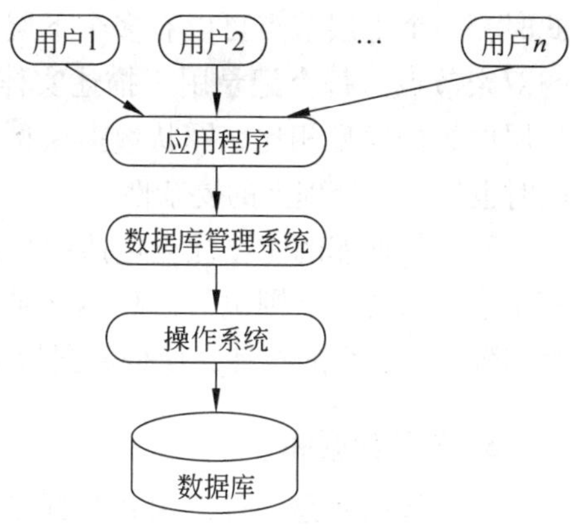

图 4-1 数据库系统的构成

在数据库的发展历史上，数据库先后经历了层次数据库、网状数据库、关系数据库、面向对象数据库、XML 数据库和 NoSQL 数据库等各个阶段的发展。传统的关系数据库可以较好地解决管理和存储关系型数据的问题。随着云计算的发展和大数据时代的到来，关系数据库越来越无法满足需要，这主要是由于越来越多的半关系型和非关系型数据需要用数据库进行存储管理。与此同时，分布式技术等新技术的出现也对数据库的技术提出了新的要求，于是越来越多的非关系数据库开始出现。这类数据库与传统的关系数据库在设计和数据结构上有很大的不同，它们更强调数据库数据的高并发读写和存储大数据，这类数据库一般被称为 NoSQL（Not only SQL）数据库。而传统的关系数据库在一些传统领域依然保持了强大的生命力。

1. 层次数据库

层次数据库是一种以层次数据模型为基础的数据库。在层次数据模型中，采用树形结构模型来描述和表示现实世界中的实体及其相互之间的联系。在树形结构中的每个节点表示一个记录，而各个节点之间的连线表示各个记录之间的关联。这种关联在层次模型中的双亲节点（上层节点）和子女节点（下层节点）之间只能是一对一和一对多的关系。每个记录被用于描述实体，它可以包含若干字段，用于描述实体的属性。在现实世界中，许多实体之间的联系本来就存在一定的层次关系。因此，使用层次模型描述现实世界中的数据关系比较自然和直观，并且易于理解和表示。

层次数据库的主要优点包括：① 数据存取方便，且存取速度快；② 数据结构清晰，便于理解；③ 数据修改和数据库扩展容易实现；④ 检索关键属性十分方便。

层次数据库的主要缺点包括：① 结构呆板，缺乏灵活性；② 同一属性数据要存储多次，数据冗余大（如公共边）；③ 不适合拓扑空间数据的组织。

2. 网状数据库

网状数据库是一种以网状数据模型为基础的数据库。在网状数据模型中，采用图模型来描述和表示现实世界中的实体及其相互之间的联系。在网状结构中，每个节点表示一个记录，而各个节点之间的连线表示的是各个记录之间的关联。这种关联在网状模型中的双亲节点（上层节点）和子女节点（下层节点）之间可以是多对多的关系。此时，一个上层节点可以有多个下层的子女节点，而一个下层节点也可以有多个上层的双亲节点。每个记录用于描述实体，它可以包含若干字段，用于描述实体的属性。与层次数据模型相比，网状数据模型的结构更加灵活，表达的关系也更加丰富，但是同时也带来了处理上的复杂性。

网状数据库的主要优点包括：① 能明确而方便地表示数据间的复杂关系；② 数据冗余小。主要缺点则包括：① 网状结构复杂，增加了用户查询和定位的困难；② 需要存储数据间联系的指针，使得数据量增大；③ 数据的修改不方便（指针必须修改）。

3. 关系数据库

关系数据库是一种以关系数据模型为基础的数据库。在关系数据模型中，采用一系列由行和列组成的二维表（关系）来描述和表示现实世界中的实体及其相互之间的联系。一个关系可以用来描述一个实体及其属性，也用来描述实体之间的联系。每张关系表内部的各数据项之间可以存在一些关联关系，不同关系表的数据项之间也可以存在一定的关联关系。在关系数据模型中，一个关系就是一个二维表（但不是任意一个二维表都能表示一个关系），二维表名就是关系名。二维表中的每行称为一个记录或元组；二维表中的每列称为一个字段或属性；属性的取值范围称为域。

关系数据库的主要优点包括：① 建立在严格的数学概念基础之上，有关系代数作为语音模型，有关系理论作为理论基础；② 模型概念单一、规范化，数据结构简单、清晰，易懂易用；③ 存取路径对用户透明，具有更高的数据独立性和更好的安全性，也便于维护，简化了程序员的工作，提高了开发的效率。主要缺点包括：① 路径透明也导致了查询效率相对较低；② 为了提高性能，需要进行查询优化，增加了编程的难度。

4. 面向对象数据库

面向对象数据库是一种以面向对象数据模型为基础的数据库。在面向对象数据模型中，全面支持对象、复合对象、封装、类、继承、重载、滞后联编、多态性等面向对象技术中的基本概念。利用类的概念来描述复杂的对象，利用对象中封装的状态和方法来模拟对象的基本属性和复杂行为，利用继承性来实现对象结构和方法的重用。面向对象数据库是类的集合，一组类可以形成一个类层次。一个面向对象数据库可能有多个类层次。在一个类层次中，一个类继承其所有超类的全部属性、方法和消息。可以说，面向对象数据库是面向对象技术与数据库技术结合的产物。面向对象数据库的来源主要分为两大类：① 扩充关系数据模型的对象关系数据库；② 在面向对象语言中嵌入数据库功能或者从底层直接开发并实现的面向对象数据库系统。

面向对象数据库的优点主要包括：① 具有表示和构造复杂对象的能力；② 封装和信息隐藏概念提供的模块化机制；③ 封装、继承和类层次概念提供的软件重用机制；④通过滞后联编（late binding）等概念得到系统扩充能力。主要缺点包括：① 缺乏通用数据模型；② 缺乏理论基础；③ 缺乏友好的用户界面与环境；④ 缺乏有力的查询优化技术。

5. XML数据库

XML 数据库是一种以 XML 数据模型为基础的数据库。在 XML 数据模型中，以节点（元素、属性、备注等）和节点间的相互关系为基础来描述和表示现实世界中的实体及其相互之间的联系。同时，通过对节点（元素、属性、备注等）的标记进行相关操作来实现对数据的操作。XML 数据库主要有 3 种类型：① 在原有数据库系统上扩充对 XML 数据的处理功能，使之能适应 XML 数据存储和查询需要的能处理 XML 的数据库（XML Enabled Database，XEDB）。② 以 XML 文档作为基本的逻辑存储单位，以自然的方式处理 XML 数据，并且针对 XML 的数据存储和查询特点设计专门的数据模型和处理方法的纯 XML 数据库（Native XML Database，NXD）。③ 综合上述两种 XML 数据库的特点的混合 XML 数据库（Hybrid XML Database，HXD）。

XML 数据库的优点主要包括：① 能够有效管理半结构化数据；② 提供了对标签名称的操作，也提供了对路径的操作；③ 能够清晰表达数据的层次特征，便于对层次化的数据进行操作。主要缺点包括：① 数据冗余度高，不仅占用大量的磁盘空间，还会给操作文件带来困难；② 数据访问速度不高，检索效率低下；③ 对 XML 数据的插入、删除和更新等操作的支持不够完善。

6. NoSQL数据库

NoSQL 数据库是非关系型的、分布式的、开源的和水平可扩展的新一代数据库系统，放弃了关系模型和 SQL 语言，具有模式自由、支持简易复制、简单的 API、最终的一致性（非 ACID）和大容量数据等特点。NoSQL 数据库采用数据模型主要包括：① Key-Value 键值对数据模型；② Document 数据模型；③ Column 数据模型。典型的 NoSQL 数据库主要包括：① Google Bigtable，一个稀疏的、分布式的、持久化存储的多维排序 Map。不支持类似关联这样高级的 SQL 操作，取而代之的是多级映射的数据结构，并支持大规模数据处理、高容错性和自我管理等特性，提供 PB 级的存储能力，使用结构化的文件来存储数据，整个集群每秒可处理数百万的读写操作。② Apache Cassandra，一套开源大规模分布式 Key-Value 存储系统，是一个混合型的非关系数据库。由一堆数据库节点共同构成的一个分布式网络服务，对 Cassandra 的一个写操作会被复制到其他节点上去，对 Cassandra 的读操作也会被路由到某个节点上面去读取。③ Apache Hbase，一个高可靠性、高性能、面向列、可伸缩的分布式存储系统，Google Bigtable 的开源实现。④ MongoDB，一个介于关系数据库和 NoSQL 数据库之间的产品，是 NoSQL 数据库当中功能最丰富、最像关系数据库的。⑤ CouchDB。CouchDB 是用 Erlang 开发的面向文档的数据库系统。CouchDB 不是一个传统的关系数据库，而是面向文档的数据库，其数据存储方式有点类似 lucene 的 index 文件格式。CouchDB 最大的意义在于它是一个面向 Web 应用的新一代存储系统，事实上，CouchDB 的口号就是：下一代的 Web 应用存储系统。此外，还有 Neo4j、Redis、MemcacheDB 和 Project Voldemort 等。

NoSQL 数据库的主要优点包括：① 系统的动态可扩展性好；② 操作逻辑简单，具有快速的读写能力；③ 开源软件，低廉的使用成本。其主要缺点包括：① 不提供 SQL，增加了系统的开发和维护成本；② 提供的功能有限，不支持事务等特性；③ 处于起步阶段，产品成熟度不高。

4.1.2 医学数据库的发展

众所周知，由于网络带宽的限制，国内的医学网站大多以文字信息为主，而这种状况已经无法满足 21 世纪医学界在教学科研、资源共享、远程交流等方面的需要。近年来，互联网的普及与发展，极大地推动了全球信息化和网络化的进程，互联网上丰富的医学信息资源正逐渐成为医学信息的巨大宝库。在这两种需求下，医学数据库应运而生。

将数据库应用于医院系统，既能够解决传统的医学文档存储方式的冗余和不易查找的问题，又能够维护医学文档的统一性和权威性。一方面，医学数据库的这些优点使各个国家的医院之间、医院的各科室之间、各科室的医生之间的资源得以共享，从而极大地减少了主观因素对于诊断的影响，也进一步确保了每个个体都拥有统一、正确、权威的资料来源；另一方面，统一的数据库管理也大大地节省了资料的存储空间，方便了个体之间的合作和管理。医学数据库的具体应用包含以下几个方面。

1. 生物信息学数据库

生物信息学（bioinformatics）是一门数学、统计、计算机与生物医学交叉结合的新兴学科，近年来已广泛地渗透到医学的各个研究领域中，成为促进生物医学研究发展不可缺少的工具。当前，生物信息学主要研究和分析基因和蛋白质结构及功能的相关信息，以解释和认识生命的起源、进化、发育、遗传的本质，破译隐藏在 DNA 序列中的遗传语言及其意义。生物信息学通过对海量的生物医学信息和数据的大规模处理，实现了数据向知识转化，使人类能够从复杂无序的信息海洋中寻找出可以揭示生命本质和规律的有用信息。可以说，生物信息学是 21 世纪生命科学和自然科学的核心领域之一。

生物信息学的核心方法和手段是建立和利用大量的生物信息数据库。经过近年来大量生物医学实验的数据积累，目前全世界已形成数以百计的生物信息学数据库。它们各自按一定的目标收集和整理生物学实验数据，并提供相关的数据查询和数据处理服务。随着因特网的普及，这些数据库大多可以通过网络来访问，或者通过网络下载，而且本着共建共享、相互交流、共同开发利用的精神，大部分数据库都是免费使用的，这也是生物信息学数据库的重要特征之一。

一般而言，生物信息数据库可以分为一级数据库和二级数据库。一级数据库的数据都直接来源于实验获得的原始数据，只经过简单的归类整理和注释；二级数据库是在一级数据库、实验数据和理论分析的基础上针对特定目标衍生而来的，是对生物学知识和信息的进一步整理。

2. 循证医学数据库

循证医学（evidence-based medicine，EBM）即遵循证据的医学，它是在现代临床医学基础上伴随着信息网络时代的到来而建立和发展起来的，是近年来医学领域倍受关注的研究热点。它的出现对医学界临床实践产生了划时代的影响，被认为是临床医学发展史上一个重要的里程碑。该名词是 1996 年由国际著名内科学家 David L. Saekett 提出来的，核心意思是临床医师应认真、慎重地将在临床研究中得到的最新、最好的证据，用于指导解决临床问题。目前循证医学在国际医学领域已经得到迅速发展和广泛应用，我国循证医学研究起步较晚，1997 年 7 月，卫生部批准在华西医科大学成立了中国 Cochrane 中心。1999 年 3 月，该中心被国际 Cochrane 协作网批准正式注册成为国际上第 15 个 Cochrane 中心。

循证医学的基本方法是临床医师根据患者的疾病症状和相关指标，通过和目前收集在一起的已经过实践的治疗案例对比而获得治疗方案，这些治疗案例和方法的集合就是循证医学数据库。它收录世界各地具有临床实证基础的资料，是开展循证医学研究的基础和基本工具。从广义角度来说，只要包含临床治疗资料的所有医学文献数据库都是循证医学数据库，狭义上则指的是专门收集临床治疗资料的数据库。循证医学数据库也是本着资源共建共享原则，广大医师通过互联网可以方便快捷地查询到自己所需的资料。目前国际上最著名的循证医学数据库是由国际 Cochrane 协作网建立的 Cochrane Library 数据库。Cochrane 协作网是以已故的英国著名流行病学家和内科医生 Archie Cochrane 的姓氏命名的一个非赢利性国际学术团体。Cochrane 协作网的宗旨是制作、保存和传播有关卫生保健措施的系统评价。Cochrane Library 是获取循证医学资源的重要数据库，其高质量的系统综述被誉为提供临床科学证据的最佳来源，该系统由系统评价资料库、疗效评价文摘库、临床对照试验注册资料库、方法学数据库、其他信息源 5 部分组成。目前中国循证医学 Cochrane 中心也正在建设我国的循证医学数据库，主要收集整理以中文发表的临床干预性随机对照试验和诊断试验数据，目前已收录试验数据 2 万余条。

3. 跨库统一检索平台

跨库检索（cross-database searching）又称联邦检索（federated searching）、多数据库检索（multi -database searching）、集成检索（integrated access）、一站式检索（one stop searching）、分布式检索（distributed searching）等。跨库统一检索平台指的是通过相关技术将不同数据库、不同数据源有机地整合在一个统一检索界面下的检索系统。目前各类数据库大量出现，给用户检索获取各种信息带来极大便利，但由于某主题的信息往往分布在不同的数据库中，如果用户要先实现较高的查全率，一般需要检索多个相关数据库。一方面，用户需要不断地选择进入多个数据库，重复进行各个检索步骤，检索结果又需要去重筛选；另一方面，不同开发商建立的数据库检索规则和检索方法也不相同，这就浪费了用户大量的时间和精力，给数据库的有效利用造成瓶颈。跨库统一检索平台避免了用户在各类检索工具之间进行切换，用户不必关心各种检索工具所用的不同检索语言、检索途径等，可一次性实现信息的高效快速检索。

近年来医学领域跨库检索系统建设发展也很快，陆续出现一批高水平的跨库统一检索平台。如国内清华同方的中国医院知识仓库总库（China Hospital Knowledge Database, CHKD) 和万方数据医药信息系统，都实现多数据库的统一集成检索。国外的著名医学跨库检索平台有美国国立生物技术信息中心（National Center for Biotechnology Information, NCBI）的 Entrez 检索系统，可实现多个数据库的同时检索，并通过邻接（neighbors）功能和链接（links）功能可实现相同或相似记录的跨库连接。OVID 公司将该公司所提供的 100 多种数据库整合在一起，通过 OVID 网络检索平台实现对多个数据库的同时检索，它可以对不同数据库检索的结果进行剔重、整合等处理，从而大大提高用户的检索效率和质量。MD Consult 是世界卫生保健领域的主要出版商 Elsevier 的分支之一，MD Consult 把当今世界上领先的医学信息资源整合到一个网上服务系统之中，可以帮助医生更好地解决临床医学工作中遇到的各种问题并协助他们做出更好的治疗方案。其他还有由美国得克萨斯州卫生科学中心建立及维护的 SumSearch、生物信息学集成检索平台 DBGETSearch 等数据库系统都具有跨库检索功能。

4. 外文期刊分布式全文提供系统

虽然国内引进和使用的外文期刊全文数据库很多，但由于外文期刊文献数据量的庞大和地域的分散，目前还没有一个可以把所有外文期刊文献收集齐全的数据库。不过，近些年来国内出现的分布式全文提供系统能满足用户对外文期刊全文“一站式”获取的需求。分布式全文提供系统基于网络平台建立文献题录型数据库检索系统，用户检索到的每篇文献后面都提供了全文链接和获取途径，系统能对全文的获得和提供实行全流程管理。一般说来，目前外文文献文摘型数据库检索功能强，查全率和查准率高，全文数据库获取全文方便，但检索功能较弱，文献范围较窄，查全率低。分布式全文提供系统克服以上两种数据库的不足，集文献检索、馆际互借、开放获取等功能于一体，极大地方便了用户对文献的获取利用。在全文获取途径的建设上，它的特点是在利用目前现有的电子全文资源的同时，充分利用一些大型图书馆的纸质文献资源，采用分布式的数据库技术和管理机制，使国内用户获得外文文献全文的比率大幅提高，也使得图书馆资源利用率大幅提高。

5. 图像数据库

当今医学界一个比较热门的话题便是建立医学影像数据库，是一种面向医学图像特定领域的数据库技术。医学图像数据库是建立在图像数据库、图像处理、计算机网络技术及医学领域知识基础上，支持医学图像数据有效存储、传输、检索和管理的数据库技术。

使用的医学图像数据库大多建立在现有的成熟的关系数据库或扩展关系数据库基础之上来管理医学图像数据，没有形成完善的适合医学图像特点的存储理论模型；在检索上，一般都是基于患者信息和图像基本信息的基于文本的查询，这已不能满足临床医学及医学研究的需要，在海量图像数据库中研究高效的基于医学图像内容的查询，包括特征的提取、相似性度量及高维索引结构（特征的组织）等具有一定的学术价值和广泛的应用前景。而数据的这种特点正好适用于海量的图像文件的存储，研究和探索适合于医学图像特点的医学图像数据库技术具有重要而现实的意义。

4.1.3　数据库管理系统

数据库管理系统（database management system, DBMS）是指数据库系统中对数据进行管理的软件系统，它是数据库系统的核心部分，也是数据库技术在医学、药学等领域的重要应用之一。在实际应用中，对数据库的一切操作，包括定义、查询、更新及各种控制，都是通过数据库管理系统进行的。数据库管理系统的工作模式如图 4-2 所示。

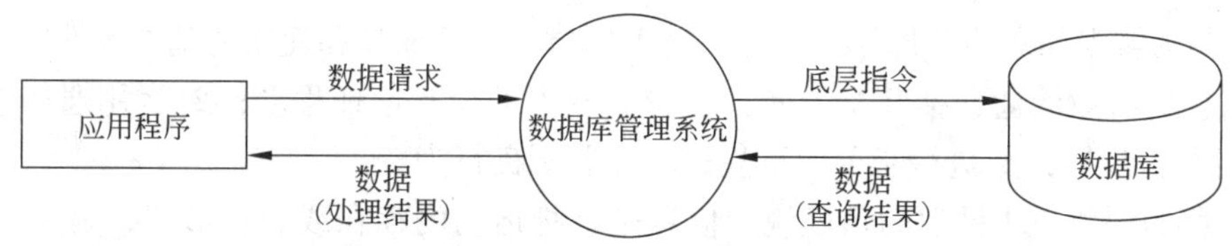

图 4-2　数据库管理系统的工作模式

数据库管理系统的工作模式如下：

（1）接受应用程序的数据请求和处理请求。

（2）将用户的数据请求（高级指令）转换成复杂的机器代码（底层指令）。

（3）实现对数据库的操作。

（4）从对数据库的操作中接收查询结果。

（5）对查询结果进行处理（格式转换）。

（6）将处理结果返回给用户。

4.2　信 息 系 统

信息、物质和能源是人类社会发展的三大资源，人类在开发利用物质和能源上已经取得了巨大的成功。随着以计算机技术、通信技术、网络技术为代表的现代信息技术的飞速发展，人们越来越重视信息技术对传统产业的改造及对信息资源的开发和利用，信息系统在管理应用中的应用水平日趋提高。

4.2.1　信息系统的基本概念

1. 信息与信息系统

如前所述，信息是关于现实世界事物的存在状态或运动方式的反映。它是人与客观世界之间的一种媒介，对管理和决策产生直接的影响。信息具有如下主要特征：

① 事实性。事实是信息的中心价值，不符合事实的信息不仅没有价值，还很可能价值为负。② 时效性。信息是有时效的，过时的信息将没有价值。时间间隔愈短，使用信息愈及时，使用程度愈高，时效性愈强。③ 不完全性。信息的完全程度与人们认识事物的程度有关，得到的信息不可能反映事物的全部状态。④ 等级性。管理系统是分等级的，处在不同级别的管理者有不同的职责，处理的决策类型不同，需要的信息也不同。⑤ 变换性。信息是可变换的，可以由不同方法和不同载体来载荷，这在多媒体时代尤为重要。⑥ 价值性。信息是经过加工的数据，是一种资源，因而是有价值的。信息的使用价值必须经过转换才能得到，价值也随着时间的推移而下降，转换必须及时。

信息的分类情况如下：按来源分类可分为生活经验类信息、社会经验类信息、科学文化知识类信息；按成长作用分类可分为生物类信息、机械类信息。采集、收集和储存信息是人类逻辑思维（即第二生命形态）创建、丰富成长和使用的基本条件。

信息的有效沟通包括几个方面：① 提高双方的相互信任程度；② 运用通俗语言；③ 及时获得反馈；④ 进行必要的重复；⑤ 克服不良行为。

信息的层次：从哲学的角度说，信息是事物运动的存在或表达形式，是一切物质的普遍属性，实际上包括了一切物质运动的表征。传播学研究的信息是在一种情况下能够减少或消除不确定性的任何事物，它是人的精神创造物。

1）本体论层次的信息

在最一般的意义上，亦即没有任何约束条件，我们可以将信息定义为事物存在的方式和运动状态的表现形式。这里的"事物"泛指存在于人类社会、思维活动和自然界中一切可能的对象。"存在方式"指事物的内部结构和外部联系。"运动状态"则指事物在时间和空间上变化信息的载体所展示的特征、态势和规律。

2）认识论层次的信息

主体所感知或表述的事物存在的方式和运动状态。主体所感知的是外部世界向主体输入的信息，主体所表述的则是主体向外部世界输出的信息。在本体论层次上，信息的存在不以主体的存在为前提，即使根本不存在主体，信息也仍然存在；在认识论层次上则不同，没有主体，就不能认识信息，也就没有认识论层次上的信息。

信息系统（information system，IS）可以看作由计算机硬件、网络和通信设备、计算机软件、信息资源、用户和规章制度共同组成的，以处理信息流为目的的人机一体化系统。信息系统也可以看作一系列相互关联的可以收集（输入）、操作和存储（处理）、传播（输出）信息并提供反馈机制（反馈）以实现其目标的元素的集合。信息系统的基本构成如图 4-3 所示，下面分别介绍信息的输入、处理、输出和反馈。

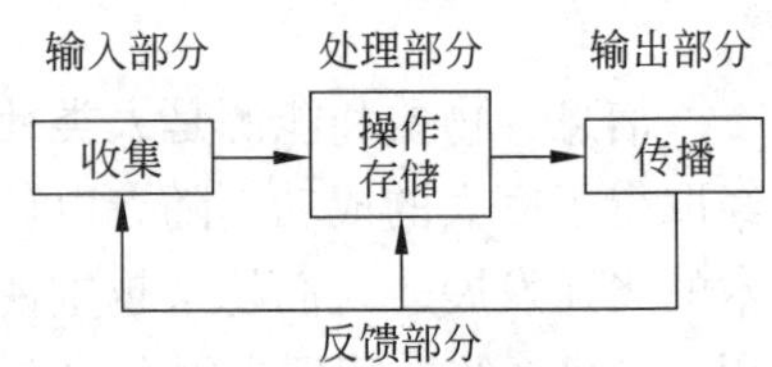

图 4-3　信息系统的基本构成

（1）输入。

在信息系统中，输入是获取和收集原始数据的活动。它既可以是一个手工过程，也可以是一个自动过程。然而不管输入的途径是什么，要获得理想的输出，精确的输入是非常关键的。同时，系统的输入有许多种形式，其类型是由系统的输出类型决定的。

（2）处理。

在信息系统中，处理是将数据转换或变换为有用的输出的过程。处理既包括数据的计算、比较、替换操作，还包括数据的存储操作。处理既可以由手工完成，也可以由计算机辅助完成。

（3）输出。

在信息系统中，输出是指生成的、以文档和报告的形式出现的、有用的信息。在某些情况下，一个系统的输出能用作另一个系统的输入。同时，输出有各种不同的方式，既可以是打印机和显示屏幕等常用输出设备，也可以是手工书写的报告和文档等。

（4）反馈。

在信息系统中，反馈是一种用来改变输入或处理的输出。反馈对管理人员和决策者也很重要，反馈回来的误差或问题可以用来修正输入数据，或者改变某个过程。除了反馈方式，计算机系统还能够通过预测未来事件来防止问题的出现，称为前馈。

信息系统是一门新兴的科学，其主要任务是最大限度地利用现代计算机及网络通信技术加强企业的信息管理，通过对企业拥有的人力、物力、财力、设备、技术等资源的调查了解，建立正确的数据，加工处理并编制成各种信息资料及时提供给管理人员，以便进行正确的决策，不断提高企业的管理水平和经济效益。企业的计算机网络已成为企业进行技术改造及提高企业管理水平的重要手段。

随着我国与世界信息高速公路的接轨，企业通过计算机网络获得信息必将为企业带来巨大的经济效益和社会效益，企业的办公及管理都将朝着高效、快速、无纸化的方向发展。MIS 系统通常用于系统决策，例如，可以利用 MIS 系统找出迫切需要解决的问题并将信息及时反馈给上层管理人员，使他们能及时了解当前工作发展的进展或不足。换句话说，MIS 系统的最终目的是使管理人员及时了解公司现状，把握将来的发展路径。

信息系统不仅是一个技术系统，而且是一个社会系统，其原因如下：

首先，信息系统的发展是伴随着计算机技术的发展而展开的，之所以有 MIS 的产生，计算机技术是它得以存在的基础，计算机技术的发展直接推动了 MIS 从低级低效发展到了高级高效。其次，信息系统作为一个基于计算机的系统，其数据分析、软件开发等都是需要技术的支持，同时，对于信息系统的开发和使用都需要专业的人来做，因此说信息系统是一个技术系统。

信息系统是社会系统的抽象表达，社会系统的各个实体之间通过信息发生相互作用，而把这些实体抽象成为信息系统里的节点，将不可见的信息具体化，进行分类、检索和存储，提高信息的质量，就可以提高实体之间交流和相互作用的效率。任何一个实际有效的信息系统都是一个社会系统的映像，信息系统的运作可以提高社会系统的运作效率，它实际上也是社会系统的一部分，是社会系统高度发达的产物。

2. 信息系统的功能

信息系统定义的内涵涉及系统的目标、构成与功能。信息系统的构成要素是：计算机系统（硬件和软件）、网络通信系统、数据和人，其中也包括系统的组织、管理规

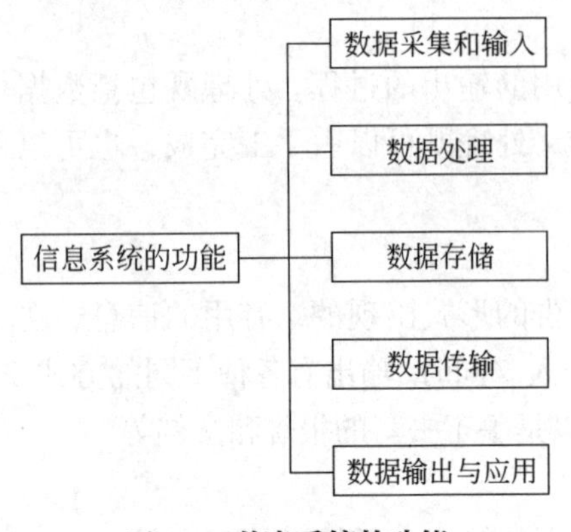

图 4-4　信息系统的功能

章制度。

信息系统是以一个客观的组织实体为应用主体的人机系统，功能是全面支持该组织的业务工作与管理决策，完成数据采集、输入、处理、传输、存储、输出和应用。信息系统总体功能如图 4-4 所示。

1）数据采集与输入

信息系统的应用领域及目标不同，所要采集输入的数据也不同，系统采集哪种类型的数据，用什么方法输入，是一项必要的功能设计。数据应在数据发生源地直接输入，是现代信息系统实现输入功能的基本原则。对不同类型的数据可用不同的输入方法，数字和文字数据可用计算机键盘输入，也可用扫描输入；语音输入法和手写字体输入法也日益成熟；各种数字化仪器设备可通过数字接口将产生的数据直接输入计算机系统，有些检测仪器通过传感器采集数据，再由模数转换装置输入计算机；数字化视频音频技术是多媒体信息的主要输入技术，如卫星遥感图像、病人的 X 射线或 CT 扫描图像、影视资料等。通过网络采集数据已成为现代信息系统的主要途径，如地震监测系统、航空及交通指挥控制系统、传染病疫情监测、气象和水文监测、电子商务和银行结算及因特网上各类数据搜索处理系统等。数据采集输入的速度和质量是实现信息系统功能的重要环节。

2）数据处理功能

数据处理是系统功能的核心，包括数学计算、数据分类排序、统计、归并，数据文件结构的组织与管理。例如数据记录的增加、修改或删除，数据分析与检索，模拟与预测，数据挖掘与知识推理，不同数据形式之间的变换，信息判别与反馈等。求解不同的应用问题，用不同的数据处理方法。经过 50 多年的研究与应用，计算机数据处理能力取得了惊人的提高，运算速度从每秒钟几千次提高到数十万亿次，其功能也从数据处理进入知识处理的高级阶段。

3）数据存储、传输与管理

计算机网络传输速率已经提高到 10Gbps，使局域网信息系统用户终端获得 100Mbps 的数据传输技术与设备已广泛普及。当前，信息系统领域对数据存储、数据备份、数据继承和数据挖掘应用更受关注。现代信息系统的物理存储已从主机内置磁盘和磁带技术发展到采用基于磁盘阵列和光盘技术的存储区域网络技术（SAN），并与系统的主机共同构成“数据中心”；而数据的逻辑存储管理就应用数据库和数据仓库技术。早期的存储管理是文件系统，在应用系统中设计并实现，如用 FORTRAN、COBOL、Pascal 等程序设计语言均可实现将输入数据以特定文件格式存储管理与应用，但缺乏规范，不易共享，效率低；数据库技术的出现使得数据存储管理产生了飞跃，树状结构数据库、关系数据库、后关系型数据库、面向对象的多媒体数据库及 XML 数据库相继出现并普及，为信息系统的数据存储管理提供了有效的手段，如 Oracle、Informix、DB2、Sybase、SQL Server、Cache 等。

4）数据输出与应用

信息系统的数据输出依照应用的不同要求有不同的形式，如数学计算输出数值或曲线，统计分析可输出图表，财务系统输出日报和月报，影像处理系统输出图像，文献检索系统输出题录、摘要或全文等。现代信息系统的数据展现方法日新月异，应用地理信息系统工具将输出展现在地图上，对决策指挥更加有效；电子商务系统用影视或三维动画输出产品介绍，使顾客更易接受。信息系统输出有价值的数据便是信息。

信息系统的技术特点是涉及的数量大，数据一般需存放在副存储器中，内存中设置缓冲区，只暂存其中当前要处理的一小部分数据。绝大部分数据是持久的，即不随程序运行的结束而消失，能长期保留在计算机系统中。这些持久数据为多个应用程序所共享，甚至在一个单位或更大范围内共享。除具有数据采集、传输、存储和管理等基本功能外，还可以向用户提供信息检索、统计报表、事务处理、分析、控制、预测、决策、报警、提示等信息服务。完善的信息系统具有以下四个标准：确定的信息需求、信息的可采集与可加工、可以通过程序为管理人员提供信息、可以对信息进行管理。具有统一规划的数据库是信息系统成熟的重要标志，它象征着信息系统是软件工程的产物。通过信息系统实现信息增值，用数学模型统计分析数据，实现辅助决策。信息系统是发展变化的，信息系统有生命周期。

3. 信息系统的发展历程

信息系统的开发必须具有一定的科学管理工作基础。只有在合理的管理体制、完善的规章制度、稳定的生产秩序、科学的管理方法和准确的原始数据的基础上，才能进行信息系统的开发。因此，为适应信息系统的开发需求，企业管理工作必须逐步完善以下工作：管理工作的程序化，各部门都有相应的作业流程；管理业务的标准化，各部门都有相应的作业规范；报表文件的统一化，固定的内容、周期、格式；数据资料的完善化和代码化。

信息系统演变经历了集中数据处理、面向管理的数据处理、分布式终端用户计算和交互网络四个阶段。直到第四个阶段才体现了全部作用，形成一个完整和协调的信息系统。

1）集中数据处理

第一台用于商业目的的计算机是在1954年安装的，标志着信息系统的开始。直到20世纪60年代中期，信息系统仅仅用于处理工资、账单等数据，应用范围很窄。集中数据处理的标志是批处理（batch processing），即先将数据存储起来，再统一处理。集中数据处理在产生月度会计报表方面有很好的能力，但是不能提供关于组织当前活动的信息。直到第二阶段才开始了实时处理（real-time processing），即事件发生时允许数据进行连续的更新。

2）面向管理的数据处理

1965—1979年，集中式的数据处理扩展到能为管理和作业活动提供辅助信息，建立了分离的信息系统部门，远程终端也引入系统中。不仅财务部门的管理者涉及信息控制问题，采购、人事、市场、工程、研究和开发、生产作业等其他部门的管理者也涉及这个问题。因此，信息系统被专门设计成能供不同职能部门的管理者使用的系统，以便其做出更好的决策。

3）分布式终端用户计算

信息系统的下一个重大突破是分布式信息控制。集中式的数据处理迅速地被分布式系统所取代，即部分或全部的计算机的逻辑功能在中央主计算机之外实现。在第三阶段，管理者变成了终端用户，个人计算机变得非常普及，管理者常常发现他们自己陷入了选择何种软件的决策之中，第二阶段的信息系统部门演变成了第三阶段的信息支持中心。

4）交互网络

信息系统的第四或目前阶段则高度依赖于通信软件实现系统目标。此时，系统重点是建立和实现终端用户间的联络。借助于交互网络，管理者的计算机可以与其他计算机进行通讯联系，从而形成了电子邮件、电视会议和企业间的互联等。电子邮件可以减少管理者对电话和传统邮递业务的需求；电视会议可以大大减少外出旅行，彼此相隔几千英里的人也可以开小组会议；远程通信可以使工作人员包括管理者通过个人计算机在家里工作并且与办公室保持联系；网络还可以使管理者更密切地关注下属的工作。

4. 信息系统的进化过程

信息系统专家诺兰（Richard L. Nolan）通过对200多个公司、部门发展信息系统的实践和经验的总结，提出了著名的信息系统进化模型，即诺兰模型。它将信息系统的发展道路划分为初始阶段、扩展阶段、控制阶段、统一阶段、数据管理阶段、成熟阶段六个阶段，实现从数据处理到智能处理的转变。

1）初始阶段

计算机刚进入企业，且只作为办公设备使用，基于计算机的应用非常少，通常只用来完成一些报表统计工作，甚至大多数时候被当作打字机使用。该阶段，企业基本不了解计算机，更不清楚IT技术可以为企业带来哪些好处，解决哪些问题；IT的需求只被作为简单的办公设施改善需求来对待，计算机的采购量少，且只有少数人使用。

2）扩展阶段

企业对计算机有了一定的了解后，想利用计算机解决工作中的问题，IT应用需求开始增加，企业对IT应用产生了兴趣，对开发软件热情高涨，IT建设投入大幅度增加。该阶段，很容易出现盲目购机、盲目定制开发软件的现象，缺少整体计划和规划，IT应用的水平不高，整体效用无法突显。

3）控制阶段

盲目购机、盲目定制开发软件之后，管理者意识到计算机的使用超出了控制范围，IT投资增长快，但效益不理想，于是开始从整体上控制计算机信息系统的发展。该阶段，企业IT建设更加务实，对IT的利用有了更明确的认识和目标；一些职能部门内部实现了网络化。信息系统呈现单点、分散的特点，系统和资源利用率仍然不高。

4）统一阶段

在增强控制的基础上，企业开始重新进行规划设计，建立基础数据库，并建成统一的信息系统。企业的IT建设开始由分散的、单点的发展到成体系发展。该阶段，企业IT主管开始把企业内部不同的IT机构和系统整合到一个统一系统中进行管理，使人、财、物等资源信息能够在企业集成共享，可更有效地利用现有的IT系统和资源。不过，这样的集成所花费的成本会更高、时间更长，而且系统也更不稳定。

5）数据管理阶段

企业高层意识到信息战略的重要，信息已经成为企业的重要资源，企业的信息化建设也真正进入数据处理阶段。该阶段，企业开始选定统一的数据库平台、数据管理体系和信息管理平台。统一的数据管理和使用，使得各部门和各系统基本实现了资源整合和信息共享。IT系统的规划及资源的利用更加高效。

6）成熟阶段

经过逐阶段的发展和进化，信息系统已经可以满足企业各个层次的需求，从简单的事务处理到支持高效管理的决策帮助。企业真正把IT系统同管理过程结合起来，将组织内部和外部的资源充分整合，显著地提升了企业的竞争力和发展潜力。

5. 信息系统的类型

从信息系统的发展和系统特点来看，信息系统可分为数据处理系统（data processing system，DPS）、管理信息系统（management information system，MIS）、决策支持系统（decision sustainment system，DSS）、专家系统（expert system，ES）和办公自动化（office automation，OA）系统共五种类型。其中，数据处理系统是运用计算机处理信息而构成的系统，主要功能是将输入的数据信息进行加工整理，计算各种分析指标，将信息转换为人们易于接受的形式，并将处理后的信息进行有序存储，随时通过外部设备提供给信息使用者；管理信息系统是以人为主导，利用计算机硬件、软件和通信设备及其他办公设备，进行信息收集、传输、加工、存储、更新和维护，以企业战略竞优、提高效益和效率为目的，支持企业高层决策、中层控制、基层运作的集成化人机系统；决策支持系统是辅助决策者通过数据、模型和知识，以人机交互方式进行半结构化或非结构化决策的计算机应用系统，是管理信息系统向更高一级发展而产生的先进信息管理系统；专家系统是内部含有大量的、某个领域内的专家水平知识与经验的智能计算机程序系统，能够利用人类专家的知识和解决问题的方法来处理该领域问题；办公自动化系统是采用Internet/Intranet技术，基于工作流的概念，利用计算机技术手段提高办公的效率，进而实现办公自动化处理的系统。

4.2.2 信息系统的分析与设计

信息系统分析与设计有两项主流技术，即20世纪70年代的结构化技术和80年代以来的面向对象的技术。目前，面向对象的技术在信息系统开发各个阶段得到全面应用。推进信息系统的开发已发生从结构化技术向面向对象技术的转变。本节介绍面向对象的分析与设计方法。

1. 面向对象的系统分析

我们认识客观事物的过程就是对事物进行抽象和区分的过程，包含三个方面：①从客观事物中区分特定的客体及其属性；②分析事物的整体及组成部分；③对不同种类的事物给出形式化表示，并在此基础上加以分类。Coad-Yourdon 的面向对象的系统分析（object oriented analysis，OOA）概念与方法，就是基于上述思维模式，它反映了面向对象方法的客观性和自然性。OOA 主要针对问题域和系统责任，不考虑系统实现。OOA 模型由类及对象层、属性层、服务层、结构层、主题层等五层组成，即系统分析的五项重点工作，目的是将问题模型化。

1）OOA 分析的要点

（1）抽象。

就是舍去事物非本质的、非共同的特征，抽取共性和本质特征的过程。OOA 法将问题域中的所有事物抽象地看作对象，然后分析对象的属性和功能。抽象要适度，不需要描述事物的一切，只需要研究与系统目标相关的事物特征。例如，固定资产管理中，设备是一个对象，抽象时应将设备的来源、型号、数量、价格及使用情况等必要特征抽取出来，而对于设备的技术性能和制造工艺则可舍去。分析对象时，属性（数据）和功能（操作）是重要的两部分。属性需要运用数据抽象，即定义对象自身的数据项，只有该对象能对这些数据项进行处理。在抽象过程中，需要明确有哪些数据是对象必须拥有的，哪些是必须舍弃的，同时定义这些数据项的数据类型和取值范围。操作要用过程抽象，即通过功能分解的方法完成对象的功能抽象，不必考虑功能如何实现，只需考虑对象应具备的功能。

（2）封装。

封装可分为两个方面，从对象外部来看，封装将对象内部的细节掩蔽起来，仅保留对外可见的接口，体现了对象的独立性，符合信息隐蔽的原则；从对象内部来看，封装将对象的属性和方法结合成一个不可分割的整体，体现了对象的完整性。

（3）继承。

子类对象（特殊类）继承（拥有）其父类（一般类）的全部属性和方法。在面向对象的分析中，在一般类中定义的属性和方法，不必在特殊类中定义，继承本身表明特殊类中已经隐含地、自动地具备一般类的属性和方法。这使得系统的对象模型比较简洁。

（4）分类。

分类（classification）就是把具有相同属性和方法的对象划分为一类，用类作为对象的抽象描述。在面向对象中，所有的对象都是通过类来描述的。对属于一个类的多个对象并不是单独描述的，而是通过刻画类的属性和方法来代表属于该类的所有对象。对象和类之间是“is-a”关系，特殊类和一般类之间是“is-a-kind-of”关系。

（5）聚合。

聚合（aggregation）又称为组装（composition）。是把一个复杂的事物看成由若干简单事物构成，描述整体和组成部分的关系，从而形成整体-部分结构。部分对整体是“is-a-part-of”关系，反之是“has-a”关系。聚合将复杂的对象加以分解，从中分离出一些独立的部分,从而简化了对整体的描述。对象的各个部分可以方便地增加和改变,这有助于解决系统的修改、重组和升级。

（6）关联。

关联（association）是通过一个事物联想到另外一个事物，产生联想的原因是事物之间存在着某种固有的联系。在系统模型中，关联用来明确表示对象之间的静态关系，例如学生和课程之间就存在一种关联。

（7）消息通信。

对象和对象之间的信息交换通过消息进行。在面向对象的方法中，对象只有获得外部的刺激（消息），且具有接收并处理消息的能力时，才表现出某种响应（功能）。如果对象没有接收某个消息的能力，即便有刺激到来，对象也无响应。

（8）粒度控制。

人们在研究一个问题时，既需要宏观思考，也需要微观思考。对于一个复杂问题，不可能在同一时间将宏观和微观都分析彻底，这就需要粒度控制。在分析问题时，首先从宏观出发，找出其中的主要组成部分，不考虑其中的细节，进而再考虑某个部分，而不考虑其他部分，这就是粒度控制原则。在 OOA 中，引入主题（subject）的概念，提供粒度的控制手段。

以上是面向对象分析过程中要运用的主要原则。在系统分析中必须遵循这些原则，才能得到问题域的正确映射。

2）OOA 分析建模和过程

（1）OOA 分析模型。

OOA 模型的主要构成是类图（class diagram），类图描述类、属性、方法、一般 - 特殊结构、整体 - 部分结构、实例链接和消息链接。信息表达分为三层。

① 对象层，给出系统中所有反映问题域且与系统目标相关的对象。用类的符号表达每两个类的对象。类作为对象的抽象描述，是构成系统的基本单位，也是面向对象方法观察问题域的基本单位。

② 特征层,用于刻画类(代表所有对象)的内部特征。要描述每个类的属性和方法,给出对象的内部构成细节。

③ 关系层，定义类之间的相互关系，包括：继承关系（分类关系），用一般 - 特殊结构表示；组装关系，用整体 - 部分结构表示；关联反映对象的静态关系；消息反映对象的动态依赖关系。该层描述对象与外部的关系。

上述三层相互交织构成 OOA 分析模型的基础。此外，还可用主题图来控制粒度，也可附加用例（use-case）图、状态图和交互图等描述系统的其他特征。

（2）OOA 分析过程。

面向对象的分析过程包括以下主要活动：① 发现对象，定义问题域的类。② 对象的内部特征分析，包括定义属性、定义方法（服务）。③ 对象的外部关系分析，包括一般—特殊关系、整体—部分关系、实例链接、消息通信。④ 分析主题，建立主题图。⑤ 定义用例图，建立交互图。⑥ 给出详细说明。⑦ 原型开发。

2. 面向对象的系统设计

面向对象的系统设计（object oriented design，OOD）是 OOA 的继续，运用相同的理念与方法，在 OOA 完成对问题域、对象（类）、属性、结构和服务的分析建模基础上，采用一致的表示方法，从问题域、人机交互、任务管理和数据管理四个方面进行设计。

1）问题域部分的设计

针对问题域相关对象，在 OOA 分析模型的基础上，按实现的要求进行必要的修改、调整和补充，在给定条件下（如编程语言）实现用户所需功能设计。技术要点如下所述。

（1）根据编程语言支持能力进行调整。

有多种面向对象的程序设计语言（object oriented programming language，OOPL），如 Java、C++、Object Pascal、Visual Basic、Power Script 等，它们支持面向对象的程度不同，其中 C++ 和 Java 支持面向对象的能力最强，其他次之。对象、类、属性、服务、消息、关联、聚合、封装、继承等面向对象概念是大多数 OOPL 都能支持的，但有的仅支持单继承而不支持多继承，有的不支持多态性，多数不支持永久对象和主动对象的概念。

在设计时，当选定编程语言后，必须根据语言提供的面向对象功能的强弱，对 OOA 分析结果做适应性改造和调整。改造的方法多种多样，但无论如何，所得到的 OOD 结果在问题域和系统责任方面与 OOA 必须一致，否则将导致最终系统功能偏离目标，不能满足用户需求。例如一般 - 特殊结构和整体 - 部分结构在有些情况下可以互相变通。因为尽管继承和聚合反映事物的不同关系，但都是使一个类对象能够拥有另一个（或另一些）类的属性和服务。OOPL 通过不同机制实现继承和聚合，对继承支持有强有弱，但都支持聚合。甚至用非面向对象编程语言也能清晰地实现聚合。因此，我们可以在 OOPL 不支持多继承的情况下，运用聚合化解多继承，将多继承的一般 - 特殊结构转化为单继承与聚合关系的混合结构，或者转化为只含聚合不含继承的整体 - 部分结构。

（2）增加低层细节。

OOD 设计得到的结果将直接转换成为实际编程语言的对象、类定义。在 OOA 阶段已经从问题域和系统责任出发建立了许多对象的细节，对设计具有很大的帮助。在 OOD 阶段需要进一步细化，给出一个可实现的 OOD 模型。凡要让程序员知道的对象，包括对象的每个属性、服务和其他必要的细节，都应该在 OOD 模型中定义清楚，包括如下内容。

① 补充 OOA 模型的不足。

从 OOD 的角度分析问题域的对象，是否具备表达问题域和系统责任必要的属性和服务；检查每个类的每个属性和服务定义的完整性。

② 解决 OOA 搁置的问题。

OOA 阶段暂不解决的问题，应在 OOD 中设计完善。一方面，按照严格的封装原则，对象不能为外部所见，必须通过服务来实现访问，OOD 中根据具体编程语言，调整封装原则，若该语言支持直接访问，则只需修改相应的访问控制；另一方面，还应考虑 OOD 模型中几个外围组成部分，相应增加或修改一些类、属性和服务。

（3）设计对象和服务。

按照具体的环境和语言，具体设计每个对象类的属性和服务。

2）人机交互部分的设计

人机交互部分属 OOD 的外围设计。现代计算机的人机界面多采用图形用户界面。有许多成熟的 GUI 图形库和开发工具应用，如 Visual C++ 的 MFC、OpenGL 等。OOD 人机交互设计应最大限度隔离可能对问题域的影响，界面工具变化不需改变问题域部分的设计。

人机交互的设计准则是：

（1）简洁美观，强调界面友好性。

（2）一致性，各部分术语、风格、操作方式应保持一致，以接近“流行”的设计风格。

（3）启发性，能够启发和引导用户正确、有效地进行操作，易于学习掌握。

（4）最少记忆，不需要用户记住大量规则、操作步骤和注意事项。

（5）容错性，有对用户操作失误的控制能力和措施，如用户操作出错不产生系统出错。

（6）信息反馈，可采用进度条、动画展示等方式向用户反馈程序运行。

（7）其他准则。包括艺术性、趣味性及风格等。

3）任务管理设计

任务又称为进程。多任务并发执行时叫作并发进程，多任务系统有多种，如：

（1）包含设备数据采集及控制的系统。

（2）人机界面中的多窗口被同时选取做输入操作。

（3）多用户系统，一个应用程序有多份拷贝运行。

（4）多子系统结构，需要程序片之间的协作和通信控制。

（5）异构系统之间的通信系统需要多任务等。

单处理机的多任务，在操作系统支持下，用优先级结合时间片等分原则运行。多处理机硬件结构时，每台处理机分配独立的任务，此时要增设支持进程间通信的任务，这增加了设计、编码和过程的复杂性，因此必须细心选择调整。任务选择和调整的重点是任务的识别与设计，包含每个任务中的服务设计：

（1）识别事件驱动任务：如数据通信，事件就是“数据到达”。

（2）识别时钟驱动任务：定时启动运行的任务，定义时间间隔。

（3）识别优先任务和关键任务：分离高优先级和关键任务，优先占有资源。

（4）识别协调者：多进程需增设协调者，这对封装任务之间的切换协作是必要的。

（5）任务审定：确保任务满足事件驱动、时钟驱动、优先级等标准，任务数保持最小。

（6）任务定义：包括任务内容，如何协调及如何通信。

任务内容包括为任务命名，并简要说明；为 OOD 部分的每个服务增加一个任务名约束并赋值。若一个服务被分解交叉在多个进程中，要修改服务名及其描述，使每个服务映射到一个任务。对那些需要协调和通信的服务，用协议专用的细节扩充服务规格说明。

如何协调，包括指出是事件驱动还是时钟驱动，对事件驱动任务描述触发事件；对时钟驱动任务，描述所需时间间隔，并指出是一次性的还是重复性的。

如何通信，包括任务的数据从哪里来和数据发送到哪里去。

4）数据管理设计

（1）数据库类型的选择。

在 OOD 设计中，数据存储就是对象的存储，需要长期存储的对象称为永久对象。OOD 设计采用文件管理系统的已不多见，一般采用数据库管理系统实现存储与管理，采用后者又有关系数据库和面向对象的数据库等多种选择。它们的逻辑数据模型和操纵语言不同，数据的定义方式和操纵方式不一，性能有较大差异。为解决异构数据库的兼容性、适应性问题，OOD 的设计方法是，定义专用对象，用于永久对象的存储与管理，它们构成相对独立的部分；改变数据库管理系统时，只需修改专用对象的定义，而系统其他部分的对象保持不变。

面向对象的数据库（object oriened database，OODB）采用面向对象的数据模型，必须具有两个特征：首先它必须支持对象、消息、类、继承、封装、多态等面向对象的概念；其次，必须具有数据库管理系统的功能，必须提供数据定义语言（data definition language, DDL）与数据操纵语言（data manipulation language, DML）、数据存储与管理、数据库维护（安全机制、完整性检查、并发控制、故障恢复）等功能。20 世纪 80 年代以来，OODBMS 问世，产品大致有三类：第一类在面向对象的语言基础上，增加数据库管理功能，如 ObjectStore、GemStone；第二类是对关系数据库管理系统进行扩充，使之支持面向对象的数据模型，在扩展关系模型的基础上提供对象管理功能，方法是引入二进制对象（binary large object, BLOB）概念，并提供面向对象的应用程序接口，如 Postgres、Oracle 等；第三类是全新的 OODBMS，即按照面向对象的数据模型进行全新设计，如 O2。从技术上看，采用面向对象技术开发的系统，数据管理选择面向对象数据库管理系统（object oriented database management system，OODBMS）最好，在系统开发的各阶段，从系统分析、系统设计到系统实现，采用统一的方法，整个过程不存在表示的不一致，也不存在技术的差异，但现实是，OODBMS 尚不够成熟。因此，多数设计采用支持面向对象数据模型的关系数据库系统，这符合采用成熟技术的开发策略。

（2）数据管理设计（关系数据库应用）。

关系数据库存储对象的方式，是将对象的属性存储在数据库的二维表中，表中的列存储对象的简单属性，对象的复杂属性可以分解成为简单属性，并在其他二维表中存储。

要定义专用对象（可称为接口对象或转换对象），用于对象与数据库存储之间的转换，负责将数据从数据库中读取出来并赋给相应的对象。这个过程对系统中的对象是透明的，即对象仅仅向接口部分提出请求，而不需要知道数据在数据库中是如何存储的；类对象有多个对象实例，对象实例的存储采用不同的映射方式。

3. 信息系统的开发方法

信息系统的开发是一项十分艰巨的工作，需要投入大量的人力、物力和财力，还需要大量的开发时间。完善的信息系统具有以下四个标准：确定的信息需求、信息的可采集与可加工、可以通过程序为管理人员提供信息、可以对信息进行管理，具有统一规划的数据库是信息系统成熟的重要标志。为了实现系统目标，除了计算机硬件技术、计算机软件技术、计算机网络技术和数据库技术及规范化的系统管理等因素外，开发方法也起着很重要的作用。常用的信息系统开发方法包括结构化方法（structured method）、原型法（prototyping method）和面向对象方法（object-oriented method）。

1）结构化方法

结构化方法是应用最为广泛的一种开发方法。该方法把整个系统的开发过程划分为若干阶段，然后一步一步地依次进行，前一阶段是后一阶段的工作依据；每个阶段又划分详细的工作步骤，顺序作业。每个阶段和步骤都有明确详尽的文档编制要求，各个阶段和各个步骤的向下转移都是通过建立各自的软件文档和对关键阶段和步骤进行审核及控制实现的。

结构化方法具有如下特点：① 遵循用户至上原则；② 严格区分工作阶段，每个阶段有明确的任务和取得的成果；③ 强调系统开发过程的整体性和全局性；④ 系统开发过程工程化，文档资料标准化。结构化方法的优点是理论基础严密，在系统建立之前就已经充分了解和理解了用户需求。缺点是开发周期长，文档、设计说明烦琐，工作效率低。

2）原型法

原型法的基本思想与结构化方法完全不同，原型法认为在很难一下子全面而准确地提出用户需求的情况下，不要求一定要先对系统做详细的调查与分析，而是本着开发人员对用户需求的初步理解，先快速开发一个原型系统，然后通过反复修改来实现用户的最终需求。

原型应当具备如下特点：① 实际可行；② 具有最终系统的基本特征；③ 构造方便、快速，造价低。原型法的特点在于对用户的需求是动态响应、逐步纳入的，系统分析、设计与实现都是随着对一个工作模型的不断修改完成的，相互之间并无明显界限，也没有明确分工。系统开发计划就是一个反复修改的过程。适于用户需求开始时定义不清、管理决策方法结构化程度不高的系统。此开发方法更易被用户接受，但如果用户配合不好，盲目修改，就会拖延开发过程。

原型法还可以进一步划分为抛弃型原型（throw-it-away prototype）和进化型原型（evolutionary prototype）。抛弃型原型在系统真正实现以后就放弃不用了；进化型原型则从目标系统的一个或几个基本的需求出发，通过修改和追加功能的过程来逐渐丰富功能，逐步演化成最终的系统。

3）面向对象方法

随着应用系统的日益复杂庞大和面向对象程序设计语言的日益成熟，面向对象的系统开发方法以直观、方便的优点获得了广泛的应用。

面向对象方法的基本思想包括：① 客观事物是由对象组成的，对象是对原事物的抽象；② 对象由属性和操作组成，属性反映了对象的数据信息特征，操作用来定义改变对象属性状态的各种操作方式；③ 对象之间的联系通过消息传递机制实现，消息传递的方式是通过消息传递模式和方法所定义的操作过程来完成的；④ 对象可以按属性来归类，借助类的层次结构，子类可以通过继承机制获得其父类的特性；⑤对象具有封装的特性，一个对象就构成一个严格模块化的实体，在系统开发中可被共享和重复引用，达到软件（程序和模块）复用的目的。

面向对象的信息系统开发，其关键点是能否建立一个全面、合理、统一的模型，它既能反映问题域，也能被计算机系统求解域所接受。面向对象开发方法主要有分析、设计和实现三个阶段，虽然三个阶段的界限并非十分明确，但对信息系统开发划分阶段还是必要的。

4.2.3 医学信息系统的建设

1. 医学信息系统的范围和特性

医学信息系统开发与应用是医学信息学的主要内容，也是这个学科的基础领域，研究医学信息学首先要了解医学信息系统。医学信息系统有医院信息系统（HIS）、公共卫生信息系统（public health information system, PHIS）、卫生机关电子政务系统、医学科研支持系统、医学教育支持系统等各种类型。医院信息系统包括医院管理信息系统（HMIS）、临床信息系统（CIS）、影像存储传输系统（PACS）、临床实验室系统（LIS）、电子病历系统（EMR）、远程医学（telemedicine）支持系统、医疗电子商务（e-Health）支持系统等。公共卫生信息系统包括传染病疫情监测系统、儿童计划免疫管理系统、妇幼保健信息系统、动物源性疾病监测系统、公共卫生突发事件指挥决策系统、职业病与地方病监测系统、流行病学调查与研究支持系统、生物恐怖预防与监测系统等。医学研究与教育领域有分子生物学研究支持系统、数字虚拟人系统、生物统计与模拟系统、医学文献检索系统、网络数字化图书馆系统等。可见，医学领域的信息系统内容广泛，专业性极强。实践证明，信息系统已成为现代医学发展的必要技术支撑。专家断言，21 世纪包括生物医学在内的生命科学的进步在一定程度上依赖于信息系统的应用与发展。

医学信息系统在许多方面有特殊性，主要表现在：数据类型复杂；数据库规模大，且动态增长速度快，联机应用时间长；要求在海量数据库环境下同时支持联机事务处理和大规模统计分析（OLAP），具有高速响应的性能，即规模大，速度快；高可靠性，特别是医疗信息系统，急诊、手术室、ICU 病房和相关的药房、临床检验检查科室等必须保证 365 天 /24 小时不停机地正常运转，几乎没有停机的机会，除非医院停业或者没有病人；高可用性，医学用户群大多是没有计算机使用经验，甚至是计算机盲，要求信息系统人机界面友好、数据展现符合医疗规范、容错设计严谨、具有特别易学易用的特点；系统安全和个人健康信息的隐私保护要求高，病人的医学记录和健康信息属于个人隐私，医学信息系统若不建立有效的安全机制，后果不堪设想；医学信息系统具有从数据处理向知识处理深入发展的自然过程，医学的专业特性决定信息系统的发展，除管理目标外，更重要的是辅助临床诊疗决策和医学研究目标必然进入知识工程领域。

医学信息系统建设有多种不同的模式，如自主开发建设，自主管理维护；合作开发建设，自主管理维护；购买商品系统，自主管理维护；购买商品系统，同时购买外包维护服务等，各类模式都有其优点与问题，采用哪种模式应根据主客观环境分析决定，从无绝对的好与坏，事实上各种模式都有成功与失败的经验。

2. 医学信息系统建设的非技术问题

信息系统建设是社会工程，涉及技术与非技术两个方面。医学信息系统的建设存在许多问题，制约着整个医疗卫生行业的信息化发展，以下分析几个主要的非技术问题：

1）认识方面的偏差或误区

多年实践表明，医疗卫生领域信息化发展缓慢与领导决策层的认识有关。人们常听到“信息系统没有经济效益”“信息系统建设要一步到位，国际领先”“信息系统建设是计算机工程人员的事，医务人员不必参与”等。对于整个医疗卫生信息化建设的重要性、复杂性缺乏认真的分析，认识不够，甚至有严重偏差。一方面，解决认识问题对信息系统建设的成败至关重要，办法是加强宣传教育，提高认识，建立正确的理念。面对数字化设备与医疗技术的进步，现代医院没有信息系统支撑就不能生存发展；正因为有信息系统的支撑，人类基因组工程才取得成功，并将医学研究推进到基因诊断和基因治疗的新阶段；在公共卫生领域，也因为信息系统建设滞后，才出现 2003 年 SARS 暴发给国家造成的巨大损失；信息系统已成为整个医疗卫生发展的重要技术基础设施，必须加快建设进程。另一方面，信息化建设要注重科学性，不能一蹴而就，急功近利。信息系统建设有其规律，它是一个逐步发展的历史进程，不是一次简单的合同采购，是从简单到复杂、从局部到整体、从不完善到完善逐渐积累的过程，是数据的积累、应用的积累和经验的积累，是学习的过程和改造重组的过程。正因为系统建设有这样的规律，因此必须遵循“总体规划、分步实施、阶段见效、持续发展”的建设策略和“领导、医疗业务专家和信息系统专家三结合，深入参与系统建设全过程”的技术路线。正确认识是正确决策的基础，走出误区，在正确理念指导下才会成功。

2）解决专业人才短缺问题，关键在于学科建设

多年来，医疗卫生行业缺乏信息技术人才，加之人才政策不当，仅有的信息技术人才队伍也不稳定，人才流失严重，极大地影响了信息系统建设及本行业的信息化进程。解决人才短缺的正确途径是加快学科建设,即尽快在医学院校建立医学信息学专业，使专业人才培养走上正常轨道。中国有 30 多万个各类医疗卫生机构，行业信息化建设需要百万医学信息学专业人才大军，他们既要学习医学卫生学知识，又要掌握计算机信息技术，还要懂得管理，是复合型人才。这类人才培养只靠短训班和普及课程是不够的，必须纳入正规的教育体系才有长期保障。国际医学信息学会（IMIA）教育专业委员会建议，医学信息学的知识体系由三部分组成：

（1）医学数据处理、信息处理和知识处理技术。

（2）医学、卫生学、生物科学和医疗卫生组织管理。

（3）计算机、信息科学、数学与生物统计学。

按照这个体系，培训师资，编写教材，设置专业课程，不但可以培养本科生，而

且可以培养硕士和博士。只有医学高等院校实施这样的医学信息学专业和学位教育，我国医疗卫生行业信息化建设才有专业技术人才保障。信息系统建设没钱不成，没人也不成。

3）推进产业发展，培育市场，是医疗卫生信息化的有效途径

事实上，国民经济和社会发展各行业的信息系统建设都需要强大的 IT 产业支持，无论是“金关”“金卡”“金税”等金字工程，还是电子政务、数字社区、远程教育，都有大型 IT 企业参与，并逐渐形成了本行业的信息产业，为信息产业发展增加新亮点。医疗卫生行业因其特殊性，不但需要 IT 企业的产品与服务，更需要尽快发展本行业的 IT 产业。医疗卫生数字化建设不但需要数字化医疗设备研发产业，更需要信息系统软件研发与技术服务产业，中国医疗卫生行业信息化需要几百家这类专业企业的参与，才能实现可持续发展。没有医疗卫生行业信息产业的发展，就没有医疗卫生系统的信息化。目前，与其他行业比较，医疗卫生行业信息产业处于弱势，发展滞后；企业投资融资力度不够，产业规模小，技术队伍不够强，产品不够成熟，品种不多，技术服务不到位，市场不规范，企业不赢利。医疗卫生行业巨大的市场需求是对产业界的巨大挑战，也是机遇，加大投资力度，强化应用软件研发，丰富软件产品品种，提高软件水平，以满足用户需求，是信息系统开发商当前的主要任务。产品是企业成长的核心竞争力，产品不成熟，是造成工程成本高和售后服务负担加重的根本原因；多数开发商对于信息系统软件如何更好地适应需求变化认识不够，软件研发不深入，不了解如何处理软件的通用性与不同用户需求的特殊性或个性化的矛盾，以及如何强化软件的容错性能并使界面更加简单易用。现有的软件多强调规范用户，很少强调适应用户和满足用户；他们误认为组织几个高手用几个月或一年时间开发一个“系统”，就能在全国推广销售赚大钱；他们太不了解医疗卫生专业的复杂性，对于模块化、可伸缩、可组装、可剪裁只满足于宣传，并没有下功夫实现。事实上，客观事物的变化和不同是绝对的，而统一或一致性是相对的；技术不断进步，医疗业务在不断发展，医疗保健产业和保险业本身具有多元化的属性，所以要解决通用性和个性化的矛盾，开发出可组装的软件平台，才能实现应用软件模块化可组装，降低工程和技术服务成本。这也是本章着重介绍面向对象技术的目的。有了大规模医学信息系统产业和良好的市场环境，医疗卫生行业信息化才能实现。

4）加强基础研究和信息标准化

信息化需要开展大量基础性研究，如医疗卫生统计指标体系、临床术语和病历书写规范、医学数据分类表达与数据结构、医学知识表达与知识库、传染病监测预报模型等。发达国家都通过建立研发基金等措施实施医疗卫生信息化基础研究，值得借鉴。

我国医疗卫生信息化的基础研究和标准化工作滞后，成为信息系统开发与推广的瓶颈。大力推进信息标准化工作是当务之急。信息系统的开发缺乏统一的信息标准，会造成宏观数据统计结果的可用性差。未来实现电子病历和医疗电子商务，一个关键功能是医疗数据的网上交换和共享。没有统一的信息标准，不可能实现这项功能。国内外的经验证明，对于信息标准化工作，除了资金投入外，建立永久性研究与维护机构是关键环节。

本章小结

本章主要介绍了数据库技术，包括数据与数据管理的基本概念，数据管理技术的发展历程，数据库的数据模型和类型等，以及数据库应用开发的流程。另外，还介绍了信息系统的基本概念，包括其发展进化过程、类型及开发方法等。

思考题

1. 什么是数据、信息和数据处理?
2. 简要叙述数据管理的三个发展阶段及各个阶段的对比。
3. 简述数据库管理系统及其工作模式，并画出其工作模式框图。
4. 简述关系数据库的优缺点。
5. 简述数据库系统的开发流程。
6. 简述信息系统及其开发方法。

（信俊昌，王中阳）

第 2 篇

医疗信息系统

第5章

医院信息系统

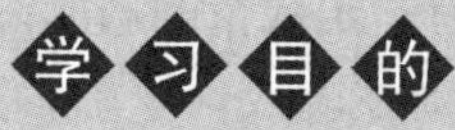

1. 熟练掌握医院信息系统的概念、设备和仪器及其功能与内容。
2. 掌握医院信息系统的设计与实现方法。

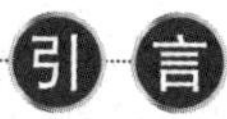

随着医院现代化水平的逐步提高，越来越多的医院实行了计算机网络化管理，医院信息系统（hospital information system，HIS）的发展经历了范围不断扩大、内涵不断深化、技术不断更新和投入不断增大的过程。目前，医院信息系统已经成为医院管理的必要设施，是提高医疗卫生服务能力和水平的重要手段之一。

5.1 医院信息系统概述

现代信息技术正在使人类的生活方式发生革命性变化，医院信息化是现代社会发展的必然趋势，推进医院信息系统建设才能使医院赶上时代发展的潮流；同时，随着医学科技快速发展和医疗设备不断更新，医院管理更加复杂，对医院管理的科学性要求越来越高，加快医院信息化建设步伐是现代医院管理的必然要求；国家医疗体制和医疗保险制度改革政策与措施的推行，对医院运行模式与管理提出了新的要求，医院必须采用信息化手段才能满足改革的要求，这是历史的必然要求和新的发展机遇。医院信息化建设是医疗保险制度发展与医疗改革的必然要求，信息化建设是医院加强现代化管理，走“优质、高效、低耗”发展道路的有效途径，建立以信息技术、计算机网络技术为支撑的现代医院信息系统，是医院建设的一项重要基础性工作，也是支持医院行政管理与事务处理，减轻人员劳动强度，提高医院工作效率，增强医院决策能力，获得更好的社会效益与经济效益的重要手段。

医院信息化是指医院以业务流程优化重组为基础，在一定的深度和广度上利用计算机技术、网络和通信技术及数据库技术，集成化管理医疗、护理、财务、药品、物资及研究、教学等活动中的所有信息，实现医院内、外部的信息共享和有效利用，提高医院管理水平与综合发展实力的过程。

5.1.1 医院信息系统的定义

医院（hospital）是群众或特定的人群治病、防病的场所，备有一定数量的病床设施、相应的医务人员和必要的设备，通过医务人员的集体协作达到对住院或门诊患者实施科学和正确的诊疗目的的医疗事业机构。信息系统（information system, IS）是以提供信息服务为主要目的的人机交互、数据密集型的计算机应用系统。信息系统具有涉及的数据量大、数据持久性强、数据共享性强和数据管理要求高的特点。

信息获取和利用是指利用计算机和网络通信设备收集、存储、传递、分析、处理医院相关的所有信息（包括临床和管理信息）。原始数据和信息的收集主要是在各项业务处理的第一线，如收费窗口、库房、医生工作站、医护科室等。数据采集的核心问题是准确、便捷、及时和完整，数据只有在一线采集，才能保证其实时性和真实性。采集的原始数据和信息真实且正确，系统的处理结果才能准确。信息的存储和共享是指任何人（授权者）、任何时候、任何地方、任何内容（许可）都可以获取及时、准确的信息。

医院的数据资料非常宝贵，是医院的财富，它对医疗、管理、科研和教学都有着不可替代的价值。医院宝贵的数据资料不仅对当前治疗有重要的作用，对今后的治疗也有不可预期的价值，所以医院信息系统应该具备完善的信息存储和共享的功能、措施和制度，以便医院宝贵的数据资源能够得到很好地利用。

按照学术界公认的美国 Morris Collen 教授所给的定义，医院信息系统是指利用电子计算机和通信设备，为医院所属各部门提供患者诊疗信息（patient care information）和行政管理信息（administration information）的收集（collect）、存储（store）、处理（process）、检索（retrieve）和数据交换（communicate）的能力并能满足所有用户（authorized users）的功能需求。这里的医院信息系统包括了管理和临床两个部分。由于我国开始建设医院信息系统时，几乎全部都是医院管理的内容，而没有临床信息系统的部分，所以绝大部分人都将它称之为医院管理信息系统。

医院信息系统更全面的定义是 2002 年卫生部出台的《医院信息系统基本功能规范》中给出的定义：医院信息系统是指利用计算机软硬件技术、网络通信技术等现代化手段，对医院及其所属各部门的人流、物流、财流进行综合管理，对医疗活动各阶段中产生的数据进行采集、存储、处理、提取、传输、汇总、加工，并生成各种信息，从而为医院的整体运行提供全面的、自动化的管理及服务的信息系统。由此可见，医院信息系统将现代信息技术和医院的管理特点、管理思想、各部门的业务特点、业务经验有机地结合起来，用数据库的方式管理、储存信息，利用计算机网络加速信息流通和传递速度，对医院的发展和当前的改革有重要意义。医院信息系统是软件系统也是应用软件系统，它是在计算机网络环境下运行的应用软件系统，在医院内形成信息共享，以提高医院工作的质量及工作效率。

医院信息系统是在医院管理和医疗活动中进行信息管理和联机操作的计算机应用系统，是现代化医院必不可少的基础设施与技术支撑。医院信息系统是世界现存的企业信息系统中最为复杂的一类，这是由医院本身的目标、任务和性质决定的。它不仅要同其他所有管理信息系统（management information system, MIS）一样追踪、管理伴随人流、财流、物流所产生的管理信息，从而提高整个系统的运行效率，而且还应该支持以患者医疗信息记录为中心的整个医疗、教学、科研活动，覆盖医院管理的各个部门及患者诊疗过程的各个环节，从而为医院提供全方位的信息服务。医院信息系统可以应用于医院的医疗管理、经济管理等各个方面，牵涉的信息种类十分庞杂，它不仅融合了医院的管理思想和业务经验，而且是医院当前运作方式和业务流程的具体体现，它的实施技术和手段与当前快速发展的信息技术密切相关，更是当前信息技术发展的具体体现，同时也是一个完整的基于数据库的系统。

医疗行业的信息化建设关系国计民生，与人民的日常生活有着密切联系，有着巨大需求。医疗卫生行业作为一个面向大众提供服务的行业，与银行业、电信行业相比，信息化程度相对落后。随着人们生命质量的进一步提高，对健康生活的渴望也更加强烈，这些都不可避免地要求医疗的信息化程度相应提升。医院信息化实现了内部管理统一化、员工工作高效化和部门间协作关系简单化、住院患者费用一日清单化，费用结算快速准确，部门收益情况清晰透明，医生所用诊疗信息全部电子化，患者所有治疗信息可以查询等。医院信息化能解决患者挂号、划价、收费排队时间长的问题。

5.1.2　医院信息系统的现状

经过 30 年的发展，特别是近几年来，医院信息系统的发展形势令人鼓舞，无论是国家、医院，还是软件公司都投入了大量的人力、物力与财力。县级及其以上医院基本上都建设了自己的医院信息系统，发达地区的乡、镇医院也开始建设自己的医院信息系统。这些现象充分说明医院本身对医院信息系统建设的认识上了一个新台阶。医院信息系统建设为医院带来的效率、效益与管理水平的提高，让大家进一步认识到医院信息系统建设的重要性和必要性。全国医疗卫生领域医疗软件生产供应商有 500 家左右，其中，医院信息系统生产供应商超过 300 家，大型生产供应商占 15%，中型占 60%，小型占 25%。供应商的数量也可间接反映我国医院信息化的发展规模和水平。

现阶段医院信息系统应用存在以下一些问题和不足：缺乏统一规划，系统建设重复，相互间缺少协调和数据共享。各种应用系统各自为阵，资源不能共享，造成浪费。应用层次低，主要停留在与财务相关的业务上，一般性解决门诊收费、住院结算、药房药库管理等费用问题，并未从全局提供信息解决方案。采用的技术和体系混乱，各个应用系统采用各自的网络系统、工作站系统、数据库系统和开发工具，难以实现对数据和操作的规范要求，缺乏统一管理，安全性差。在数据库的使用、系统的管理和维护等方面，缺少安全性考虑。

总之，医院信息系统不是一个简单的软件，它融合了医院的管理思想、各部门的业务经验，以及对计算机技术的恰当运用。一个完善的医院信息系统一定包含着对医院业务的深刻认识和理解，而这种认识是在长期开发，特别是在实际应用中不断深化的。

5.2 医院信息系统的功能与内容

医院信息系统应该以患者医疗信息为核心，采集、整理、传输、汇总、分析与之相关的财务、管理、统计、决策等信息。从总体上看，医院信息可分为临床信息与管理信息两大类，因而，医院信息系统应该包含医院管理信息系统（hospital management information system，HMIS）和临床信息系统（clinical information system，CIS）两大部分。

HMIS，即狭义的 HIS，主要目标是支持医院的行政管理与事务处理业务，减轻事务处理人员劳动强度，辅助医院管理，辅助高层领导决策，提高医院工作效率，从而使医院能够以少的投入获得更好的社会效益与经济效益。如财务管理系统、人事管理系统、住院患者管理系统、药品库存管理系统等均属于医院管理信息系统的范围。

CIS 的主要目标是支持医院医护人员的临床活动，收集和处理患者的临床医疗信息，丰富和积累临床医学知识，并提供临床咨询、辅助诊疗、辅助临床决策，提高医护人员工作效率和诊疗质量，为患者提供更多、更快、更好的服务。如医嘱处理系统、患者床边系统、重症监护系统、移动输液系统、合理用药监测系统、医生工作站系统、实验室检验信息系统、药物咨询系统等均属于临床信息系统的范围。

5.2.1 医院信息系统的功能

成熟的医院信息系统的本质是一个适合各种类型医院使用的医院计算机网络信息管理系统，除了具备信息采集、存储、处理、传输和提供 5 个基本功能外，还应具有通用性、实用性、易学易用、安全性、可扩展性的特点，满足所有授权用户对信息的需求，满足各种业务处理的功能需求。

1. 信息的采集功能

HIS 中的任何处理、分析、决策都依赖于系统采集的数据和信息。如果把系统比喻为一座工厂，这些数据和信息就是原材料。原始数据和信息的采集来自各项业务处理的第一线，在它最初出现的时间、地点一次性地采集。例如，在病人第一次看门诊时就采集其姓名、年龄、住址等个人信息，当他再次门诊或转为住院时不需要二次输入，以避免重复和差错。采集信息要方便、准确、完整、及时和安全，以适应医院治病救人的特点。信息采集的方式包括手写录入、多种选择形式的卡（磁卡 IC 卡、条码卡等），借助于实验室系统（LIS）、图像处理系统（PACS）等，HIS 可直接从大型仪器的输出端采集病人的化验结果数据、医学图像信息；也可以采集数码照相、缩微照相的图像；还可以从互联网和医院局域网上直接下载信息。

2. 信息的存储功能

医院的数据和信息（包括原始资料和对原始资料处理的结果）是非常宝贵的资源，对医疗、管理、科研和教学有不可估量的价值，需要长期保存。我国规定病人门诊病历必须保存 15 年，住院病历必须保存 30 年。医院的各项业务每天都在产生大量的数据，这些数据也要保存一定的时间，所以 HIS 的信息量是巨大而且每日剧增的，系统应该有完善的存储功能、措施和制度，保存信息时充分考虑存储量、信息格式、存储方式、使用方式、调用速度、安全保密等问题。HIS 应当建立两个数据库，分别存放当前数据和历史数据。当前数据一般用硬盘存储，随着数据量的增加，系统运行速度会减慢，这时就由系统提供的自动转移功能将数据移到历史库，使当前库的数据量保持在一定值，以保证系统的运行速度。历史数据存储于另外的硬盘或磁带，历史数据还要考虑以后方便调用。为保证安全，系统还应有数据定时备份、异地存放功能。

3. 信息的处理功能

对数据和信息的加工处理，几乎囊括了从原始数据资料输入到最后结果输出的整个过程，是 HIS 的主体。HIS 内各个部门、各个子系统承担的业务不同，对同一批数据加工处理的要求也不同。例如，对录入的同一病人的药品信息，药房子系统需要实现库存变化，计价收费子系统需要实现费用扣除，护理信息系统需要实现药品的配制、发放和使用。信息处理还要适应各部门和子系统的性能，例如，各事务处理的第一线（门诊挂号窗口、病房等）对信息加工处理的速度要求就比较高。

4. 信息的传输功能

HIS 是在整个医院范围内运行的系统，它包含了许多业务部门和子系统。各个部门和子系统在处理自身业务、实现自身功能时，需要利用来自其他部门和子系统的数据，同时又生成数据提供给其他部门和子系统使用，这就是信息的传输。HIS 中海量的信息时刻在进行着传输，传输的准确、快速是 HIS 正常运行的关键。

5. 信息的提供功能

HIS 为医院各个业务部门提供他们所需要的信息，如临床医生需要的病人检查结果、财务部门需要的收支报表、院长需要的门诊和住院分析报表等。HIS 通过准确、快速、明了地提供信息实现其自身价值。根据信息种类和用户要求的不同，信息的表达方式和提供形式也不同，一般有文字、表格、图形、图像等表达方式，以及屏幕显示、打印文档、电子文件等提供形式。

上述信息处理的 5 个基本功能贯穿整个 HIS，相互融合，有力地促进医院各个部门实现多种多样的业务功能，支持医院完成其职能，它们的相互关系如图 5-1 所示。

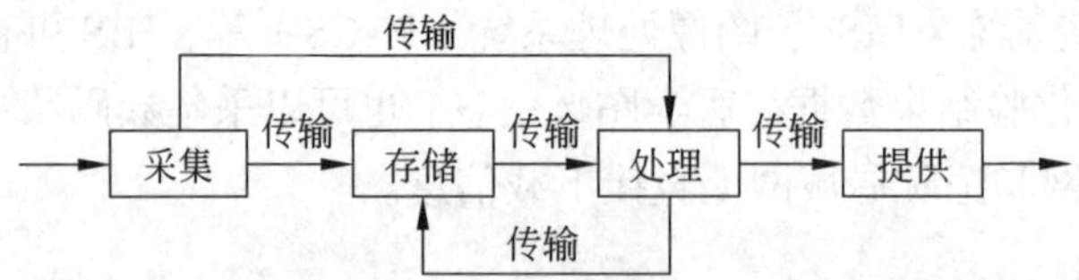

图 5-1　HIS 信息处理基本功能的相互关系

医院信息系统是以信息标准化和数据库技术为基础的，也就是说医院信息系统是一个典型的数据库应用。任何数据库应用都可以概括为用户界面、商业逻辑和数据访问这三种基本任务，即可划分为用户界面层（client layer）、逻辑层（logic layer）和数据层（data layer）。

用户界面层是人机接口，用户和应用程序的交流在该层完成。通过界面层，用户可完成获取数据、输入数据、修改数据、删除数据等一系列操作。界面层也包含了一定的安全机制，用户根据授权范围，可控制数据和机密信息。但是检查的内容也只限于数据的形式和取值的范围，不包括有关业务本身的处理逻辑。为使用户能直观地进行操作，界面层一般要使用图形用户接口（graphics user interface, GUI），它操作简单，易学易用。在变更用户接口时，只需改写显示控制和数据检查程序，而不影响其他两层。图形界面的结构不固定，便于以后能灵活地进行变更。例如，在一个窗口中不是放入几个功能，而是按功能分割窗口，以便使每个窗口的功能简洁。这层的程序开发中主要使用可视化编程工具。

逻辑层是界面层和数据层的桥梁，它响应界面层的用户请求，执行任务并从数据层提取数据，然后将必要的数据传送给界面层，从而实现界面层与数据层之间的交互。逻辑层相当于应用的本体，它将具体的业务处理逻辑编入程序。例如，在制作订购合同时，要计算合同金额，按照定好的格式配置数据、打印订购合同，而处理所需的数据则要从界面层或数据层取得。界面层和逻辑层之间的数据交换要尽可能简洁。例如，用户检索数据时，要设法将有关检索要求的信息一次性传送给逻辑层，而由逻辑层处理过的检索结果数据也一次性传送给界面层。在应用设计中，一定要避免进行一次业务处理在界面层和逻辑层间进行多次数据交换的笨拙设计。通常，逻辑层中包含确认用户应用和存取数据库的权限以及记录系统处理日志的功能。这层程序多半是用可视化编程工具开发的，也有用 COBOL 和 C 语言开发的。

数据层一般用于实现数据存取和操作管理工作。它响应逻辑层的请求，产生数据请求结果，然后逻辑层对此结果进行有针对性的处理。数据层即数据库管理系统（data base management system, DBMS），负责管理数据库的数据读写。数据库管理系统必须能迅速执行大量数据的更新和检索任务。现在的主流是关系数据库管理系统。因此，一般从功能层传送到数据层的要求大都使用结构化查询语言（structured query language, SQL）。

图 5-2 是一个具有三层体系结构的医院信息管理系统结构示意图。第一层为数据层，由数据库管理结点组成。第二层为逻辑层，也叫中间层，它的主要任务是处理商业逻辑或与应用有关的计算。中间层既是第一层的客户端（client），也是第三层的服务器

端（server），因此，图 5-2 所示的三层医院信息管理系统也可以说是两对客户机 / 服务器（client/server）。第三层是用户界面层，负责完成与用户之间的交互和计算。它的设计要求是具有高效易用的用户界面，在系统中方便连通。系统中可有多种客户端，供不同身份的用户使用，而它们必须仅能共用同一个中间逻辑层。中间逻辑层中通常包含多个部件，各自负责提供特定的服务，例如搜索、事件处理等。在这些部件之中，则含有商业对象以及具体处理程序逻辑法则，并向第一层提取数据或调用运算。

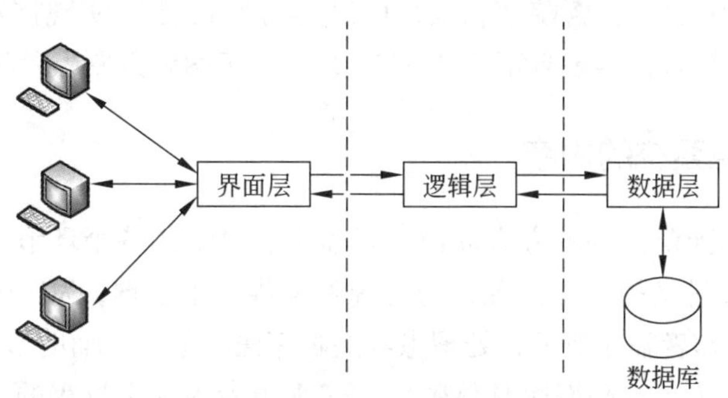

图 5-2　医院信息系统的三层结构

任何网络或系统都不可能是一个可进行各种各样工作的“万能”网络，因此，必须针对医院的具体需求，根据使用要求、成本、未来发展、总投资预算等多种因素，确定医院信息系统的功能。完备的医院信息系统应尽量满足下列要求：

（1）系统的开放性和标准性。系统要符合国际通用的工业标准，具有网络的开放性与透明性，支持各种标准协议、传输方式和传输接口。

（2）系统的稳定性和可靠性。整个网络系统要可靠地不间断工作，以确保该医院信息系统能够安全与稳定地运行。

（3）系统的安全性和可管理性。整个系统既要保证信息资源的充分共享，又要保证系统的安全和数据隔离，除了可以采用操作系统级和应用系统级双重用户管理和权限管理的方法之外，网络管理还可以采用先进的网管系统，以确保对整个网络的实时监控，利用防火墙技术最大限度地保护网络系统安全，确保系统不被非法入侵。

（4）系统的灵活性和扩充性。网络布局的模块化及拓扑结构的先进化，既可以保证系统的灵活性，又使系统可以方便地扩充，每一个模块之间保持相对的独立性和灵活性，功能增减方便，尽量减少单个模块扩充时对其他模块的影响。

（5）系统的实用性和经济性。要兼顾目前的需求和今后较长时期内的发展需求，使系统具有良好的扩展性，确保网络扩充时在结构上不做或少做改动，使原有的投资得以继续发挥效益，降低成本，避免重复投资。

（6）系统的易维护性和方便性。由于技术的发展和用户的实际需求、规模会不断变化，系统需要经常进行增、减、改等工作，模块化网络系统结构和灵活的应用系统接口可以保证用户方便地对系统进行维护。一个好的管理系统应该给用户一个直观方便的交互式用户界面，这样才能使系统得到充分的发挥。基于图形化界面的医院信息系统，无论是网络管理，还是用户操作都简单易用，提高了系统的易维护性和方便性。

在满足上述要求的前提下，一个良好的医院信息系统应该具备以下几个功能：首先，医院信息系统能够使整个医院的信息彻底数字化，改变传统的依靠文件、胶片等发送信息的传递方式，实现无纸化办公、无胶片化办公，达到管理费用降低、机构减员增效的目的；其次，医院信息系统能够加快信息流通速度，方便医院与医院之间、医院与患者之间等的信息共享，提高医院整体的运行效率；再次，医院信息系统有利于医院决策层及时、准确地把握医院的营运状况和发展趋势，及时调整经营策略，合理制定医院的发展计划；最后，医院信息系统可以借助于IC卡，实现挂号、看病、付费等功能，并可与医保结合，实现真正的“一卡通”，真正达到方便患者就医的目的。

5.2.2 医院信息系统的内容

医院信息系统涉及医院的方方面面，涵盖患者就诊的各个环节。医院信息系统的目标是支持医院各科室的事务处理，为管理者提供决策依据；为医生技术交流提供方便，并支持医护工作者临床业务，处理患者的临床医疗信息，辅助诊疗；实现信息资源共享，堵截财物损失，提高医院整体效率。实现患者入院全过程的动态管理，实现患者信息全院流通，实现网络信息共享，实现计算机划价、收费、发药和对药品价格的动态管理，堵塞药品、药款的大量流失，实现对病床的网络化管理，动态考察医院临床各科室的工作业绩，对患者费用管理增加透明度，解决出院患者查费难的问题，杜绝住院患者逃费、漏费现象的发生，从而使医院的各个部门能有机地结合起来，提高医院的工作效率，健全医院的管理制度，避免医院药品和资金的大量流失，并且对医院的信息进行更合理、更有效的管理。医院自身的目标、任务和性质、要求，决定了医院信息系统是各类信息系统中极为复杂的系统之一。一个实用的医院信息系统可以实现医院信息管理功能，并可满足目前大多数医院的实际使用。

一个完整的HIS系统，结构上一般可将其划分为多个分系统，每一分系统又可分成若干子系统，子系统还可划分成若干功能模块。子系统的划分要便于HIS的分阶段开发与实现，便于系统的剪裁与组合，要为包括病人医疗信息管理在内的完整的HIS开发打下基础。各子系统间、模块间随时进行频繁的数据传输和处理，共同支持HIS的功能实现。进行总体结构设计定位时，每家医院根据自身实际情况，按照医院发展的目标选取合适的体系结构。一般来说，一个医院信息系统大体由六个子系统组成，分别是门诊管理子系统、药房药品管理子系统、住院管理子系统、人力资源管理子系统、后勤管理子系统和系统管理子系统。各个子系统具备各自特殊的功能又相互依存，都在医院信息系统中扮演各自重要的角色，该医院信息系统的总体功能结构如图5-3所示。下面简要介绍各个子系统的主要功能。

1. 门诊管理子系统

门诊管理子系统由门诊挂号管理、门诊划价收费管理、门诊药房管理组成，三者相互关联，整齐合一，坚持“以患者为中心，为患者服务”的理念，实现了门诊业务的流畅运营以及合理分配，解决门诊患者长时间等待等问题。

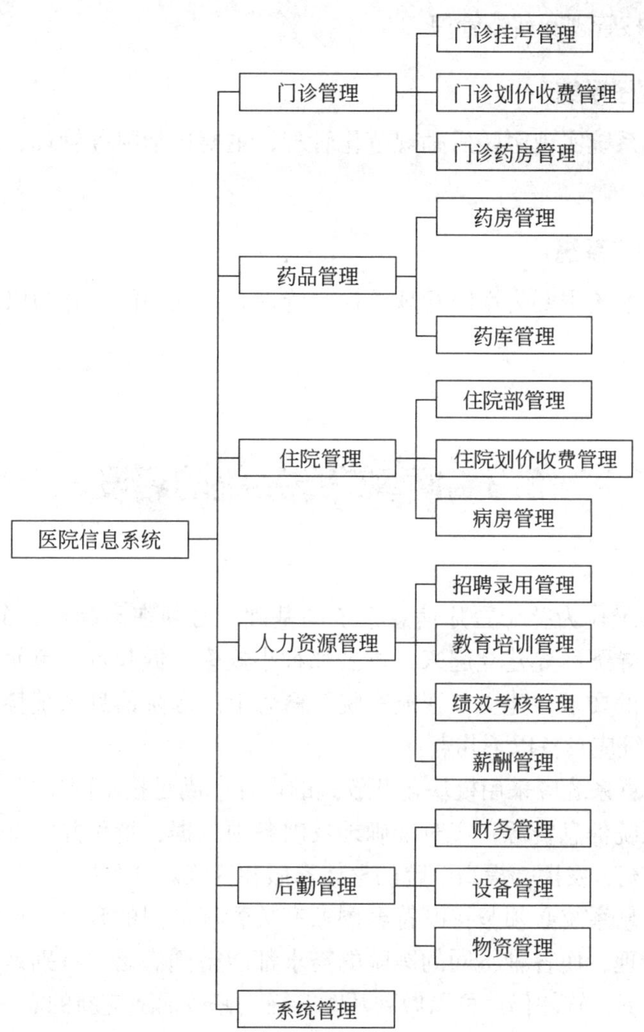

图 5-3 医院信息系统总体功能结构

2. 药品管理子系统

药品管理子系统主要包括药房管理子系统和药库管理子系统。它是药品流通时医院日常工作必不可少的环节，贯穿了医院的整个业务流程。药品管理子系统的主要功能是建立医院所用药品的进、销、存的统计信息，提供医院正常运营所需的全部药品信息。

3. 住院管理子系统

住院管理子系统是医院信息系统的重要组成部分，主要由住院部管理、住院划价收费管理、病房管理组成，它们相互联系，协同工作，为患者提供优质快捷的服务，提高了医务人员的工作效率。

4. 人力资源管理子系统

人力资源管理子系统实现人事业务规范化管理，主要包括招聘录用管理、教育培训管理、绩效考核管理和薪酬管理。

5. 后勤管理子系统

后勤管理子系统实现医院后勤规范化管理，主要包括财务管理、设备管理和物资管理。

6. 系统管理子系统

系统管理子系统主要为系统管理员提供管理系统的功能，并为以后系统的扩展提供一定的接口。

5.3 医院信息系统的建设

医院信息系统作为整个医疗信息系统的基础，必须在高起点、全方位、智能化、网络化的原则指导下率先建立起来。过去那种小规模、低起点、单元化的应用已经不能满足医院建设的要求，建立“智能医院”概念上的医院信息系统势在必行。一个完备的医院信息系统应具备以下几点：

（1）医院信息系统应采用模块化开放式的设计，满足按不同模式管理医院的需求，全面充分利用医院信息资源，实时准确地反映各项数据，量化并完善管理制度，使医院职工的积极性充分发挥，提高医院的整体素质和等级。

（2）医院信息系统必须坚持既符合国家有关管理部门的政令、法规的原则，又保证医院的灵活管理，使各种不同的医院的需求都能得到满足。特别是在有关改革政策不断出台的情况下，软件仍然可以做到及时升级、修改而适应新的需求。

（3）医院信息系统的设计应尽量保证以少量的投入获得最大的回报。在功能上，按最复杂的设计；在价格上，按普遍能承受的水平设计，应具有较高的性能价格比。统一建设网络资源，建立统一的全院网络平台；统一数据库平台和系统开发工具；统一规划，分步实施。根据医院规模的大小、现有医院信息系统的应用水平以及地区网络应用的发展程度，制定符合自身情况的发展步骤，分步实施。

（4）为医院和医疗保险改革配套，并能提供完善的服务，成熟的医院信息系统应预先设置相关的接口模块，只要当地医院有需求，即可和相关部门（如人力资源和社会保障局等）进行连接。

（5）成熟的医院信息系统除具有通常的门诊住院收费、药品库房、财务查询等基本功能外，还应具有完备的功能模块供医院选择，如人事、工资、物资、设备管理等内容，以满足医院发展的需要。

总之，就每个具体的医院而言，医院管理信息化是一项长期的系统工程，必须根据医院的具体条件和要求，遵循统一规划、分步实施的原则，采取网络统一布局、系统分步实施的策略来进行。医院管理层必须把信息化建设作为一项关系医院长远发展的战略决策来对待。

5.3.1 医院信息系统的建设策略

医院信息系统主要包括门诊管理子系统、药品管理子系统、住院管理子系统、人力资源管理子系统、后勤管理子系统和系统管理子系统。这些子系统既是独立完整的子系统，又是相互关联相互影响的子系统，各个子系统之间协同合作，确保整个医院信息系统的顺利运转。本小节将详细介绍以上各个子系统的具体实现过程。

1. 门诊管理子系统

门诊管理子系统主要用于门诊的挂号、就医、取药等的管理，主要包括门诊挂号管理、门诊划价收费管理、门诊药房管理等。该子系统各项功能的具体实现如下所述。

1）门诊挂号管理

门诊挂号管理的主要功能是对门诊患者进行挂号或者预约挂号处理，为门诊患者的后续活动以及门诊工作量统计提供信息查询服务。门诊挂号与预约管理所要完成的工作包括：定义每周门诊的就诊安排表，包括普通门诊和专家门诊；支持按照时间段挂号；允许一个患者同时挂多个号；提供患者就诊预约功能；提供就诊患者查询、科室挂号情况统计、科室退号统计等功能。门诊挂号子系统的流程如图 5-4 所示，首先进入登录页面，在正确输入密码后进入门诊挂号界面，在该界面中可以选择门诊挂号、财务结算、报表查询等操作，最后退出系统。

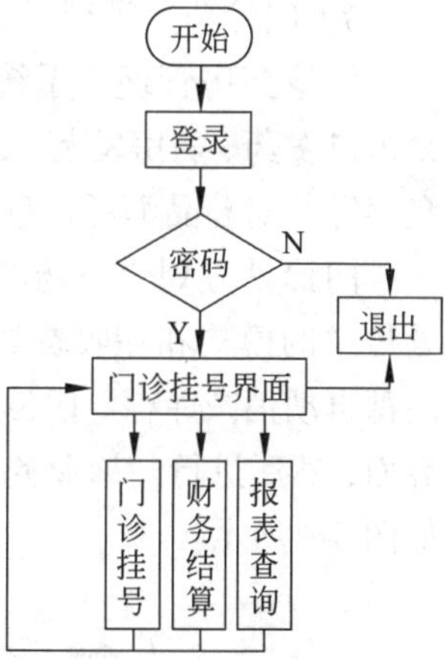

图 5-4 门诊挂号子系统流程

门诊挂号管理子系统基本功能设计主要有以下几个方面：

（1）门诊挂号

按照门诊挂号要求填写好患者的基本信息（如姓名、性别、年龄、挂号科别及挂号类型等）后，点击“确定”，建立患者病历，可以打印挂号票据。如果是医保用户，必须先插入医保卡，然后再输入患者基本信息和挂号信息，如果需要查询，点击“查询”，则可以查到患者信息。为患者分配的就诊号是唯一的，由计算机自动生成。

（2）门诊工作量统计

可以查询和统计每日门诊量、各科室挂号量、账目汇总等。

（3）门诊挂号结算

可以查询门诊“挂号结算”和“结算历史”。

（4）挂号财务结算

可按日期进行查询，并可打印财务结算报表。

（5）报表查询

业务查询、科室费用查询、门诊挂号科室费用统计报表、科室人次查询及挂号出诊安排查询。

2）门诊划价收费管理

当患者在门诊医生处就诊结束，可根据医生开具的取药或检查单据到门诊进行划价并缴费。门诊划价收费模块可根据价目表自动划价，提供划价收费、退费管理、结账处理、结账查询、收据查询、费用查询、账户查询等功能。它的特点是：能够支持各种收费划价模式，包括现金支付和银行卡支付，操作简单、响应时间快；能够实现收费划价一体制，方便患者，减轻医院工作人员划价和收费的工作强度；能够提供统一的价表管理，系统自动划价，减少人工错误的产生；能够与门诊药房子系统连接，可以直接获取药品库存信息，避免不必要的退费的产生；能够与门诊挂号管理相关联，共享患者信息；使医院的财务管理更加透明和便捷等。门诊划价收费流程图如图 5-5 所示，首先进入登录页面，在正确输入密码后即可进入门诊划价收费界面，如果密码输入错误，则会退出系统，进入门诊划价收费界面后，即可进行相应的划价业务、收费业务、收费查询和工作量查询等操作。

3）门诊药房管理子系统

门诊药房管理子系统用于门诊药房药品的科学化管理、规范化管理，其主要任务是窗口发药、病房发药、退药等，按照药库的管理模式对其进行管理，如药品的入出库、盘存等，对药品消耗信息、药房库存及收支信息进行综合的统计查询。

门诊处方划价发药的两种处理模式，分别是药房录入自动划价、药价数据向收费处传送的模式和在收费处录入、药房接收用药数据的模式。不管哪种模式，收费发药后都自动消减库存。门诊药房管理子系统的业务操作流程是：系统操作员登录门诊药房界面，然后进行门诊业务、门诊发药、门诊退药、库存查询管理、系统数据维护等操作，如图 5-6 所示。

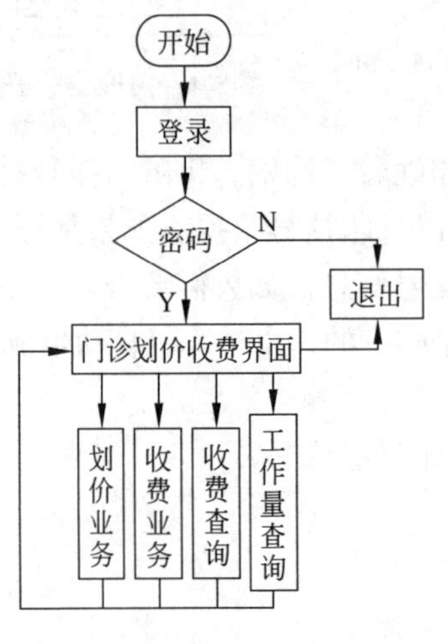

图 5-5　门诊划价收费管理流程

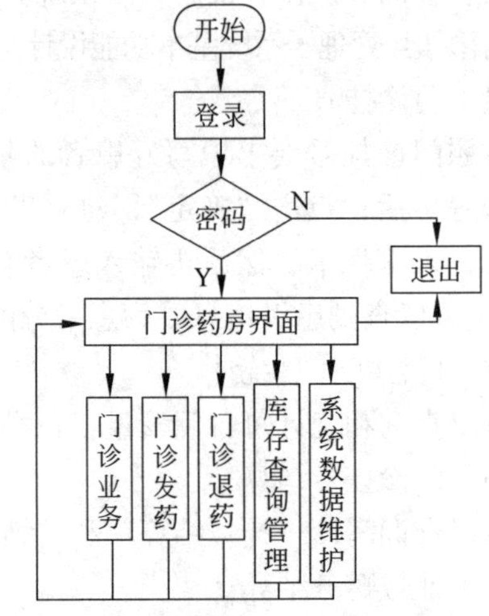

图 5-6　门诊药房管理流程

2. 药品管理子系统

医院信息系统中的药品管理子系统主要包括药房管理子系统和药库管理子系统，药品管理子系统与住院管理子系统、门诊管理子系统等互联，做到整个医院信息系统资源共享，并定期对药品、制剂进行综合测评，实现全院药品价格的中央控制。

1）药房管理子系统

药房管理子系统又分为门诊药房管理和住院药房管理，通过对功能模块的操作实现药品和制剂的入库、出库、调价、盘点、退药、退库、报损、单据审核、查询与统计功能。药房管理子系统的功能具体实现如下所述。

（1）门诊药房管理子系统。

门诊药房管理子系统主要用于门诊中西药房药品管理，主要包括药品入库、药品调拨、药品发药管理、药品库存查询管理、药品有效期管理、处方查询等，下面将详细介绍门诊药房药品入库和出库的具体功能实现过程。

① 门诊药房药品入库。

当药房通过库存查询功能发现某种药品的库存量小，希望进行入库操作时，使用申请入库功能，录入申请入库单，并通过计算机网络传递给药库管理系统。当药库接到药房申请后，依据药库库存情况形成出库单，药房可以通过计算机网络在领药确认功能中找到相应的出库单信息，并通过该功能进行确认，一旦确认入库后，将不能再进行更改操作，同时药房、药库的库存都将发生改变。

② 门诊药房药品出库。

处方确认是药房最主要的工作，处方分门诊处方和住院处方，门诊处方用于门诊药品管理系统的发药确认。门诊药品管理系统将处方分为后台计算机取药模块和前台计算机核对发药模块，处方在系统中显示，只有核对发药后才减库存。住院处方则根据不同住院医嘱产生的各种药品单，分长期药品单、临时药品单、退药单、出院处方单、有毒和麻醉药品单等。病区、医技科室、手术室等提交的各类药品单可在住院药房的系统处方确认模块中显示，药房按处方号或药品单号确认发药，确认后自动减库存。对于已经确认发药的药品单，用户也可以查询。

下面以门诊药房发药为例，说明在三层客户端/服务器结构下门诊药房发药的具体流程（图5-7）。在患者缴费或刷卡的同时，系统发送一条消息到门诊药房；门诊药房的配药人员接受待发药处方并且审核该处方，查询药品字典，依次打印数个配药单进行配药，送到指定的取药窗口；系统通过大屏幕或其他手段,通知患者药品准备完毕。患者到窗口取药，系统确定发药。

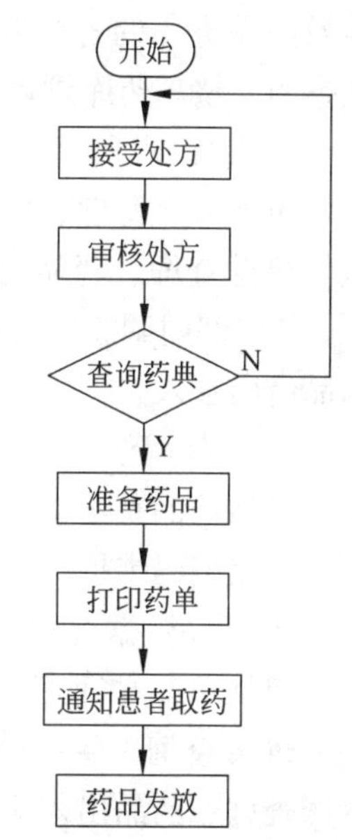

图5-7 门诊药房发药流程

（2）住院药房管理子系统。

住院药房管理子系统主要用于住院部药房的药品管理、药品出入库管理、药品采购计划管理、药品库存与盘点管理、药品报废报损管理、药品出库管理、药品有效期管理等。根据住院部药房的工作特点和具体的工作需求，住院部药房管理系统的业务流程如下所述：

① 在日常工作中，当药房药品发生短缺时，药房一般要通过药品调拨入库功能向

药库申请领药，并将申请领药的药品品种和数量等信息通过计算机网络传送到药库，药库根据库存情况确定向药房发放药品的品种和数量，药房查收药品后，使用领药确认功能对收到的药品进行入库确认，同时修改药房库存数量，使其能在窗口发放。

② 由于某些原因需要将药房的部分药品退还药库时，药房先向药库提出退药申请，当药库通过退药功能模块录入退药单后，药房通过退药确认模块可以获得相关退药信息，并且把退药信息与实际操作中退还给药库的信息进行核对，核对无误后进行退药确认。确认后库存信息发生改变，增加药库的库存，缩减药房的库存。确认以后，本次退药的药品，收费处不能再用于划价收费。

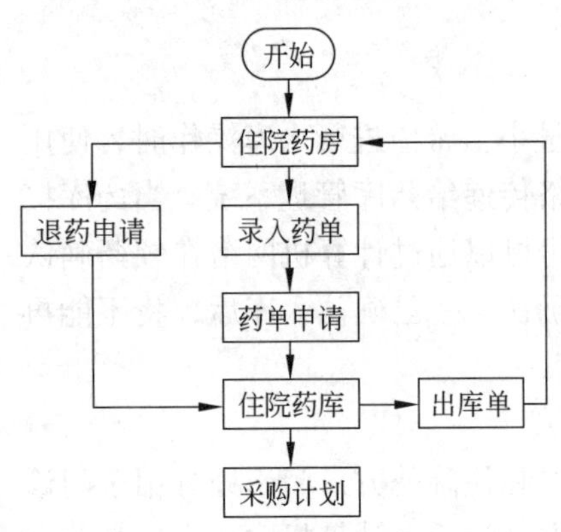

图 5-8　住院药房药品入库流程

（3）所有药品的入库、出库、盈亏、报废报损数据等都由计算机记账，平时可以查询各种记账单据和药品库存，定期打印各种账页和统计报表。可以通过库存查询功能来确定药品是否需要调拨入库，药品的进货、储存、销售主要是在药库和药房之间发生的，之间涉及多种出入库形式，为了能更直观地理解，将其以图表的形式表达。住院药品管理中的入库流程如图 5-8 所示。

2）药库管理子系统

药库管理子系统主要用于中、西药库药品管理，建立整个医院信息系统共享的药品字典和目录，可进行药品入库、药品出库、药房退药、药品退库、药品计划、库房盘点、有效期查询管理、药品信息查询、统计报表等操作。该部分与药房管理子系统以及医院中涉及药品进出的各个科室紧密联系，使整个医院信息系统的药品信息统一，保证药品数据的完整。药库管理子系统主体功能设计如下所述：

① 药库管理。

包括入库管理、出库管理。其中药品入库管理包括药品库存录入、核对入库单据、核对单据查询、药品退回厂家、药品借出退还。药品出库管理包括药房药品调拨单录入、其他部门调拨单录入、部门退药单录入、药房药品调拨、接收药房退药、药品报损、药品借出录入。

② 药品调整。

包括药品基本信息修改、药品基本信息修改记录查询、药品调价、补打单据查询、医保药品编码维护。

③ 药品数据查询。

包括单品种库存查询、新药典信息查询、药品价格查询、生产单位查询（全部）、药品价格查询、生产单位查询、药品有效期查询、药品入库流水账查询、药品出库流水账查询、药品出入库总账、盘存报表查询。

图 5-9 表示药库管理子系统中药品入库的流程：首先进入登录页面，在正确输入密码后，填写药品入库单据，并录入药品信息，在药品入库后，调整药品库存信息，整个药品入库过程结束，点击“确认”即可。

3. 住院管理子系统

住院管理子系统分为住院部管理子系统、住院划价收费管理子系统和病房管理子系统。接下来分别介绍住院管理子系统中各个子系统的组成和设计。

1）住院部管理子系统

住院管理子系统主要包括患者入院登记功能和患者出院管理功能。入院登记是办理入院手续的第一个环节，主要功能包括患者基本信息录入、住院号分配及基本信息的查询与修改。住院号具有唯一性，如果一个患者对应两个住院号时，系统会自动合并这两个住院号，住院号与患者之间是一一对应的关系。住院部管理子系统能够无缝连接医保系统，支持医保患者单独结算或批量结算。对于初次入院的患者，系统需登记患者基本信息并为患者自动分配永久性住院号；对于再住院患者，则只需输入住院号，即可调出患者相关信息。预交押金的方式有现金和刷卡两种方式，并提供预交押金收据打印功能，方便患者查询。出院结算功能只需输入住院号，即可自动计算出患者总费用，同时可以查询并打印各项目费用，经过审核后可以办理出院。住院部管理子系统操作流程如图 5-10 所示，在成功输入密码后进入住院部管理子系统界面，可以进行入院业务、出院业务、医保患者结算查询及普通患者查询等操作。

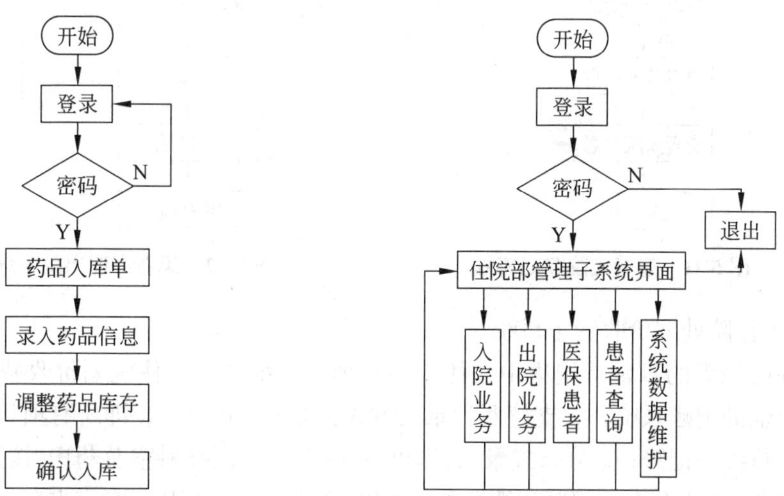

图 5-9 药库管理子系统药品入库流程　　图 5-10 住院部管理子系统流程

住院部管理子系统中患者入院登记流程如图 5-11 所示。首先，进入住院部登录界面，成功输入密码后，进入住院部管理子系统界面，选择办理入院业务，如果密码输入错误，则自动退出该系统；其次，如果患者为首次入院，填写患者基本信息和患者入院信息，即可成功入院，如果患者不是首次入院，调入患者信息后即可办理入院。

在住院部管理子系统中，患者的出院过程如下所述：当进入办理出院界面后，输入住院患者的住院号，然后出现对应患者的相关信息，如不知道患者的住院号，可以利用查询功能调出患者信息，根据查询条件查询患者信息。其中出院管理提供了两种出院方式：① 正常结算出院；② 不结算欠费出院。办理出院结算时，系统提供住院费用核对功能和显示患者历次结算信息功能，统计报表部分包括患者费用查询、患者欠费余额查询、操作员汇总等功能。例如操作员或者患者要查询并打印个人的住院费用，即可调出相应信息，并实现打印功能，真正做到患者费用透明化，提高了医院业务处理的效率，树立了医院良好的社会形象。患者办理出院手续的流程如图 5-12 所示。

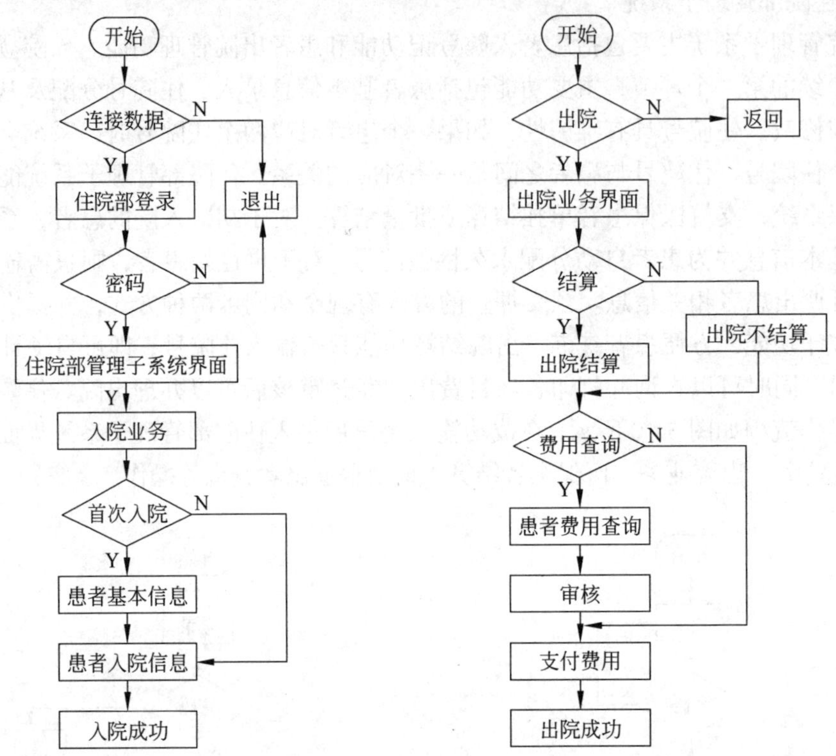

图 5-11　患者入院登记流程　　**图 5-12　患者办理出院手续的流程**

2）住院处划价收费子系统

住院患者的日常费用集中在住院部管理子系统办理，住院划价收费管理子系统只是一个辅助记账系统，它支持两种录入方式：①集中式录入，即所有项目费用都送往住院部进行统一记账；②分布式录入，即可以在病房、各医技科室及药房，按照“哪里发生，哪里记账，何时发生，何时记账”的原则及时划价录入费用，进行记账，由住院部复核。除此以外，住院处划价收费子系统还提供固定费用自动记账，可随时查阅并打印患者目前费用汇总及明细账目。

3）病房管理子系统

通过输入患者住院号，可调出患者基本信息，完成给患者分配房间床位、转换科室、出院释放床位、出院诊断和费用信息处理等操作，生成患者信息一栏卡。下面分别说明病房管理子系统中医嘱记账、病房信息查询及患者医嘱管理的具体过程及实现方式。

（1）医嘱记账，对患者的长期医嘱和临时医嘱进行设定、执行和停止执行管理。根据电子处方，实现科室药品由药房统一发药；患者病房检查治疗费用由护士工作站直接录入，其他检查治疗费用在病房记帐，由医技科室（及药房）和住院部进行复核。

（2）病房信息查询，提供对患者的基本信息、费用信息、欠款信息的查询和统计、医师及科室工作量统计；还可按科别、时间、费用项目等对住院患者的情况进行实时统计分析，为患者打印费用一日清单等，提供普通医嘱发药、急诊用药、出院带药、医技用药及退药处理，管理患者的床位、病情、护理等级、诊断、转科等基本信息。可以对患者医嘱进行处理并产生相应的执行计划。在分布式记账方式下，病房管理是患者收费的核心单元。病房管理子系统操作流程如图 5-13 所示。

在病房管理中，患者的医嘱管理至关重要，医生针对患者下达医嘱之后，病房护士就要录入并且执行医嘱，医嘱分为长期医嘱和临时医嘱。当录入的是长期医嘱时，护士执行医嘱时就要利用医嘱查询功能，查询患者医嘱，并执行。进入病房医嘱查询功能后，输入或选择查询条件，即可获得相应的医嘱信息，如图 5-14 所示。

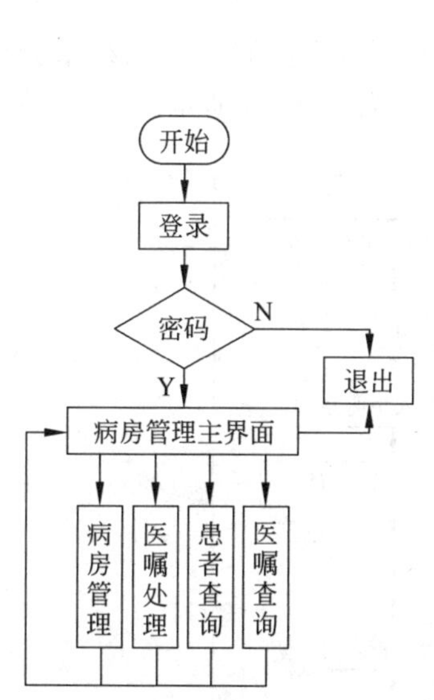

图 5-13 病房管理子系统流程

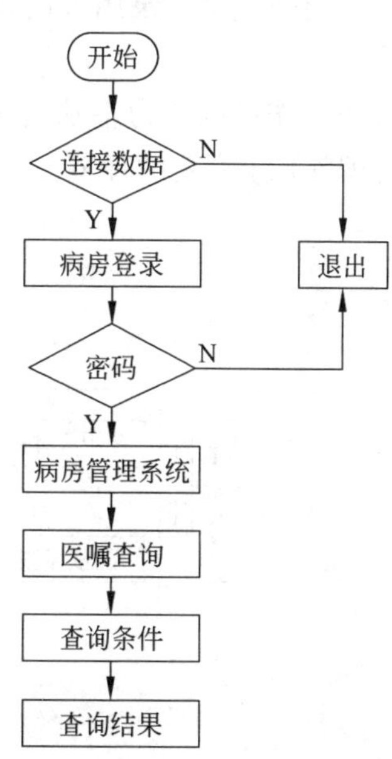

图 5-14 病房医嘱查询功能实现流程

4. 人力资源管理子系统

人力资源管理子系统是医院信息系统的一个重要组成部分，主要由招聘录用管理、教育培训管理、绩效考核管理和薪酬管理组成，下面分别介绍各个组成部分的具体实现过程。

1）招聘录用管理

招聘工作是医院的重中之重，录用人员的好坏直接关系到医院的长远发展，因此完备的招聘录用管理子系统对医院信息管理系统来说非常重要。医院招聘录用管理的大体流程如下所述：

首先，临床各科室根据医院人力资源规划和工作分析数量和质量要求，制定招聘计划，人力资源部门对它进行审核，特别是对人员需求量、费用等项目进行严格复查，签署意见后交医院管理层审批。

其次，拟定的招聘计划的具体内容应包括：岗位、需求量、各岗位具体要求；招聘信息发布的时间、方式、渠道与范围；招募对象的来源与范围；招募方法；招聘测试的实施部门；招聘预算；招聘结束时间与新员工到位时间等项目。

再次，人力资源部门根据招聘计划所确定的招聘信息发布的时间、方式、渠道与范围落实具体的招聘信息发布工作。对求职申请者进行资格审查、面试、笔试。人力资源部门将符合要求的求职者名单与资料移交各临床科室，经临床科室初选后，由人力资源部门再进行复试、体检。在此过程中，应严格按照职务说明书标准进行选拔，然后跟录用人员签订试用合同并安排合适的岗位。试用合同应详细写明试用的职位、试用期限、试用期的报酬与福利、员工在试用期的工作绩效目标与应承担的义务与责任、员工转正的条件等内容。

最后，对招聘成本、录用人员数量、质量等进行评估，并以报告形式向医院管理层反馈。

招聘选拔工作可以分为基础设置、招聘计划、招聘业务处理、招聘结果分析、备选人才库管理等几个主要的环节，招聘录用功能模块图如图 5-15 所示。

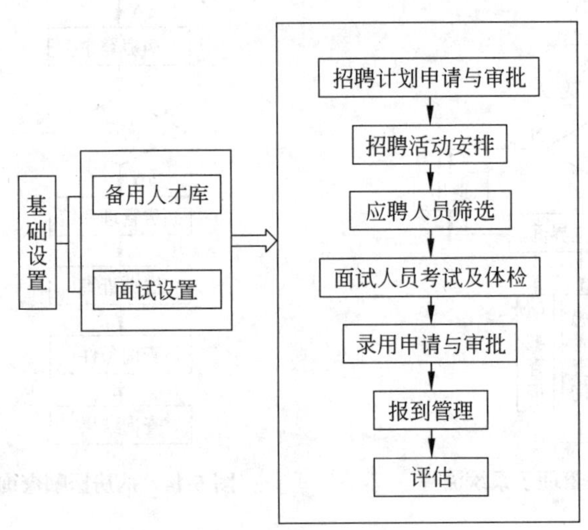

图 5-15　招聘录用功能模块

（1）基础设置。

建立各类模板，进行包括简历录入、通知录入（面试通知、拒绝通知、录用通知等）、计划录入、面试成绩录入等。

（2）招聘计划。

经审批后的招聘计划将作为招聘工作开展的依据。

（3）招聘活动安排。

设置自动筛选简历的功能，过滤后的简历自动进入医院的备选人才库，同时记录面试结果，并按照结果对招聘过程进行管理。

（4）招聘结果统计分析。

对招聘结果中的目标完成情况、费用使用情况以及招聘途径有效性进行记录，并完成量化报表，作为撰写招聘分析报告的依据。

（5）备选人才库的建立。

建立了备选人才库，医院可以在需要的时候以最快的速度找到所需要的人才。

2）教育培训管理

完备的教育培训管理子系统应满足如下的要求：首先，系统将对培训工作进行梳理、收集，提出相应的要求。统一汇总至人力资源部门，人力资源部门根据培训计划统筹安排。其次，人力资源部门必须帮助员工根据自己的职业发展方向制定培训科目和计划，引导员工将个人目标与组织目标协调一致。最后，采用有效的激励手段鼓励员工自我培训，这既控制了培训成本，又充分体现了人力资源管理工作的人本化，也可以制定一系列目标，鼓励员工为达成目标进行自我培训等。

教育培训管理子系统包含的主要功能有：完成员工的国内外进修申请审批、备案等；完成医务人员继续教育学分记录、完成护理人员基本培训记录、完成管理人员培训记录、对于医院出资培训的人员签订培训协议书，对培训实施情况进行统计分析，如成本、效果分析等。这一模块需要的数据表有：护理人员培训需求调查表、医生培训调查表、管理人员培训计划、出国培训协议、培训人员登记表、培训评估资料等。具体功能模块如图 5-16 所示。

3）绩效考核管理

绩效考核管理是人力资源管理的核心职能之一，绩效管理子系统包含的主要功能如图 5-17 所示，可以分解为方案设计、实施、结果统计和沟通四个主要层面。

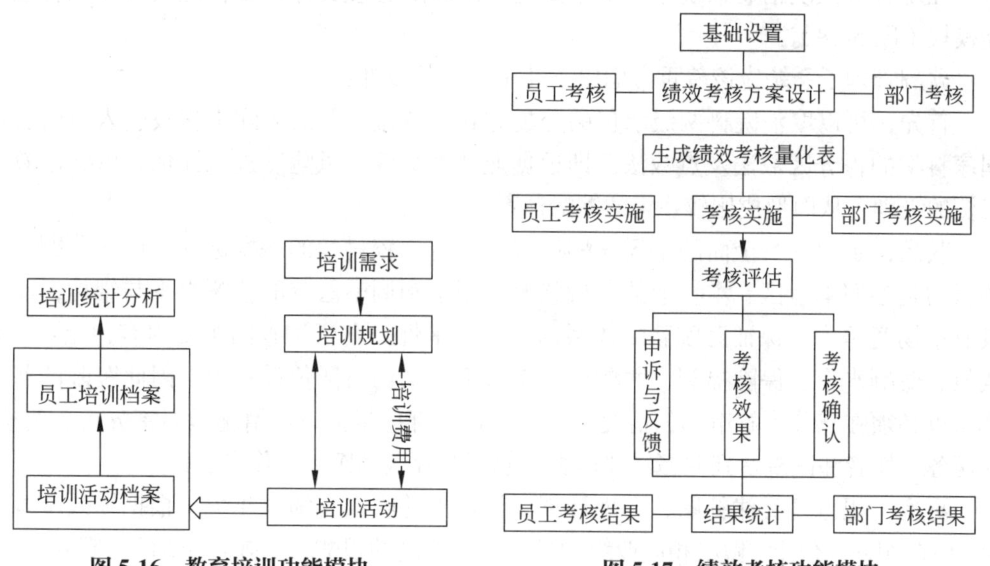

图 5-16　教育培训功能模块　　**图 5-17　绩效考核功能模块**

（1）基础设置。

主要包括绩效指标、考核周期、考核基本档案等。

（2）绩效考核方案。

绩效考核通常划分为个人考核和科室考核。考核方案主要包括定义方案的名称、编码、考核类型、绩效等级、方案制定人、方案制定日期、考核目的、制定方案适用的岗位（科室）、参与考核的考核人类别及权重、定义考核量表、定义量表绩效指标权重、定义方案的等级划分、定义各个指标的等级划分、定量指标定义数据来源和计算公式等内容。考核方案设置中需要注意的是，对于指标库中的量化指标，在与医疗系统实现数据共享的基础上可以直接采集结果后进行计算。

（3）考核实施。

在考核方案设计的基础上，针对被考核的对象，按照“选择考核人员设置定量目标→采集定量数据→实施量化表考核→关键事件记录→述职总结→生成考核结果”的基本流程完成相关操作。其中数据采集可以通过设置数据的共享直接由系统完成，或者由手工输入完成。最终通过设置的计算公式和权重，依据所采集的数据完成最终结果的计算。考核实施中需要注意考核实施流程和考核结果审核的流程设置，特别是在流程中考核指标打分和计算的权限设置方面需要注意是否允许调整。

（4）考核沟通。

在考核结果反馈到被考核人员和接受被考核人员对考核结果的申诉处理方面，其主要目的是提供有效的沟通反馈渠道。

（5）考核结果管理。

考核结果作为员工异动、薪酬、培训等的重要依据。医院可以根据分析的需要，设定不同的考核结果的分类、分项统计，并生成统计图表。

（6）薪酬管理。

在现有的医院信息系统中，要达到完善的薪酬管理目标，要合理设计薪酬管理功能模块（图 5-18）。

薪酬管理子系统应该着重考虑以下几个方面的设计：

首先，可以取消院科两级承包的分配方式，效益工资的分配中积极引入目前发达国家科学的得分因数法及点数法，即根据业绩、绩效、风险度进行评估，以确定效益工资的级别，从而形成比较稳定的薪酬体系。

其次，定期进行全面的市场薪酬调查，确定比较科学的薪酬标准。市场薪酬调查的目的是参照本地区、本行业的薪酬状况，制定和调整医院的薪酬水平与结构，使之具有市场竞争力，保证医院薪酬体系的外在公平性。薪资调查的主要内容包括：薪酬政策、薪酬水平、保险福利、薪酬增长率、组织结构与岗位设置等。因此医院的薪酬体系也必须在充分了解市场的情况下制定，每年都应根据市场情况做周密分析、调整，使医务工作者和医院达到共赢，才能真正起到有效激励医务工作者的作用。

再次，规范各类津补贴，合理计算，使员工总收入与绩效相关。根据绩效统筹计算，使在相同岗位上，做出相同业绩的员工获得相同的报酬，并制定薪酬的上限和下限，使薪酬体系在一个适当的区间内运行。

最后，医院的薪酬系统要接受成本控制，在成本许可的范围内制定薪酬系统。

薪酬福利管理子系统的主要功能如下所述：定义薪酬项目的计算方式，并计算每月数据；计算税金；根据考勤信息调整员工的薪酬；生成薪酬明细表和统计分析报告；与财务管理系统相连，自动完成相应处理；还可将员工薪资、福利按职位、部门、人员等信息进行统计分析，并与培训、招聘模块结合，计算出每位员工的实际人力成本，通过人力成本使管理成本明确化，使医院能更好地节约成本，合理进行人力投资。

5. 后勤管理子系统

后勤管理子系统中的财务管理子系统，对于大多数医院来说，收费的途径主要包括以下几种：挂号费、检查费、药品费、治疗手术费、住院费、护理费等几项。收费处一般有三个，即挂号处、门诊划价收费处、住院划价收费处。将这些收费处的信息统一传输到财务处汇总后再进行存档，以便于后期进行报表处理。图 5-19 描述了收费的流程。

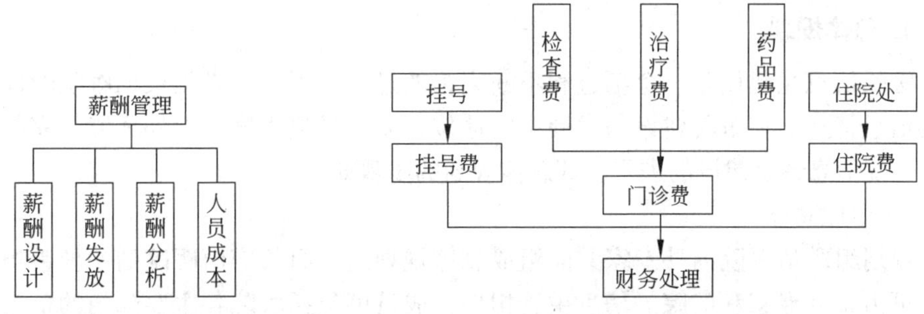

图 5-18　薪酬管理功能模块　　　　图 5-19　财务管理系统收费流程

虽然医院收费的名目不同，但是账务处理的方法基本都是一致的。账务处理的主要流程一般都是从会计记账凭证开始，输入到每日帐表、科目汇总表和各类明细账表，最后再从各科目汇总表汇总到总分类帐进行处理。

6. 系统管理子系统

在系统管理子系统的具体实现中，为了方便操作员进行信息录入工作，系统管理员自定义一系列信息的方法被称为字典类别维护。如管理员在字典里输入信息"学历状况"，同时在字典里添加"专科""本科""硕士"和"博士"等记录，当操作员在录入信息时，只需要从选项中选择就可以了，不需要手工输入。这种功能针对那些较为固定的比较复杂的信息录入尤为有效。系统表管理子系统管理系统相关的数据库表，实现了字典类别维护、字典维护、服务器维护、子系统报表时间维护等功能。

医务人员相关信息的管理，主要涉及医务人员个人资料的填写和维护。系统权限管理设计采用三层管理模式：第一层称为工作站设置；第二层称为子系统服务部门设置；第三层是操作员权限设置。通过设置合法工作站的 IP 地址来检查客户端 IP，以限制非法工作站登录系统。子系统服务部门设置主要是能够合法使用该子系统的服务部门的名称。在实现操作员登录权限管理时，可以通过设置操作员的登录状态标识来防止同一账号重复登录的情况发生。操作员登录系统流程如图 5-20 所示，在统一资源定位符（uniform / universal resource locator,

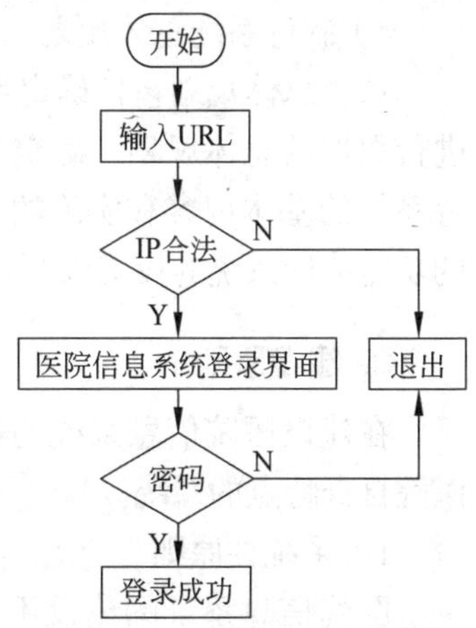

图 5-20　操作员登录系统流程

URL），也就是网页地址，判断网络协议（internet protocol，IP）合法之后，进入医院信息系统登录界面，成功输入密码后，才能登录医院信息系统。

系统管理子系统中的药品信息管理要实现对药品信息相关数据库的管理，如药房维护、库房维护、项目权限维护和项目操作权限维护等；门诊数据管理子系统具体要实现门诊系统设置维护；住院数据管理子系统实现住院部相关数据库的管理和维护；后勤数据管理子系统实现后勤管理的各个子系统相关数据库的管理和维护。

5.3.2 医院信息系统的建设步骤

1. 总体规划

医院信息化建设是一个渐进和不断完善的过程，因此，必须根据医院的性质和不同的信息特点、在医院建设与发展中的地位、需求紧迫程度、内外环境的完善程度来规划医院信息系统建设的进程。其总体规划的步骤如下：

1）组成总体

规划组聘请医院内外专家共同组成总体规划组，组长应由医院的一把手担任，副组长可由院外专家和医院的信息主管担任，成员可包括医院各主要部门的负责人和院外专家。总体规划组建立后，还应由专家对所有成员进行有关总体规划知识的培训，使大家明白总体规划的重要意义，掌握总体规划的基本理论与方法。

2）系统调研

了解医院的内外部环境和发展规划，这是做好总体规划的前提。系统调研前应首先阅读医院的介绍等方面的资料，然后列出调研计划，调研结束后撰写调研报告，并交给有关部门确认。调研工作在整个规划期间可能会反复多次进行。

3）系统分析

系统分析的目的是对现行系统有更清晰、更全面地了解，为总体规划提供依据。系统分析分为现行系统分析和未来系统分析两种。现行系统分析依据是调研报告，根据调研报告中对各方面情况的描述，利用各种工具分析现行系统在管理模式、业务处理过程、信息流动情况等方面存在的问题，为设计未来的信息系统打下基础。

4）制订系统总体规划

系统总体规划包括确定系统的总体目标，建立系统的信息流程、功能和总体结构，进行数据的总体规划。确定系统的内外部接口，进行信息标准化建设，确定系统中各分系统的基本内容和实施的先后顺序。建立信息系统实施的组织机构，根据各分系统的功能估计系统的投资以及资金规划，提出管理机制改革的要求等。

2. 建设原则

在建设医院信息系统的过程中，必须坚持以下几项原则，才能建设一个真正适合医院自身特点的系统。

1）系统性原则

医院信息系统的建设不仅涉及管理软件本身的功能和特点，还涉及硬件、网络、系统软件等多个方面，同时医院管理信息系统又由多个分系统组成，各个分系统实施的前后关系也影响着整个建设计划，因此，必须遵循系统工程的原理和方法开展医院信息系统的具体建设工作。

2）整体性原则

医院信息系统关系到医院运营的方方面面，它们共同构成一个有机的整体。因此，在医院信息系统选型时，应考虑各方面对信息系统的需求，不能忽略某一部门或某一方面的应用需求。

3）可持续发展原则

为适应将来的发展，医院信息系统应具有良好的可扩展性和可维护性。软件尽可能采用模块化、组件化，提供配置模块和客户化工具，应用系统可灵活配置，适应不同的需求。即使在某些系统出现故障时，各分系统也能自动运行，数据库的设计应尽可能考虑医院今后发展的需要。

4）实用性原则

实用性是医院信息化工作的出发点和归宿，医院信息系统必须满足医院目前和中长期业务的要求，符合医院信息化长期发展规划，充分考虑各业务层次、各管理环节数据处理的实用性。同时适应现有人员的素质和管理特色，把满足用户使用和管理业务作为第一要素进行考虑，用户界面应当直观、明了、条理清晰。

5）先进性原则

只顾价格低廉而选择落后技术的产品，将导致医院信息系统建设的彻底失败。应根据经济条件，结合本院实际情况，选择技术成熟的C/S结构或客户 / 中间件 / 服务器（C/M/S）体系结构的系统，采用面向对象的开发工具、分布式计算体系、集成模式的查询系统、基于组件的软件开发模式，提供先进、功能完备的大型数据库管理系统和可扩展的参数化的医院信息系统软件。

6）安全可靠性原则

医院信息系统一旦实施，其安全性、可靠性是一个很重要、很关键的问题。医院信息系统应提供数据库一级安全性，确保各部分数据只被授权的合法用户使用。满足医院7×24小时不间断安全运行的要求，系统数据处理准确无误，有冗余备份，有强大的、快速的联机访问能力。

7）标准化原则

在选择软件和硬件时，要坚持选择那些遵循标准接口的系统和设备。无国际标准的，选择国家标准或符合部门或行业的标准、地方标准的软件和硬件，以便信息交换和共享。

3. 网络建设

1）网络布线

计算机网络线路的铺设与信息系统应用范围密切相关，网络端点位置的确定应该与医院信息系统应用总体规划吻合。除考虑医院信息系统的近期应用需求外，网络线路设计还应考虑到一定的线路备份，特别是在一些关键部位要有适当的应急线路，以保证医院信息系统的应用不因网络线路的意外中断而受影响，同时要尽量满足智能化楼宇的布线标准。网络线路材料应该选择标准化程度较高、技术较新、适用范围比较广的产品。网络性能是由线路和设备中性能最低的部分所决定的，而线路的使用周期又较长，因此，在网络建设开始时低性能的部分不应该出现在线路上。

2）网络拓扑设计

网络拓扑是建设网络首先要考虑的问题，千兆以太网具有容易管理、易升级、可平滑过渡到万兆网的特点，也可对数据提供优先级的区别处理（priority）能力，价格较为低廉，且产品众多。因此，医院信息系统网络拓扑结构可选择千兆以太网作主干网，100M、1000M到桌面的三层拓扑结构，即主干网、汇聚网和接入网。同时要结合实际情况，考虑线路冗余和负载均衡，努力避免网络的单点故障和网络拥塞。为满足未来移动办公的需要，网络拓扑设计应考虑无线网络的建设。

3）网络设备选择

网络设备的选择要遵循性能为主、兼顾价格以降低投资的总体原则，对产品选型与建网方案进行综合考虑。一般选用当前主流的网络公司产品，采用主流技术、开放的标准协议、具有良好的互操作性，能够支持同一厂家的不同系列产品、不同厂家的产品之间的无缝连接与通讯，减少设备互连的问题和网络维护的费用，并且应当考虑选择的设备是否可以平滑升级。在网络设计以及设备论证、选型时，主要应考虑以下几个方面：

（1）主干网络拥有足够的带宽和良好的升级能力，并且具有承载多种服务的能力。

（2）网络具有高可靠性、高度的灵活性和易用性，提供多种接入服务能力，具有完善的管理控制能力和网络安全性。

（3）拥有基于策略的网络管理和基于网络物理层、链路层、网络层的性能测量和故障控制，并提供远程配置和故障排除能力，同时要使组建的网络是一个开放的系统，应采用国际标准协议，网络管理基于简单网络管理协议（simple network management protocol, SNMP），并支持远程监视（remote monitoring, RMON）和RMON2。

（4）须拥有系统容错，中心交换设备的背板连接、交换模块、接口模块、电源模块、风扇等都必须支持冗余，机箱式设备支持模块热插拔，真正做到中心交换设备无单点故障。

（5）支持链路容错，重要的环节有冗余链路。支持冗余电源系统，中心交换机和服务器都拥有冗余电源。

（6）充分考虑系统的安全性，通过虚拟局域网（virtual local area network, VLAN）划分，结合使用中心、边界交换机和路由器等的过滤器、防火墙功能，加强系统的安全性。

（7）要有一体化的网络管理，随着网络规模的扩大和系统复杂程度的增加，网络管理和故障排除越来越困难，更先进、更完善的网络管理势在必行。

中心交换机是整个网络的核心部件，也是整个网络最重要的部件，在整个网络中的地位至关重要，它的故障将导致整个网络的瘫痪。因此，中心交换机的选择不仅要考虑价格，更重要的是需考虑其性能、质量和售后的技术支持及服务。因此，配备双电源、双引擎冗余、较高的背板带宽、较快的交换速率、较好的品牌是选择中心交换机的基本要求。

4. 服务器配置

数据是医院信息系统中的重要资源。数据是医院中各部门在医疗和管理工作过程中输入的，是整个信息系统的基础。当前国内医院信息系统广泛采用客户机 / 服务器结构。其中服务器的主要功能是存储和信息系统中的数据，也负责部分数据的处理；客户端通过网络与服务器连接，主要负责用户界面和局部数据的处理。因此，服务器是医院信息系统的一个中枢，其性能和可靠性显得十分重要。如果服务器的性能较差，则可能影响使用端的性能，进而使整个系统性能降低；如果系统中的主服务器停机，会使整个系统无法正常工作。为了保证信息系统的整体性能，医院通常都需要选择高性能的计算机作为服务器，国内许多医院使用小型机或高档的微机作为服务器，特别是当前微机服务器的性能越来越高，而小型机的价格相对低得多，在国内医院得到极为广泛的应用。选择服务器时应考虑以下几个方面的因素：

1）服务器设备选型

服务器设备选型的原则是按需选配。在应用过程中，随着应用的增加，容量不够时，可以更换中心服务器，替换下来的服务器可作他用，从而保护现有设备的投资。

2）服务器选择

服务器选择时要考虑数据存取速度、运算速度、网络速度等多个性能指标。在医院信息系统应用中，影响服务器性能的主要因素是数据存取速度和运算速度。目前，各大服务器生产商一般推出不同档次的服务器供医院选用，不同档次服务器的性能可以相差几倍到十几倍。医院在建设信息系统时，应该根据自己的实际情况选择适合于2~3 年内医院信息系统应用规模的服务器。另外，真正对整个系统性能影响较大的还有医院信息系统的软件，完成同样功能，不同的信息系统软件在性能上也相差巨大，仅仅靠选择高性能的服务不能解决全部问题。因此，医院在建设信息系统时，不仅要选择好的服务器，还要花时间选择好的医院信息系统软件。

3）服务器的可靠性

服务器的可靠性是医院信息系统的核心，一个医院信息系统要 7×24 小时运行，这就要求服务器必须每天 24 小时不间断地工作。一个可靠的服务器系统应该能够最大限度地保证医院信息系统的正常运行。服务器的可靠性可用机器本身平均无故障时间和平均故障修复时间两个指标来衡量，还可以通过增加磁盘冗余、增加冗余电源和双机热备等手段进一步提高服务器的可靠性。

5. 软件系统选型

医院信息系统建设涉及的软件主要包括网络操作系统、工作站操作系统、数据库管理系统和医院信息系统。

1）网络操作系统的选型

网络操作系统应选择主流操作系统，大型系统多使用 UNIX，其性能稳定、安全性好，但对于网络管理员的技术水平要求较高。目前也有较多的应用选择基于 UNIX 思想的开源操作系统 LINUX。中小型系统可以采用 Windows 2003 或 Windows 2007，具有友好的窗口界面、操作简便、易于掌握、管理方便、价格低廉等优点，是当前流行的网络操作系统。

2）工作站操作系统的选型

客户端的操作系统可选择当前流行、界面友好的 Windows 2010、Windows 2007、Windows 2003、Windows Vista 等。

3）数据库管理系统的选型

医院信息系统的核心任务是数据的存储管理和高频率的信息查询和利用，其性能直接影响联机事务处理的效率。小型医院管理信息系统可以选用 MS SQL Server 2000，大型医院管理信息系统应采用大型关系型分布式数据库，如 SQL Server、Oracle、Sybase 等。选择数据库管理系统时应注意考虑以下几个方面：

（1）构造数据库的难易程度：数据库管理系统有没有范式的要求，即是否必须按照系统所规定的数据模型分析现实世界，建立相应的模型；数据库管理语句是否符合国际标准，符合国际标准则便于系统的维护、开发、移植；有没有面向用户的易用的开发工具；所支持的数据库容量的大小、数据库的容量特性决定了数据库管理系统的使用范围。

（2）程序开发的难易程度：有无计算机辅助软件工程工具 CASE? 计算机辅助软件工程工具可以帮助开发者根据软件工程的方法提供各开发阶段的维护、编码环境，便于复杂软件的开发和维护。有无第四代语言的开发平台？第四代语言具有非过程语言的设计方法，用户不需编写复杂的过程性代码，易学、易懂、易维护。有无面向对象的设计平台？面向对象的设计思想十分接近人类的逻辑思维方式，便于开发和维护。对多媒体数据类型是否支持？多媒体数据需求是今后发展的趋势，支持多媒体数据类型的数据库管理系统必将减少应用程序的开发和维护工作。

（3）数据库管理系统的性能分析工具：包括性能评估（响应时间、数据单位时间吞吐量），性能监控（内外存使用情况、系统输入 / 输出速率、SQL 语句的执行，数据库元组控制），性能管理（参数设定与调整）。

（4）对分布式应用的支持：包括数据透明与网络透明程度。数据透明是指用户在应用中不需指出数据在网络中的什么节点上，数据库管理系统可以自动搜索网络，提取所需数据。网络透明是指用户在应用中无需指出网络所采用的协议，数据库管理系统自动将数据包转换成相应的协议数据。

（5）并行处理能力：支持多 CPU 模式的系统（SMP、CLUSTER、MPP），负载的分配形式，并行处理的粒度和范围。

（6）可移植性和可扩展性：可扩展性是指垂直扩展和水平扩展能力。垂直扩展要求新平台能够支持低版本的平台，数据库客户机 / 服务器机制支持集中式管理模式，可保证用户先前的投资和系统。水平扩展要求满足硬件上的扩展要求，支持从单 CPU 模式转换成多 CPU 并行机模式（SMP、CLUSTER、MPP）。

（7）数据完整性约束：数据完整性是指数据的正确性和一致性保护，包括实体完整性、参照完整性、复杂的事务规则等。

（8）并发控制功能：对于分布式数据库管理系统，并发控制功能是必不可少的。因为它面临的是多任务分布环境，可能会有多个用户点在同一时刻对同一数据进行读或写操作，为了保证数据的一致性，需要由数据库管理系统的并发控制功能来完成。

（9）容错能力：异常情况下对数据的容错处理。其评价标准包括硬件的容错，有无磁盘镜像处理功能；软件的容错，有无软件方法异常情况的容错功能。

（10）安全性控制：包括安全保密的程度，如账户管理、用户权限、网络安全控制、数据约束等。

4）医院信息系统软件

目前我国医院信息系统研发厂商有近千家，厂商的软件各有特色，却没有一家软件开发商可以提供全线的产品。因此，在选型时要结合医院自身的业务特点，选择合适的医院信息系统及其供应商。优秀的医院信息系统软件及其供应商应有以下特点：

（1）自主化：必须具有自主知识产权，有独立开发软件的能力，并能够根据客户需求修改医院信息系统软件。

（2）专业化：最好是专门从事医院信息系统开发的公司，这样既熟悉医院的日常运作业务，又具备软件后继开发的专业实力。

（3）主流化：选择的医院信息系统应是市场的主流产品，在市场上应具有一年以上的使用时间，经过若干医院的实践检验，这样才能证明该公司的软件是稳定可靠的。

（4）规范化：软件应是严格按照卫生部制定的《医院信息系统基本功能规范》开发的，既要有医院基础管理系统，也要有医院临床管理系统和智能专家管理系统的支持，系统还应具备较强的扩展性能。

（5）全程化：系统开发商及其代理商应具有良好、高效的售前、售中和售后的服务支持。如果招投标采购 HMIS，投标方应出具有第三方担保的服务保证书、承诺书及防止逃逸承诺的证明文件。

5.4　医院信息系统的运行维护

医院信息系统是医院现代化管理和信息技术相结合的产物，是多种要素有机构成的智能化的动态应用系统，有着极为复杂的内部联系和外部环境。为确保 HIS 的网络畅通、运行平稳、数据准确，充分发挥其功能与作用，做好系统的运行管理与维护工作显得尤为重要。

5.4.1　医院信息系统运行维护的目的

1. 保持系统稳定性

HIS 投入运行后，系统的内外环境时刻都在发生变化，通过运行管理工作，可将系统运行的结果与标准随时进行比较和分析。当发现有超越允许范围的偏差时，可及时采取必要的纠正措施，以使系统运行趋于相对稳定。

2. 保持系统先进性

HIS 运行一定时间后，变化的内外环境会将系统的缺点、错误以及与实际应用需求之间的偏差反映出来，势必会对系统提出新的要求。因此，这就需要在系统日常运行管理中发现问题，提出适应新环境、新需求的更先进的系统改进方案。

3. 保持系统高效性

随着 HIS 运行时间的延长，数据容量不断增加，加之因操作错误或系统缺陷产生的系统内垃圾数据，会使网络运行速度变慢、吞吐量降低，因此，系统管理人员必须经常检查后台数据的运行情况，及时清除垃圾数据，并根据系统流量情况进行系统资源调整。将运行的结果与标准随时进行比较和分析。当发现有超越允许范围的偏差时，可及时采取必要的纠正措施，以使系统运行趋于相对稳定。

5.4.2 医院信息系统运行维护的组织

管理与技术并重是保证医院信息系统正常运行的重要原则。随着计算机科学与技术的发展，设计并实现一个有效的医院信息系统已无太多的技术障碍，但人们经常看到许多国内外医院信息系统项目的失败案例，其问题大多出于人的因素，即 HIS 运行管理的组织因素。建立 HIS 的管理机构、配备相应的技术管理人员、制定完善的管理制度是 HIS 运行管理的基本原则。

HIS 正常运行的基本前提是必须有一个负责的组织管理机构。该机构建立的组织管理方法如能较好地反映组织机构中部门和岗位的管理职责，便有利于发现系统运行中的偏差并及时纠正其偏差，保证系统的高质量运行。医院信息系统涉及全院的医疗、药品、护理、管理及人、财、物诸多方面。因此，需要一个全院性的管理机构，即由院长直接领导的医院信息系统管理委员会，委员会的成员可由主管医院信息工作的副院长、信息科主任、各科室医疗或管理负责人担任。管理委员会的任务是检查、督促、保证整个医院信息系统的正常运转，为系统的优化及进一步开发制订计划和目标。医院信息科是其下属的技术和管理科室，信息科主任应参与系统的运行管理，同时负责系统进一步开发的技术管理。

1. 配备相应的技术管理人员

在 HIS 运行管理过程中，针对不同的技术管理岗位，应配备和培训相应的职能人员，如计算机操作员，基础数据录入员，软件、硬件、数据库维护人员等。各类专职技术人员应掌握设备的基本性能、操作运行过程、硬件的检修、软件的维护等技术。医院信息科作为负责医院信息系统日常管理和维护的职能科室，主要任务是在技术上管理好医院信息系统，保证其正常运转，管理和维护全院的计算机设备及相关软件，协助各科室开展计算机信息系统应用工作（医学数据处理、医学统计分析及计算机辅助诊疗），培训医院工作人员使用医院信息系统。信息科的人员一般由医学信息学专业人员组成，其来源有四：① 医学信息处理技师或医师，是受过医学信息学专门训练的人员，主要协助各科室开展医学数据处理、分析及计算机辅助诊疗等与医药关系密切的工作；

② 网络工程师，是医学信息学或计算机网络专业人员，主要负责网络设备的维护；③ 系统分析员及程序员，是计算机软件专业或医学信息学人员，主要负责各类系统和软件的维护、推广及开发；④ 操作员，受过计算机操作训练的专业人员，负责计算机操作、管理及日常维护、大宗数据及程序的编写，以及对医院各类人员的培训。

2. 制定完善的管理制度

医院信息化建设中的规章制度是一个科学规范体系，它不仅要求制定制度与自身内部体系结构协调统一，而且要求制定的各类规章制度之间协调统一，与其上位制度也要协调统一，这样才能够发挥这些规章制度的应有作用和整体功能，提高医院信息系统的整体管理效率。具体可分为 3 类：① 综合性制度，包括国家制定的有关信息化及医学信息和计算机方面的章程、规程、条例等全面性的规章制度；② 行政管理制度，主要包括组织管理制度、岗位责任制度、人员管理制度、设备（物资）的管理与使用制度、经费的管理与使用制度、行政管理制度和统计制度等；③ 业务管理制度，包括各个部门的工作流程、操作规范、工作制度等。

5.4.3 医院信息系统运行维护的内容

1. 保持系统稳定性

医院中心机房的维护是指机房的日常管理、检查、纠错、故障排除等。日常的维护是根据机房管理制度，按时进行环境监测，保持温度、湿度、空气净化，定期对设备和电源进行检测，发现异常现象并及时排除。故障排除必须由专人负责，要在充分分析现场故障的情况下，提供排除故障方案，并做好详细记录。局部设备的维修应尽可能不停机进行，保证医院信息系统的正常运行。

2. 软件维护

在软件运行阶段对软件产品进行的修改称为软件维护。软件维护是为了满足用户的进一步需求，改正系统中隐含的错误，扩充部分功能。软件维护是软件工程的一个重要任务，其主要工作就是在软件运行和维护阶段对软件产品进行必要的调整和修改。进行软件维护的原因主要有 5 个：① 在运行中发现测试阶段未能发现的潜在软件错误和设计缺陷；② 根据实际情况，需要改进软件设计，以增强软件的功能，提高软件的性能；③ 要求在某环境下已运行的软件能适应特定的硬件、软件、外部设备和通信设备等新的工作环境，或要求适应已变动的数据或文件；④ 为使投入运行的软件与其他相关的程序有良好的接口，以利于协同工作；⑤ 使运行软件的应用范围得到必要的扩充。软件维护主要包括改正性维护、适应性维护、完善性维护。

1）改正性维护

在软件交付使用后，由于开发时测试不彻底、不完全，必然会有隐藏的错误被带到运行阶段，这些隐藏的错误在某些特定的使用环境下会暴露出来。为了识别和纠正软件运行中的错误，改正软件性能上的缺陷，排除实施中的错误使用，对软件进行诊断和改正错误的过程，称之为改正性维护。由于这些隐藏的错误在特定条件下才能被发现，为了方便诊断和改正，软件运行过程中出现问题或错误时，必须详细记录当时的操作行为和使用环境。

2）适应性维护

在软件系统运行过程中，由于外部环境（新的硬件、软件配置）或数据环境（数据库、数据格式、数据输入/输出方式、数据存储介质等）发生变化，为了使软件适应这种变化而进行的软件修改过程叫作适应性维护。例如由于操作系统版本的变更或计算机的更替引起的软件转换是常见的适应性维护任务。“数据环境”的改变，如数据库和数据存储介质的变动以及新的数据存取方法的增加等，都需要进行适应性维护。

3）完善性维护

信息系统一旦正常使用后就会有大量数据产生，但仅有数据还不等于有信息，还需要对这些数据进行处理。通常在一个信息系统刚投入使用时，操作人员和管理人员的主要注意力放在新老系统的交替上；经过一段时间熟悉后，用户往往会对软件提出新的功能与性能要求。为了满足这些新的功能要求，需要修改或再次开发有关软件，以扩充软件功能、增强软件性能、提高软件效率和软件的可维护性，这种情况下进行的维护活动叫做完善性维护。

除上述3类维护之外，还有一类维护活动，叫作预防性维护。这是为了提高软件的可维护性和可靠性，为进一步改进软件打下良好基础的维护。通常情况下，预防性维护被定义为“把今天的方法学用于昨天的系统以满足明天的需要”。

为了适应医院管理发展的需求，延长软件的寿命，创造更多的价值，软件维护在系统运行过程也就越发重要。一般来说，在软件使用的最初两年，改正性维护的工作量较大。随着错误被发现和修改，软件逐步进入到正常使用期。由于改造和改进的要求，适应性维护和完善性维护的工作逐步增加。实践表明：大部分的维护工作是改变和增强软件的功能，而不是纠错。在整个软件维护阶段的工作中，预防性维护只占很小的比例，完善性维护几乎占了一半的工作量。这是因为在软件运行过程中需要不断地对软件进行修正，以适应新的环境和用户新的需求。不同种维护的工作量如图5-21、图5-22所示。

无论是自主开发的软件还是购买的软件都需要维护，软件维护和软件开发一样，必须严格遵守规范，这样才能保证软件运行的质量。

1）制订软件维护计划

所有软件维护应以文档的方式由维护人员（用户或开发人员）提交维护计划。对于改正性维护的申请必须尽量完整地说明错误产生的情况，包括运行时的环境、输入数据、错误提示以及其他有关材料；对于适应性或完善性的维护要求，则要求提交维护要求说明。全部的维护活动都应该从维护申请计划的报告开始。提交维护申请计划之后，由维护机构进行维护计划的评审，确定维护类型，根据问题的严重性安排适当的维护人员，开始具体的维护工作。

2）实施软件维护过程

一个维护计划通过评审后，将按下列过程实施维护。

（1）确定维护类型。要明确维护的类型是改正性维护，还是适应性维护，要力求使用户与维护小组的观点协调一致。

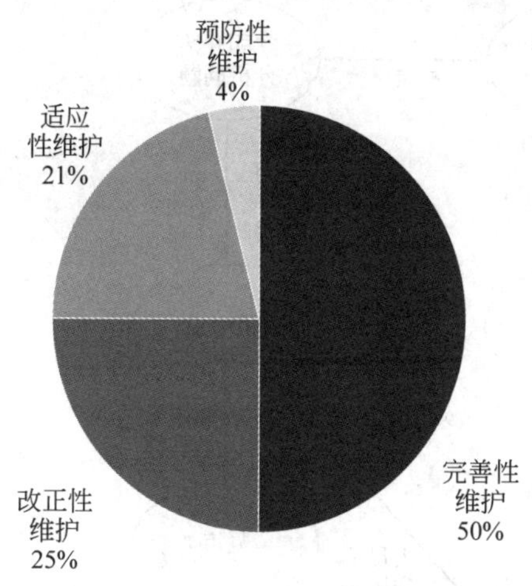

图 5-21 不同类型软件维护工作量比例

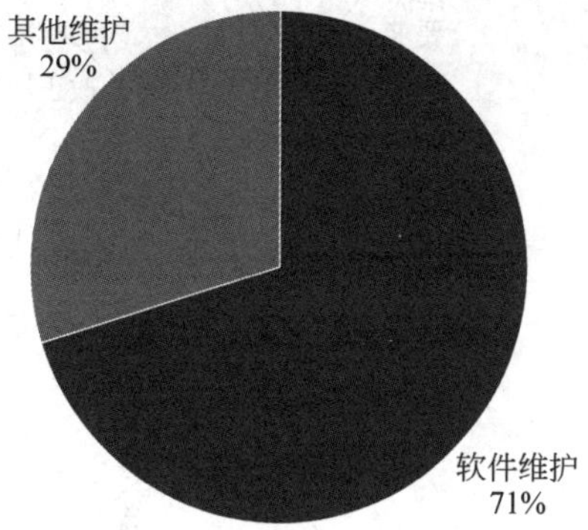

图 5-22 软件维护在系统维护中的比例

（2）对于改正性维护，要从评价错误的严重性开始。如果存在一个系统的重要功能不能执行之类的严重错误，则由管理部门立即组织有关人员分析问题出现的原因，有针对性地进行改正性维护。一般情况下，可将改正性维护与其他软件维护任务一起进行，统一安排。

（3）对适应性维护和完善性维护，首先要对出现的问题进行评审，确定问题的优先级。如果优先级较高，则需要立即分析问题，开展该项维护工作。

（4）实施维护任务。不论维护的类型如何，实施维护工作主要包括分析软件的需求、修改软件设计、修改源程序、单元测试、集成测试、确认测试以及复审等，每个阶段都应有详细的文档。

（5）“救火”维护。需要立即进行软件改正的维护，业界称之为“救火”维护。但如果一个软件开发机构经常“救火”，则必须对整个软件做一次全面的检查和反省。图 5-23 描述了实施软件维护的工作流程。

3. 数据维护

对医院信息系统而言，数据是比其他软硬件设备更为宝贵的资源。随着医院信息系统应用的深入，医院中越来越多的业务都要依赖计算机与网络来实现，这就对系统的可用性和性能提出了很高的要求。确切地说，系统的可用性和性能已经成为当前医院信息系统竞争力的一个重要指标。医院信息系统的核心是数据库，因此，如何做好数据库的管理工作，对医院信息系统的开发与应用具有重要意义，数据库的可用性和性能是否能够得到很好的保障，制约着整个医院信息系统的运行。数据库的数据维护可以从日常数据管理、数据备份和数据库性能调整几方面展开。

1）日常数据管理

随着医院信息系统的模块渐增和应用的拓展，信息系统每天产生大量与医疗、费用相关的基础数据。当数据量达到一定水平后，会导致系统的运行效率急剧下降，直至前端用户无法忍耐。因此，区别数据的使用时效，做好过期数据的处理，保证在用

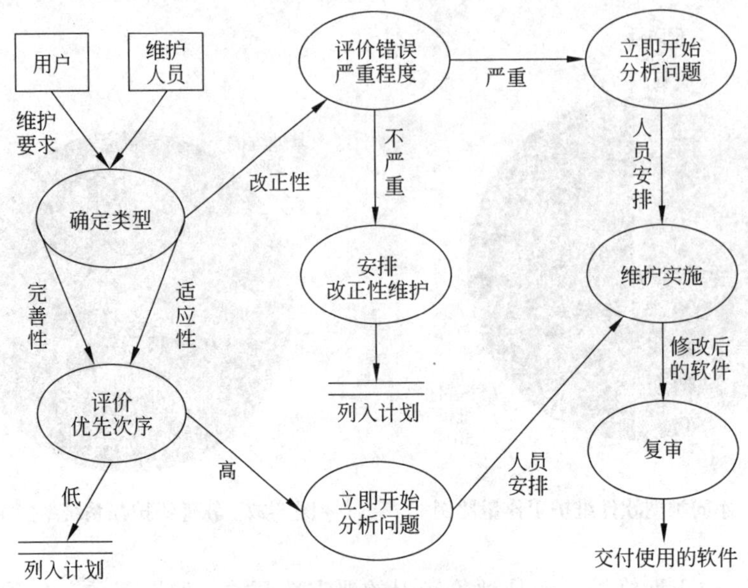

图 5-23　软件维护的工作流程

数据库的高性能是数据维护的一项十分重要的工作。

（1）过期数据处理。

在保证前端应用的前提下，定期将在线使用率不高的数据从在用数据库服务器中导出，进行离线保存，以保证联机事务处理应用具有较好的性能。同时，当需要对过期数据查询或处理时，能保证其及时恢复，并且不影响在用系统的运行。

（2）历史数据库的建立与维护。

随着医院信息系统应用的不断深入，不仅要保证联机事务处理的应用，同时还要满足医院各类人员对数据应用提出的各层次、各类别的查询需求。在数据仓库应用还不普及、难以满足大量联机分析处理和数据挖掘的情况下，有必要设立专门用于医疗数据、经济信息统计、过期数据查询的历史数据库服务器并定期维护，以保证历史数据库服务器与在用数据库服务器基本同步。

2）数据库备份

数据库备份是指按照事先设定的策略或人工操作对某一时间点的数据库数据进行复制的技术手段，其目的是在数据库出现严重故障时能够通过备份还原数据（仅能还原到备份时间点的数据库状态），或是复制备份到其他服务器，建立历史数据库以备查询。数据库的备份策略一般有 3 种：

（1）完全备份。

完全备份是将数据库中的所有数据进行备份。其优点是只需要一个备份数据就能恢复数据库，缺点是备份时需要消耗比较多的服务器资源，数据量较大时需要较长的备份时间。

（2）增量备份。

增量备份指备份相对于上一次备份后增加或修改过的数据。其优点是增量备份时消耗较少的服务器资源与时间，缺点是恢复时需要先恢复整个备份的文件后再逐个恢复增量备份文件，过程比较复杂，恢复时间较长。

（3）差分备份。

差分备份指备份相对于上一次完全备份后增加或修改过的数据，其优点是减少备份时间与数据量，缺点是恢复时必须先恢复完全备份后才能恢复差分备份的数据。

数据库备份一般可以采用专业备份软件，如 Legato Network，CA ARC Server，Veritas Net Backup 等，该类软件提供数据库跨平台网络数据的自动备份管理；亦可采用数据库自带的备份工具，如 SQL Server、Oracle 等均带有各自的专业备份工具，通过写批处理代码或建立备份任务的方式实现自动备份管理。

数据库备份需要消耗服务器资源。在医院业务高峰进行备份会影响医院信息系统的正常运行，故一般选择在 0 点至 7 点，或 12 点至 14 点的时间段，根据备份需要的时间，进行数据库备份操作。

3）性能调整

医院信息系统的性能调整可从以下 3 个方面展开：

（1）系统软硬件调整。

随着医院信息系统数据量不断增长、应用不断增多以及用户需求量的增长，应及时调整硬件配置、升级应用程序，确保系统稳定良好地运行。特别是服务器的选择，要适合医院业务量的需求，保证 CPU 的平均负载不超过 40%；若性能过低，无法支撑全院终端的同时工作，因而会影响医院业务的正常运行。

（2）数据库性能调整。

通过数据库参数的调整，合理分配系统内存资源，调整好系统全局区，主要是数据库缓冲区和共享池的大小；在磁盘控制器上合理部署数据，实现磁盘的 I/O 的均衡分布，尽量避免访问冲突。

（3）应用调整。

深入了解数据库管理系统对不同语句的处理过程，避免无计划的全表扫描，使用选择性好的索引，适当地优化联结操作，管理好多表联结，分析并解决应用中的性能问题。

4. 数据字典维护

1）公共字典维护

正确掌握公共字典的各种参数及维护要求，对公共字典进行监控和管理，防止擅自修改字典。随着系统应用的深入及时调整公共字典的内容，确保系统的正常运行。

2）系统字典维护

系统字典是系统本身定义的、相对固定的数据。系统字典的维护人员要保证系统字典的完整性，不能随意修改。确实需要对系统字典进行修正时，要全面考虑其作用以及与其他表的相互关系，在保证不影响其应用和数据质量的前提下进行修改。

3）药品字典维护

正确掌握药品字典与其他字典的关联关系及药品管理的规则，对药品字典进行监控，对出现的异常情况及时予以排除，及时对药品字典的内容进行更新，以满足各子系统的应用要求。

4）诊疗项目和价目表字典维护

掌握诊疗项目、价目表字典在医院信息系统中的作用、地位、使用情况及字典变化引起的连锁反应，对诊疗项目、价目表字典进行监测和维护，确保临床诊疗工作的顺利进行和医疗收费的准确。字典确需修改或维护时，必须把改变情况通报各有关部门和人员，并做好记录归档工作。

5）工作人员字典维护

掌握人员管理的原则与要求，及时对工作人员的流动、分组变化及其他情况进行调整。

5. 硬件维护

1）网络服务器维护

服务器作为整个网络的心脏，需要24小时不间断地工作。系统维护人员必须掌握服务器的性能、使用要求及维护技术，定期检查并及时排除故障。

2）交换机维护

掌握交换机的性能、使用要求和维护技术，定期检查并及时排除故障。

3）终端机及打印机维护

定期检修并及时排除故障。

4）不间断电源及机房空调器的日常保养与维护

定期检修、保养。

6. 网络安全管理

1）防止未授权存取

根据工作岗位和任务内容，合理确定并分配使用权限，系统管理人员定期检查权限及口令情况，防止盗用权限和口令的现象。

2）防止泄密

随时检查已授权或未授权的用户是否有互相存取信息的现象，防止信息泄密。

3）防止用户过度使用系统资源

系统管理员应避免将系统服务器的硬盘空间作为资源与用户共享，并定期检查是否有占用磁盘空间的不良用户。

4）保持系统的完整性

系统管理员必须完全掌握系统数据的备份技术、系统崩溃后的抢救措施及数据恢复手段。

本章小结

本章系统地介绍了医院信息系统，主要包括医院信息系统的概述、功能与内容、建设与维护。在医院信息系统概述部分介绍了相关的概念、基础知识以及常用的设备和仪器等，在介绍了医院信息系统的功能与内容之后，着重介绍了医院信息系统的建设，最后讲述了医院信息系统的运行与维护。

思考题

1. 什么是医院？什么是信息系统？什么是医院信息系统？
2. 简述三层体系结构的医院信息系统。
3. 简述医院信息系统六大子系统的主要功能。
4. 简述药品管理子系统的组成和主要功能。

（王之琼，曲璐渲）

第6章

护理信息系统

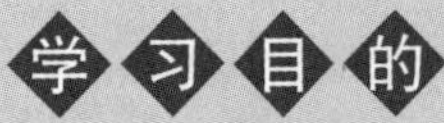

1. 了解护理学的历史发展过程。
2. 掌握护理学、护理信息学、护理管理学、护理信息系统等相关概念及特点。
3. 理解移动护理信息系统的组成、作用及存在的不足。
4. 重点理解并掌握移动护理新系统的设计原理。

引言

信息科技对当前社会的改变被称为第三次科技革命。在护理领域，医院需要处理的信息量日渐增多，信息处理手段也日趋复杂。护理信息系统已成为现代医院管理水平的象征，也是提高医疗护理服务质量的一个重要途径，在强化医院管理、提高工作效率、改进医疗护理质量等诸多方面起到了重要作用。

6.1 护理信息系统的发展历程

护理信息系统是将护理管理学和护理信息学集成于一体并通过计算机实现网络化管理的医疗监护系统。通过它，医务工作者可以从诊断到治疗等各个环节对患者进行综合的护理，这样既可以提高医疗工作者的工作效率，又可以增加整个医疗过程的准确性，防止医疗事故的发生，使患者得到全方位的医疗护理。

护理信息系统的发展主要分为两个阶段：

第一阶段是护理信息系统的初始阶段，始于20世纪70年代，早期的护理信息系统主要用于支持护士完成日常护理记录、护理操作，其所承担的任务如医嘱输入、体温单、护理单的输入及打印等；后来逐渐出现了以问题为中心的系统，包括对患者问题的识别以及相对应的护理措施，护士可在分级数据库环境中建立个人的护理计划，但护理数据的检索问题没有得到很好地解决。

第二阶段是护理信息系统的发展阶段，始于20世纪90年代，在这一阶段，护理信息系统的研究方向主要是护理语言的规范化和护理决策支持，护理语言系统、分类学以及分类系统已经成为护理信息学研究的热点。现在的观点是临床数据应支持护理决策，而不仅仅是记录护理工作的任务。护理信息系统不应该仅仅是电子档案柜和传送信息的设备，而应该对输入系统的信息加以利用，把原始数据转化为更易利用的格式，并帮助护士做出临床决策。这些目标的实现要求研制集成系统，包括数据录入、对数据的解释和处理的集成。

近年来，护理信息系统的发展方向为护理专家系统、医院护理一体化管理信息系统、远程护理等。

6.1.1 护理学

1. 护理学的概念

护理学是研究维护人类身心健康的护理理论、知识、技能及其发展规律的综合性应用科学，是一门在自然科学与社会科学理论指导下的综合性应用学科，是研究有关预防保健与疾病防治的护理理论与技术的科学。护理的对象是人，在护理工作中应以患者为中心，为患者提供全面、系统、整体的护理。从广义上讲，护理是一项为人类健康服务的专业，其目的是增进、恢复和保持健康，预防疾病，有利于患者疾病的早期发现、早期诊断、早期治疗，通过护理和调养使患者身体康复。

2. 护理学的发展过程

护理学的概念首先在19世纪由弗罗伦斯·南丁格尔提出。护理学已逐渐成为一门独立的学科，具有自身独特的知识体系及理论基础。

现代护理学经历了三个发展阶段：

第一个阶段是以疾病为中心的发展阶段。在这个阶段，护理人员的工作重点是帮助医师消除患者身体上的“病灶”，只是对疾病的单纯治疗。护理工作的主要内容是辅助医师，护理工作还没有形成自己独立的理论体系。

第二个阶段是以患者为中心的发展阶段。由于对人和疾病的认识提高，护理工作的重点由疾病转向患者。随着护理学科的发展，其专业的服务范畴与服务内容不断地深化和扩展，护理的服务对象也从单纯的患者扩展到健康人。护理人员不仅根据医师医嘱去进行打针、发药等工作，同时也会根据患者的生理、心理和社会等方面的资料，制定相应的护理计划，对患者进行全方位的照顾。

第三个阶段是以人的健康为中心的发展阶段。1980年美国护理学会提出护理的定义，护理对象是人，护理任务是诊断和处理人类对健康问题的反应。此时，护理这门学科真正从辅助医师的关系中脱离出来，形成一门独立的现代医学应用学科。护理的最终目标不仅是维持和促进个人高的健康水平，而且更重要的应是面向社区、面向家庭，最终提高整个人类社会的健康水平。护理学成为现代科学体系中一门综合自然科学与社会科学、为人类健康服务、独立的应用科学。护理工作的范畴已超出原有对患者的护理，扩展到人的生命全过程的护理，从个体到群体的护理。护理工作的场所从医院扩展到社会和家庭。护士不仅要关注患者的健康恢复，而且更要关注所有人的潜在的健康问题，护士将成为向社会提供初级卫生保健的最主要力量。

护理程序包括五个方面内容：护理评估、产生护理诊断、提出护理计划、执行护理措施和护理结果评价。这五个方面相互影响，相辅相成。因此，护理过程本身就是信息采集、传输、分析、处理与知识累积的过程，无一不受到信息科技的影响。

3. 护理学的要素

护理学的本质内容由人、环境、健康、护理四个基本概念组成。

首先，护理学研究和服务的对象是人。人是生物有机体，人有思维，在从事劳动、参与社会生活的过程中，人身上既体现出物质活动的特征，又体现出在此基础上产生的精神活动的特征。二者相互影响，形成一个统一的整体。人生活在社会环境和自然环境中，在心理和生理上形成了相对稳定的活动方式。当社会和自然环境发生变化时，人的心理和生理活动方式必须做出相应的调整，以达到适应，并调动人的内在主观能动性，以预防疾病，促进健康。

其次，护理学研究的基础是人所处的环境，包括内环境和外环境。内环境指人的生理和心理变化；外环境指自然环境和社会环境，自然环境包括居住条件、空气、阳光、树木、水等，社会环境包括人的社会交往、风俗习惯及政治、经济、法律、宗教制度等。

再次，护理学研究的内容和目标是人的健康。健康是指人在身体、精神等方面都处于良好的状态。传统意义上的健康是指人身体上的健康,现代人的健康则是整体健康,包括心理健康、社会适应良好和有道德。因此，现代人的健康内容包括躯体健康、心理健康、精神健康、社会健康、智力健康、道德健康、环境健康等。健康是人的基本权利，也是人生的第一财富。

最后，护理学的手段和方法是为了更好地对人进行护理。护理是指护士用护理程序的方法，来履行“促进健康、预防疾病、恢复健康、减轻痛苦”的基本职责。护理使人与环境保持平衡，使每个人均达到保持和恢复健康的最佳状态。

综上所述，护理学的这四个要素相辅相成。护理对象存在于环境之中，并与环境互相影响。护理作用于护理对象和环境，通过护理活动为护理对象创造良好的环境，并帮助护理对象适应环境，从而使护理对象达到最佳健康状态。

6.1.2 护理管理学

1. 护理管理学的概念

护理管理学是将管理学的理论和方法应用于护理工作的一门应用学科。护理管理者运用管理学的原理和方法，通过计划、组织、人员管理、领导和控制，协调人及其他资源，提高护理质量。护理管理的任务是根据护理工作的特点，找出其规律性，利用管理学的理论基础，对其进行科学的管理，以提高护理工作的质量和效果，为社会提供优质的护理服务。

2. 护理管理学的特点

护理管理是现代医院管理的重要组成部分，护理管理的水平是医院管理水平的重要体现。科学的护理管理是提高护理质量的保证。在提高护理质量方面，管理与技术是相辅相成的，二者缺一不可。科学的护理管理是促进护理学科发展的重要保证，有效的管理可以为学科发展指明方向，加快学科发展的进程。

护理管理的过程具有以下三个方面的特点：

1）广泛性

广泛性表现在护理管理范围的广泛和参与管理的护理人员的广泛。护理管理的范围包括组织管理、人员管理、业务管理、质量管理等。参与护理管理的人员包括护理管理者以及各个部门的护理人员。

2）综合性

护理管理学除具有管理学的特点外，还受多种因素的影响。因此，护理管理既要综合利用管理学的理论和方法，又要考虑护理工作的特点和影响因素。

3）独特性

现代护理学已经发展成为一门独立的学科，随着医学模式的转变，护士的角色也由过去单纯的执行医嘱、协助医师进行诊断和治疗，发展成独立进行护理诊断和处理人们现存和潜在的健康问题的专业人员。

3. 护理管理学的过程

护理管理是一个系统过程，管理的对象处于一个系统之中，包括以人力资源、物资设备资源、环境和社会资源等要素，最高目标是提高人民的健康水平。护理管理包括三个步骤：① 建立各项规章制度和技术操作规范；② 定期进行质量控制检查和制订整改措施；③ 制订各级护理人员培训计划并实施。

随着现代医学的不断发展，护理管理学的理论体系也在不断完善，主要表现在以下几个方面：

1）管理思想的现代化

纵观近几年管理学的发展，管理思想已经从重视工作、生产实施过程管理向不同层次、多元化管理转变；吸收系统工程的思想，从一维分散管理向系统管理转变；从重视硬件管理向重视软件、信息管理转变；从定性或定量管理向定性与定量相结合的管理转变；从经验决策向科学决策转变；从短期行为向社会的长期目标转变；从守业管理向创业管理转变；从重视监督管理向重视激励因素转变；管理人才从技术型的“硬专家”向“软专家”转变；从博采西方管理理论向创建我国科学管理理论转变。

2）管理体制的合理化

管理体制应适应社会发展要求。在护理管理中，最为突出的问题是护理管理者权、责、利不统一，有职无权或权责不对等现象较为普遍，这必然制约护理管理的效率和效果。未来的发展，护理管理者应积极争取与职责对等的各种权利。

3）管理人才的专业化

目前，护理管理的水平在许多方面还处于经验管理的阶段，因此亟须提高科学管理和现代管理水平。今后，对护理管理者的选拔和培养，除了专业技术要求，将更加重视管理知识、技术和方法的要求。

4）管理方法的科学化

护理管理者除了综合运用行政、经济、法律、社会心理等管理方法外，还要结合专业特点，借鉴一些先进的管理方法，如全面质量管理、统筹法、优选法等，以推进护理管理科学化的进程。

5）管理手段的自动化

管理手段的自动化可以使管理工作达到经济、准确、及时、高效的目的，为管理现代化提供重要手段，如医院信息系统的开发和使用。随着计算机技术的发展，网络管理的自动化程度将进一步普及和提高，护理管理的内容趋向合理化。目前护理管理的范围是以医院为主，对社区护理的管理涉及较少。但发展社区卫生服务，建立功能合理、方便群众的卫生服务网络，已是卫生事业发展的大趋势。

6.1.3 护理信息学

1. 概念

护理信息学是以护理学理论为基础，运用计算机系统和技术来加工和交流护理服务和管理领域的相关资料和数据，将研究资源及成果与护理实践联系起来，并将教育资源运用于护理教育，以护理管理模式和流程为规范，以医疗护理信息为处理对象，以护理信息的相关关系和内在运动规律为主要研究内容，以护理专业领域的信息功能（特别是智力功能）为主要研究目标的一门新兴边缘学科。护理信息学主要是信息技术在护理学科领域中的应用。

2. 护理信息的特点

（1）来源广泛。护理信息来源广泛，医学教育信息与网络信息往往互相交错，互相影响。

（2）内容繁杂。来自护理系统外部和内部的信息各不相同，内容繁多。

（3）随机性大。日常护理工作中常有突发事件，有时无规律可言，需要护理人员具备敏锐的观察、判断和分析能力。

（4）质量要求高。许多护理信息直接关系到患者的健康和生命，要求及时、准确、完整、可靠，容不得一丝马虎。

3. 护理信息学的标准

没有规矩，不成方圆，护理信息学作为一门新兴学科，也有一套相关的学术标准和管理标准。护理信息学标准的制定是开发医院护理信息系统的基础，是合理组织各项护理活动的重要基础工作，是从经验管理向科学管理转变的标志。护理管理学标准可以使管理工作规范化、程序化，保证护理实践的各个执行部门按照统一的标准程序履行各项管理职责，以取得最佳护理质量效果，同时还可以减少不必要的护理劳动耗费，节约人力、物力，将时间还给护士，让护士有更多的时间为患者服务。

护理信息学的标准主要包括以下三部分内容：

1）护理管理标准

包括护理部管理的质量标准、病房管理的质量标准、门诊护理工作的质量标准、手术室质量标准、供应室质量标准、地段保健工作的质量标准6个部分。其中病房管理的质量标准又包括病房管理、基础护理与重症护理合乎规范，无菌操作与消毒隔离符合标准，岗位责任制健全，护理文件的书写及护士服务态度达标。门诊护理工作的质量标准又包括门诊管理和服务台工作。手术室质量标准包括无菌操作与消毒隔离，手术室管理和手术室各岗位工作质量。地段保健工作的质量标准包括卫生宣传教育工作、传染病管理工作、计划免疫工作、计划生育工作、认真贯彻执行食品卫生法及家庭病床的具体实施标准。

2）护理技术操作标准

包括基础护理技术操作标准和专科护理技术操作标准，无论哪种技术操作，总标准都是“三查七对”，正确、及时、安全、省力、省时、省物；无菌操作，动作熟练。

3）护理文件书写标准

书写总的标准为：字迹端正、清晰，无错别字；内容翔实，记录及时，病情描述确切简要，重点突出，层次分明，运用医学术语；体温绘制点圆线直，不间断，无漏项；医嘱抄写正确，字迹合乎规范，时间准确，签全名。

4. 临床护理质量标准

标准化管理的实施方法：①思想教育优先；②质量控制，由护理质量控制组织采用层层把关，垂直质量控制与横向质量控制相结合，预防性质量控制与回顾性质量控制相结合的护理质量控制方法进行质量控制；③护理质量评估，评估内容包括要素质量、环节质量、终末质量的评估。评估的途径和方法有质量控制管理手段、质量控制量化指标体系及质量评估与信息反馈。

5. 护理信息的分类和编码

护理信息系统主要研究护理管理模式和护理“信息流”运动规律，对系统工程技术开展学术标准化、规范化研究，对护理科学管理流程进行优化研究，探讨护理信息的相关关系及控制的规律，确立护理信息指标管理体系和管理模型，研究护理信息的分类原则与编码方法。

6.2　护理信息系统概述

计算机软硬件技术在近30年取得了革命性的突破。硬件计算能力大幅度提高，同时价格大幅度下降，软件开发方法论、开发语言、开发工具发展也很迅速。医院信息系统应用已经具备软件和硬件两个方面条件，应用计算机信息管理系统提高医院的业务处理效率，辅助提高管理水平已经是医院信息管理发展的必然趋势。

护理信息系统（nursing information system, NIS）是一个可以迅速收集、大量储存、灵活处理和检索显示所需动态信息，并可进行对话的计算机系统。护理信息系统以患者为中心，以现代护理观为指导，以护理程序为基础框架，并把护理程序系统化地用于临床和管理的工作模式。自 20 世纪 80 年代计算机进入我国护理领域以来，计算机在护理工作中的运用经历了从单机上开发单任务的 NIS 到单机上开发多任务的 NIS，再到在医院局域网环境下开发 NIS 的发展阶段。近年来随着医院局域网与广域网的连接，更加速了护理信息共享和护理技术优势互补，并为护理信息在护理管理中的应用提供了广阔的空间。

6.2.1 护理信息系统的定义

护理信息系统是指利用计算机软硬件技术、网络通信技术，支持护士对患者信息进行采集、管理，为患者提供全方位护理服务的信息系统。它能对护理管理和业务技术信息进行收集、存储和处理。它是医院信息的重要内容，是医院信息系统的一个子系统，包括护理工作量、护理质量控制、整体护理、护士技术档案、护理教学、护理科研、临床护理物品供应、医嘱处理、差错分析、护士人力安排（排班）等内容。通过 NIS 掌握护理工作情况，充分发挥各级指挥系统功能，使护理工作得以良性运行。国外医院已经广泛应用 NIS，近 10 年来国内各大医院也在使用。

6.2.2 护理信息的特点

从狭义范围讲，信息是经过加工整理后，对接收者具有某种使用价值的数据、信息、情报的总称；从广义范围讲，它泛指客观世界中反映事物特征及变化的语言、文字、符号、声像、图形等，是变化的最新反映并经过传递而再现。护理信息除具有信息的一般特点外，还有专业本身的特点：生物医学属性、护理相关性、准确性、重复性、大量性和分散性。

1）生物医学属性

医院的护理信息都是在患者的肌体上获得的，是以生物医学信息为基础的。

2）护理相关性

信息大多是一些具有若干相关性的信息变量的信息群，如临床特别护理天数、一级护理患者质量合格率、抢救器材完好率、压疮发生率等。护理输出模式只有在以上信息变量相互作用下才能确定。护理病历也是一种较大的护理信息群。

3）准确性

护理信息都要求有正确的数值或准确的定性。

4）重复性

护理工作的特点是惯性运行、常规作业，故重复性的业务信息较多。

5）大量性

医院的护理、管理和科技信息的数量很大。特别是以病例为单位的护理信息，每个病例都有大量的信息。

6）分散性

科技信息和护理信息大多分散在各科室的各层工作人员的手中，不易集中化。由于基础信息（护理信息）具有分散性特点，管理信息也随之有一定的分散性。

6.2.3　传统护理信息的处理方式

根据不同医院的标准，护理信息可以有多种处理方式：

1）文书

文书是指各种治疗记录单、医嘱单、体温单等，对格式、填写要求和传递方法都有明确的规定，可作为收费、法律、管理的依据及科研资料。

2）口头处理

直截了当，可迅速处理，但容易发生错误。

3）电子计算机处理

应用电子计算机处理信息，准确、迅速。

4）移动护理信息系统

在电子计算机的基础之上，利用便捷的网络，将一些手持或者便携的移动电子设备与服务器连接，实现智能化、标准化的统一管理。

随着科技的进步、信息量的不断增加，前两种传统的护理信息处理方式已经很难满足现代医学的需要。因此，采用信息学的方法对医疗数据进行管理势在必行，这也是现代化管理的需要。

6.3　移动护理信息系统

随着移动护理信息系统在临床护理工作中的应用，越来越被管理者所接受，它方便、快捷、小巧、便于携带、操作性和实用性强，保证了护理安全，规范了护理行为，增强了护理人员的法制意识。虽然它具有上述优点，但在我国医疗行业起步较晚，在发展、普及过程中还存在一些有待解决的问题，当前国内各种文献更多的是总结它的应用，而没有明确提出移动护理信息系统对医疗体系做出的巨大变革。这种变革可通过改变护理过程中简单的一对一服务，使用移动护理信息系统的多端口输入，达到所有信息在整个护理过程中的共享，从而整合整个医疗护理资源，达到整体护理的目的。本节就移动护理信息系统国内外发展情况、主要功能、对护理工作的作用、目前存在的不足及发展远景进行了分析。

移动护理信息系统是护士工作站在患者床边的扩展和延伸，其解决方案以医院信息系统为基础，以掌上电脑 (personal digital assistant, PDA) 为平台，以无线局域网为传输交换信息平台，充分利用 HIS 的数据资源，实现了 HIS 向病房的扩展和数据的及时交换，极大地推动了医院的信息化建设和数字化发展趋势。近年来，无线通信技术在国内医疗机构逐步得到推广应用，移动护理信息系统在临床护理工作中发挥了显著的作用。

6.3.1 移动护理信息系统的组成

护士工作站系统是移动护理信息系统的重要组成部分。护士工作站系统主要开展以下十个方面工作。

1. 确认患者身份，查询与统计患者信息

患者入院后，打印以住院号编码的条形码腕带，佩戴于患者腕部作为身份标识。护士在床旁为患者进行护理时，用 PDA 扫描患者手上的腕带，识别与确认患者身份，同时确认患者给药单的条形码与患者腕带上的身份标识条形码的信息均相关联。通过无线护士工作站可查看患者的基本信息，包括患者的住院号、床号、姓名、性别、年龄、临床科室、诊断情况、主治医师姓名、疾病状态、饮食情况、护理级别、体重、身高、手术时间、过敏史、费用等基本信息；根据患者的入院评估单与护理记录单，可随时获取患者的病情信息。

2. 生命体征的实时采集

PDA 自动提示生命体征信息采集时间，护士随身携带 PDA，将采集的护理数据即时在床头录入，保存后信息直接呈现于医师及护士工作站。HIS 系统即时生成体温单、生命体征观察单、护理记录单等记录，同时将采集的时间和采集人等相关信息记录到数据库。当多次录入生命体征时，计算机可以自动筛选最靠近体温单记录点的各项生命体征数据并绘制到体温单上，自动识别与生命体征正常值差异最大的数据并绘制至体温单上。与 PC 上的 HIS 系统相比，PDA 还能显示正在发热的患者，以便医护人员及时发现患者病情变化，采取相应的措施。

3. 出入量的录入、累加和查询

PDA 明确设置可录入的项目有体重、腹围、大便次数、尿量、呕吐物，各种出入量可随时录入。如果需要记录的项目在 PDA 里没有设置，可在“补充项目”中自行添加所需项目，并输入相应数据，添加的补充项目会在系统中自动保存，记录用户所输入的项目名称和单位，再次输入此项目时，只需要在“项目名称”中选择该项目即可。各种出入量录入后将自动累加，24h 累加结果自动记录在体温单上。

4. 医嘱查询、执行与统计

无线护士工作站的设置使医嘱的分时处理成为可能，系统将医嘱按临床路径进行拆分，PDA 上只显示当前班次需要执行的医嘱，并提醒护士需要执行医嘱的时间，当前班次尚未执行的医嘱可选择性地交到下一班，交班后的医嘱在当前班次将不再显示，从而使护理工作程序更加清晰明了。医师下达医嘱后，信息自动转移到 PDA 上，PDA

会提示有新医嘱，提醒护士察看，护士可以随时随地在 PDA 上提取和转抄医嘱。经校对后护士可即时进行读取、查询、查对与执行。执行医嘱时，执行者只需在指定位置点击，即可自动生成该条医嘱的实际执行人和真正的执行时间。另外，护士可利用 PDA 上的远红外线扫描患者的腕带和输液袋上的条形码，然后简单点击 PDA 上的触屏，就可将医嘱执行时间和执行人等信息直接保存到数据库中。护士长可随时查看全天的医嘱执行情况、各种护理记录的完成情况、病区护理量统计及护士工作量。

5. 患者护理过程的记录及护理工作量的统计

护士随身携带 PDA, 特殊时间的治疗与护理可设置提示音，可在病房内随时用点击的方式将测量到的结果、所执行的操作、观察到的病情、治疗和护理等情况以精确的时间记录于 PDA 上，信息直接回传到 HIS 系统，呈现于医师及护士工作站。工作中的细节问题可以短信方式及时发送到医师 PDA 上，保持有效畅通的工作联系。床旁即时书写护理病历，包括记录单首页、一般护理记录单与危重护理记录单，PDA 内设常用医学术语及护理记录单模板，录入过程简化，护士可点击选择或利用手写板功能稍加修改即可形成记录，提高工作效率。该系统还设有科室主任查房移动记录功能，利用手写功能，查房时护士长可在床旁即时完成查房记录。移动护士工作站充分体现了护理记录的即时性与真实性。系统还可对护理工作项目进行统计，根据护士上班的时间、执行各项操作的签名，统计护士个人、病区或者全院某时间段内护理的危重人数、一级护理人数以及具体护理操作数量，通过科学加权量化护理工作，为科室建立二级考评制度提供数据基础。

6. 护理质量查房移动记录

移动护士工作站有护理质量检查记录模块，分为本病区质量检查与医院质量检查记录，其中医院质量查房包括护理部联查和值夜班护士长查房。护理管理者进行质量检查时，持 PDA 在病区发现问题时，选择检查内容，点击不合格项，当场由责任人口令确认，信息记录于数据库，即时上传到护理部，并自动汇总个人、病区、全院合格率。护理部助理只有查看权，无修改权。用 PDA 进行移动护理质量检查，保证了记录的及时性、真实性；由管理者与当事人共同签名确认，保证了检查结果的公正、透明。同时，责任到人，为年底病区、个人考评提供依据。另外，自动汇总功能也使护理部助理缩短了以往文件输入及人工汇总时间。

7. 条形码扫描检验标本

无论是传统的手工检验单模式还是标本容器条形码化，都不能解决床旁标本采集容易出错的问题。引入 PDA 以后，抽血前护士在床旁先用 PDA 扫描患者腕带识别身份，提取检验医嘱，然后根据提示在试管架中选择所需试管，扫描试管条形码后即可进行采血，省去了人工对照的麻烦，同时保证了试管与患者信息的一致性。

8. 耗材的录入及费用显示

在护理过程中使用耗材，可随时点击耗材对话框，选择相应的耗材名称、规格，即完成录入，可有效避免遗漏。同时，自动显示患者住院费用，便于通知患者缴纳治疗费用和解释费用支出。现有的系统是在医嘱转抄阶段就对其分解的医嘱项目进行收费，如果患者因某种原因终止医嘱流程后，护士需通过退药、退单等手段将已收的费用再退给患者，容易出现差错，移动护士工作站实现了确认医嘱执行后再收费。

9. 字典库与护理工具库

无线护士工作站中设立了护理计划中常用的护理诊断等字典库，包括目前北美护理诊断协会（North America Nursing Association, NANDA）正式通过的148个护理诊断和相关的护理措施用词，按照对应关系将各种疾病与其主要的护理诊断和措施排列，避免了护理记录中的烦冗重复。护理工具库内设置护士工作中常用的计算公式、各种评估表等，方便护士随时使用。

10. 实时与信息传递

医护人员工作流动性比较大，PDA提供VOAP方式的小区电话、短信功能，更适合移动工作的特点，当有紧急情况时，可与医师、护士及时联系。

6.3.2 移动护士工作站对护理工作的作用

移动护士工作站很大程度上提高了护理工作的效率，对护理工作的高效运行起到了很重要的作用。主要体现在以下几个方面：

1）优化工作流程，提高工作效率

因移动护士工作站与HIS资源共享，信息一经录入，多终端读取，简化护理记录程序，减少护士重复劳动，优化工作流程，使护士有更多时间护理患者，提高了患者的满意度。同时记录的准确性和及时性增强，提高了护理质量和工作效率。

2）建立标识系统，减少护理差错

目前护理工作中对患者的查对工作有许多不确定性，如同姓名、换床、患者意识障碍等，加上护士查对工作量大，人为出错的概率较大。基于患者标识系统的条形码或射频识别技术，护士在患者床旁进行操作时，用PDA对患者进行确认，极大地提高了患者身份识别的准确性，确保了治疗过程中患者、时间、诊疗行为的准确性。快捷、方便、有效的医嘱查询，也能最大限度地防止医嘱漏执行。用PDA床旁扫描检验标本，保证了采样信息的实时性与正确性，彻底解决了标本采集在源头出错而造成医疗纠纷的问题。

3）解决签字问题

规范文书书写医嘱执行的签字问题长期以来都没有得到较好的解决，特别是长期医嘱，在HIS系统中不能实现，而移动护士工作站中医嘱的拆分提供了所有医嘱执行后即可签名的功能。签名方法可直接点击，签名时间为服务器提取数据时的时间。移动护士工作站的使用实现了医嘱全程跟踪，满足了卫生部和国家中医药管理局《病历书写基本规范（试行）》长期医嘱执行后应签署执行时间和执行人姓名的要求。另外，使用PDA后，不需要再打印各种分类执行单，随着电子病历归档，护理工作真正实现了“无纸化”办公。

4）加强质量控制，杜绝护理差错

移动护士工作站使护理质量控制深入医疗护理过程的每个环节，实现了实时环节控制。即时的信息存取降低了错误率。护士长能够很方便地随时掌握全科的护理工作动态，加大对工作过程的监控及管理，及时发现医疗护理过程中各环节的问题，可及时采取相应的措施，将事后管理变成事前管理，杜绝护理差错。

5）规范护理行为，增强法制观念

由于每条医嘱与实际执行人形成一对一的关系，记录医嘱的执行时间、用药途径，即时录入病情观察的时间、观察数据，不但规范了护士的行为，同时为护理工作提供了可靠的数据资料，避免了在医嘱执行过程中出现责任区分不清的情况。

6）提供法律证据，避免护患纠纷

基于 HIS 系统的安全机制，移动护士工作站能准确、实时、完整地记录医嘱执行时间和执行人，并且永久保存医嘱记录，为医疗举证倒置提供了证据。

7）加强医护配合，提高患者满意度

PDA 的医嘱提示音、短信功能等为繁忙的临床护理工作提供了科学有效的保障，减少了医护语言沟通中的信息传递失误，同时责任护士能及时有效地为患者提供各种治疗与护理信息，有利于建立良好的护患关系，使患者满意度上升。

8）促进管理创新，树立护理品牌

移动护士工作站的应用，使护理管理工作更加严谨规范，由定性管理向定量管理转变，由经验管理向科学管理转变，以数据资料为依据，实行对个人、科室、全院护理工作绩效考评，合理调配人力资源，促进了医院护理管理科学化、正规化的进程。实施移动化办公的医院，减少了人力资源投入，降低了耗材成本，提高了工作效率，提高了医院管理水平，树立了“精美护理品牌”意识，增强了医院的竞争力。

总之，移动护士工作站的使用对提高医护质量、预防医疗失误、提高护理效率和管理水平、减轻护士的劳动强度都有十分积极的促进作用。它改变了原有医嘱系统的工作模式，最大限度地拉近了护士与患者的距离。有了掌上电脑对医嘱执行过程的全程记录，对每一条医嘱的执行人和执行时间等主要执行信息进行数字化管理，这使得签字单和工作单无纸化成为可能。从护理学的角度说，移动护理系统的实施真正实现了对医嘱实际执行的全过程跟踪，具有医院原有的 HIS 系统无法替代的优势。

6.3.3　国内外移动护理信息系统的应用

在国内，北京协和医院呼吸科从 2002 年开始试用临床移动护理信息系统，2004 年底开始全院推行；2005 年，解放军总医院开始在几个病区试用临床移动护理信息系统；此外，北京同仁医院、天坛医院、无锡市中医医院、解放军 302 医院等单位也相继在临床使用了移动护理信息系统。临床移动护理信息系统的成功实施提高了医护人员的工作效率。

在国外，掌上电脑应用开始得比较早，但造价高昂。PDA 体积小巧，携带方便，价格低廉，功能性强，满足了护士随时随地获取患者信息的需求，越来越受到人们的重视。欧美国家将掌上电脑大量应用于临床患者的跟踪护理系统。美国的 Bicomerica 公司为医师配备的 Ready Script 解决方案，是一个通过无线手持设备开具处方和解决药物治疗问题的管理方案。医师利用无线手持 PDA，可以经互联网或其他电子连接将处方以电子方式传送到患者选择的药房。此外，Ready Script 还为医师提供了一系列可提高他们工作效率与能力的工具和资料，能够为患者提供更好的治疗及更大的便利。有关资料报道，PDA 在中国台湾地区数家医院的应用效果显著，且有些医院在移动式医疗信息管理建设方面已超过欧美等国家，中国台湾地区的新光医院和长庚医院都实施了移动医疗整合系统。

当患者入院的时候，护士站的护士给患者打印腕带条形码。腕带条形码里包含患者的基本信息，如患者的姓名、性别、身份标识号（identity, ID）、床位号等。护士查房的时候，用随身携带的 PDA 上的激光扫描头对患者的腕带进行扫描，确认信息无误后将采集的护理数据（如体温、脉搏、呼吸频率、血压、大小便、体液进出量等数据）即刻在床头录入保存后，信息直接呈现于移动护理系统，在移动护理系统即时生成体温单、血压单、尿糖记录单等护理表格。医师在 HIS 系统电脑上开出的医嘱，经主班护士检查校对后打印出条形码输液卡，条形码输液卡包含患者的基本信息；各责任护士通过点击即可打开 PDA 床头护理管理系统，通过用户和密码验证后进入相应科室的病房界面，用 PDA 扫描患者的输液卡，确认一下要输液的患者与条形码输液卡的信息是否相符；如相符，PDA 显示相应的病床患者新开的和已执行的医嘱，每项医嘱执行的时间、频次等，分门别类显示口服药、肌内注射、静脉点滴等项目，依次呈现在 PDA 上面，护士选择执行发药、注射或生命体征等项目。当护士完成某项工作后，点击相应的项目，计算机将自动记录执行时间和操作者，并将执行医嘱的情况通过移动护理管理系统即刻回传 HIS 系统，及时为医师提供患者的治疗情况。在执行医嘱时，由于工作繁忙，护士有可能出现遗漏医嘱的情况，但如果护士在 PDA 中及时查看，就会发现自己的失误，从而保证患者按时用药。护士长也可随时查看全天的医嘱执行情况、各种护理记录的完成情况、病区护理工作量统计及护士工作量情况。

6.3.4 移动护理信息系统存在的不足

虽然移动护理信息系统极大地提升了护理工作的效率，但是在具体的使用和操作过程中，还是存在许多缺点和不足。主要体现在以下几个方面：

（1）由于存储容量大，每次切换模块时速度较慢。

（2）由于我国医疗信息化程度低，无线网络仍然存在一定的安全隐忧，如何保护移动用户的合法信息（账户、密码等），使患者的隐私不受侵犯，是一项迫切需要解决的问题。

（3）移动医疗的需求尚未完全成熟，医疗行业的复杂性，产业链没完全做好准备等都在一定程度上影响其规模和全面发展。

（4）医疗信息化的成本不菲，而中国的医疗信息化投入较低，医院的信息化主要靠自力更生，边积累，边发展。首先，由于患者涌向大型医院，很多小医院门可罗雀，收入都是问题，信息化投入自然更困难。其次，是来自医院的障碍，包括管理、观念因素等。

（5）特殊的领域存在着二次开发的现实需求。不同医院、不同用户根据各自工作环境和工作任务的差异，对移动办公、治疗或护理有不同要求，但在繁忙的护理操作中，会发生 PDA 跌落和碰撞的事情，对无线终端设备造成损坏。

综上所述，实现移动护理信息系统，现阶段只能在现有基础上进行有效整合，在硬件和软件 功能逐步提升中进行改进。

6.4　移动护理信息系统的设计

移动护理信息系统要求涵盖身份核对、健康教育、病区访视、特殊患者提示、医嘱提示、医嘱审核、医嘱执行、护理级别及饮食处理、生命体征采集、药品核对、检验和检查处理及查询、护理电子病历处理、工作量统计、质量追踪、患者随访等工作环节，利用移动计算、智能识别、数据融合技术，实现全条形码化移动式处理，帮助护理人员提高工作效率和服务质量，提高患者满意度。

设计原则：

1）可靠性原则

采集和传输系统的可靠性是实际应用的前提。

2）实用性原则

充分考虑各业务层次、管理环节数据处理的实用性，把满足用户生产和管理业务作为第一要素考虑。用户接口和操作界面应尽可能考虑人体结构特征及视觉特征，界面力求美观大方，操作力求简便实用；建立统一的数据平台，满足未来数据利用以及原有数据的继承，为数据的再利用提供保障。

3）先进性原则

在技术上采用业界先进成熟的软件开发技术、面向对象的设计方法、可视化的面向对象的开发工具；在数据传输上支持 Internet/Intranet 网络环境下的分布式应用；在计算模式上采用客户层 / 服务器组件 / 资源管理器三层体系结构与浏览器 / 服务器体系结构相结合的模式。

4）灵活性和可维护性原则

具有良好的灵活性和可维护性。软件设计尽可能模块化、组件化，并提供配置模块和客户化工具，灵活配置应用系统，以适应不同的情况。数据库的设计尽可能考虑将来的需要。系统可灵活地扩充业务功能，无缝互连其他业务系统，提供必要的系统外联接口和丰富的设备接口，能方便地进行软件客户化定制与维护。

5）安全、可靠性原则

安全性一直是网络及系统管理的薄弱环节之一，而用户对网络安全的要求又相当高，因此安全性原则非常重要。应用系统做统一的身份认证和权限管理。实现单点登录，多项访问；有限操作，保存痕迹；应用层与基础数据层均有访问限制，做到安全可靠，防止非法用户的入侵。

6）标准化原则

采用 XML、HL7、ICD10、SNOMED、IHE 等工业标准，软件的数据字典遵循国际和国家数据字典的规范和准则。

7）可移植性原则

共性功能的平台化、模块化的结构、内置的模块配置规范，实现系统的自由组合，适应不同系统平台和数据库环境，更便于系统升级换代。

8）可扩展性与可集成性

独立的应用服务器处理系统间的集成问题，建立功能关联关系，将不同既往和未来系统集成到一致的工作平台，适应业务变化和流程动态调整的需要。

9）产品化原则

产品设计能以最短的开发周期、最经济的解决方案满足不同地区及不同医院的需求，同时便于系统的升级。

10）保护医院投资原则

采用标准的 TCP/IP、HTTP 协议，与医院现有信息资源能够很好地结合。

6.4.1 架构设计

以固定护士站和移动护士站为基础，结合条形码打印与识别，构建先进的护理管理和护理工作模式。实现护理工作的床边执行和移动管理，提升护理管理质量和护理工作效率。移动护理信息系统网络架构如图 6-1 所示。

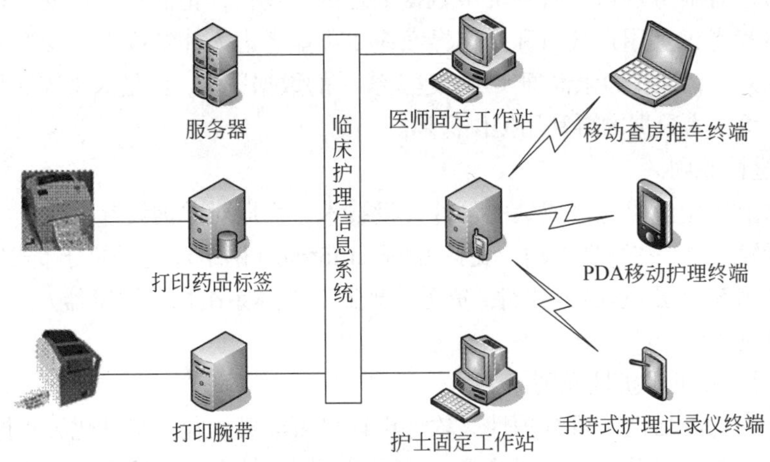

图 6-1　移动护理信息系统网络架构

6.4.2 系统硬件设计

移动护理信息系统主要由三部分组成，包括移动设备、固定工作站和系统服务器。在考虑硬件系统平台架构时，一方面要从医院本身现有的护理信息系统入手，根据实际数据量，配置系统服务器的大小；另一方面，也要能够满足未来行业发展趋势所带来的新需求，预留足够的系统空间。

移动设备采用移动查房推车终端、手持式护理记录终端、PDA 等多种移动终端方式解决医师和护士的床前操作需求。移动查房推车终端是一台高度整合及机动的医护终端设备，终端自带电源，可采用 Wi-Fi、4G/5G 等多种无线联网方式，真正实现无线工作。手持式护理记录终端集成了条形码、RFID 码读取、指纹识别、高分辨率摄像头等多种输入、输出设备，支持护士的床旁医嘱查阅，体征信息采集，患者、药品识别等护理工作执行。PDA 终端采用工业级设备，待机时间长、稳定性高，同时集成条形码读取设备，可验证患者及药品，支持护士的医嘱执行跟踪工作。

固定工作站通常设置在医师和护士办公室的台式电脑上。通过有线网络与服务器相连接，医师可以直接在办公室查询患者的基本资料，也可以直接针对不同的患者制定医嘱，安排手术等治疗时间，或者观察患者的病情发展和恢复情况。护士固定工作站的操作者一般为护士长，一方面可以合理地安排每个患者护理时间，了解其药物的使用情况，另一方面可以同时查看从护士手持设备传回的基本信息，包括护士的位置信息。这样一来，不仅可以提高护理工作的效率，还可以起到一定的监督作用。

6.4.3　系统功能及操作过程

1. 患者身份识别

患者入院后，护士给每个患者分配一个带有唯一识别码的腕带，佩戴于患者的手腕部位。护士在对患者护理、治疗之前，使用 PDA 移动护理设备扫描患者的条形码，PDA 上就会出现该患者的基本信息。护士将这些基本信息与患者实际信息（如患者姓名、年龄、床号、护理级别、主治医师、入住科室、医保费别、欠款情况等，根据临床需要显示）核对无误之后，才可以进行下一步的护理操作。

2. 生命体征采集

在对患者身份确认之后，护士需要对患者的生命体征进行测量和采集。将患者的体温、心率等信息输入 PDA 移动设备中。在输入的同时，这些信息也会同步地传入固定护士工作站。此时，系统会自动地对患者信息进行归档和更新，并且记录到数据库。当多次录入生命体征数据时，系统可以自动将最具代表性的各项生命体征数据绘制到体温单上。计算机也可以根据患者生命体征的平均值，设置一个安全范围。如果当天输入的患者体征超出了这个范围，服务终端会自动发出报警信号，传输到护士固定工作站，以便医护人员及时发现患者病情变化，采取相应的措施。

3. 医嘱查询和执行

在完成当天基本的护理工作之后，护士可以根据 PDA 上所显示的当前班次需要执行的医嘱，进行下一步操作。护理人员在给患者准备药物治疗前，在准备工作的过程中，使用移动设备确认正确的药物、预计执行时间和执行对象。通过 HIS 系统的接口获取护理信息系统医嘱信息，将一条用药医嘱拆分为多个医嘱执行，并严格确认执行时间点和误差范围，避免发生错误操作（如护士提前用药等）。完成后，护士只需点击指定位置的按钮，即可自动生成该条医嘱的实际执行人和真正的执行时间。同时，护士使用 PDA 直接扫描患者手腕的条形识别码，直接将患者接收医嘱的时间及个人信息保存到数据库中。这样，医师可以根据记录的信息实时掌握患者的情况。护士长也可以随时查看当天医嘱的执行情况、各种护理记录的完成情况和护士工作量的权重，以更加合理地分配护士的工作时间和工作区域。

4. 护士排班系统

为各个护理单元提供快速、简洁的排班操作，各护理单元根据各科室特点自由设置班次，护士长根据工作需要调整各护士当班时间。系统为护士长排班提供各种辅助功能，如进行新一周排班时，可直接继承上一周的排班，大大节约时间和工作量；在排班表确定后，系统可自动记录排班表执行过程中的人员班次调整情况，使管理人员对人员工作情况有直观的了解，为改进排班设置提供依据。

5. 护理工作量管理系统

根据排班安排以及各类护理工作站信息记录准确地统计护理人员的工作时间和工作过程，能统计出每一个护理工作的月度、季度、年度趋势图，为管理者提供客观的绩效统计数据。

6. 护理质量控制

系统把质量控制指标体系和原始数据标准化，赋予一定权值，建立字典库，为护理质量监控小组提供清晰、简洁的输入界面，将定期、不定期的检查结果及患者意见等信息准确、及时地录入系统。护理质量监控小组可通过移动查房推车、手持式护理记录终端录入信息。护理部管理者可及时得知各护理单元的护理质量状况，从而很快发现和纠正问题。质量管理控制环节质量，降低了护理差错事故的发生率，提高了患者满意率。

7. 差错分析

能根据被护理患者的数量来判断护士的工作量，通过患者和药物的匹配率来记录和分析医疗差错，通过实际护士扫描次数与数据库中核定药物数量的标准扫描次数比对来考核护士的工作能力和工作质量。能方便地导出报表，以多种格式保存报表，并预留网络上报渠道。可以根据不同的需求定制数据的分析、查询、对比方式（比如可按操作人、日期、月、年等方式统计），定制统计表生成图等模式，拥有强大的文件打印预览及打印功能，支持报告格式的个性化、灵活性调整。根据临床需要，对各类统计模板能新增、编辑、删除。对临床获取的基础数据均能进行方便、准确的对比分析，并根据临床要求形成报表。

8. 护士技术档案系统

对护士的综合信息进行全面记录和管理，护理人员的综合信息可一次输入，永久保存，不但能有效解决了以往资料保存不全、查询难的问题，而且能减少了手工操作产生的误差。系统强大的查询、检索功能有助于管理者全面掌握每个护理人员的信息，从而了解全院护理队伍的人员分布，为人才管理、监督、计划、指导提供可靠的依据。

9. 用户安全

为每个用户设置独立的用户名和密码，用户使用程序和修改口令需要得到授权，在数据录入、修改时，保留操作人员信息，便于审计。与 HIS 的用户名和密码保持一致。要求使用统一的登录界面和唯一的用户身份验证服务器，从而保证系统的安全性和可维护性。

此外，医院信息系统中涉及大量关键数据和个人信息，保证这些数据不被恶意破坏、非法获取是需要解决的安全问题。安全策略为网络、主机等关键资源提供有力保护，为业务系统创造安全可信的运作空间。

6.5 案 例

6.5.1 案例一

1. 医院简介

南京鼓楼医院，又名南京大学医学院附属鼓楼医院、南京市红十字中心医院，是中国最早建立的西医医院之一。医院现有编制床位 1460 张，2006 年门急诊患者 160 万人次，出院患者 4.2 万人次，医院科室设置齐全，现有临床科室 32 个，各类研究所、实验室 21 个。

2. 应用内容

1）应用系统模块

H-ERP 2.0 系统平台、账务处理、现金银行、票据管理、往来处理、财务分析、报表管理、领导查询共 8 个系统模块，应用了目前会计核算系统的所有功能。

2）单位体系设置

按照集团化医院体系设置，设置了鼓楼医院集团、鼓楼医院本部两个单位，分上下级关系，为以后扩展其他医院分院应用系统奠定基础。

3）账套体系

目前医院所有业务只设立一个独立的账套进行核算和管理。

4）科目体系

用 2007 年江苏省现有科目体系，支出和管理科目共设置了将近 200 个科室核算属性，往来科目设置了近 100 个各种类型的核算属性：一共 30 个核算类别，6800 多个核算明细项目，其中自定义核算类别 16 个，自定义核算项目 300 多个。

5）整合业务

目前将原来众邦的会计核算系统、部门核算系统和南京汉元公司的票据通软件的所有功能都整合在 H-ERP 2.0 会计系统中，实现了 H-ERP 2.0 会计系统、预算管理系统和 CBCS 2.0 成本核算系统的业务和技术整合。

3. 用户评价

目前已基本完成调试工作及客户化试用工作，我院的财务核算系统在科目体系的设置和业务整合方面有了很大的改进，为我院更换会计核算系统打下了良好的基础，下一步整合其他两个系统（成本、预算），并对一些细节进行调整，我们相信该系统将为我院的会计核算和财务管理提供一个优质的服务平台。

6.5.2 案例二

1. 医院简介

安徽省立医院的前身为合肥基督医院，1898 年建院，是一所设备先进、专科齐全、技术力量雄厚，集医、教、研、预防、保健、康复、急救于一体的省级大型三甲综合性医院。医院开放床位 1401 张，有 34 个临床科室，15 个医技科室，计 49 个专业，现有职工 2040 人，年门诊量约近 150 万人次，出院患者近 5.6 万人次，25 个专科被卫生部中国医师协会批准为首批专科医师培训基地试点单位：下设安徽省肿瘤医院和安徽心血管医院各一所，医院拥有 1 个博士生联合培养点，32 个硕士生培养点，是安徽医科大学附属省立医院。

2. 应用内容

1）应用系统模块

H-ERP 的所有子系统，包括系统平台、会计核算及财务管理系统、成本核算系统、预算管理及支出控制系统、薪酬管理系统、物流管理系统、固定资产管理系统、绩效管理及奖金分配系统。

2）主要应用的内容

（1）建立统一的医院综合运营管理平台：规范职工、科室、供应商以及各项财务及考核指标等基本信息的编码、名称、定义，为数据信息共享提供基础。

（2）建立以会计核算为核心的账务处理机制，使人、财、物等各种信息与会计账务中反映的信息保持一致，使收入和支出业务数据自动生成会计凭证。

（3）建立适合医院应用的全成本核算的理论方法和合理的成本分摊方法：形成以成本核算为数据处理中心的业务管理模式。

（4）建立以预算控制为主线的业务处理方式，通过收支预算、分类预算和项目预算，对会计核算和固定资产、物资的购置和消耗分别进行事后监督和事前控制。

（5）建立物资耗材的分类管理模式，将物资耗材分为不收费物资（低值耗材）、收费物资（低值耗材）、收费物资（高值耗材）等类型，分别对其采购流程和领用消耗流程进行优化处理。

（6）建立医院薪酬奖金分配方法和全面绩效考核管理模式，针对临床科室、医疗技术类科室、管理类科室、医疗辅助类科室和科研科室，分别采用不同的考核方法和考核指标，使奖金分配更趋合理，使绩效管理符合医院长期战略发展需要。

（7）建立以卡片和资产档案为核心的固定资产管理模式，通过条形码对资产的购置、处理、审批以及维修、计量等各个环节进行全过程的跟踪管理。

（8）实现医院所有业务的全面资源整合：实现会计、预算、成本、物流、固定资产、绩效、薪酬、后勤等经济运行管理业务的整合，实现 HIS 前台医疗业务与医院业务的全面资源整合。

3. 用户评价

H-ERP 系统目前正在我院实施，该系统将我院的人、财、物综合管理信息整合在一个统一的平台，从目前实施状态和实施进度来看，该系统的全面上线必将全面提升我院的综合运营能力，希望充分利用安徽省立医院现已达到的信息化建设水平，并通过公司先进的管理理念、技术水平，为更好地满足安徽人民群众医疗需求做出应有的贡献。

本章小结

本章分 5 小节，分别介绍了护理信息系统的发展历程、护理管理学与护理信息学、护理信息系统、移动护理信息系统、移动护理信息系统的设计以及 H-ERP 系统的应用案例，阐述了护理学、护理信息学、护理管理学、护理信息系统的定义及特点，并重点阐述了移动护理信息系统的作用、特点以及设计过程。

思考题

1. 什么是护理学？护理程序包括哪些主要内容？
2. 什么是护理信息学？概述护理信息学的标准。
3. 什么是护理信息系统？护理信息有哪些特点？
4. 简述移动护理信息系统的设计原则。
5. 简要概述移动护理信息系统的操作过程。

（崔笑宇）

第7章

医学图像信息系统

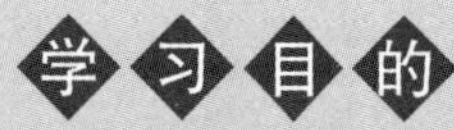

1. 了解医学成像的基本原理与设备以及医学图像的主要类型。
2. 理解 DICOM 标准，掌握医学图像信息系统 PACS 和 RIS 的构成与应用。

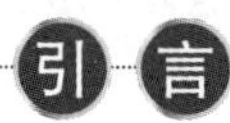

1895 年，德国科学家伦琴发现了 X 射线，使观察人体内部结构成为可能，从而开启了医学影像学的大门。目前，除 X 射线外，CT（computed tomography）、磁共振（magnetic resonance image, MRI）、超声、PET（positron emission computed tomography）等已经成为疾病诊断过程必不可少的设备。大量生成的医学影像数据需要有效传输、存储、管理和共享，以更好地用于疾病的诊断与治疗。

本章将先引入医学成像的基本概念和医学影像的主要类型，然后介绍医学影像的 DICOM（digital imaging and communication in medicine）标准，在此基础上描述 PACS（picture archiving and communication systems）及 RIS（radiology information system）的组成、应用与发展趋势等。

7.1 医学图像信息系统概述

随着计算机技术的发展，医学图像普遍实现数字化，方便了图像的存储、传输及分析。目前在临床诊断和治疗中，医学图像已成为必不可少的手段。

7.1.1 数字图像的基本概念

一幅图像可以定义为一个二维函数 $f(x, y)$，其中 x、y 是空间坐标，函数值 f 称为该点图像的灰度或强度。当 x、y 和函数值 f 都是有限的离散数值时，称为数字图像。

像素（pixel）是图像显示的基本单位，它是一个基本成像单元，在不同的设备上大小不同。单元尺寸越小，图像越细腻，在相同单元大小情况下，单元越多，图像尺寸越大。一幅图像中的像素可以在任何尺度上看起来都不像分离的点或者方块；但是在很多情况下，它们采用点或者方块显示。每个像素可有各自的颜色值，可用三原色显示，因而又分成红、绿、蓝三种子像素（RGB 色域），或者青、品红、黄和黑（CMYK 色域，印刷行业以及打印机中常见）。分辨率是单位尺寸所含的像素数，分辨率越高，图像越细腻。

一个像素所能表达的不同颜色数取决于比特每像素（bit per pixel, BPP），其最大数可以通过取色彩深度的 2 次幂得到。例如，常见的取值有：

- 8 BPP：2^8=256 色，亦称为“8 位色”。
- 16 BPP：2^{16} = 65 536 色，称为高彩色，亦称为“16 位色”。
- 24 BPP：2^{24}=16 777 216 色，称为真彩色，通常的记法为“1670 万色”，亦称为“24 位色”。
- 32 BPP：2^{24} +2^8，计算机领域较常见的 32 位色并不是表示 2^{32} 种颜色，而是在 24 位色基础上增加了 8 位（2^8=256 级）的灰度（亦称“灰度阶”），因此 32 位色的色彩总数和 24 位色 是相同的，32 位色也称为真彩色或全彩色。
- 48 BPP：2^{48}=281 474 976 710 656 色，用于很多专业的扫描仪。

平面图像是二维的，用坐标 (x, y) 表示；立体图像是三维的，用坐标 (x, y, z) 表示。CT 扫描时，获得了一系列不同截面的二维图像，通过图像重建，可以获得三维图像。依次类推，四维图像具有四个坐标，在三维坐标中加入时间坐标，可用坐标 (x, y, z , t) 表示，例如对跳动的心脏进行快速扫描，可以获得不同时刻心脏的三维图像。在三维图像中，图像的基本单位称为体素（voxel）。

7.1.2　医学图像成像原理与设备

1. X射线

X 射线是德国物理学家伦琴（W. C. Rontgen）发现的。1895 年 11 月，在进行有关阴极射线的实验过程中，伦琴注意到尽管用黑纸完全覆盖整个阴极射线管，在涂有铂氰化钡的纸板上仍然出现了荧光现象。他很快意识到这种荧光现象应该是由实验中产生的一种新的射线所导致的。因为不了解这种射线的性质，他将它命名为“X 射线”。随后，伦琴发现新的射线不仅可以穿透不同物质，还可以利用摄影底片来记录。利用这种新的射线，伦琴为他夫人拍摄了一张手的 X 射线照片，如图 7-1 所示，该照片清晰显示手部骨骼和手上的戒指。很快，X 射线就被广泛应用于临床。伦琴的这一发现奠定了放射医学的基础，因此，他于 1901 年荣获第一届诺贝尔物理学奖。

最简单的人体模型主要包含几种不同组织：脂肪、肌肉、骨骼和空气。在软组织（包括肌肉）中，水占 75%；在体液中，水占 85%~100%，所以软组织数据与水十分接近。不同软组织的衰减相似性使传统 X 射线成像无法获取清晰对比，常用对比剂来增加衰减差别。不同组织随着光子能量的变化，质量衰减系数也不同。随着管电压的逐渐增加，骨骼、肌肉和脂肪间的对比度明显降低。

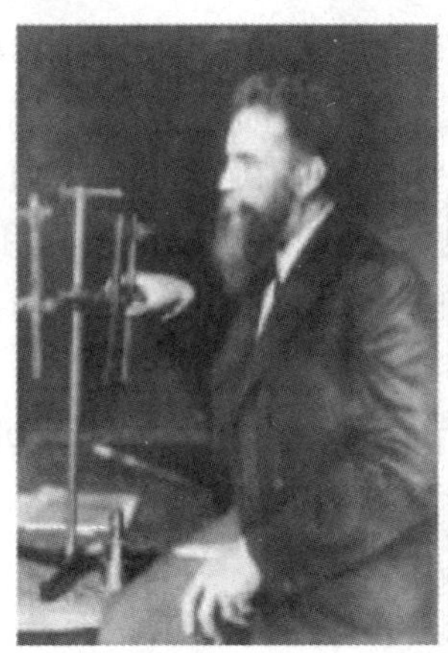 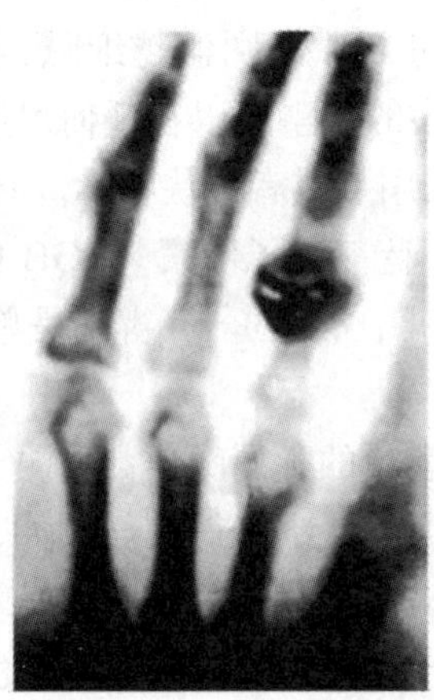

图 7-1　伦琴和他在 1895 年 10 月拍摄的一幅手部射线摄影图像

一些放射影像成像需要使用对比剂。许多对比剂中含有钡和碘，因为钡和碘的衰减系数远远大于软组织。因此，含有钡和碘化合物的组织可以与周围软组织清晰区分。空气被引入到特定位置（如脊柱的蛛网膜下腔），用于去除干扰医生关注的解剖结构的组织和液体。空气的密度非常低，X 射线穿透充满空气的腔体时，衰减很低。因此，引入空气可以提高腔体或周围组织的对比度。

根据成像模式，X 射线成像技术分为摄影成像（radiography）和透视（fluoroscopy）两类。摄影成像采集的是感兴趣区域内某一时刻的静态图像，而透视获取的是人体器官的实时动态变化过程，它们分别类似于日常生活中的照片和视频。随着探测技术的不断进步，X 射线摄影成像分别经历了屏片 X 射线摄影成像、计算机 X 射线摄影成像（computed radiography，CR）和数字化 X 射线摄影成像（digital radiography，DR）三个阶段。三者之间最主要的差别在于探测器类型的不同，它们分别采用胶片、成像板和平板探测器。

1）屏片

屏片是利用 X 射线胶片作为记录图像的载体，以潜影的方式将人体 X 射线图像信息记录在胶片上，经过暗室显影、定影等化学处理，再现人体 X 射线图像。采集的图像是一种模拟信号，动态范围较低。

2）CR

CR 也称为光激励存储荧光体成像（photostimulable storage phosphor imaging, PSPI），如图 7-2 所示。目前，CR 是一种较为成熟的数字化 X 射线摄影方式，与传统屏片系统最大的区别在于 CR 利用成像板（imaging plate，IP）作为信息载体，IP 板曝光后送入图像读出器（imaging reader）读取 X 射线影像信息，再由计算机进行存储和显示。CR 图像具有高灵敏度、高分辨率、高线性度等特点，并且实现了 X 射线成像的数字化输出和存储，便于传输与后处理分析，提高了诊断的准确率。CR 于 20 世纪 90 年代推入市场，使得 X 射线影像数字化得以实现，目前已被医学影像界广泛认可和接受。

3）DR

DR 采用先进的探测器技术，将 X 射线光子直接或间接地转换为电信号，并经

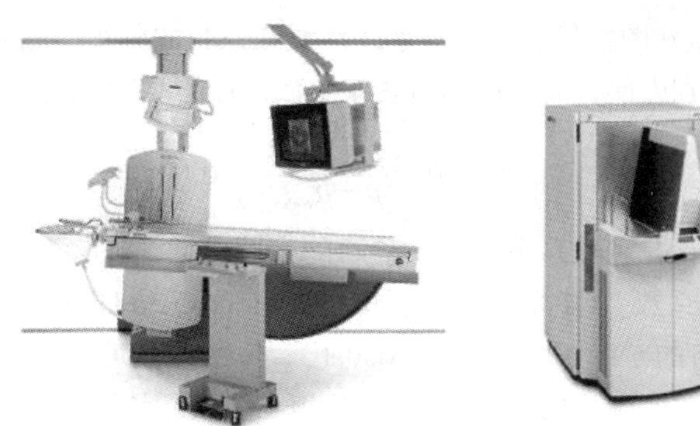

图 7-2　CR 成像系统和图像读取器

A/D 转化为数字化图像。DR 系统的采样矩阵可达 4096×4096 像素，灰度分辨率可达 12 比特，采样速度可达 64 帧 / 秒。实现上述功能所需器件均高度集成在一块平板（或线阵）探测器上，从而取代了 CR 中 IP 和屏片系统中的胶片。这样，整个 X 射线摄影流程大为简化，不需要 CR 中的二次曝光和屏片系统中的冲洗、显影和定影等过程，大大缩短摄影所花费的时间（普通摄影 6.10min，CR 摄影 7.00min，DR 摄影 1.30min），提高了医师工作效率和患者流量。

2. 计算机断层扫描（CT）

CT 以 X 射线在人体内的衰减系数为基础，通过投影图像重建，计算出衰减系数在人体某断面上的二维分布，从而建立人体断层图像。与传统 X 射线相比，CT 获得的是高分辨率的断层图像，并能准确测量各组织的 X 射线吸收衰减值，用于医学定量分析。目前根据技术及应用的不同，CT 又分为螺旋 CT、双能 CT、锥束 CT、多能彩色 CT 等。

CT 工作原理如下所述：假设存在一个半透明圆柱体，内部嵌入五个具有不同透明度的球，如图 7-3 所示。需要完成的任务是猜测圆柱体的内部构造，前提是无法从上向下观察物体（即垂直向书内观察），只能从侧面观察。仅基于图 7-3 左侧的单角度观察，可能会得出错误结论：圆柱内有三个球。但如果从多个角度检查物体，经过简单思考，即可确切断定圆柱内有五个小物体，而且根据物体尺寸和强度不随视角变化这一特征来确认它们实际上是球体。这个实验表明，通过多角度检查一个半透明物体，能够估计出物体的内部结构。如果使用 X 射线源代替可见光源，X 射线探测器代替眼睛，计算机代替大脑，就构成了一个 CT 系统。解决问题的核心在于多角度检查物体的能力和物体的半透明度。如果物体是完全不透明的，无论从多少角度观察都无法估计出物体的内部构造。人体对 X 射线是半透明的，所以它可用于 CT 成像，而可见光则不可以。

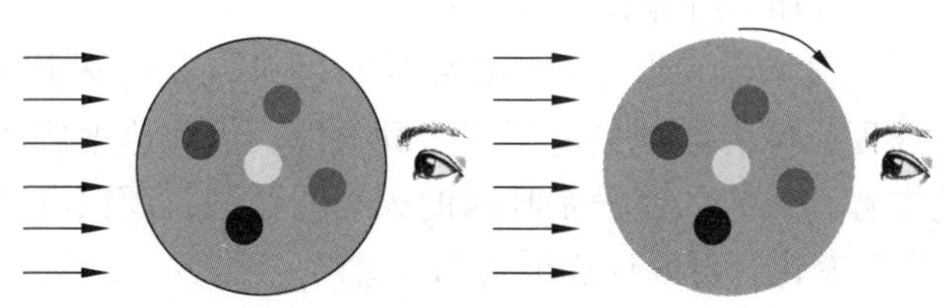

图 7-3　断层成像概念

如上所述，CT 重建图像代表受检对象线性衰减系数的分布。然而，在医学上总是讨论衰减系数不是特别方便，而是使用由衰减系数计算的 CT 值：

$$\text{CT 值}=\frac{\mu-\mu_{\text{water}}}{\mu-\mu_{\text{water}}}\times 1000$$

其中，μ 是某物质的衰减系数，μ_{water} 是水的衰减系数，在物理学中指 X 射线能量为 73keV 时水的衰减系数。CT 值为整数，单位为 Hounsfield Unit（HU）。

在人体中，骨骼的 CT 值最高，为 1000HU；软组织的 CT 值为 20~70HU；水的 CT 值为 0（±10）HU；脂肪的 CT 值为 −20~−80HU；空气的 CT 值为 −1000HU。人体组织的 CT 值范围从空气的 −1000HU 到骨骼的 +1000HU，共有 2000 个 CT 值。

3. 磁共振图像

在磁场的作用下，一些具有磁性的原子能够产生不同的能级，如果外加一个足够能量（即射频磁场），原子将吸收能量产生跃迁（即产生共振），从低能级跃迁到高能级，能级跃迁能量的数量级为射频磁场的范围。

核磁共振成像的“核”指的是氢原子核，因为人体的软组织大部分由水组成，不同组织中氢的含量不同，即使同一组织，正常与病变状态的氢质子分布也不相同，MRI 依赖水中的氢原子。当把物体放置在磁场中，用适当的电磁波照射它，使之共振，然后分析它释放的电磁波，就可以得知构成这一物体的原子核的位置和种类，据此可以绘制物体内部的精确立体图像。

在进行 MRI 检查时，受检者处于匀强磁场中，当射频线圈发射无线电波时，氢质子吸收能量，产生磁共振现象。当终止射频脉冲时，氢质子释放所吸收的能量，恢复到原来的平衡状态，这个恢复过程称为弛豫时间。在弛豫过程中，氢质子释放能量，发出磁共振信号，通过检测系统收集及计算机处理后，形成磁共振图像。

4. 超声图像

超声成像应用于临床已超过半个世纪。它具有无创、便宜、轻便、优良的时间分辨率等特点。除医疗成像外，声波成像的方法也广泛应用于其他领域，如在材料无损检测领域中，它被用以探查飞机机翼或桥梁的微小裂缝；在声音导航测距（声呐）领域中，用于鱼群位置定位和海底勘测等。

超声成像的基本原理很简单。声波在遇到不同组织的分界面时会反射部分能量形成反射波。如果将这些反射波用一个时间函数来表示，并已知波在该介质中的波速，则可获得该组织各个位置的信息。当然，除了反射，超声波在介质中传播也会发生如衍射、折射、衰减、色散和散射等其他声波现象。

超声成像不仅可以显示器官形态和解剖结构，还可以通过显示血流速度和心肌速度进行功能成像。速度成像的原理是基于多普勒效应，因此速度成像也被称为多普勒成像。一个著名的多普勒效应的例子是呼啸的火车通过静态观察者时其音高的突然变化。根据捕捉到的音高变化，可以计算出列车的速度。

根据数据采集方式的不同，超声成像通常分为 A 型、M 型和 B 型。

1）A 型超声

A 型超声属幅度（amplitude）调制显示型，其探头以固定位置和方向对人体发射和接收声波，声束并不扫描。反射回波转换为电信号，处理后送显示器。显示器纵坐标方向显示回波的幅度波形，横坐标代表回波波源的深度。根据回波出现的位置和回波幅度的高低、形状及有无等可以确定人体病变的信息。A 型超声常用于眼科诊断。A 型回波由于缺乏解剖学特性，对某些病变的特异性也不突出，这限制了它的广泛应用。

2）M 型超声

M 型超声是运动（motion）/ 时间型。M 型和 A 型超声成像原理基本相同，同样以固定位置和方向发射和接收声波，但是为了解决脏器运动导致的回波不稳定问题，显示方式由 A 型的幅度调制改为辉度调制，即以辉度的明暗来反映回声的强弱。超声遇到不同距离上的运动界面，形成不同强度的回声信号，光点的亮度与回声振幅的大小成比例，时间轴显示了这些光点的运动轨迹，静止的界面则显示成一条曲线。

3）B 型超声（B 超）

B 型超声和 A 型超声工作原理类似，它属于亮度（brightness）调制，但是 B 型超声发射的声束必经扫描，加在显示器垂直方向的时基扫描与声束同步，从而形成一幅二维切面声像图。B 型超声中的声束扫描方式按照其出现的时间顺序分别为：手动扫描、机械扫描、线性电子扫描、相控阵电子扫描和动态频率扫描。扫描速度的提高使 B 超实时成像成为可能。在 B 超的基础上，出现了彩色 B 超、三维 B 超、四维 B 超等。

5. 核医学成像

核医学显像是利用放射性核素（同位素）示踪方法同时显示人体内部结构和功能的医学影像技术，其显像原理与 X 射线、超声、CT 以及核磁共振存在重要差异。

核医学显像物理过程并不复杂。在成像过程中，将某种放射性核素标记在药物上形成放射性药物并引入生物体体内。由于生物体不同组织和器官对放射性药物具有选择性吸收的特点，体内各部位吸收放射性药物并形成辐射源。体外的核子探测装置对体内核素发出的射线进行跟踪，可得到某些器官、组织的解剖结构。更重要的是，通过在体外测定放射性核素在某些脏器和组织中的摄取速度、滞留时间、代谢快慢等信息就可得到有关脏器功能及相关的生理、生化信息。

核医学开展的相关研究可追溯至 20 世纪初。被称为“示踪技术之父”的匈牙利化学家 Hevesy 于 20 世纪 30 年代利用放射性铅研究铅盐在植物内的分布，以磷的放射性核素观测磷在人体内的分布和转移，并用重水研究人体的水代谢过程。Hevesy 在生物示踪技术领域的工作是现代核医学的重要基础，他也因该领域的开创性工作获得了 1943 年的诺贝尔化学奖。放射性骨显像方法是核医学检查中应用最早也是最常用的显像技术。在成像过程中，将亲骨性核素引入人体并使之聚集于骨骼，利用核医学设备形成骨骼影像。

从 20 世纪 50 年代开始，核素（同位素）扫描仪、伽马照相机等放射性核素成像设备仪先后问世。1963 年，Kuhl 和 Edwards 研制了第一台单光子发射计算机断层显像仪。1975 年正电子发射型计算机断层显像装置研制成功。世界上首台 PET/CT 原型机于1998年研制成功，首台商用PET/CT于2001年5月安装并投入临床使用。2006年之后商用PET/CT几乎全面取代了单独的PET，在脑、心脏疾病的早期诊断和肿瘤的良恶性及是否发生转移的判断过程中发挥重要作用。

7.1.3 医学图像的作用

医学图像广泛应用于疾病诊断、治疗、影像引导手术、治疗效果评估以及科研与教育等方面。

1. 检验与诊断

医学图像主要用于医学检测和诊断。例如，不同组织对X射线的吸收不同，从而产生不同灰度的图像，因此可以从图像上区分正常和异常结构。CT能够对人体断层清晰成像，通过图像处理，可以实现对人体各器官、组织的观察、分析和测量。超声广泛应用于心脏、腹部及产科检查。MRI利用人体组织中氢质子的含量不同，通过外加射频脉冲，使不同组织成像。分子影像学运用影像学手段显示组织水平、细胞和亚细胞水平的特定分子，反映活体状态下分子水平的变化，对人体各器官、组织的生物学行为在影像方面进行定性和定量研究。此外，可见光也用于医学检查，如内镜对胃和结肠的检测、显微镜的病理检测、视网膜成像在眼科的应用等。当影像检查发现的异常特异性不高时，必须用其他方法，如活检，做出确切诊断。

2. 评估与手术规划

医学图像经常用于病情、发育、健康状况、治疗效果的评估。例如B型超声在产科通常用于评估胎儿生长发育情况，检测内容包括以下项目。

（1）顶臀径（crown-rump length，CRL）：是孕早期反映胎儿生长发育的指标。10~12周以后，由于胎儿俯屈，脊柱向前弯曲，准确性受到影响。

（2）双顶径（biparietal diameter，BPD）：正常妊娠24周前，双顶径每周增加约3mm, 25~32周，每周增加约2mm；33~38周至足月，每周增加约1mm。38周后胎儿生长速度明显减慢，甚至可能停止生长。

（3）股骨长度（femur length，FL）：用于股骨长度发育的评估，检测是否发育迟缓及有相关先天性疾病。

（4）腹围（abdominal circumference，AC）和头围（head circumference，HC）：妊娠36周以前，腹围增长速度较快，36周之后开始减慢，最初腹围值小于头围值，36周时二者相等，此后腹围值大于头围值。可计算头围 / 腹围、股骨长 / 腹围比值，评价胎儿生长发育是否协调。

在手术规划方面，通过术前对CT或MRI数据进行多方位显示、分析，构建最合适的外科手术方法。

3. 手术引导

图像导引手术是指通过术前或术中图像，引导外科医师完成外科手术。大多数图像导引手术是微创手术，如鼻窦手术，有助于避免大脑和神经系统的损害。此外，利用 CT 或 MRI 图像，通过建立 3D 坐标系，手术中可以实时跟踪手术器械与人体组织的相对位置。常用的跟踪技术包括机械式、光学式、超声式、电磁式等。

4. 科研与教育

医学影像在科研中获得广泛应用。例如，通过功能 MRI（function MRI, fMRI）确定脑的功能区，当人在磁共振扫描仪中执行特定任务时，大脑相关功能被激活时，采集两个图像序列，一个在任务期间，另一个在休息期间。两幅图像相减，可以看到活跃的大脑区域图像。任何功能性脑区域都可以通过 fMRI 实现可视化，如感觉皮质和视觉皮质等。医学图像也可用于医学院学生的教育与培训，通过病例库、三维视图、图谱等资源，医学生学会观看图像的技巧，并在模拟环境中不断练习。

7.1.4　医学图像信息系统的发展历程

1981 年，心血管放射医师 Andre J. Duerinckx 博士首次使用影像存储与传输系统（picture archiving and communication system，PACS）术语，并于 1983 年在 SPIE（Society of Photo-Optical Instrumentation Engineers）会议上发表了相关论文。

1983 年，Blaine 与其同事在圣路易斯 Mallinckrodt 放射研究所开发 PACS 平台，并进行医学图像获取、传输、存档及观察实验。

1984 年，美国堪萨斯大学的 Templeton 及其同事开发了最早的 PACS 系统原型之一。

1988 年，Arenson 及其同事在美国宾夕法尼亚大学医院开发的 PACS 原型系统用于影像审查与咨询。

20 世纪 90 代，PACS 引入临床数据标准 HL7（health level seven）和影像数据标准 DICOM，实现 PACS 与 HIS（hospital information system）和 RIS 系统的整合。

7.2　医学图像的管理与显示

生产医学成像设备的公司为数众多，需要规范医学图像标准，才能实现信息的共享与交流，HL7 及 DICOM 标准应运而生，并在此基础上对图像进行管理与显示。

7.2.1　医学图像标准

1. HL7卫生信息交换标准

卫生信息传输协议使医疗领域不同应用之间的电子传输成为可能。HL7 汇集了不同厂商用来设计应用软件之间界面的标准格式，允许各个医疗机构在异构系统之间进行数据交互。

HL7的主要应用领域是HIS/RIS，主要是规范HIS/RIS系统及其设备之间的通信，它涉及病房和患者信息管理、化验系统、药房系统、放射系统、收费系统等各个方面。HL7的宗旨是开发和研制医院数据信息传输协议和标准，规范临床医学和管理信息的格式，降低医院信息系统互连的成本，提高医院信息系统之间数据信息共享的程度。

HL7目标：

HL7标准应该支持各种技术环境下的数据交换，同时也应支持各种编程语言和操作系统，以及支持各种通信环境。

支持单数据流和多数据流两种通信方式。

最大限度的兼容性，预留了供不同使用者使用的特殊的表、编码定义和消息段。

标准必须具有可扩展性，以支持新的要求，这包括协议本身的扩展及与现有系统和新系统的兼容。

标准应该是在充分参考现有的产品通信协议基础上被广泛接受的工业标准。

HL7长期目标是制定医疗机构电子数据交换的标准或协议。

2. DICOM标准

各种医疗器械所产生的图像格式不同，互不兼容，这给医学图像信息处理带来了困扰。为了解决上述问题，由美国放射学会（American College of Radiology，ACR）与美国电气制造商协会（National Electric Manufaturers Association，NEMA）共同组成的联合委员会于1993年9月发布了医学数字影像与通信标准DICOM3.0。目前国际上大部分医疗设备厂商都遵从DICOM 3. 0标准。

DICOM标准规定了各种医学影像的格式、内容、存储方法以及交换医学影像信息的协议，任何医疗器械或者软件，只要遵照DICOM标准就能够相互自由交换信息。

这个标准的内容为：

第1部分给出了标准的设计原则，定义了标准中使用的一些术语，对标准的其他部分做了简要概述。

第2部分介绍了DICOM标准的一致性概念，如何制订并描述DICOM产品。包括选择什么样的信息对象（information object）、服务类（service class）以及消息传递（message transfer）等。一致性指采用DICOM标准的设备具有互相连接、互相操作的能力。

第3部分描述了信息对象的定义，为数字医学图像存储和通信方面的信息对象提供了抽象的定义。

第4部分服务类的说明。服务类是为DICOM提供的命令或可供应用程序使用的内部调用函数。

第5部分数据结构及语义。描述怎样对信息对象和服务类进行构造和编码。

第6部分数据字典。在DICOM设备之间进行消息交换时，确保消息中的内容具有明确的编号和意义。

第7部分消息交换。消息是指两个符合DICOM标准的应用实体之间通信的基本单元。该部分定义了DICOM命令的结构（该命令若结合相关数据即组成DICOM消息），同时也定义了医学图像中的应用实体在交换消息时的协议方式。

第 8 部分消息交换的网络通信支持。说明了在网络环境下的通信服务和进行消息交换的上层协议。

第 9 部分说明了 DICOM 如何支持点对点消息通信的服务和协议。

第 10、11、12 部分定义了 DICOM 文件的存储方式，包括可移动存储介质、DICOM 文件集、文件存储格式等。

第 13 部分说明了 DICOM 打印管理中点对点通信的支持。

第 14 部分说明了灰度图像的显示标准功能。

第 15 部分说明了应用需要遵循的安全策略。

现在，越来越多的医疗设备厂商宣布支持 DICOM 标准，遵从 DICOM 标准生产设备，可以方便地与其他设备和系统进行通信并交换所产生的图像。

7.2.2　医学图像采集

符合 DICOM 标准的数字成像设备，如 CT、MRI、CR 等，直接生成数字化灰度级图像信息，可以将图像矩阵尺寸和图像数据集转录到 PACS 或其他系统。X 射线图像需经信号转换器转换成数字化图像信息才能输入，可由摄像管读取系统、电耦合器读取系统或激光读取系统完成信号转换。CR 技术使传统 X 射线技术在数字信息时代继续发挥作用。CR 用含有感光材料的影像板接受透过人体的 X 射线，记录影像信息。IP 上的记录信息通过激光束扫描，再经光电转换器转化为电信号，放大后通过模数转换器转换为数字信号。

传统的成像设备仍然在使用，影像全面数字化管理需要对胶片进行数字化扫描。这需要人工处理文件，操纵高精度胶片数字化仪扫描获取数字矩阵，并记录患者的和检查的标识信息。常用的数字化仪包括激光数字化仪和电耦合装置（charged couple device，CCD）数字化仪。激光数字化仪具有良好的图像对比度和空间分辨率，但是比 CCD 数字化仪昂贵。与激光数字化仪相比，CCD 数字化仪对比度和灰度级较低，但是小巧、便宜，易于维护，随着技术进步，总体性能也不断提高。

对于视频信息，通过 DICOM Capture 抓帧获取非 DICOM 标准医学成像设备产生的图像，得到模拟信号输出，再通过模数转换器转换为数字信号。这种方式获得的数字信号，有时会在转化过程中丢失信息。

7.2.3　医学图像存储

医学成像模式不同，所产生图像的空间分辨率、图像大小及数量都可能不同。临床诊断时，除了需要像 X 射线图像这样的单一图像，更需要一个序列的图像，如 CT 或 MRI 能对多个断面进行观察，或是连贯的动态图像，如超声能实现实时观察。

不同模式的图像所需的存储空间不同。一张典型 CT 图像是 512 × 512 像素，每次检查通常需要 40~60 张横断面图像。每个像素用 12 位表示，需要 2 个字节储存。每次检查产生的图像大小是 20~30MB（单位为字节，以下同）。每张磁共振图像大小为

256 × 256 像素，每个像素用 10 个二进制位表示，对一个 80 幅图像的检查，产生的图像大约是 10MB。实时超声每秒产生 30 帧图像，医师通常选择 30~40 个关键帧进行分析，每幅图像大小是 512 × 512 像素，每个像素需要 8 位存储，30~40 帧所需存储空间为 8~10MB。核医学影像分辨率较低，每幅图像大小为 128 × 128 像素，每个像素需要 8 位存储，一个典型检查约需要 30 幅图像，所需存储空间为 0.5MB。

医院图像数据量急剧增长，同时要求提供全天候信息和数据共享服务，对数据存储技术和存储体系结构提出全面挑战。根据服务器的类型，存储主要分为封闭系统存储和开放式系统存储。封闭系统主要指大型机,开放系统存储分为内置存储和外挂存储，而外挂存储根据连接方式又分为直接链接存储（direct attached storage，DAS）和网络化存储，网络化存储根据传输协议分为网络接入存储（network attached storage，NAS）和存储区域网络（storage area network，SAN）。

DAS 是一种将存储介质直接安装在服务器上或者安装在服务器外的一种存储方式，通常由 SCSI 接口电缆连接。它依赖服务器，本质上是硬件的堆叠，不带有任何存储操作系统。这种存储方式在磁盘系统和服务器之间具有很快的传输速率，可以在一定程度上满足用户快速访问磁盘的需求，并且特别适合对存储容量要求不高、服务器数量很少的中小型局域网。但是 DAS 存储也存在一定的弊端，除存储空间扩展外，其存储设备分散，不便于监管，容易造成存储设备空间的浪费；此外，数据存储在各个服务器上，不利于信息综合利用。医院图像数据量从 TB 级向 PB 级发展，数据存储需求不断加大，DAS 已经不能满足医院图像数据存储的需求。

NAS 是一种任务优化的、直接连在 IP 网络上的专用数据存储服务器，它直接通过以太网接口将存储设备连接到局域网，将分布、独立的数据整合为大型、集中化管理的数据中心，存储空间放在网络中，以便于不同的主机和应用服务器进行较频繁的访问。它以数据为中心，将存储设备与服务器彻底分离，集中管理数据，存储对象的管理可以到文件级，用户可以设置对文件或目录不同的存取权限，如图 7-4 所示。

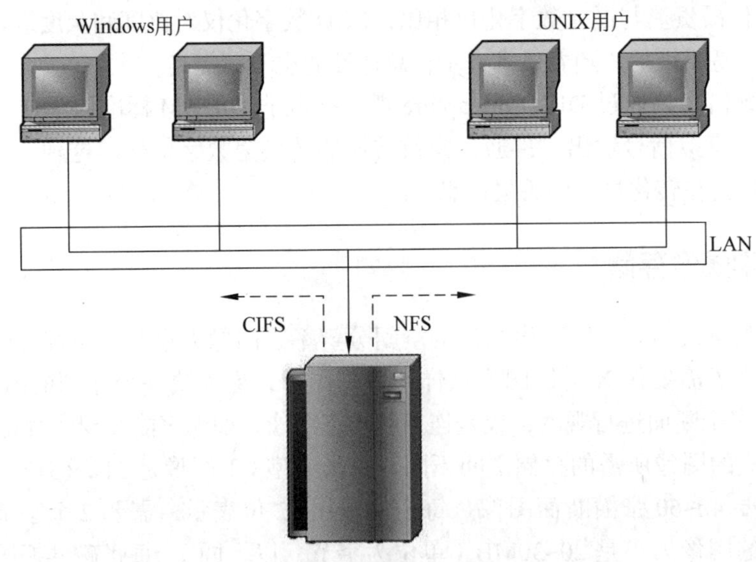

图 7-4　NAS 存储结构

NAS 具有以下优点：

1）易于安装和部署

NAS 产品是真正即插即用的产品，内置专门用于数据存储的简化操作系统和网络协议，可以直接挂接到网络上。用户可根据需要来确定 NAS 的物理位置，一般将其放置在访问频率最高的地方，以进一步缩短用户的访问时间并提高网络吞吐量。

2）方便使用和管理

其他软件并不需要安装，可以利用浏览器对 NAS 服务器进行设置、升级、管理。NAS 服务器与网络直连，当增加或移去 NAS 设备时不会中断网络的运行。

3）整体性能高

允许用户在 NAS 上直接存取数据，这样既可减少 CPU 的使用，也能显著改善服务器和网络的性能。

4）跨平台使用

NAS 独立于操作系统平台，可以支持 Windows、UNIX、Mac、Linux 等不同操作系统。

5）提高数据可用性

采用磁盘阵列技术，NAS 可保证硬件设备和数据的安全与完整。植入嵌入式系统可以保证系统的安全性，并且用户需要被设置权限才可以访问服务器；可以在服务器不工作的情况下读取网络中的数据。

6）性能价格比优异

NAS 是精简型服务器，在硬件架构上只需 CUP、内存、硬盘、网卡和主机板等。在软件方面，操作系统也是精简型系统，有些甚至是免费的 Linux。

如需要将存储空间放在网络时，NAS 是一个优秀的解决方案，但同时具有以下缺点：在拥有相同的存储空间时，NAS 的成本比 DAS 要高很多；对于数据库存储和 Exchange 存储这种要求高使用率的任务来说，不是很适合；在存储设备中有可能存在节点故障问题。

SAN 是一种可在服务器和外部存储资源或独立的存储资源之间实现高速可靠访问的专用网络。它通过专用的集线器、交换机和网关建立起与服务器和磁盘阵列之间的直接连接。它采用可扩展的网络拓扑结构连接服务器和存储设备，每个存储设备不隶属于任何一台服务器，所有的存储设备都可以在全部的网络服务器之间作为对等资源共享，如图 7-5 所示。

SAN 具有以下优点：

1）数据共享

中心化的存储方式，在不降低系统性能的情况下，使存储和共享信息成为可能。

2）存储共享

服务器上可以连接存储单元的多个逻辑组成部分；在存储单元上可以连接两个或者更多的服务器。

3）数据备份

网络与数据备份操作相互独立，对异构平台服务器和多种数据进行集中备份，从而提高操作性能，实现集中管理。

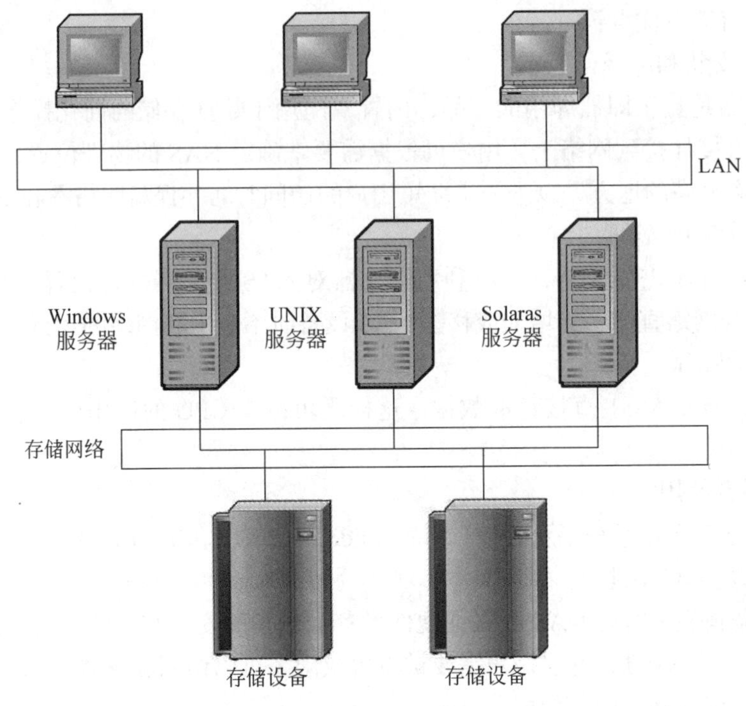

图 7-5 SAN 存储结构

4）灾难恢复

利用热备份形式实现数据的自动备份，在存储出现故障时获得原始数据。

不同的应用系统所产生的不同信息决定了不同的存储架构。医院信息系统具有信息量大、访问量高、需要大量网络带宽等特点，各种应用系统是典型的数据库应用系统，对数据的访问是以数据块的形式进行的，其最好的存储方式是 SAN。对 PACS 而言，普通的影像和文档文件很大，再加上数据不断激增，一般采用 NAS 是合适而又经济的存储方式。此外，SAN 系统的数据传输方式是通过专用的光纤交换机进行的，而 NAS 设备上数据的交换使用的是网络宽带，由于医院频繁调用数据，对速度要求高，因此，SAN 很难满足医院的要求。

医院图像存储还采用了分级存储、图像预取技术、后台调阅及图像压缩技术。

分级存储是根据存储的使用频率、访问次数的不同，将数据存储在不同性能的介质里，例如磁盘、磁盘阵列、光盘库、磁带库。对访问频率要求不高时，可以选用磁带库和光盘库，而对经常使用的图像和文档，调取资源的速度要求较高，更多使用的是磁盘或者磁盘阵列。

分级存储目前最为广泛使用的是在线存储、近线存储和离线存储。在线存储指针对用户近期使用、传输的图像和文档，当数据保持在线状态时，用户可以根据自己的需要进行删除、修改、传输、调阅、浏览。这种传输方式对网络速度、图像传输协议都有一定的要求，往往需要选择传输速度快、性能优良的存储设备。近线存储是根据用户的需要保存经常用的数据，一般存储 3~6 个月。与在线存储相比，近线存储访问量虽然没有在线多，但是也要保证实时存储、传输能够符合医院要求。离线存储针对用户不常使用但不能删除的数据，主要为了满足用户以后的调用，方便诊断和查询。由于这些存储的图像和文档不同于近线和在线存储，数据不存于网络中，因此，为了获得数据往往要人为地链接计算机系统。

预取技术是根据患者入院和出院情况及需要，在病房医师还没有请求调阅患者的图像时，提前将所需要的影像信息从中心图像服务器分发到相应的代理服务器，之后可以根据需要进行图像调取和随时处理。利用图像预取技术，减少带宽压力，减轻计算机网络流量，减少高峰时期因调用图像造成的速度慢、等待时间长的情况。

后台调阅是为解决一次调阅大量图像而设计的。对要调阅大量图像的诊断情况，在第一组图像调入本地时，即开始显示和处理，同时后台仍继续调阅。用户可以标记重要的图像，下次重复调阅时可以选择只调阅标记过的图像。后台调阅减少了用户的等待时间，减轻了网络负担。

医学图像数据量大，对存储和传输提出了较高的要求，图像压缩技术可以有效解决问题。目前，医院主要使用 DICOM 标准压缩图像。DICOM 标准中运用的压缩标准主要是 JPEG 标准。目前，DICOM 标准图像压缩格式主要有 3 种：①无损压缩；②标准压缩比的有损压缩；③高压缩比的有损压缩。DICOM 无损压缩图像的压缩比为 3∶1，标准压缩比为 10∶1，高压缩比为 20∶1。

从统计学角度出发，DICOM 标准有损压缩与 DICOM 无损压缩在图像质量上没有差异，不影响临床诊断。同时有损压缩减少了图像的数据量，提高了网络传输的速度，减轻了网络的压力，降低了图像的储存空间。

为了规避医疗纠纷和对患者负责，必须合理使用 DICOM 有损压缩图像以及合理选择 DICOM 有损压缩比，这对 PACS 储存方案的设计也是非常重要的。

7.2.4 医学图像传输

医学图像精度高、数据量大，对图像高速传输提出极大挑战。

在医院内部，一般利用局域网实现图像传输，而在远程医疗中，通过广域网或因特网进行通信。网络环境直接影响医学图像的传输速度。

医院局域网将放射科与各科室图像终端或图像工作站连接在一起，可在短时间内实现图像、病历的传输。目前医院局域网的主干网大部分采用 100MB 以太网，而工作站采用 10MB 以太网接口。

图像远程传输采用因特网、公共电话交换网或通过卫星通信实现。通信介质包括公共电话线、光纤、微波等。

调查表明，用户对调阅图像速度要求不同，近期 3~6 个月图像调阅时间小于 10s，远期图像的调阅时间小于 100s。可以采用多种方法和技术满足用户的这种需求。例如上述的图像预取技术、图像压缩技术、图像后台调阅技术等。此外还可以采用分布式存储技术，将经常调阅的近期图像与远期图像分开存储；将门诊要求调阅速度高的图像与住院图像分开存储等。

7.2.5 医学图像显示

医学图像显示一般需要医学专用显示器，普通分辨率显示器可能导致漏诊。美国放射学会计算机应用分会（The Society for Computer Application in Radiology）建议以诊断为目的的放射科诊断工作站采用竖屏显示器，分辨率至少为 2K×2K，亮度达到 50 朗伯（50Lb，170cd/m^2），数目以 2~4 台为宜。

为了适应医疗诊断的需要，人们研发了高亮医用显示器。与普通显示器不同，医用显示器具有以下特点：

1）支持 DICOM3. 14

DICOM3.0 的第 14 部分是灰度图像显示功能标准。医用显示器必须具备 DICOM 校正功能，使其和 DICOM 标准相吻合，从而保证影像的显示质量。

2）具有较高灰度阶

灰度阶，也称为灰阶，指显示器显示从最亮值到最黑值之间所能够显示的层次。普通黑白显示器每个像素用 8 位表示，具有 256 灰阶；彩色显示器分别用 8 位表示红、绿、蓝三基色。灰阶的层次越多，表达图像的细节越丰富，从而保证较高的读片质量，因此，灰阶是医学图像中显示患者病灶的一个重要参数。医用显示器有 10 位或 12 位，即 1024 或 4096 灰阶。

3）具有背光亮度稳定控制功能

亮度是以坎德拉每平方米（cd/m^2）为测量单位，它表示灯管光源所能产生的最大亮度。医用显示器通过高亮度相应拉大了最黑到最白之间的灰阶。普通显示器亮度为 200~300cd/m^2，无恒定亮度的要求。医用显示器亮度为 600~700cd/m^2，经过校正设定的亮度为 400~500cd/m^2，这样使用者在保证肉眼敏感度的同时不会感到疲劳；同时要求 3 万 ~ 10 万小时亮度值保持不变。

4）具有较高的分辨率

普通显示器的分辨率有 1024×768、1280×1024；医用显示器分辨率都在 1280×1024 以上。医用显示器的分辨率与放射设备的分辨率正相关，相应的设备应当配套相应分辨率的显示器。下面给出不同分辨率下的像素阵列，其中 MP 为百万像素的缩写。

1MP=1024×128

2MP=1600×120

3MP=2048×1536

4MP=2560×1600

5MP=2560×2048

8MP=3840×2160

9MP=3840×2400

10MP=4096×2560

常用的医用显示器有 4 种分辨率，分别为 1MP、2MP、3MP、5MP。

5）具有较高的对比度

对比度是指屏幕的纯白色亮度与纯黑色亮度的比值，对比度越高，图像愈清晰。

普通显示器为 300∶1~400∶1，医用显示器为 600∶1~1000∶1。但是当对比度达到某一程度后，色纯度会出现问题，一般选择对比度 ≥600。

6）具有多功能显卡

普通显示器常用 AGP 插槽；医用显示器常用 PCI 插槽，并且要求“一卡两显”能够主副显示器互换、横 / 竖屏转换。

“一卡两显”是指当一台工作站配有两台显示器时，显卡有两个输出口。主副显示器互换是当工作站配有一台普通显示器和一台或多台医用显示器时，无论是哪个作为主显示器，彩色和灰阶不会出现问题。横 / 竖屏转换是因为一般 CT、MRI、DSA、数字化乳腺机用横屏显示，而 CR、DR 胸片用竖屏显示，所以医疗专用显卡有横 / 竖屏显示设置功能。

7）需要 3C 认证

普通显示器有环保、电磁学相关认证，而医用显示器除了环保、电磁学相关认证，还需要医疗行业认证。在中国，需要达到 3C 认证，即中国强制性产品认证（China Compulsory Certification，CCC）。

此外，医用显示器在响应时间和安全方面也需要满足一定要求。图 7-6 是常用的医用显示器。

选择医用显示器需要充分了解临床工作对数字图像质量的要求，并结合图像种类和经济能力来综合考虑。一般地，需要考虑图像类别（比如是 CT 还是 MRI 图像）、光度表示（灰度图像还是彩色图像）、像素分配的位数（10 位、12 位还是 16 位）以及窗宽和窗位等。

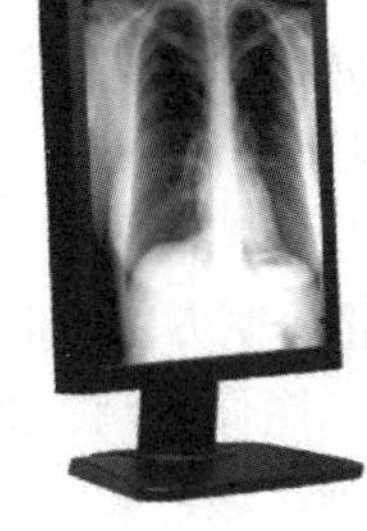
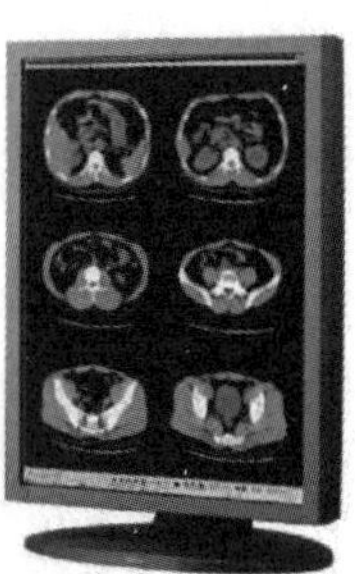

图 7-6　医用显示器

表 7-1 给出了选择医用显示器的一些参考。

表 7-1　医用显示器选择

显示器类别	物理分辨率	建 议 用 途	使 用 方 式
1MP	1280×1024	CT、MRI、胃肠 DSA	横屏
2MP	1600×1200	DSA、胃肠机、CR、DR	竖屏
3MP	2048×1536	CR、DR	竖屏
5MP	2560×2048	数字化乳腺机	竖屏
8MP	3840×2160	DR、CR、会诊中心	横屏
10MP	4096×2560	数字化乳腺机、会诊中心	横屏

7.2.6　医学图像处理

数字图像处理指通过计算机对图像增强、复原、分割及特征提取等进行处理的方法和技术。在医院信息系统中，应用软件向用户提供图像检索、编辑和后处理功能。检索是根据病历号和姓名等对图像进行检索；编辑是删去无意义的图像，并把文字注释与相应的图像信息一并存入；后处理是在终端放大感兴趣的图像区、拉伸对比度、调节窗宽和窗位等。临床上具有各种专用的医学图像处理软件，如心脏、肾、肺、心脑血管等计算机辅助诊断软件，能够实现图像放大、镜像反转、窗位检测、图像比较、距离测量、文字注释及基于专家经验知识的辅助诊断功能等。同时支持三维渲染显示、伪彩色处理等。图像处理和分析的目的是提高信息的相对量，如增强图像中的某些部分或提取某些特征，以便提取信息。

常见的基本图像处理技术包括：

1）图像增强

图像增强是显现图像中较模糊的细节，或突出显示图像中感兴趣的特征。主要技术包括图像灰度变化（如图像反转、对数和幂次变换等）、直方图均衡化、图像减影、伪彩色处理、空间滤波（如图像平滑与锐化滤波器）和频域滤波（低通滤波和高通滤波）。

2）图像复原

目的是要改进图像外观与质量，将图像中的干扰信息去除，一般复原技术基于图像退化的数学模型或概率模型。在图像获取时，许多因素会导致图像质量下降。如CT扫描中因呼吸和心跳等运动可能造成图像模糊和伪影，可以建立补偿模型去除干扰。此外，在齿科CT扫描中，患者口腔中的金属物可导致金属伪影，需要用滤波等方法去除，并保证金属物周围的成像不失真。

3）图像分割

图像分割就是把图像分成若干个特定、具有独特性质的区域并提取感兴趣目标的技术和过程。图像分割方法一般基于图像灰度的两个基本特性：不连续性和相似性。基于灰度不连续性的图像分割，如图像边缘检测法。基于相似性的方法是依据某些准则将图像分割为相似区域，如阈值法、区域生长法、区域的分离和聚合法等。图像分割过程中要避免过分割。

4）边缘检测

边缘是图像中具有不同灰度或颜色的两个区域之间的边界。边缘检测是利用图像在边缘发生局部颜色或灰度变化的特性将边缘找出来。图像边缘检测大幅度地减少了数据量，并且剔除了不相关信息，保留了图像重要的结构属性。从数学的角度而言，边缘检测方法划分为两类：一类基于查找；一类基于零穿越。基于查找的方法通过寻找图像一阶导数中的最大和最小值来检测边界，通常将边界定位在梯度最大的方向。基于零穿越的方法通过寻找图像二阶导数零穿越来寻找边界。图7-7是对细胞计数分析时边缘检测的结果。

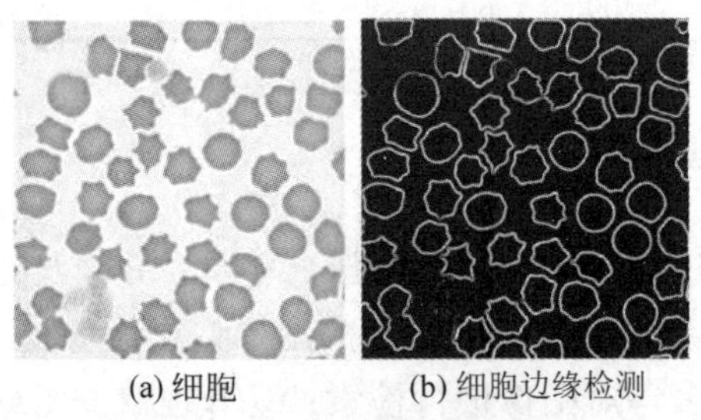

(a) 细胞　　(b) 细胞边缘检测

图7-7　细胞图像边缘检测

5）图像测量

图像测量主要指对图像中的几何特征，如面积、距离、周长等进行测量，也包括强度特征，如灰度分布的均值与标准差、颜色特征和纹理特征等。图7-8是对股骨截面进行测量的例子。

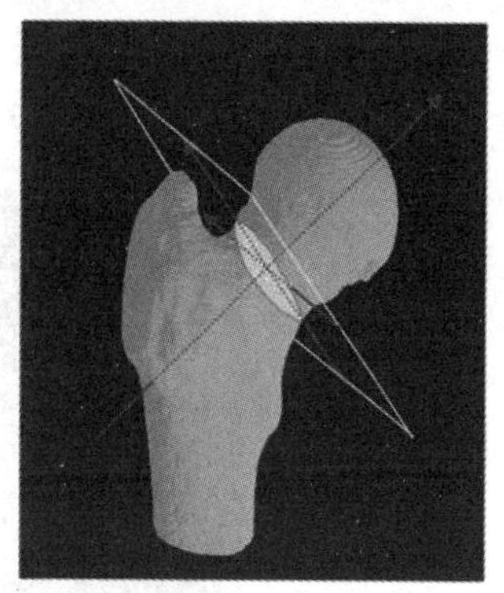

图7-8 股骨测量与分析

6）图像配准

图像配准指寻找两幅图像中对应点的映射关系，它是一个空间变换过程。在配准过程中，固定不变的图像称为固定图像，变换的图像称为浮动图像。图像配准通常在这样的情况下发生：将不同时间获得的图像进行配准，发现病变或疾病愈合情况；或将同一患者在不同设备（如CT、PET、MRI等）上采集的图像配准，以便于在一幅图中同时观察解剖结构和了解功能信息。在图像配准后，一般需要图像融合算法，将两幅图像融合为一幅高质量、多信息的图像。图7-9显示了PET与CT图像配准后肿瘤定位的情况。

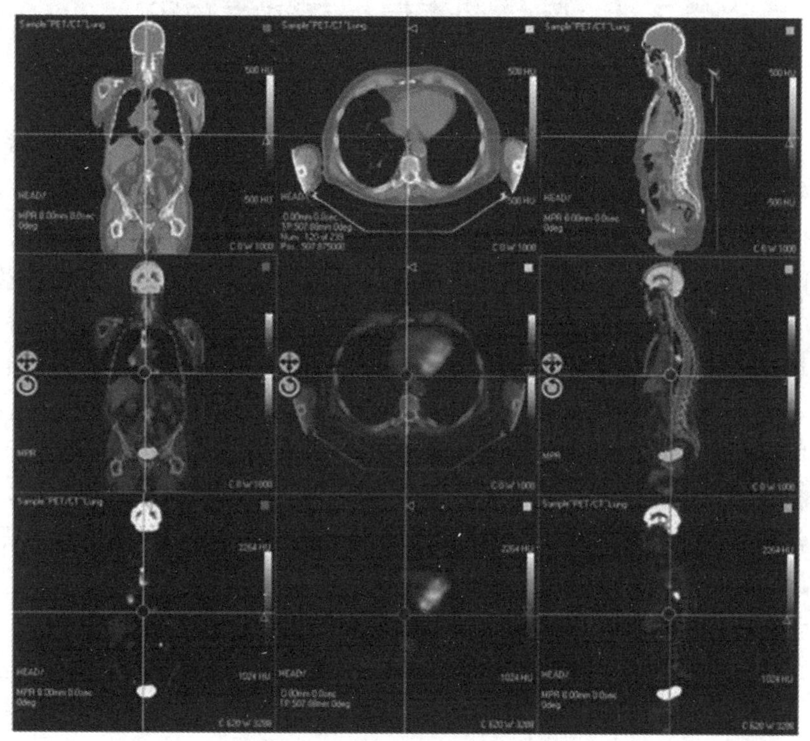

图7-9 PET/CT图像配准与融合

7）三维显示

医学成像一般获得的是二维断层图像，而利用图像三维重建和显示技术可以将断层图像数据重构解剖结构的三维图像，从而直接观察目标的三维图像以及目标与周围组织之间的空间关系。例如，利用虚拟结肠镜技术，可以在三维结肠图像中导航，快速发现病变部位。三维重建与导航在医学诊断、外科手术和放射治疗规划等方面具有重要的临床价值。图 7-10 显示了肾的三维重建图像及结肠的虚拟漫游。

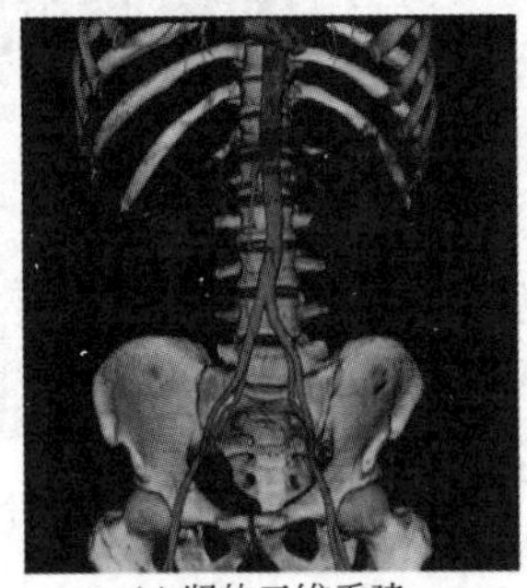

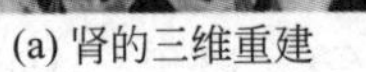
(a) 肾的三维重建

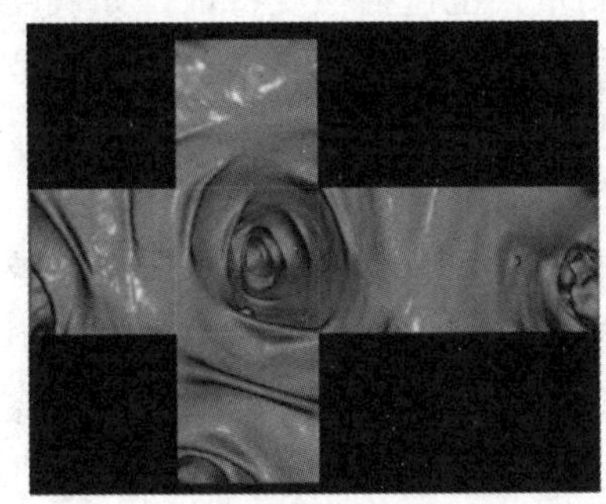
(b) 虚拟结肠镜

图 7-10　医学图像的三维可视化

7.3　医学图像信息系统的应用

现代医学影像的快速发展，各种数字化医学影像设备的出现极大地方便了医师的诊断。医学影像信息是多样化的，如 B 超扫描影像、彩色多普勒超声影像、核磁共振影像、CT 影像、CR/DR 影像、各种电子内镜影像、显微镜下病理切片影像等。

许多医院在过去十多年间，引进了大批进口的先进医学影像设备，对提高诊断水平、加强医院管理等方面起到了积极的作用。与此同时，所产生的大量影像资料对医院管理提出了更高的要求。传统的胶片备份、人工管理的方法，需要较大的存储空间，消耗资金和管理人员，而且存在资料丢失、查找困难、保存时间短等问题。这种方法已经远远不能满足现代化医院迅速增长的业务需求，迫切需要一种自动化的影像管理系统来代替它。同时，随着社会的发展，医院之间、医师之间的交流越来越多。一些疑难杂症经常需要多名专家会诊；典型病例是实习和进修医师学习的最佳参考资料；作为患者重要诊断资料的影像检查结果需要共享。

随着计算机技术和网络技术的迅速发展，高性能计算机、高速网络和大容量存储设备，为大量医学影像和诊断信息的存档和通信提供了全面的技术保障。进入 20 世纪 90 年代后，网络技术飞速发展，费用不断下降，使自动化的医学影像管理和大范围的影像共享成为可能。

DICOM3.0 标准的产生为各个数字医疗设备厂商提供了国际统一医学影像传输标准，为医学图像信息系统（如 PACS）的发展铺平了道路。该标准的制定使医学影像及各种数字信息在计算机间传送有了一个统一的标准，通过数据接口与互联网接通，就可以进行医学影像信息的网络共享和远程传输，实现计算机网络诊断和异地会诊。

7.3.1　医学图像存储与传输系统

1. 系统概念

PACS 是集数字化医学影像信息的采集、存储、诊断、输出、管理、查询、信息处理于一体的应用系统。PACS 是实现医学影像信息管理的重要条件，它对医学影像采集、显示、存储、交换和输出过程进行数字化处理，最后实现影像的存储和传送，在节省存储空间、胶片、显影剂的同时，实现了高效化管理。

PACS 技术在发达国家得到迅速发展，但国外的 PACS 在进入中国时遇到了很多困难。首先是价格过于昂贵，一般国外品牌的 PACS，小型系统要耗资几百万，大型系统更是高达千万以上。另外，全西文的操作界面以及符合国外医师习惯的设计思想难以让中国医师接受。

计算机技术可以对影像的像素点进行分析、计算、处理，得出相关的完整数据，为医学诊断提供更客观的信息，最新的成像技术不但可以提供形态影像，还可以提供功能影像，使医学影像诊断技术走向更深层次。

2. PACS的设计原则

（1）先进性：计算机信息化快速发展，尽管如此，技术的稳定性与先进性很难同时兼得，但是在保证用户需求的同时，考虑未来技术的发展趋势、医院的发展规模及长期应用的需求，PACS 系统设计应适度超前。

（2）实用性：首先要保证 PACS 系统中各类信息能够满足用户要求，具有良好的系统功能和人机界面，尽量减少复杂操作。

（3）可靠性：可靠性包括硬件可靠性和软件可靠性。硬件可靠性主要体现在选用设备性能方面的稳定；软件可靠性则指应用软件系统平台稳定，应用软件功能可靠、无故障、可用性以及该应用系统的使用经验等。

（4）可扩充性和可维护性：在软件方面，采用标准组件式开发和集成，使得系统可以以组件方式替换部分过时组件，增加了易维护性。同时，因为采用了标准组件方式，使得系统与未来的软件有很好的互联性，增加了系统的重复使用性，减少了维护的技术难度，避免了重复投资。

（5）经济性：从用户的实际需要出发，采用性价比高的产品，合理规划建设周期，科学施工，避免重复建设。在保证系统能够安全、可靠运行的前提下，最大限度地降低系统造价并充分考虑用户现有设备的再利用。

3. PACS的系统结构

PACS 系统对放射图像、超声图像、内镜图像及病理学图像进行综合管理，其系统结构如图 7-11 所示。

4. PACS的主要功能

（1）影像传输管理：DICOM SERVER 影像传输管理功能模块，担负着 DICOM3.0

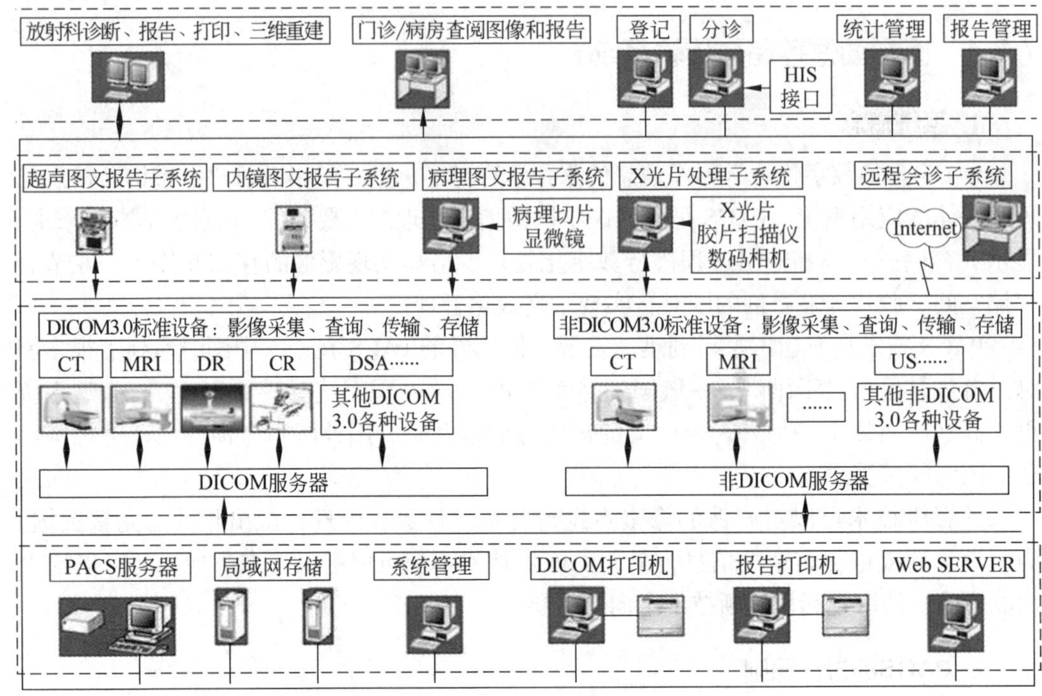

图 7-11　PACS 系统结构

标准影像的采集、查询、存储和传输等工作，主要功能包括影像查询、影像复制、影像提交、影像回传、影像转移控制等。

（2）图像采集与处理：DICOM 网关负责非 DICOM3.0 标准设备的支持服务。

（3）信息查询与管理：查询患者信息，与影像诊断工作站集成在一起。

（4）影像诊断：主要包含影像显示、影像处理、辅助测量、影像报告、智能诊断、胶片打印等功能模块。

（5）影像显示：对调入的影像进行各种显示效果处理，主要包含影像显示设置、放大镜功能、缩放功能、移动功能、镜像功能、旋转功能等。

（6）影像处理：主要包含窗宽和窗位调节功能、滤波功能、伪彩色功能、序列图像播放功能、ROI 值曲线等。

（7）辅助测量：辅助测量主要包括箭头标注、直线测量、角度测量、文本注释、面积计算等功能。

（8）胶片输出：DICOM 打印功能是 PACS 系统的重要功能之一。该功能是将各种医学影像文件用 DICOM 网络打印机输出到医用胶片或医用打印纸上。其主要功能包括添加图像、删除图像、图像拼接、打印设置等。

7.3.2　放射信息系统

在现代医院，放射科产生的各种图像在疾病诊断和治疗中具有非常重要的作用。放射科信息系统（radiology information system，RIS）是医院重要的医学影像学信息系统之一，它与 PACS 系统共同构成医学影像学的信息化环境。

1. RIS概述

在医院中，放射科工作繁重而重要。早期的手工工作模式制约了其工作效率，包括受理的预约申请速度慢，不能满足临床需要；检查任务的分配不能统筹安排，造成医疗资源浪费；不能保证长期信息的完整性和实现快速检索；不能及时对放射检查数据汇总和统计；RIS 无法与 PACS 和 HIS 融合。

基于上述原因，人们提出 RIS，它是放射科使用的信息管理系统，以存储、处理和分发患者放射数据或图像。该系统一般包括患者跟踪和调度、结果报告和图像跟踪等。RIS 弥补 HIS 的不足，对高效地执行放射学检查的工作流程至关重要。

2. RIS网络与体系结构

RIS 运行于局域网上，网络拓扑结构为星形总线拓扑结构，传输协议遵循 TCP/IP。RIS 采用开放式体系结构及模块化的设计方法。目前 RIS 主要采用基于 Web 的 B/S 三层服务模式，其中第一层为用户服务层，第二层为事务服务层，第三层为数据服务层。

3. RIS的主要功能

（1）预约功能：预约方式包括临床医师站电子申请单、电话预约、现场预约等。预约时间可以由系统自动安排，也可以手工修改。预约成功后，可打印预约单交给预约人，预约单上除注明检查人、预约时间、检查部位等信息外，还包括检查所需要注意的事项等内容。

（2）登记分诊：患者信息登记可采用手工和由 HIS 传送信息两种方式，对于复查的患者，可以通过检查号或姓名等条件定位该患者，导入其基本信息，避免信息的重复录入，减少误差，减轻劳动强度。

（3）技师工作站：使用条码扫描等方式定位患者，调出该患者的相关信息，包括方式体位、胶片性质、胶片尺寸、用片量、机房、检查人员、费用等，进行确认并修改。

（4）影像报告管理：影像报告管理系统由报告书写和统计查询两个模块构成。诊断医生使用报告书写功能，根据患者影像分析结果写诊断报告，诊断报告可作为报告模板保存起来。

（5）报告模板编辑：报告模板是系统定义的一系列标准报告，医生根据患者的典型诊断特征调用相关的报告模板，快速生成诊断报告。报告模板编辑可以定义私有模板和共享模板，私有模板可使用户建立个性化的报告，共享模板可使用户建立标准化的报告。

（6）数据统计：按照各种条件和要求进行数据统计，满足不同科室对统计的不同要求，以多种形式对统计结果进行展现。

（7）系统管理：系统管理是指对数据库进行的维护和管理。主要包括以下功能：用户管理包括管理用户信息、部门信息和工作组信息等，并能确定医生的工作权限；基础数据管理是对系统的基本信息管理，包括设备类型管理、设备明细管理、检查部位管理和检查项目管理等。

此外，也支持查询和打印功能。

7.3.3 信息系统整合

HIS 是指利用计算机软硬件技术、网络通信技术等现代化手段，对医院及其所属各部门的人员、物品、财物进行综合管理，对在医疗、诊断活动各阶段产生的数据进行采集、储存、处理、提取、传输、汇总、加工生成各种信息，从而为医院的整体运行提供全面的、自动化的管理及各种服务的信息系统。HIS 系统子模块包括挂号、收费、药房、住院医嘱、住院病历、药库等相关科室系统。HIS 和 RIS 系统开发是基于 HL7 标准，而 PACS 是基于 DICOM 标准。HIS-RIS-PACS 系统整合必须使用 DICOM 和 HL7 标准作为通信的标准接口，三者之间可以通过中间数据库、中间表、动态链接库或控件的形式以及 Web 接口方式进行信息交互，避免系统之间直接操作对方的数据库，保障系统集成安全性。HIS-RIS-PACS 系统整合后，在住院医师工作站、门诊医师工作站、会诊室、手术室等工作站上，可以通过网络的数据传递将检查申请及时传至相关的检查科室，并可在第一时间对检验结果、影像、报告进行查询和阅片。

7.4 案例：沈阳某医院的 PACS 系统

沈阳某大型三级甲等医院，现有职工 1900 多人，医师 70 多人，床位 1700 多张，平均日门诊量 5000 人次，高峰时达 6000 多人。图 7-12 是该医院使用 PACS 的场景。

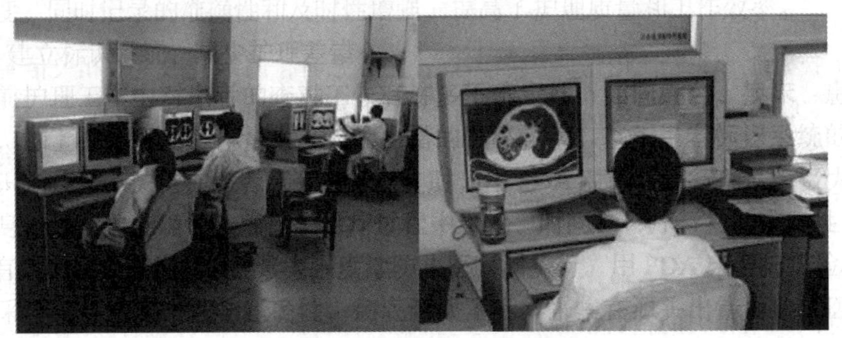

图 7-12 某医院 PACS 的使用

联接设备情况：①多层 CT 4 台；② MRI 2 台；③ CR 4 台；④ DR 1 台；⑤ DSA 1 台；⑥数字化胃肠机：1 台；⑦超声机 15 台；⑧内镜 3 台；⑨病理显微镜 2 台。

系统软硬件平台包括系统服务器、数据库管理系统和高速以太网。

目前该医院 PACS 系统正在运行的模块有：①登记、分诊；②系统管理；③科室管理、报告管理；④ DICOM 服务器；⑤影像诊断系统；⑥临床影像查询系统；⑦超声图文系统；⑧病理图文系统；⑨内镜图文系统。

系统用户评价

本 PACS 表现出以下特点：

（1）系统操作性好。采用全中文界面，容易掌握；可以同时使用鼠标、键盘操作，简单方便；培训周期短。报告系统具有随时形成模板的功能，大大方便了报告的书写和规范化，便于今后的科研和教学工作的开展。

（2）本系统安全性好。本系统采用分组权限管理，兼顾安全性和灵活性。既有利于临床应用，又考虑到影像科室资料的保密性和完整性。

（3）本系统诊断终端软件功能完善、强大，不仅能够完成 DICOM 图像的基本数据分析，并具有对非 DICOM 图像进行黑白对比的调整功能，可同时查阅同一患者或不同患者的不同检查的影像资料及结果，方便医师进行诊断。

（4）本系统可输入 DICOM 图像以及非 DICOM 图像，加快了医院数字化的进程，很好地适应不同档次的影像设备。

（5）本系统已经运行的图像种类有 CT、MRI、CR、DR、DSA、普通 X 射线、超声、内镜、病理图像。二期计划开发核医学等影像设备。

（6）本系统结合主服务器及存储局域网实现海量存储，能够保证医院全部患者 1 年以上的影像资料在 PACS 上处于在线状态，极大缩短系统查询患者的时间。

本章小结

医学成像设备，如 X 射线机、CT、磁共振、超声、PET 等，在疾病诊断、治疗、疗效评估等方面起重要作用。随着技术的进步，成像的方法与新应用不断涌现。高分辨率、大数据量医学影像需要有效管理，涉及影像数据的压缩、存储、传输、共享及显示等，PACS 和 RIS 正是为了满足影像数据的管理而出现的，并随着信息技术、网络技术及通信技术的发展而不断升级。

思考题

1. 与 CR 相比，DR 有何改进？
2. 四大医学影像是什么？简述它们各自的特点。
3. 简述 PACS 的主要功能。
4. 医学图像 DICOM 标准是否支持有损压缩？如果支持，压缩比是多少？是否会对诊断造成影响？

（李建华）

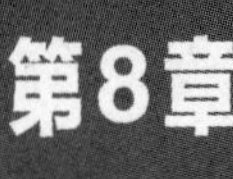

实验室信息系统

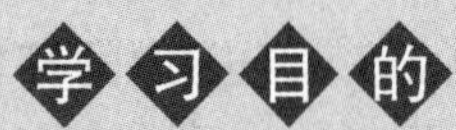

1. 了解实验室信息系统的概念。
2. 掌握实验室信息系统的主要技术和功能。

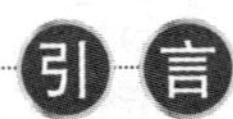

随着信息技术的发展，计算机的应用已经渗透到社会生产、生活的各个领域，信息化、数字化已成为各领域行业高度发展的标志和追求的目标。关系国计民生的医疗卫生事业，对计算机的依赖也越来越大，医院信息系统 (hospital information system, HIS) 的引入无疑给医疗卫生事业的管理模式、临床、教学、科研等方方面面工作的开展带来了革命性变化。

本章将先引入实验室信息系统的基本概念，然后介绍实验室信息系统的主要技术和功能，在此基础上介绍了 HIS 的质量管理体系和应用等。

8.1 实验室信息系统概述

实验室信息系统是临床实验室自动化发展的高级阶段和必然趋势，是实现实验室管理科学化、规范化、流程化、电子化、网络化、现代化和实时动态化的重要手段，是实验室认证（accreditation）的重要技术基础。

8.1.1 定义

实验室信息系统（laboratory information system，LIS）是指利用计算机技术及计算机网络，实现临床实验室的信息采集、存储、处理、传输、查询，并提供分析及诊断支持的计算机软件系统。

LIS 实质上是把实验室各种检验仪器设备通过计算机连接组成的专业局域网络，是实现实验室网络化管理的基础。作为医院信息系统的组成部分，LIS 与 HIS 间可无缝联接，实现对医嘱生成，标本采集、运送、接收，计费，检测以及发布结果等过程的监控。

8.1.2 建立实验室信息系统的目的

传统临床检验的业务流程存在诸多的问题，如人工填写检验申请，填写项目易错漏，文字辨识错误，计费易错收或漏收，样本在整个检验过程中多个环节容易发生与申请单和报告的关联错误；检验报告纸质信息发布慢，管理和查找不便，历史资料保管和利用难度大。总之，整个检验业务效率低，易出差错，检验信息资源保管和利用困难。

建立 LIS 系统的目标是提高检验工作的效率，减少人为差错，提高检验工作的质量，开发和利用检验信息资源，重组医院的业务流程，加强内部管理，更好地为病人服务。

8.2 实验室信息系统的主要技术

检验信息管理的要求是：代替人工在短时间内处理大量的样本，保证样本信息与采样对象、申请、结果的信息在检验过程中正确关联，辅助人工管理样本审核信息、检验质量控制信息。所以，LIS 要求系统中的信息与系统之外的样本正确关联，有严格的质量控制体系保证检验结果的误差在允许限度内，能减少人工处理标本和检验结果的工作量和差错率，检验结果能及时地告知医护人员和患者。

8.2.1 模式识别技术

现代医学检验仪器的自动化、智能化，大大减轻了人工操作的工作量，提高了检验质量，仪器内部的信息处理技术起到了重要的作用。模式识别只是其中的一种。模式的原意是供模仿用的样本，模式识别是识别一个未知对象与哪个样本相似，利用事物同类相似、异类相异的特性，把一个对象集合分成许多不同的类，所以，有时也称模式分类。模式识别的本质是模拟人的智能行为，如今得到广泛应用。

模式识别首先要提取样本的特征，建立分类规则，称为识别学习阶段；然后利用已知分类的样本进行特征分类训练，依据识别正确率获得识别的标准，确定识别的步骤和方法，为测试阶段。以血细胞分类为例，特征之一是血细胞的体积大小，白细胞体积为 100~1 000 fl，红细胞为 85~95 fl，血小板为 2~30 fl。当溶于电解液的细胞经一小孔通过时，细胞的不良导电性引起该处电阻增加，形成电脉冲。不同体积的细胞形成的脉冲幅度高低不同，白细胞最大，红细胞次之，血小板最小。

用不同的计数脉冲门槛电压，对高于门槛电压的脉冲进行选择，以分别计数，得到的血细胞分类计数准确度并不理想，原因是体积小的白细胞与红细胞体积差别不大，再加上各种干扰，影响了识别。显然，理想的特征是在不同类别事物之间不发生交叠，但在现实中可能很难达到要求，因此，需要利用多维不理想的特征来提高识别能力。所以，选取单位溶液中的细胞数量为第二个特征，正常红细胞数量男性 400 万 ~500 万个 /μl，女性 350 万 ~450 万个 /μl，白细胞 4 000~10 000 个 /μl，血小板 10 万 ~40 万个 /μl。当计数脉冲的门槛电压为 U_1，得到的是红细胞和白细胞数量之和 S_1，当计数脉冲的门槛电压为 U_2，得到的是血细胞的总数 S，$S - S_1$ 是血小板数。因为红细胞数量约为白细胞的 1 000 倍，可以忽略计数中的白细胞数，认为 S_1 就是红细胞数。再加入溶血剂，使红细胞溶解，其碎片体积不足以影响白细胞计数，将计数脉冲的门槛电压设定为 U_1，便可得到白细胞计数。

如要对白细胞再进行分类计数，因为体积特征交叉重叠多，所以，需要增加细胞的表面特性、核 / 浆比例、内部质粒大小和密度等特征来提高识别准确度。

8.2.2 条码技术应用

因标本脱离于信息系统传递，在采样、核收、分拣、预处理、上机检验、重复检验等步骤中，要保证标本与信息系统中的检验申请、检验结果正确关联，不出差错，条码技术是目前 LIS 解决这个问题的主要方法。

条码发源于 20 世纪 40 年代，研究于 60 年代，应用于 70 年代，普及于 80 年代，条码技术具有输入速度快、准确度高、成本低、可靠性强等优点，在当今的自动识别技术中占有重要的地位。

一维条码是由一组规则排列的条、空以及对应的字符组成的标记，“条”指对光线反射率较低的部分，“空”指对光线反射率较高的部分，这些条和空组成的数据表达一定的信息，并能够用特定的设备识读（图 8-1），转换成与计算机兼容的二进制和十进制信息。通常每一种物品的编码是唯一的，一维条码要通过数据库建立条码与商品信息的对应关系，当条码的数据传到计算机上时，由计算机上的应用程序对数据进行操作和处理。因此，一维条码在使用过程中仅作为识别信息，它的作用是通过在计算机系统的数据库中提取相应的信息而实现的。

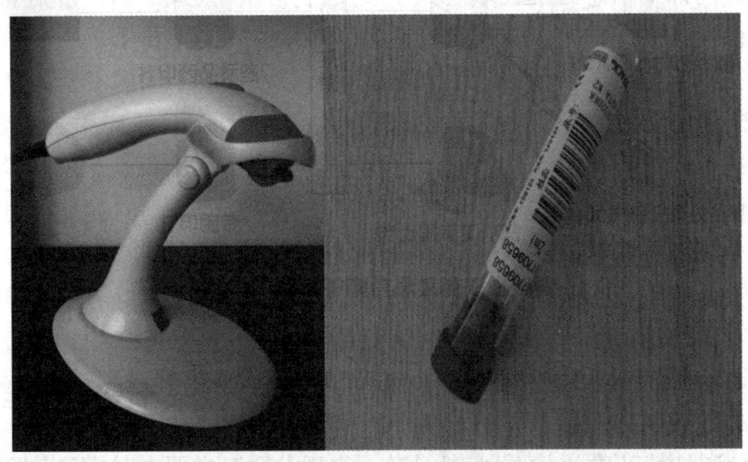

图 8-1　条码扫描设备和 LIS 打印的一维条码

要保证标本与信息系统中的检验申请、检验结果正确关联，基本方法是每个标本有唯一的编号，这个编号同时保存在系统数据库中，建立与检验申请、检验结果的对应关系，在采样、核收、分拣、预处理、上机检验、重复检验等业务中，通过标本自身的编号查找系统内的相关信息，支持人工或设备正确完成该标本的检验业务，新产生的信息采集后与标本编号关联。

标本唯一编号的产生方法有两个：一是现场打印。编号由LIS系统自动产生，转换成条码打印后贴在标本容器上，除打印编号外，还可以打印与标本相关的信息，如患者姓名、编号、检验项目等，方便检验人员人工处理标本，适合非标准的样本容器以及预处理过程。二是事先印刷。编号的条码由标本容器生产厂家产生、印刷并粘贴在标本容器上，在标本采样时，用条码扫描设备将编号读入LIS系统，此法减少了现场打印粘贴的工作量，因为条码印刷标准，位置统一，有利于减少标本自动处理系统的条码读取错误率，适用于大量使用的标准试管型标本容器。由于一维条码的信息容量很小，信息的详细描述只能依赖数据库提供，离开了预先建立的数据库，一维条码的使用就受到了局限。

1991年美国Symbol公司推出PDF417二维条码（图8-2）。二维条码根据不同的条空比例每平方英寸可以容纳250到1100个字符，约500个汉字信息，比普通条码信息容量高几十倍，可以对照片、指纹、掌纹、签字、声音、文字等可数字化的信息进行编码，具有多重防伪特性，译码可靠性高，修正错误能力强，容易制作且成本低。

图8-2 PDF417二维条码

条码技术在医学领域有许多的应用案例，如利用药品包装上的一维条码进行库存管理。如可以将条码事先印刷在就诊卡上，作为患者唯一标识号或现场打印粘贴在病历上，还可用带条码的腕带标识患者，在检验标本采样、发药、治疗等操作前，先扫描条码核对患者和医嘱，减少人为差错。用二维条码存储住院患者的用药医嘱，粘贴在药品的外包装上，护士在配药、给药时，可以使用便携式设备扫描获取药品医嘱内容，提高了工作效率，减少了发药差错。

8.2.3 自动控制技术

20世纪90年代，日本首先实现检验前、中、后三个阶段的自动化，人们将其称为全实验室自动化（total laboratory automation, TLA）。TLA将实验室的各种标本处理设备和检验仪器通过网络和标本自动流水线连接在一起，用流程控制软件、数据管理软件进行控制，形成一个高度自动化的工作环境。全实验室自动化提高工作效率，加快检验速度，减少差错，改变了检验的工作流程。

TLA的组成包括硬件和软件两部分，硬件包括标本处理和检测所需的全部设备，软件主要是执行进程控制，软件即实验室自动系统（laboratory automatic system, LAS）。根据标本的处理流程，可将设备划分为三个主要部分：标本处理模块、检测流水线和独立检测单元，进程控制软件参与各部分的控制以及各部分间的协调。传送带、机械手、自动机械装置、配合进程控制是 TLA 技术的核心。

医嘱和标本编码通过接口传递给 LAS，LAS 将标本预处理和检验要求分别传递给预处理设备和检验仪器，LAS 控制标本在流水线上传输到指定的位置，进行预处理和检验，再接收检验结果并传递给 LIS（图 8-3）。

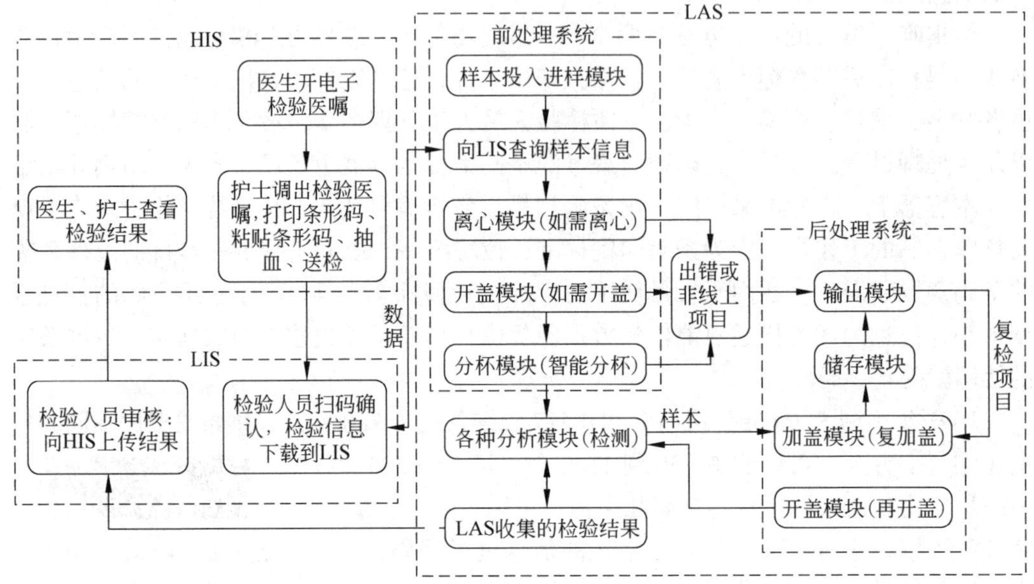

图 8-3　LIS 与 CIS 和 LAS 的关联

标本的处理是当前实验室常规工作中所占比例最大的一部分，在样本分析前，临床实验室通常要完成样本的接（验）收、检验项目（含收费）的确认、样本处理（如离心、分注、贴标识）等过程，研究表明，标本分析前的时间占总检验时间的 65%。在人工进行这些工作的实验室，通常要花费大量的时间及人力，错误发生率居高不下。对于已实现分析过程高度自动化的实验室，分析前过程的矛盾尤其突出。采用 TLA 设备自动完成传递、脱盖、离心、抽取、分样等一系列工作，可使实验室中最繁重的手工工作实现自动化，既减少人工差错，又降低了标本与工作人员之间交叉污染的风险。

检测流水线与标本处理模块相联，进行各种检测的样品经前一模块处理后直接进入流水线。生化、血液、免疫等分析仪器连接在流水线上，可通过连接单元自动加载样品，测试完成后自动卸载，标本放回到流水线上供下一个仪器测试。当某些检验仪器不支持流水线时，可作为独立检测单元处理。由可编程控制的机械手为多台分析仪器提供标本。进行完设定的所有项目后，样品被放入冷藏室供自动复检或智能测试。一组在不同仪器上的检验，原来需要多管标本分别做预备处理和检验，现在只要一管标本，减少了标本采样量或分样工作；当发现检验结果有疑问时，TLA 能自动找到原标本进行重复检验。

8.3 实验室信息系统的功能

LIS是将实验室的分析仪通过计算机网络连接起来，采用科学的管理思想和先进的数据库技术，实现以实验室为核心的整体环境的全面管理。它集样品管理、资源管理、事务管理、网络管理、数据管理、报表管理等诸多模块于一体，组成一套完整的实验室综合管理和检测质量监控体系，既能满足实验室日常管理要求，又保证各种实验分析数据的严格管理和控制。

LIS系统功能可以按不同专业实验室的工作内容划分功能模块，总体功能框架见图8-4。

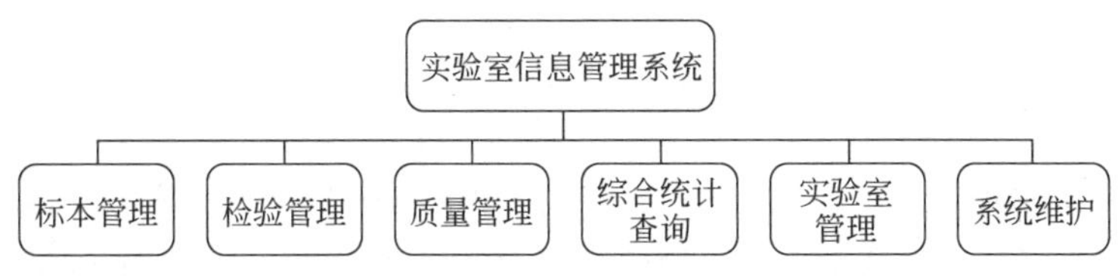

图8-4　LIS总体功能框架

质量控制、试剂管理、综合统计查询是每个专业实验室都需要的模块，而生化专业、临床检验专业、免疫专业的信息采集和处理方式类似，其业务流程均可划分检验前、检验中、检验后三个阶段，各阶段的主要业务如下所述。

检验前：申请录入或接收，标本核收，标本预处理。

检验中：检验控制、检验结果接收或录入。

检验后：检验结果审核、检验报告发布。

考虑不同规模实验室的需要，为方便用户使用，软件设计有时将每项业务分界面操作，也可以将多项业务合并在一个界面处理。

8.3.1 LIS的用户权限管理

信息系统管理用户权限一般是将用户按业务角色分组，软件对角色组分配可操作的模块及模块菜单的权限。LIS管理用户权限的特殊性是将用户与检验仪器和检验项目关联，控制不同用户对不同仪器及该仪器检验项目的操作权限。

8.3.2 基础数据维护

检验的基础数据内容繁多，既有LIS自身运行的基础数据，如仪器参数、检验项目参数，又有与仪器、HIS、体检信息管理系统接口所需的基础数据。

检验项目的基础数据内容除包含项目名称外，软件还提供对项目相关数据的加工处理功能，可完成功能示例如下所述。

（1）结果运算：事先设置算法，LIS 能对从仪器接收的数据进行各种运算，获得检验项目的最终结果。

（2）结果转义：若仪器输出的是数值型结果，根据事先设置范围，LIS 将结果转换成“阳性” / “阴性”，或“+” / “−”符号表示。

（3）结果参考值：患者样本的检验结果是否异常，健康人群测量值的统计分布范围（即参考值）是判断标准之一。同一检验项目的参考值可因健康人群的不同分类而不同，如血色素，不同年龄、性别组的参考值不同。检验结果报告单在样本检测值后打印参考值，供临床参考。

（4）项目组合：将检验医嘱收费项目与检验项目对照。一条检验申请的医嘱常常需要做一组多个检验项目，如三大常规、生化全套等，检验医嘱收费项目与检验项目对照方便了检验申请的医嘱开立以及 LIS 与 HIS 的数据通信。

（5）检验仪器接口参数设置：设置不同检验仪器的数据输入 / 输出接口参数。

8.3.3 标本管理

标本在送达实验室之前，涉及申请、采样和传递环节。申请主要由临床医生完成，其内容至少应包括：患者基本信息、检验项目名称、英文缩写、采用的方法、标本类型、参考区间（生物参考区间）、检验项目的主要临床意义、结果回报时间、申请人、申请时间等，LIS 系统可以提供标准规范的检验申请信息采集功能，保证申请信息采集的完整正确，并根据不同类型的标本、检验要求等信息，提示患者标本的准备要求和采样要求，如标本容器、标本量、采样时间、患者体位、应加入的试剂、保存和传递要求等。

标本送达实验室后，标本管理业务主要有标本核收、分拣、分送、保管等工作。

实验室有专人负责接收标本，接收人核查标本采集是否正确、是否符合采集要求；不合格的标本要及时退回，重新采集，并要说明标本不合格的原因。所以，LIS 的标本核收功能要记录标本收到时间、接收人和核收结论，记录不合格标本的问题，网络反馈给采样部门；还支持某些自动检查，如标本有效时限检查（根据事先设定的某类检验标本从采样到接收的时间间隔）、自动检查、超限报警，加强标本的管理。

标本分拣、分送是将标本按其检验要求分类，分别送到不同专业实验室和仪器组，一般由人工在 LIS 辅助下进行，自动化设备可支持自动分拣、分进和保存。

标本完成检验后，并非意味着一切有关标本的管理工作结束。对于检验后发现有严重问题的标本，实验室要立即对标本的采集、运输、检验、保存过程进行必要的调查和追溯，必要时要进行重复检验，LIS 记录的标本信息能有效地支持这些工作，帮助实验室发现问题，及时解决问题。

8.3.4 检验管理

检验管理主要有标本上机检验和检验结果数据采集、检验结果审核、报告发布等工作。

在 LIS 支持下，一旦接收到检验申请，系统可以根据设备、人员等条件，辅助安排各专业实验室的检验工作计划，并提供工作计划完成情况的监测功能。

检验结果数据的采集方法有自动采集和手工录入两种：LIS 与仪器有数据接口的可自动采集；有的仪器无数据接口，或检验是人工观察和计算的结果，则需要采用手工录入的方法进行数据采集。

LIS 接收到检验仪器输出数据并加工处理后，必须经过审核，才能发布检验结果报告。审核过程为分别进行质量审核和用户审核。首先审核质量控制数据是否符合质量管理要求，确认符合后进行用户审核。LIS 可根据用户事先设置的审核条件，进行自动批量审核。审核条件可以是项目的参考值、与患者以前若干次检验结果的差异。其他审核条件还有：检验结果值的最高 / 最低限值、与患者基本信息（年龄、性别等）的关系、多个检验结果值之间的数学关系，患者的临床印象、已诊断的疾病等。审核发现有结果不满足审核条件时，LIS 以改变颜色、声音报警等方式提醒用户注意。一旦发现超生命警戒限值（危急值）的结果，LIS 立即发出报警，提示检验技师应迅速通知临床医护人员（图 8-5）。

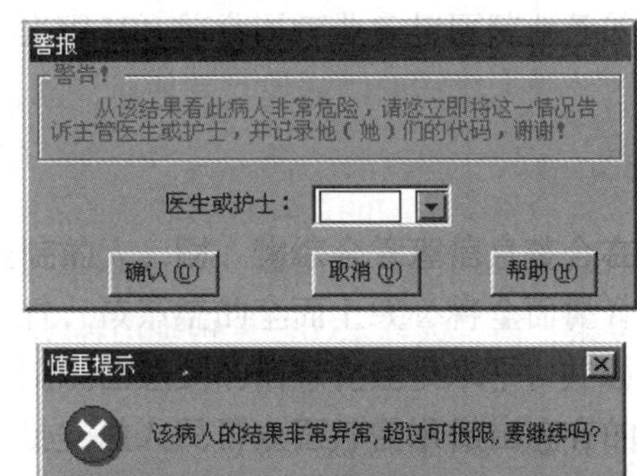

图 8-5 审核提醒

LIS 对检验结果（图 8-6）的进一步处理，是将结果与患者的临床信息进行联合分析，

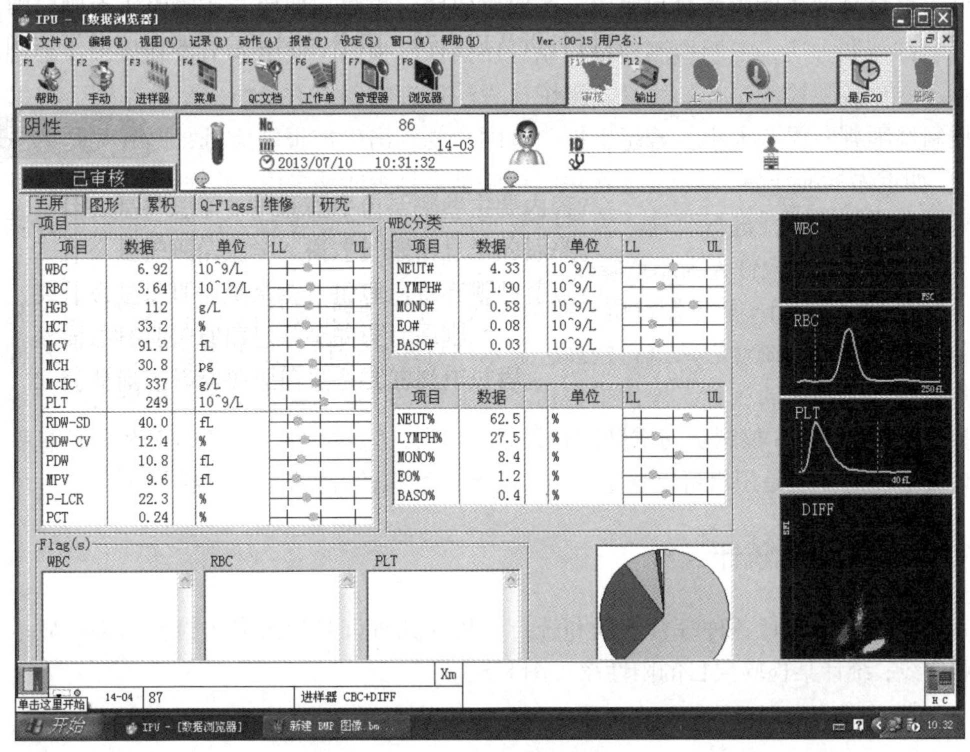

图 8-6 检验结果采集

给出临床辅助诊断和治疗的建议，这种具有智能化功能的LIS进入临床还需要很长的过程，目前仅限于关联少数可结构化临床信息的简单逻辑判断。

因为纸质报告的法律效应，检验结果报告必须打印，并由检验人员签字认可，存档备查，同时发布电子报告。为方便检验报告发放，有医院在门诊设立检验报告发放台，专人负责打印发放；或设置专用自助检验报告打印设备，患者刷就诊卡，或输入编号可自助打印检验报告。电子报告的传送方式有多种，通过与HIS的接口直接发送给医护工作站，或用e-mail、手机短信等方式直接发送到患者的电子邮箱或手机里。

微生物检验的流程与其他检验流程有所不同：第一步是对样本进行细菌培养试验；第二步是在试验确认样本的菌群种类生长后，进行细菌种类的鉴定；第三步再对有菌样本进行相关药物的药物敏感度试验；第四步确认菌种对每种药物的敏感度。检验数据可辅助医生临床治疗用药。为规范业务管理，微生物检验的软件设计也要符合业务流程需求，当录入样本实验发现细菌种类后，才能开始操作药物敏感度试验部分的功能。

8.3.5 质量管理

临床实验室质量管理的目标是让检验结果最好地符合患者的实际情况。卫生部的《医疗机构临床实验室管理办法》提出了对检测系统管理（含仪器、试剂、供应品）、校准及其验证、室内质量控制、室间质量评价、标准操作规程、检验报告6个方面的质量要求。凡不能达到6项基本要求的实验室，将不得开展临床检验工作，也不能向临床出具检验报告。

临床实验室的室内质量控制，一般采用统计过程质量控制方法。实验室根据控制对象制订控制方法，定期检测质量控制专用的标准样品，结果作为控制值，控制值的大小和变化反映检测过程的质量。用统计方法处理控制值并绘制质量控制图，根据质量控制规则判断误差大小，若超出控制范围，要发出失控报警信号，提醒实验室采取行动，如重做标准样品，以决定本次患者检验结果是否能够采用；并检查整个检验过程，分析和发现问题，并进行改进。质量控制的数据要求长期保存，定期上报至地方质量监督管理部门，不允许人为恶意修改。

LIS系统能支持实验室制订质量控制计划，提醒计划的执行，自动采集质量控制值的数据，按设置的统计方法进行处理，显示和打印质量控制图（图8-7），并按质量控制规则标准判断是否失控，发出报警信号，封锁失控组的报告发布，提供失控记录和失控分析报告。LIS控制访问质量控制数据的权限，能对数据进行查询分析，信息系统设计灵活性的体现是用户可以自定义质量控制的数据段和选择质量控制规则。

8.3.6 综合查询统计

对检验信息进行各种综合查询和统计分析。如查询某患者多次检验结果，显示数据和曲线；统计某检验项目的阳性率（图8-8）。

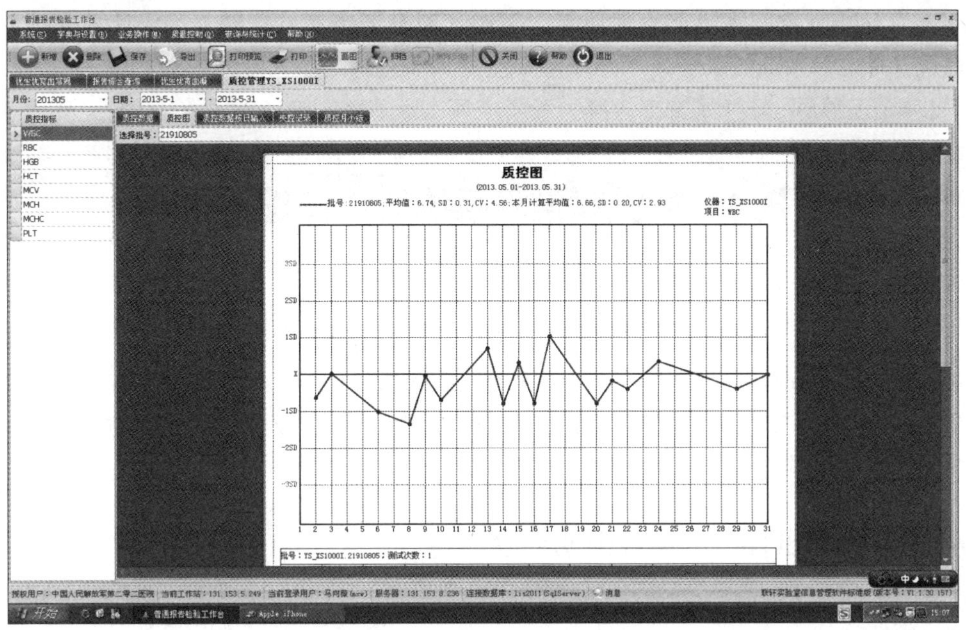

图 8-7　质量控制图

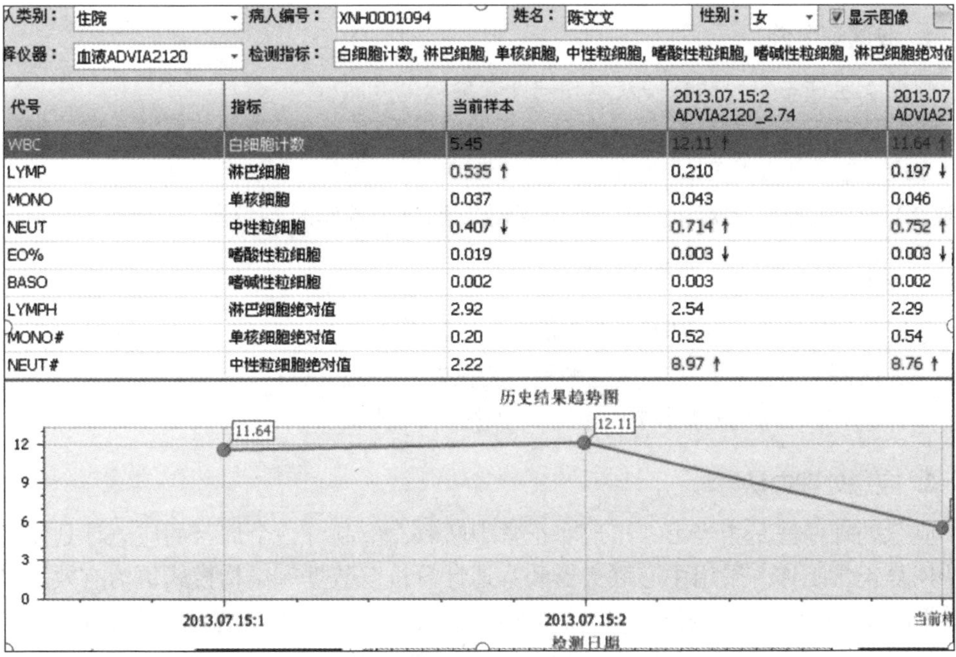

图 8-8　历史检验结果查询比较

8.3.7　实验室管理

实验室管理一般包括试剂管理、工作管理等功能。试剂管理有试剂的入库、出库、盘库、库存、有效期等信息管理功能。工作管理有工作人员管理、工作计划安排、工作量统计等。

8.4 实验室信息系统质量管理体系

国内不少实验室正积极筹备通过IS017025、IS015189和美国病理学家学会（College of American Pathologists, CAP）的质量管理体系的认证，LIS本身是认证体系的一个重要组成部分，它在认证过程中起着举足轻重的作用；同时，设计合理规范的LIS可以促进质量管理体系的建立，加快认证过程。

8.4.1 LIS认证体系的重要组成部分

目前，针对临床实验室的管理体系，IS015189和CAP对LIS的要求较高。其要求可主要归纳为三方面，即数据安全性（security）、数据溯源性（traceability）和应急处理办法（emergency trouble shooting strategy）。

1. 数据安全性

数据安全性主要包括软件安全和硬件安全两个方面：

（1）软件安全，如系统登录密码、不同权限管理、病毒防护、与互联网联网的安全性要求、工作人员应用培训等；

（2）硬件安全，如双机热备、硬盘容错、数据异地实时备份等。

2. 数据溯源性

数据溯源性主要是指以下两个方面：

（1）任何一个检验数据可以追溯到检验仪器和检验人员；

（2）LIS具有完整的数据操作记录，如修改、删除等。

3. 应急处理办法

应急处理办法是指当LIS出现非正常中断时，应制订一个周密的应急计划使系统尽快恢复正常工作。采用中心服务器和本地计算机双数据库结构模式更为有效。当中心数据库发生故障无法连接时，启动本地数据库进行数据处理，保证工作正常开展；当中心数据库恢复后，本地数据库信息自动上传至中心数据库，保证数据的完整性。

8.4.2 LIS促进质量管理体系建立

LIS作为实验室的日常操作管理平台，可以规范工作流程，并将日常操作的标准化操作程序（standard operating procedure，SOP）固化于其中。工作人员每天可通过LIS进行文件管理、日常工作和重要事件记录，真正实现“做你所写、写你所做”，以便实现有据可查和持续性质量改进，从而将质量管理体系的工作融入每天的工作中去，协助实验室尽快通过实验室认证。

8.5　检验业务基本流程

LIS 主要的功能是规范检验流程，并与现代化检验仪器结合，以实现检验申请单的录入、样本核收、检验任务的安排、检验数据的采集、检验结果的审核及检验报告的发布等工作，以提高工作效率，使检验技师从烦琐的手工劳动中解放出来。目前，即时打印条形码模式应用广泛，本书以此模式进行流程介绍。

8.5.1　门、急诊检验流程

门、急诊患者检验的基本流程如图 8-9 所示。

1. 患者注册挂号

为了配合医院信息系统建设，国内很多医院已采用就诊卡（也可用社保卡）挂号就医。患者在注册办卡（registration）时，系统将基本信息（如姓名、性别、身份证号、手机号码、e-mail 等）与就诊卡号关联并写入数据库。患者凭就诊卡挂号就医，在就诊流程中减少了重复录入患者基本信息的工作量，大大提高了工作效率。

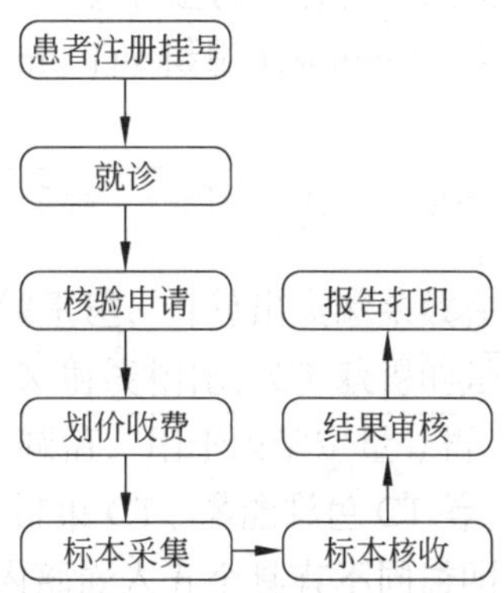

图 8-9　门、急诊患者检验流程

2. 医生通过计算机开具电子申请单

如果医院已经建立与 LIS 进行信息交换的门诊医生工作站，患者凭就诊卡就医时，患者基本信息调入门诊医生工作站，医生可在工作站计算机上进行检验申请（test request）。申请过程中系统应对检验重复项目、检验时间、标本采集要求、项目费用、临床意义等信息进行自动提示。为方便患者就诊，还可打印导诊单，帮助患者顺利就医。

3. 收费打印条形码

患者凭就诊卡交费，患者基本信息和申请项目调至收费工作站，收费员打印发票和条形码标签。条形码标签上具有患者姓名、检验科室、标本采集管类型、申请项目等详细信息。

4. 标本采集

患者凭条形码标签到标本采集（specimen collection）中心进行标本采集，若患者条形码在此之前未打印出或丢失，可凭就诊卡在标本采集中心补打。标本采集人员扫描条码，LIS 自动进行收费确认并提示标本应送地点，同时记录标本采集时间和采集人员。

工作人员将条形码贴于标本采集管上，并将已分类的采集标本送至各实验室待检。

5. 标本核收

标本核收（specimen receiving）指实验室收到标本后，扫描标本上的条形码，患者基本信息及申请项目、标本采集时间等会调入本地电脑。LIS按项目对放置时间有效性不合格标本进行标示，同时自动生成一个样本序号，并通过消息框和语音进行提示。检验人员须将样本序号贴到标本采集管上。

6. 标本检验和结果审核

检验技师通过LIS筛选手工检测项目标本，并导出Excel制成工作单（work list）（格式见表8-1），操作完成后将检验结果录入LIS。自动化检验仪器扫描标本条形码后通过双向通信接口程序自动下载检验申请，完成后检验结果自动传入LIS。检验项目完成后，检验技师须对检验结果进行审核（result check），若无异常，则应对检验结果进行确认，报告才能打印；若检验结果出现异常或与历史结果严重不符，应根据需要对样本进行确认，必要时重新检测分析。

表8-1　手工检测项目工作单

序号	日期	条码号	标本号	姓名	性别	年龄	诊断	检测项目结果	历史结果
1									
2									
……									

7. 打印报告

患者可以凭就诊卡或领取报告的条形码凭据按时到报告发放处打印报告（result reporting），也可以在门诊护士站或自助报告打印系统打印报告，还可以凭就诊卡和身份验证码通过Internet进行网上远程打印。当患者复诊时，门诊医生按就诊卡号调用患者检验结果，并可对历史结果进行连续观察，判断患者疾病变化情况。临床医生查看结果或打印报告后，实验室不能对该报告进行任何修改。若实验室发现检验报告有误，须与相应临床医生联系后，由相应临床医生设定权限并做出相应记录后才能对报告进行修改。

8.5.2　住院部检验流程

住院患者检验的基本流程如图8-10所示。

1. 医生通过计算机开具电子申请单

如果医院住院部已安装与LIS进行信息交换的医生工作站，医生可以同门诊工作站一样对患者进行检验申请（test request），并打印出具有患者基本信息、检验科室、标本采集管类型、申请项目等的条形码标签。

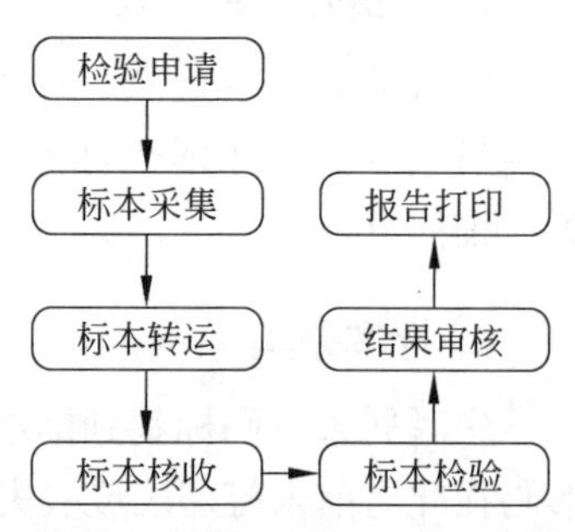

图8-10　住院患者检验的基本流程

2. 标本采集

依据标签提示，护士将打印好的条形码标签粘贴于相应的标本采集管上；护士扫描条码，LIS 自动记录标本采集时间和采集人员。标本采集后应及时送检。

3. 标本转运

由医院标本转运人员收集各临床科室检验标本。由于检验标本涉及生化、免疫、微生物等多个实验室或专业组，因此标本转运人员应该扫描标本上的条码，通过标本转运分类模块将标本自动分类，同时记录转运标本的人员、时间和工作量，实时记录标本流转（specimen transport）过程。

4. 标本核收

住院部的标本核收过程类似于门、急诊流程，不同之处在于住院部标本核收的同时进行后台收费操作。如果出现不能收费的情况，如患者出院等，系统会自动提示实验室人员。

5. 标本检验和结果审核

住院部的标本检验和结果审核流程与门、急诊检验流程中的相应部分相同。

6. 报告打印

当住院患者检验结果审核确认后，报告发送至相应科室并在医生工作站计算机上显示提示，以便临床医生或护士及时查看检验结果并打印报告（result reporting）。

本章小结

实验室信息系统是指利用计算机技术及网络实现临床实验室的信息采集、存储、处理、传输、查询，并提供分析及诊断支持的计算机软件系统。实验室信息系统的主要技术包括模式识别技术、条码技术、自动控制技术等。

LIS 是将实验室的分析仪通过计算机网络连接起来，采用科学的管理思想和先进的数据库技术，实现以实验室为核心的整体环境的全面管理。它集样品管理、资源管理、事务管理、网络管理、数据管理、报表管理等诸多模块于一体，组成一套完整的实验室综合管理和检测质量监控体系，既能满足实验室日常管理要求，又能保证各种实验分析数据的严格管理和控制。

LIS 主要的功能是规范检验流程，并与现代化检验仪器相结合，以实现检验申请单的录入、标本核收、检验任务的安排、检验数据的采集、检验结果的审核及检验报告的发布等工作，以提高工作效率，将检验技师从烦琐的手工劳动中解放出来。

思考题

1. 实验室信息系统的定义是什么？

2. 实验室信息系统的发展包括哪几个阶段？

3. LIS与HIS之间的接口方式有哪些？

4. LIS的主要作用是什么？

5. LIS与HIS的关系是什么？通过了解医院检验科的工作流程，分析LIS应具有哪些主要功能？

（张静淑）

第9章

社区卫生信息系统

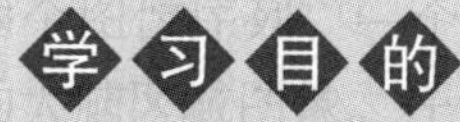

1. 掌握社区卫生信息系统的定义。
2. 了解社区卫生信息系统的目标以及发展历程。
3. 理解社区卫生信息系统的功能与内容。
4. 重点掌握社区卫生信息系统的结构模型和系统组成，理解社区卫生信息系统各子系统的构成及特点。
5. 了解资源共享系统和突发公共卫生事件应急指挥信息系统，并通过案例分析了解社区卫生信息系统未来广阔的发展前景和重大作用。

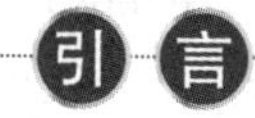

进入信息经济时代，计算机作为信息科技的触角已经延伸到了各行各业，在医疗卫生领域，采用计算机管理更是取得了丰硕的成果。目前，医疗信息管理系统已经在诸多医疗机构广泛应用，对业务管理、教学及科研起到了越来越重要的作用。同样，社区卫生工作是以居民个体为服务中心，以家庭为单位，以社区为范畴，开展公平面对社区内所有居民和企业、学校等的医疗服务工作，包括医疗、预防、保健、康复、医疗保险、计划生育、教育与卫生监督管理等方面，这是医疗卫生事业改革和发展的一种必然趋势。本章将论述有关社区卫生信息系统的概念、结构、组成、功能以及实现方法。

9.1 社区卫生信息系统概述

社区卫生服务是城市卫生工作的重要组成部分，是公共卫生服务和基本医疗的基础，是实现人人享有初级卫生保健目标的基础环节。大力发展社区卫生服务，对坚持预防为主、防治结合的方针，优化城市卫生服务结构，方便群众就医，减轻费用负担，建立和谐医患关系，具有重要意义。社区卫生服务也是促进社会公平、维护社会稳定、构建和谐社会的重要内容。

9.1.1 社区卫生信息系统的定义

社区卫生信息系统 (community health information system, CHIS) 是应用计算机网络技术、医学、公共卫生学知识，对社区卫生信息进行采集、加工、存储、共享、利用，为社区居民提供预防、医疗、保健、康复、健康教育、计划生育等卫生服务的信息管理系统。因此，社区卫生信息系统是新的信息系统，它与众多的相关学科相联系，例如计算机科学、电子工程学、临床医学、公共卫生学、医院管理学、系统论等。

9.1.2 社区卫生信息系统的目标

2013 年《中共中央、国务院关于卫生改革与发展的决定》明确指出：改革城市卫生服务体系，积极发展社区卫生服务，逐步形成功能合理、方便群众的卫生服务网络。各省市着力建立城市社区卫生服务，在遵循国家社区卫生服务工作规范，积极开展社区卫生服务的同时，因地制宜地形成了各具特色的社区卫生服务体系模式。

我国各地卫生服务机构和软件开发厂家也积极进行社区卫生服务管理信息系统的研究和建设，着手建设社区卫生服务管理信息系统。国内社区卫生信息系统，虽然起步较晚，但近几年发展很快。国内已经有很多城市的社区卫生服务机构进行了信息化建设，有些开始使用临床信息系统（clinical information systems，CIS）。从全国来看，社区卫生服务管理信息系统出现了与业务同步规划、同步建设、同步发展的良好局面，这要比传统医院管理信息系统和其他卫生领域的管理信息系统的起点高得多。许多机构在开发适合国内实际情况的社区卫生服务管理信息系统上做了许多有益的探索与尝试，并取得了一些成功的经验。我国社区卫生信息系统的目标主要有以下四条：

（1）以社区居民为中心，以家庭为单位，以社区医师为主体，融医疗、预防、保健、康复、计划生育指导、健康教育、卫生监督于一体，实施长久有效、经济便捷的社区卫生服务，实现“人人享有健康保健”的目标。

（2）以经济活动为轴线，通过自动划价、出具明细账等方法，支持城镇职工社会医疗保险、公费医疗的严格经费管理，支持社区医疗机构进行成本核算及经济管理。

（3）以行政管理为基础，通过对社区医疗机构的人员、物质、财务等进行信息化管理，提高社区医院的现代化管理水平。

（4）通过对社区卫生信息资源进行统计处理和智能分析，对整个社区居民的健康水平进行评估，向政府及卫生行政部门提供决策支持依据，提高全体居民的健康水平。

9.2 社区卫生信息系统模型

社区卫生信息系统是以居民健康档案信息系统为核心，以基于电子病历的社区医师工作站系统为枢纽，以全科诊疗、收费管理、药房（品）管理等为主要功能模块，满足居民健康档案管理、经济管理、监督管理和公共卫生信息服务管理等基本需求。社区卫生信息系统的使用对象是城乡各级社区卫生服务中心、服务站、诊所、村卫生室等。社区卫生信息系统是区域公共卫生信息系统的重要组成部分。如果说区域公共卫生信息系统是个“信息大陆”，则社区卫生信息系统就是一个个“信息岛”，通过开放的体系结构，将众多的社区“信息岛”最终连接成为完整的“信息大陆”，所以社区卫生信息系统的建设在区域公共信息系统中的地位至关重要。

9.2.1 社区卫生信息系统的结构模型

根据社区卫生服务的概念，CHIS 的结构可以概括为“一个核心（居民健康档案），六个重点（医疗、保健、预防、康复、健康教育、计划生育）”（图 9-1）。

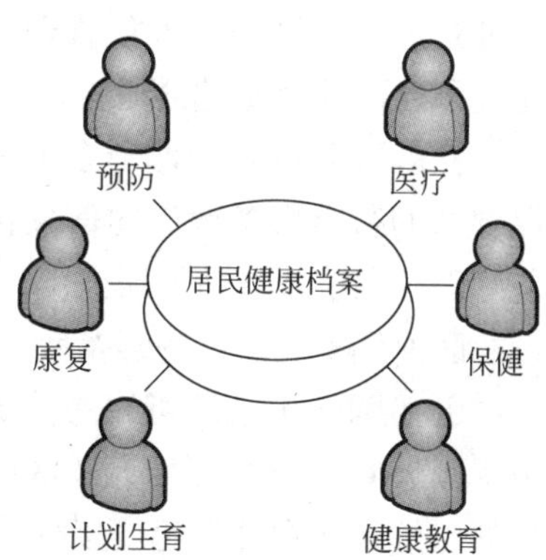

图 9-1 CHIS“一个核心，六个重点”的基本结构

社区卫生信息系统应该包括以下基本功能模块（居民健康档案信息系统、基于社区医师工作站的全科医学诊疗系统、基于通用条形码技术的“医卡通”系统、双向转诊平台系统、药房（品）管理系统、社区护士工作站、社区医院收费管理系统、短信平台系统、区域健康服务业务交流平台系统等。同时为了更好地实现区域公共卫生数据资源共享，在普遍实施社区卫生服务信息系统的基础上，主管部门（卫生局、中心医院等）还应该建设中心数据库管理系统和基于 B/S 的社区居民健康服务系统等。

社区卫生信息系统的成功实施使城乡社区卫生服务机构数字化、网络化，可以更好地满足城乡社区居民的健康保健水平，有效提升社区健康服务机构的服务质量。

随着社区卫生信息系统建设日趋火热，众多的科研机构和软件公司都推出了社区卫生信息系统软件。

9.2.2 社区卫生信息系统的数据模型

除了系统模型，社区卫生信息系统还具有一般数据模型。数据模型是对卫生领域各种活动所产生和使用的信息和数据的抽象表述，为卫生信息领域中不同应用开发者提供统一的建模工具和方法，保证数据定义和表述的一致性。数据模型进一步细分为数据概念模型、数据逻辑模型、数据物理模型以及相对应的数据标准。前三者是计算机技术解决的问题，我们只讨论数据标准问题。

为了实现信息共享，CHIS 的数据标准应尽量采用已有的国际、国内经典的标准，如国际疾病分类（ICD）、北美护理协会的诊断标准（NANDA）、国外推荐使用的国际社区医疗分类（the international classification of primary care，ICPC）、我国推荐的“全国医疗服务价格项目规范”等，特别是我国近年来颁布的“国家卫生数据字典”“社区卫生信息基本数据集”。

9.2.3 系统总体组成

社区卫生信息系统主要由三个子系统组成，它们分别是社区医疗管理子系统、社区医院行政管理子系统和社区卫生服务管理子系统（图 9-2）。

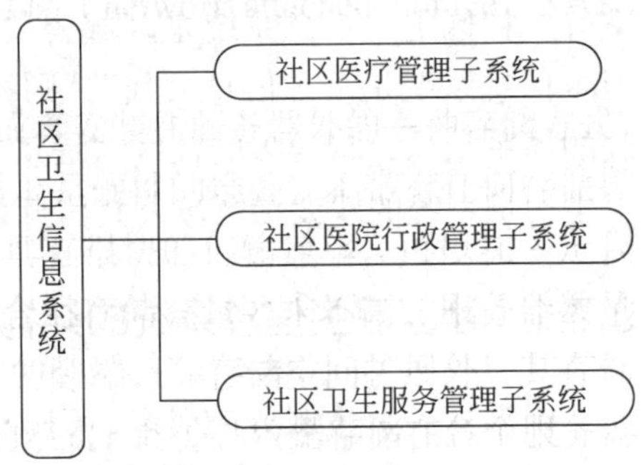

图 9-2 社区卫生信息系统总体构成

社区医疗管理子系统是为社区医院和保健站的医疗服务设计的信息管理子系统，其主要任务是进行社区医疗事务管理、社区医疗经费管理和社区医疗质量管理。

社区医院行政管理子系统是为社区医院和保健站的行政事务设计的信息管理子系统，其主要任务是进行人事、财务、物资、设备管理，向院长、站长提供统计分析资料，向上级卫生行政部门提供各项汇总报表，支持社区卫生事业的可持续发展。

上述两个子系统可以视为通用型医院信息系统的“简化版”和“微型版”。社区卫生服务管理子系统是为社区居民卫生服务设计的信息管理子系统，主要任务是进行妇幼保健、儿童计划免疫接种、慢性病管理、传染病预防、患者康复、计划生育指导、健康教育以及卫生监督管理。它是社区卫生服务的重要内容，也是 CHIS 不同于 HIS、CIS、NIS 的根本所在。

9.3 社区卫生信息系统

9.3.1 社区医疗管理子系统

社区医疗管理子系统功能模块如图 9-3 所示。

1. 我国社区医疗任务

为了方便社区居民，在已掌握居民基本健康状况和需求的基础上，针对常见病、多发病和已明确诊断的疾病，为其提供便捷、有效、价格适宜的一般性治疗，对急危重症患者提供就地救护和及时转诊。因此，社区医疗指患者在转诊到中心医院或专科医院以前的一般性治疗，也是患者长期、连续的基本治疗。

在社区医疗机构中工作的医师是全科医师（general practitioner, GP）。他们熟悉本社区的患者，与他们保持长期、连续的医患关系，能够提供上述的医疗卫生服务。

2. 社区医疗信息的特点

社区医疗是医院临床医疗的“简化版”和“初级版”，它所包含的医疗信息类型与中心医院和专科医院相似，但种类少、数量少、技术层面低。例如，药品种类较少，适用于常见病、多发病；药品价格便宜，使用方法简单。

由于社区医疗的患者随时存在与中心医院和专科医院的双向转诊需求，所以患者的医疗信息流通需求更迫切，对区域性的社区卫生信息网需求更迫切。

由于社区医疗主要面向常见病、多发病，治疗内容较为简单、规范，更容易实现和推广电子病历。电子病历实行最早的荷兰、英国等国家，都是从社区开始应用推广的。

9.3.2 社区医院行政管理子系统

社区医院行政管理子系统组成（功能模块）如图 9-4 所示。

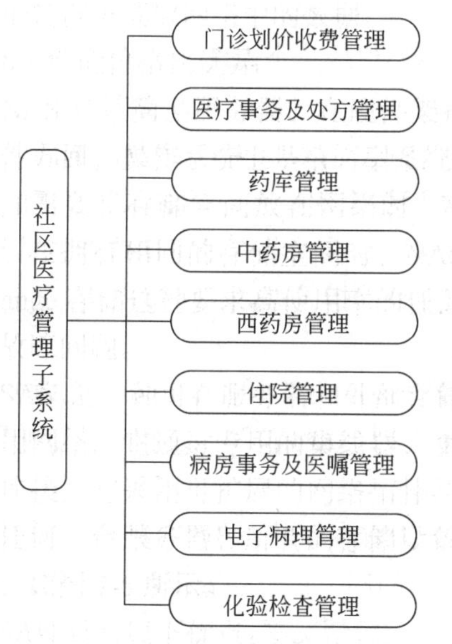

图 9-3 社区医疗管理子系统的组成

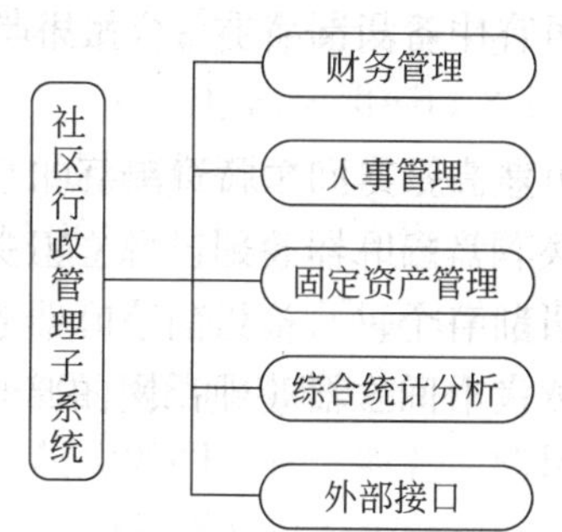

图 9-4 社区医院行政管理子系统的组成

社区医院行政管理子系统的功能和信息特点与 HIS 类似。该子系统含有许多综合分析的内容，主要是完成各级卫生行政部门卫生情况报表，属于办公自动化内容，在此不做详细介绍。

9.3.3 社区卫生服务管理子系统

社区卫生服务管理子系统组成（功能模块）如图 9-5 所示。下面将这 9 个模块归纳成 6 个部分，分别介绍它们的主要功能和信息特点。

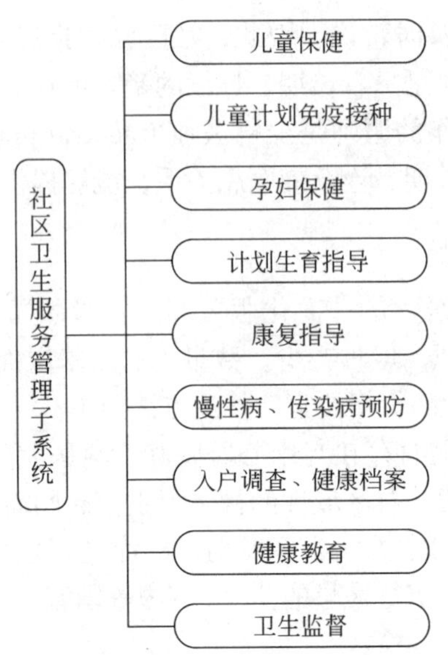

图 9-5　社区卫生服务管理子系统的组成

1. 社区妇幼保健

该部分包括儿童保健、儿童计划免疫接种、孕妇保健三个模块。

1）社区妇幼保健功能

社区妇幼保健功能是指根据妇女与儿童生理特点、主要易患疾病及影响因素采取保健措施，促进妇女、儿童身心健康。例如孕期保健定期检查包括血压、心率、体重的测量，胎检、胎监，以及血、尿、白带等常规检查。婴幼儿保健定期检查包括身长、体重、囟门检查，发育营养状况测评，母乳或人工喂养指导等。

2）社区妇幼保健信息特点

（1）作为社区两个特殊的居民群体，首先要全面准确掌握各个妇女、儿童的基本信息。以一个 5 万人的虚拟社区为例，该社区每年大约有 625 位孕妇及相近数量的婴儿，因此，信息面广、量大。

（2）含有相应的时间信息，例如妇女保健可分为青春保健、孕产期保健、产褥保健、更年期保健。各期间有不同的保健信息，每一期间的同一信息还要跟踪其变化，例如，孕期的血压监测可防止妊娠子痫，体重可反映胎儿发育情况等。

（3）对一些内容广泛、可变因素复杂的信息进行处理，不仅需建立相应的管理模块，而且要有智能分析，例如儿童的计划免疫接种。

2. 慢性病、传染病预防治疗

1）慢性病、传染病预防治疗的功能

慢性病预防治疗是指在充分了解社区居民健康状况基础上，通过实行健康普查、建立健康档案，采用常规治疗、健康教育等方法改变人群行为，进行慢性病预防和早期治疗。例如阿茨海默型老年痴呆症（senile dementia of Alzheimer type，SDAT），国外报告的患病率，65 岁以上老人为 4%~6%, 80 岁以上老人为 10%，美国每年需花费 12 亿美元用于照顾 SDAT 患者。我国 65 岁老人以上 SDAT 患病率，上海静安区为 2.9%，北京为 7.8%，而 SDAT 无根治办法，主要靠早期预防，对症治疗。

社区传染病防治是指在社区范围内以预防为宗旨，通过免疫接种、卫生宣传教育，改善社区环境，治疗患者，控制传染病发生和发展。例如我国结核病防治工作仍是一个重要任务，大城市中来自偏远山区、农村的高等院校新生以及大量民工是易感人群，一旦发现患病率增加，应立即通过结核菌素试验、胸部 X 射线检查进行普查，隔离并治疗患者，改善居住环境，正常人群预防接种或服药预防，及时控制结核病流行。

2）慢性病、传染病预防的信息分析

（1）首先应建立相关慢性病、传染病的疾病信息库，尤其注重如何预防、治疗的医疗信息。

（2）通过入户健康普查，建立慢性病、传染病个人档案，收集、整理患者信息。

（3）建立相关疾病信息管理模块，一方面保证患者得到长期、可靠的治疗，同时提供准确的区域患病统计资料，供政府制定相关卫生政策法规用，例如结核病的归口管理、防治法规。

3. 社区脆弱人群保健康复

1）社区脆弱人群保健康复的功能

脆弱人群是指因多种原因造成生理上或心理上功能的损害，在不同程度上丧失自我健康认知和维护能力，需在他人帮助下生活的群体，通常指老年人、残疾人、精神病患者、临终患者。社区医院为其提供康复指导、心理咨询等全方位保健康复服务。

2）社区脆弱人群保健康复的信息特点

社区脆弱人群依据他们生理或心理上的不同功能损害，可以分成多个特殊的群体，具有各自的基本信息特点、保健康复信息特点，并应建立相应的信息管理模块。

例如抑郁症，随着社会向着高度现代化、快节奏方向发展，抑郁症患者日益增多。这一脆弱人群具有如下特点：首先它的易发人群常为三部分，青壮年（多因学习、工作、生活压力大、挫折多而引起或诱发），退休后的老年人（多因现代生活的“空巢现象”、孤独失落而诱发），妇女（多因婚姻、恋爱和家庭破裂而诱发）；其次是它有高发季节，例如每年 7-8 月份升学考试期间，应试中学生易发；最后是疾病发作期和严重时常产生自杀、自残倾向，而且大部分有先兆表现，可以为周围亲属、同学、社区医师所发现和警惕。

针对上述抑郁症的信息特点，英国曼彻斯特大学 Ruth Crowther 研制的“抑郁症患者管理系统”是应用信息技术管理慢性病的典范。

4. 计划生育指导

1）计划生育指导的功能

计划生育指导是通过生育健康知识的教育，提高已婚育龄夫妇的节育知识水平，落实节育措施，做到计划生育，控制人口数量，提高人口素质。

2）计划生育指导的信息特点

与妇幼保健相似，第一要收集育龄夫妇这一特殊群体男女双方基本信息（包括未婚同居育龄男女）；第二是生育期间的生育、节育措施信息；第三是建立生育及节育知识库。

5. 健康教育

1）健康教育的功能

健康教育是指通过卫生宣讲、保健橱窗、健康处方、患者俱乐部等多种形式向居民宣传卫生知识，提高全民健康意识，改善社区卫生环境，提高整体健康水平。

2）健康教育信息特点

按照社区居民的健康信息、统计分析结果，针对一个社区的高发病、流行病、易发人群、高发季节进行健康教育，教育内容来源于医疗保健知识库。

6. 卫生监督

1）卫生监督功能

卫生监督是指社区医疗机构对社区内学校、工厂、商场等公共场所的日常卫生工作，依照国家法令、条例、标准进行全面监督和管理。例如环境卫生检查、食品卫生检查、学校幼儿园保健卫生检查等。

2）卫生监督信息

应包括政府、地方各行政部门有关公共卫生监督的法令、条例、标准。收集、登录、整理定期检查的卫生信息。对上述信息进行分析、综合，得出结论，提交各级行政部门。

9.4 社区卫生信息系统的设计与实现

社区卫生信息系统采用Web服务与SOA（service-oriented architecture）的组合来解决多种异构系统的集成。SOA是一个组件模型，它将应用程序的不同功能单元（称为服务）通过这些服务之间定义良好的接口和契约联系起来。接口是采用中立的方式进行定义的，它应该独立于实现服务的硬件平台、操作系统和编程语言。在各种系统中，服务可以以一种统一和通用的方式进行交互。

9.4.1 突发公共卫生事件应急指挥信息系统概述

1. 背景

突发公共卫生事件是指“突然发生，造成或者可能造成社会公众健康严重损害的重大传染病疫情、群体性不明原因疾病、重大食物和职业中毒以及其他严重影响公众健康的事件”。

突发公共卫生事件应急指挥系统建设状况集中反映了一个城市乃至一个国家的危

机管理水平，同时也反映了城市的综合信息化水平。随着我国在国际事务中扮演越来越重要的角色，奥运会、冬奥会、世博会等大型活动成为检验中国城市应急指挥系统的舞台；近年来，自然灾害、传染病疫情、恐怖袭击、公共卫生、安全生产等突发事件频繁暴发，也迫使我国空前重视各类应急指挥系统的建设。

2003 年 SARS（severe acute respiratory syndrome）重大疫情发生后，为提高我国突发公共卫生事件应急反应能力，加快公共卫生信息系统建设，国家和卫生部高度重视公共卫生信息化和突发公共卫生事件应急管理工作，卫生部信息化领导小组办公室组织起草了《国家公共卫生信息系统建设方案（草案）》直接指导各地公共卫生信息化工作，明确指出要建立中央、省、市三级突发公共卫生事件预警和应急指挥系统平台，提高医疗救治、公共卫生管理、科学决策以及突发公共卫生事件的应急能力。

重大突发性公共卫生事件应急防控的关键是速度，时间、数据、信息和资源是决定管理效率的重要因素。结合我国在新型冠状病毒肺炎（coronavirus disease 2019，COVID 19）疫情防控中存在的问题与挑战，基于“让数据多跑路，靠信息精准服务，电磁波跑赢病毒”的思路，将垂直体系和水平体系相结合，有关专家提出了完善中国数字化公共卫生应急管理体系建设的建议，主要内容包括：①完善标准统一的数字化疫情信息采集体系，动态感知民情；②建设统一时空基准的公共卫生大数据中心，实现跨区域、跨行业数据的汇聚、融合与共享；③强化疫情监测、预测与风险研判的人工智能技术，提高疫情管控的精准度和筛查效率；④发展情势推演与优化调控计算技术，服务科学调度与应急指挥；⑤完善运行体制、机制，保障常态化、安全、稳定运行。

2. 突发公共卫生事件分类

突发公共卫生事件类型可以分为传染病暴发流行、食物中毒、职业中毒、农药中毒、环境卫生事件、群体性不明原因疾病、群体性免疫接种不良反应事件、放射卫生事件、菌毒种丢失事件、院内感染事件、流感样病例暴发等。

3. 突发公共卫生事件严重等级

根据突发公共卫生事件性质、危害程度、涉及范围，将突发公共卫生事件划分为特别重大（Ⅰ级）、重大（Ⅱ级）、较大（Ⅲ级）和一般（Ⅳ级）四级。

其中特别重大（Ⅰ级）在事件列表中用红色表示；重大（Ⅱ级）用棕色表示；较大（Ⅲ级）用黄色表示；一般（Ⅳ级）用蓝色表示。

4. 建设目标与用户分析

1）建设的总体目标

应遵循“应急优先，信息畅通，反应快捷，指挥有力，责任明确，立足长远”的原则。在改造和完善原有信息系统的基础上，建成适合公共卫生体系建设需要的多维度、多领域的综合、联动、协作的应急指挥信息系统，加强疾病控制、医疗救治、卫生监督三大体系的数据交互和信息共享，提高对突发公共卫生事件的应急处置能力和指挥决策能力。

2）重点解决以下面向不同层面用户的需求

（1）面向基层管理人员：重点解决信息采集和发布畅通的问题。

（2）面向指挥控制人员：重点解决应急指挥、资源调度的问题。

（3）面向决策管理人员：重点解决高效决策、平战结合的问题。

（4）面向社会公众人员：重点解决信息畅通、个性化服务问题。

9.4.2 总体业务 / 信息流程——指挥控制闭环系统

突发应急指挥的业务流程 / 信息流程如图 9-6 所示，符合早准备、早发现、快速响应、事后恢复与评估的应急指挥控制理论模型。

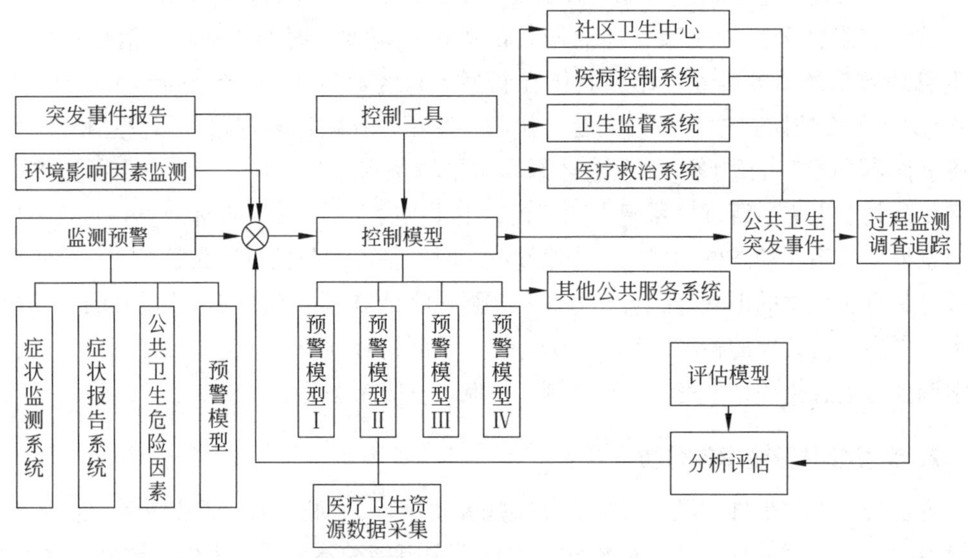

图 9-6　突发公共卫生事件应急指挥信息系统总体业务 / 信息流程

9.4.3 应用架构

突发公共卫生事件应急指挥信息系统主要分指挥调度、辅助决策、对外服务、基础数据和知识管理五大类，结合突发公共卫生事件的处理流程，按照信息汇集与分析决策过程、指挥决策过程两类整理系统功能架构（图 9-7）。

信息汇集和分析是通过对信息的查询、分析和展现等，为领导指挥和控制提供各类信息依据；指挥决策则是在信息汇集和分析的基础上，领导通过指挥控制平台，进行命令的下达和指挥，实现对突发事件的控制、战时的会商协同等。系统的功能设计主要实现以下业务。

（1）“平时”（事前）：系统在接到日常监测和传染病直报信息后对信息进行评估、过滤，完成对突发公共卫生事件的监控与预测。

（2）“战时”（事中）：系统确认突发公共卫生事件发生后，启动应急预案管理流程，实现对资源的调配，对各相关卫生单位下达任务，对处置现场的支持和处置进展情况

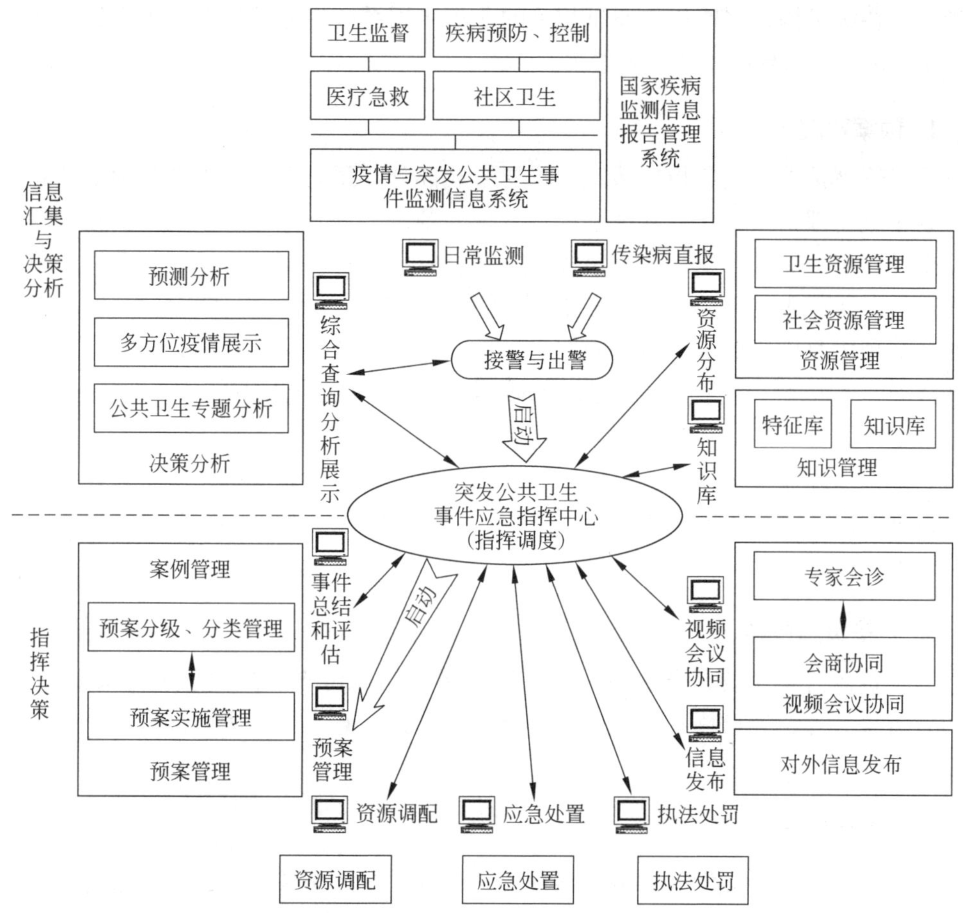

图 9-7　突发公共卫生事件应急指挥系统功能架构

进行监控，同时实现对外信息发布功能。

（3）事件结束（事后）：系统实现对突发公共卫生事件的总结、评估。

（4）辅助决策：利用决策分析、知识管理和会商协同等各种手段实现对系统的支撑。

信息汇集和分析整合了所有专业系统的信息，围绕突发事件的属性和方法，展开全面的信息支持，包括日常数据采集和监测系统，接警和出警，公共卫生事件报告，突发事件报告，资源动态信息，疫情分布信息，综合分析和决策知识信息。

9.4.4　应用系统设计

如图 9-7 所示，突发应急指挥信息系统应用可以分为四大类：预案管理、决策分析、资源和知识管理、对外信息发布。

应用系统的设计是以预案管理为核心的。突发公共卫生事件时，通过资源管理了解资源的存储和分布，通过决策分析平台（预测分析、多方位疫情展示、公共卫生专题分析）掌握事件的发生、发展和变化的情况，专家通过视频会议、会商协同平台下达指令给各级机构，这些机构通过相关的业务应用系统将处理情况以报告的形式反馈给专家，进一步指导指挥和决策过程。

1. 预案管理

预案管理是整个应急指挥系统的重要组成部分。预案管理可以分为预案计划管理和预案实施管理。预案计划管理依据日常情况制定，具有指导性。预案实施管理依据突发事件制定，提供可执行的应急实施方案。应急实施方案的执行依赖事件管理和任务管理。事件管理记录了事件的处置和控制的全过程信息，以各类报告形式反映事件，以便评估预案及优化改进。改进的结果又返回到预案文档管理和预案流程管理。预案演练基于方案管理、事件管理和任务管理。演练的结果也进入预案评估及优化改进。

其中方案管理需要基于资源管理。事件管理的重要数据来源是各种报告。事件的展示和事件追踪要使用多方位疫情展示系统及公共卫生专题汇报系统。另外，专家也可以通过专家会诊系统使用预案管理系统，参与平时预案管理和战时应急指挥实施方案的编制。

2. 卫生资源管理

卫生资源管理主要是通过对卫生系统内部所属单位提供的信息进行采集、整理、应用分析等，为领导指挥和控制提供各类信息依据，它主要分为内部资源、外部资源和资源报告。

3. 监测预警

监测预警是整个突发公共卫生事件应急指挥系统的重要组成部分，通过对相关业务子系统（医疗业务监测子系统、疾病疫情报告子系统）提供的日常医疗救治业务数据、传染病常态数据和患者就诊数据进行管理，将不同医疗机构、不同系统平台产生的患者就诊信息、门诊和急诊信息等，按不同区域、内容、条件等属性，运用归类、排序、对比等统计分析方法了解各医疗机构的业务运行状况，并找出卫生异常情况的线索，预测可能发生的公共卫生事件的风险，及时对突发公共卫生事件进行监测预警，作为整个应急系统启动的基础，完成整体应急指挥调度和协调处置的工作。

为了给突发公共卫生事件应急指挥人员提供直观、便捷、可视化的结果展示，监测、分析、预测、预警结果的展示可采用数据统计、分析报表、多维查询分析、各类统计分析图表等方式，提供给应急指挥人员，起到辅助决策的作用。

4. 多方位疫情展示

多方位疫情展示通过数据交换平台，从卫生局、卫生监督所、疾病预防控制中心等各条业务线中获取疾病疫情报告信息，如公共卫生事件危险因子监测信息、非传染病类公共卫生事件报告信息、非传染病类公共卫生事件报告处理信息、传染病暴发（突发）疫情、公共卫生事件应急处置信息、卫生资源信息，将这些信息与空间数据进行整合；利用系统的 GIS（geographic information system）平台和基础平台（硬件设备和应用软件结合），对传染性疾病患者确诊病例、与确诊和疑似患者密切接触人群的空间分布、防治及隔离区域进行分析，为各级突发事件应急指挥平台领导和专家组提供可视化的数据展现方法和形象的数据分析辅助工具。

5. 公共卫生专题汇报

公共卫生专题汇报系统是构建在医疗业务数据库、疾病控制数据库、卫生监督数据库和卫生资源数据库及标准化体系与安全管理之上的综合查询分析系统。系统的设计思想和开发技术采用基于构件、面向服务的软件开发方法，实现模块化设计，当报表需求发生改变时，只需直接调整构件，而不需要改变整个应用系统，将信息进行归类、整理、加工和统计、分析，提供灵活的在线分析功能，满足应急时的分析表和报告卡等图表制作功能，为领导决策提供依据。

6. 专家会诊

专家会诊是指专家和现场救治人员主要利用通信平台（如视频会议协同平台），以同步和异步两种方式，采用点对点和多点间的同步交互模式，实现会诊目标的全过程，包括医学专家与现场救治人员之间以及医学专家之间的即时通信、资料共享、视频会议管理、会诊管理和会诊信息管理。系统不仅能够提供医院医疗救治的专家会诊，而且能够提供公共卫生事件处置的专家会诊，如中毒事件的处置、突发传染病疫情的处置等。此外，专家会诊系统还帮助专家参与突发事件日常管理和应急指挥。这包括平时专家参与编制应急预案，战时参与应急指挥实施方案的制定以及疫情分析和决策。

7. 指挥调度

1）视频会议

视频会议技术可以使网络各终端进行零距离交流，将计算机、录像机、电视机、收音机、音响、话筒、大屏幕投影、灯光控制、电子白板等设备集成在一起，设有大屏幕的投影系统，通过网络上的计算机将数据库中的各类文件、数据、图形、图像、表格和动画等信息，以醒目、清晰、明亮、声图并茂的视觉效果传递给会议出席者，供领导决策、共同研讨、发布信息等应用。日常作为医师培训和会议使用，节省了传统会议参会人员在路上浪费的时间和金钱；在应急时是快速监控、指挥联动的基础。

2）大屏幕显示

大屏幕投影系统主要由投影机子系统、控制子系统及用户应用系统三部分组成。其中大屏幕可根据需求选用多屏。

通过大屏幕投影系统，用户的视频信号和计算机的信号以窗口的方式显示在大屏幕上。整个大屏幕投影系统可以提供友好的中文图形界面，支持远程手动开关机和定时自动开关机，用户播放图像的显示位置、大小、显示内容预定义设置存储，大屏幕拼接界面虚拟，图像调用预览等功能。

9.5 案例：北京市社区卫生信息系统

1. 项目背景

社区卫生服务是城市卫生工作的重要组成部分，是公共卫生服务和基本医疗的基础，是实现人人享有初级卫生保健目标的基础环节。大力发展社区卫生服务，对于坚持预防为主、防治结合的方针，优化城市卫生服务结构，方便群众就医，减轻医疗费用负担，建立和谐医患关系，具有重要意义。社区卫生服务也是促进社会公平、维护社会稳定、构建和谐社会的重要内容。

北京市政府以社区卫生信息化为突破口，推动北京市社区卫生服务及管理水平不断提高。北京市卫生局社区卫生系统于2006年启动第一期工程，加快了社区卫生服务建设，但由于社区医疗卫生政策变化很大，市区两级都成立了社区卫生服务管理中心。2008年又启动第二期工程——北京市新社区卫生服务综合管理信息系统。该系统无论是管理模式，还是财务制度都有了全新的变化，其改革的重点主要表现在：

（1）全市社区卫生服务机构实行财务收支两条线管理。

（2）全市社区卫生服务机构实行零差率药品统一采购配送。

（3）全市十八个区县以及市级层面设立专门的社区卫生服务管理中心，对辖区社区卫生服务机构进行垂直管理。

北京市当时有18个区，300多个社区卫生服务中心，2000多家社区卫生服务站。在市级、区县级、社区卫生中心、社区卫生站等不同层面都存着与社区卫生相关的各类应用系统。但是作为发展社区卫生服务水平的重要一环——信息化却一直处于被忽视的地位，基层社区卫生服务机构普遍存在缺少基础信息化设备、缺乏专门信息化人员的情况。社区卫生服务机构日常工作使用的信息化系统也仅仅局限在门诊收费功能上，公共卫生业务开展仍然停留在手工处理状态。因此建设一个高效、稳定、实用的新社区卫生医疗信息系统具有迫切的现实意义。

2. 客户需求及业务挑战

鉴于北京市社区卫生信息化存在的问题，2008年北京市卫生局加大了社区卫生服务的信息化投入，从社区卫生信息化网络、信息化安全、信息化应用三个层面出发，彻底改变了社区卫生信息化的现状。

通过对现有业务流程和外部相关系统的梳理，同时考虑未来管理需求的延伸与扩展，新的社区医疗卫生系统及数据库系统需要达到以下目标：

1）易使用

为社区卫生服务机构的业务处理提供一个便捷的信息化操作平台。通过这个信息化操作平台，彻底改变社区卫生服务和管理手工处理现状，实现社区卫生服务机构信息化代码的统一、功能规范的统一。

2）易管理

为区县和市级社区卫生管理机构提供一个高效的社区卫生服务信息化管理平台。通过这个信息化管理平台，加强区县社区卫生管理机构对辖区内社区卫生服务机构的监管能力，改变区县社区卫生服务管理中心手工处理报表、人工核算绩效的现状。

3）可靠性和稳定性

在保障可用性的基础上，考虑到系统运行的环境比较分散和复杂，且卫生医疗系统对可用性要求比较高，所以必须保证数据库的稳定、可靠、安全运行，以保证关键时候卫生医疗系统的可用性。

4）安全性

卫生医疗数据库中的数据直接关乎广大群众的隐私和利益，因此，必须保证数据库系统数据的安全性，而且数据库还必须提供方便的数据备份恢复功能，以减轻系统维护人员的工作量。

5）可扩展性

数据库系统必须在集成化、结构化等方面具有良好的扩展能力，使之能够随着北京市社区卫生医疗工作的不断深入而扩展，全面满足未来社区卫生工作发展的需要。

3. 方案部署及特点

北京市新社区卫生医疗服务系统于 2009 年 4 月成功上线，金仓数据库 KingbaseES 已在北京市 5 个试点社区卫生服务中心成功部署，2010 年全部完成北京市 300 多个社区卫生服务中心的部署工作。

整个系统按业务架构纵向划分为四个子系统：市级社区卫生信息平台、区县级社区卫生信息平台、社区卫生服务中心系统、社区卫生服务站系统。金仓数据库 KingbaseES 产品主要应用于社区卫生服务中心系统。作为该项目的关键，前期数据规划及数据库系统的安全性、性能和稳定性等在项目建设及建成后的长期运行中起着非常重要的作用。

金仓数据库 KingbaseES 为该系统提供了成功的解决方案，满足了新的社区医疗卫生系统的建设目标，并具有以下主要特点：

1）全面的原厂商服务

该项目复杂的数据规划得到了北京人大金仓信息技术股份有限公司技术团队的大力支持，使得该项目得以顺利实施并稳定高效运行。由于社区卫生服务中心网点众多、地理位置分散、业务种类繁多，因此该项目的关键之一是市级、区县级、社区服务中心、社区服务站各级卫生信息平台的数据规划，数据规划质量对该项目成功建设和稳定高效运行有关键作用。

2）技术先进

先进的通用数据库系统功能良好，解决了该系统在各级平台复杂的数据传输和交换中存在的问题（如内外部接口），使全市卫生系统与医院的双向转诊及其他公共卫生系统的信息共享得以高效稳定地运行。

3）高性能

支持1000个以上并发用户、TB级数据量、GB级大对象，为该业务系统的良好运行及高并发访问提供了良好的支撑。

4）高可靠性

逻辑和物理备份恢复机制、双机热备、数据复制等功能保障了系统的高可靠运行。

5）高安全

支持多种身份的认证方式和基于角色的权限管理保证了该系统的高安全性。

6）易使用，易管理

集成企业管理器、查询分析器等多种图形界面工具，丰富多样的命令行工具以及Web管理工具使得该系统的使用、维护和管理都非常方便、实用，从而为社区卫生服务机构的业务处理和管理机构业务管理提供了一个便捷、高效的信息化操作和管理平台。

7）系统接口丰富，集成性好

提供了多种符合各种标准的数据访问接口和完善的应用开发软件支持，可以很好地支持和兼容流行的开发环境、中间件系统、主流数据库系统。

8）扩展性好

在集成化、结构化等方面具有良好的扩展能力，使之能够随着北京市社区卫生医疗工作的不断深入而扩展，全面满足未来社区卫生工作的发展需要。

9.6 案例：东软集团股份有限公司助力完善常州市社区卫生信息系统

1. 项目背景

社区卫生作为公共卫生的前哨点，负责常州市公共卫生政策的业务执行、信息采集以及突发公共卫生事件的应急处置。社区需要与疾病预防控制中心、卫生监督所、妇幼保健院以及卫生行政部门进行业务往来，各部门都需要从社区收集数据，根据社区提供的数据进行业务分析和工作指导。社区与医院之间双向转诊以及社区与医保部门、民政部门低保之间也需要进行信息交互。以健康档案为核心的社区卫生服务信息系统是为居民建立健康档案的重要技术支撑。常州市社区卫生服务机构网络系统已基本构建完成，促进社区卫生服务全面发展，但系统中仍存在以下问题：

系统处于建设初期，没有遵循统一的信息规范标准，导致社区卫生系统存在“信息割据”的局面，缺乏与全市医疗卫生部门之间的信息资源交换能力。

“信息割据”局面给数据的及时统计、分析工作带来不便，也使得通过社区层面收集来的数据不能帮助卫生管理层把握最新卫生动态。

社区医疗只具有简单医疗功能，所以与其他医疗机构互通频繁，业务流程复杂且多变，目前系统还无法及时、有效应对这些问题。

常州市社区卫生信息系统是一个面向全市卫生部门的信息系统，需求不断变化，因此社区卫生信息化建设首要考虑的问题就是系统的开放性、扩展性、敏捷性、可靠性、安全性。

2. 实施方案

应用支撑层为上层业务系统提供基础或共享的服务，是系统建设的核心部分。针对常州市卫生局社区卫生系统建设中的重点、难点，UniEAP 主要提供如下服务：

（1）通过 SaCa DataExchange 解决常州市卫生系统中的数据交换问题，实现社区卫生系统与市、县卫生机构系统间的信息交换与共享、社区与医院间双向转诊、居民生命全过程健康档案服务和电子病历服务等。

（2）通过 UniEAP Workflow 完善动态管理业务流程。可实现对业务流程的图形化设计，通过丰富的统计功能（如绘制流程效率分析表、饼状图、柱状图和流程运行比例示意图）和相关接口实现对流程实例的自动化解析，为项目决策提供依据和助力，同时还具有任务管理、业务办理过程监控等功能。

（3）通过 UniEAP Report 为卫生管理部门提供多元化的数据统计服务，随着信息化程度的不断深入，全国医疗改革的逐步推进，卫生管理部门对统计数据的要求会不断地发生变化，为充分满足这一需求，系统建立独立的报表服务，能够生成各种各样不同要求的普通报表、统计报表和灵活报表，同时还具有自动审核、调平、回填、多页表的打印支持及海量数据的处理等功能。

（4）通过 UniEAP Platform 为社区卫生系统提供统一的组织机构管理及安全保障。系统的使用者越多、使用者本身的社会属性或分工越复杂，安全及权限管理问题也就越复杂。UniEAP 提供针对社区卫生安全管理解决方案——统一的权限模型。

3. 实施效果

东软集团股份有限公司进入常州市社区卫生信息系统，建立居民电子健康档案，提供社区卫生“六位一体化”服务以及社区与医院之间双向转诊的信息化支持。保障常州市天宁区、钟楼区、戚墅堰区、新北区约 88 万常住居民及全市近 100 万流动人口的社区医疗。

本章小结

本章首先概述了社区卫生信息系统，主要阐述了社区卫生信息系统的定义、标准及发展过程，重点阐述了社区卫生信息系统的功能和内容，主要介绍了社区卫生信息系统的结构模型、数据模型和系统总体组成，并进一步介绍了几个典型子系统的组成及功能作用，最后介绍了突发公共卫生事件应急指挥信息系统的设计，并对北京市和江苏省常州市社区卫生信息系统案例进行了剖析。

思考题

1. 什么是社区卫生信息系统？它的目标是什么？
2. 社区医疗信息的特点是什么？
3. 社区妇幼保健的功能是什么？它有什么特点？
4. 突发公共卫生事件类型和等级有哪些？
5. 突发公共卫生事件应急指挥信息系统的主要功能有哪些？

（崔笑宇）

第10章

区域卫生信息平台

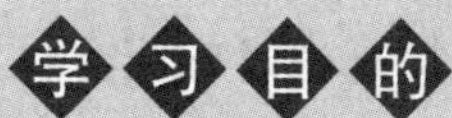

1. 了解并掌握区域卫生信息平台的基本概念，理解区域卫生信息平台的整体结构、设计与实现。
2. 了解区域卫生信息平台的背景与作用。

引言

区域卫生信息平台是连接区域内医疗卫生机构基本业务信息系统的数据交换和共享平台，是不同系统间进行信息整合的基础与载体。因此，希望读者能够了解并掌握区域卫生信息平台的基本概念，理解区域卫生信息平台的整体架构与设计实现，了解区域卫生信息平台的发展趋势。

10.1 区域卫生信息平台概述

区域卫生信息平台是指在一定的区域内，通过网络技术自动地采集、传输、存储、处理所辖各个医疗机构的卫生数据，实现信息资源的共享和利用，以支持医疗服务、公共卫生以及卫生行政管理计算机软件系统数据交换与共享的平台。它是区域内各信息化子系统之间信息整合的基础与载体，包括居民健康档案、双向转诊、社区服务、远程医疗、电子政务、医保互通、网络健康教育与咨询等应用子系统。通过区域卫生信息平台，达到卫生信息共享，从而提高医疗服务效率，提升医疗服务质量，增强医疗服务可及性，降低医疗成本，减小医疗风险。

10.1.1 背景与意义

20 世纪中期以来，世界上许多国家，主要是西方发达国家的卫生事业迅速发展，新技术、新设备日新月异，医疗卫生事业发展进入了全新的阶段。与此同时，医院、机构内部已经具备了医疗数据共享和交换的基础，使得人民群众多向转诊，在更大范围内实现医疗共享成为可能。在这种背景之下，英国、美国、加拿大等一些国家先后投入巨资开展了以电子健康档案（electronic health records, HER）和电子病历数据共享为核心的区域性卫生信息化建设。这些举措的主要推动力来自于全社会的迫切需求——最大限度地保证公民的医疗质量和安全性，以提升整体医疗服务质量、降低医疗费用、减少医疗风险。

1998 年，英国开始筹划电子健康记录的应用，主要目的是提高患者的安全性。英国国家卫生署制定了国民卫生服务信息战略项目，全面将计算机应用引入卫生服务领域。项目目标就是保证医疗专业人员、患者和护理人员“在正确的时间和地点，拥有正确的信息”，以提高患者的医疗与服务质量。2002 年，英国 IT 项目 NPFIT 启动，旨在建立统一且集中一体化的电子卫生保健服务记录系统。2005 年，英国卫生部成立“NHS 链接医疗”专门机构，负责实施国家 IT 规划。2010 年投入 62 亿英镑建立全英电子病历系统。

2004 年，时任美国总统布什在美国众议院发表国情咨文时提出，要在 10 年内为全体美国公民建立电子健康档案。2005 年，美国国家卫生信息网为实施本计划选择了 4 家全球领先的信息技术厂商作为总集成商，在四大试点区域分别开发全国卫生信息网络架构原型，研究多种医疗应用系统（包括电子健康档案在内）之间互通协作能力和业务模型。2010 年，时任美国总统奥巴马提出投资 500 亿美元发展电子医疗信息技术系统，以减少医疗差错、挽救生命、节省开支。2010 年全美医疗信息技术协调办公室全面部署“全美医疗网”，据当时测算政府需要在未来 10 年内投入 2760 亿美元。

2000 年，加拿大成立了名为 Infoway 的机构以推动国家以及区域卫生信息网的建设。2002 年开始，Infoway 宣布计划投资数亿美元促进医疗机构及其他终端用户对信息技术的接受度，建立全国性的电子健康档案系统、药品信息系统、实验室信息系统、影像系统、公共卫生信息系统和远程医疗系统；建立用户、医疗服务机构的统一识别系统以及基础架构和标准，并计划在 2009 年为 50% 的加拿大人建立电子健康档案，2020 年覆盖全部人口。

我国关于卫生信息化建设发展的实证研究也有很多。2002 年，卫生部信息化工作领导小组办公室针对国内 6921 家医院信息系统建设情况进行调查。2007 年，中国医院协会信息管理专业委员会（China Hospital Information Management Association, CHIMA）对医院信息化工作的技术负责人进行调查。2009 年，CHIMA 对全国 60 个区域卫生信息化项目进行了调查。同年，国务院审议通过了《关于深化医药卫生体制改革的意见》《2009—2011 年深化医药卫生体制改革实施方案》，提出要大力加强国家卫生信息标准化工作，建立标准化居民电子健康档案；同年，卫生部发布《基于健康档案的区域卫生信息平台建设指南》《基于居民健康档案的区域卫生信息平台技术规范》，为各地区域卫生信息化建设提供进一步的技术指导。2011 年，国家提出以省市县三级医疗卫生信息平台建设为核心推动“十二五”期间区域卫生信息化发展，卫生信息化建设迎来高速发展的契机。党的十八大以来，贯彻落实习近平总书记重要讲话精神，以保障全体人民健康为出发点，推动政府医疗信息系统和公众健康医疗数据互联融合、开放共享，消除信息壁垒与孤岛，大力促进健康医疗大数据应用发展。2015 年，国家发布了一系列有关大数据的政策文件，包括《促进大数据发展行动纲要》《国务院关于积极推进“互联网 +”行动的指导意见》《全国医疗卫生服务体系规划纲要（2015—2020）》等。2016 年，国务院办公厅颁布《关于促进和规范健康医疗大数据应用发展的指导意见》，进一步提高了公共卫生健康大数据平台建设意识。之后，各区域的公共卫生健康大数据平台陆续开始建设。党的十九大中明确提出“实施健康中国战略”，深化医药卫生体制改革，全面建立中国特色基本医疗卫生体制、医疗保障制度和优质高效的医疗卫生服务体系。2021 年，国家卫生健康委员会指出在新型冠状病毒肺炎疫情期间，互联网诊疗服务在保障患者医疗服务需求、缓解医院线上线下医疗服务压力、降低交叉感染等方面发挥了积极作用。

互联网诊疗和互联网医院的快速发展给互联网医疗服务管理带来了新的挑战，需要在政策层面加以引导和规范，促进其健康、可持续发展。“互联网 + 医疗健康”将大大完善我国区域卫生信息智能化平台的建设。通过卫生信息共享来提高医疗服务效率、提高医疗服务质量、提高医疗服务可及性、降低医疗成本以及降低医疗风险的作用已经得到充分验证，并被公认是未来卫生信息化建设的发展方向。建设和完善区域卫生信息平台可以解决老百姓“看病难、看病贵”问题，这必将带来全新的医疗服务、公共卫生和综合管理模式。其意义主要体现在如下几个方面：

在医疗服务方面：① 居民可以在家上网，通过身份安全认证，随时查阅或授权医生查阅自己不同生命阶段的健康档案信息，可方便快捷地享受健康咨询、数字化预约、体检结果查询等服务。社区可以开展以家庭为单位的医疗、预防、保健、康复、健康教育和计划生育技术指导的个性化的全程健康管理服务。② 实现区域内检验、医学影像资源信息共享，减少重复检查和化验，降低就医成本，缓解居民“看病贵”难题。③ 利用共享互通系统，实施远程医疗、双向转诊、会诊等协同医疗业务，提供患者跨机构、跨地域、多途径就医和医保转移等服务，缓解“看病难”问题。

在公共卫生服务方面：利用信息系统中真实、准确、动态的数据库资源，提高健康评价、绩效考核、行业监管、突发公共卫生事件处理、政策制定等方面的管理水平。根据系统中居民的基本健康状况及其变化趋势，有效开展重点人群、重点疾病的防治与防控工作。

在面向社会的综合服务管理方面：① 依托系统平台的数据支持，加强宏观管理，优化卫生资源配置，减少重复投资。② 利用区域卫生信息网络的可推广、可移植的特点，与保险、药品监督管理、公安、民政等相关部门系统的互联互通，开展业务联动，提升一体化综合管理水平。

10.1.2　区域卫生平台相关概念

1. 区域

区域首先是一个地理学概念，有一定的地域范围、地理、气候、环境特征；区域又是一个社会学概念，有人口结构、经济发展、行政体制、文化传统及生活方式特征。而这两个特征必定对该区域的卫生状况、居民健康产生重大影响。因此，区域是具有独立财政支持的、完整的医疗卫生体系行政区划。一般说来，区域至少是区、县，也可以是更大的地级市、直辖市、省，甚至国家。街道和乡镇不具备独立的财政体系，或不具有完整的疾病控制、卫生监督、妇幼保健等公共卫生机构，不是区域，而属于社区。

2. 区域卫生信息化

区域卫生信息化是指在一定区域内，应用计算机信息技术，为医疗卫生服务提供方、医疗卫生服务接受方、医疗卫生服务支付方、医疗卫生服务管理方以及医疗卫生产品供应商等，提供卫生信息的采集、传输、存储、处理、分析、表达，以支持区域卫生管理，为人民群众提供最佳的医疗卫生服务。

3. 区域卫生信息平台

区域卫生信息平台是连接规划区域内各机构（医疗卫生机构、行政业务管理单位及相关卫生机构）的基本业务信息系统的数据交换和共享平台，是区域内各信息化系统之间信息整合的基础和载体，是一个多元化子系统整合的综合业务平台。通过对区域内各信息系统进行有效整合，建立区域医疗卫生信息数据中心，实现区域内医疗机构信息互联互通，促进区域一卡通、双向转诊、一单通等区域协同医疗服务的开展，构建医疗、医保、“新农合”系统“三位一体”的运营平台，为医疗机构的检查信息共认、分级诊疗和双向转诊提供支撑。因此，区域卫生信息平台正在改变医疗卫生体系中以医院为主体的成员关系，促进各级医疗卫生机构专业化分工和协作，优化区域内医疗卫生资源配置，加快成员间资源共享和利用。

平台中不同成员通过通信网络和应用系统等进行数据共享，可提升业务协同效率和服务质量。当前，平台的构建和应用存在一些问题：① 平台成员包括居民、政府、各级医院、社区卫生机构、专业公共卫生机构（如疾病预防控制中心和卫生监督所等），各级医院和社区卫生机构的规模、专业、信息化水平等存在巨大差异，导致平台难以提供令所有成员满意的统一、标准化功能模块。② 在社会属性上，平台中成员结构复杂导致平台服务难以满足所有成员的需求。③ 在技术属性上，平台技术架构相对封闭，数据采集和应用方面规划不足。④ 缺乏相应的信息管理设备与专业人才，无法高效地进行医疗信息数据录入工作，使基层医疗信息的数据容易出现误差，阻碍了区域医疗信息化的建设进程。

在应用系统实施上，医院信息化虽然取得了很大进展，但也只是覆盖了部分业务工作，许多直接为群众服务的业务依然手工操作，效率低下。临床信息系统、电子病历、医学影像存储和传输系统、医学检验系统和对医院决策有重大意义的综合数据分析系统、辅助决策系统等还没有得到普遍应用。医院信息系统建设未全面覆盖，患者就诊记录在各级各类医疗卫生机构之间不能共享。同时，应大力发展大数据、人工智能等新技术接入平台，挖掘平台已有数据的潜在价值，逐步完善平台建设。

4. 区域信息平台使用用户

区域信息平台使用用户包括居民个人，医疗卫生服务提供机构（如医院、社区卫生服务中心、妇幼保健院、专科医院等），公共卫生专业机构（如疾病预防控制中心、卫生监督所等），卫生行政部门（如各级卫生健康委员会）等；相关部门（如保险公司、药品监督管理部门、公安部门、民政部门）等。不同用户对基于健康档案的区域卫生信息平台需求有不同的关注点。其中，居民个人主要关注的是如何能获得可及的、优质的卫生服务，获取健康信息、全程健康管理信息等方面。卫生服务提供机构主要关注的是如何保证服务质量、提高服务效率，如何有利于针对性服务的开展、健康管理系统化等方面；公共卫生专业机构主要关注的是如何加强疾病管理、卫生管理、应急管理、健康教育等方面；卫生行政部门主要关注的是如何提高卫生服务质量、强化绩效考核、提高监督管理能力、化解疾病风险等方面；相关部门主要关注的是风险管理、业务协同等方面。

10.2 区域卫生信息平台的整体架构

10.2.1 整体架构分布

区域卫生信息系统建设的目的是在区域内实现不同医疗卫生服务和管理机构之间医疗卫生信息共享（图 10-1）。系统整体架构分为两个层次：区域卫生管理层和辖区卫生机构层。区域卫生管理层主要提供服务支撑与管理平台，辖区卫生机构层主要负责数据共享与交换。

区域医疗数据中心主要面向政府卫生机关提供数字化日常监管报表、疾病监控、疫情预警、决策支持等服务，所以对数据更新的实时性要求不高，宜采用数据仓库模型。医疗服务机构需要的网上电子病历调阅、双向转诊、影像共享、远程会诊等服务，则宜采用虚拟集中模型，建立虚拟数据库，集成各级医疗机构数据，并保证数据的实时更新和交换。数据层集成实际上是为服务层提供“服务”的，它只是提供了信息共享的可能，但是共享的数据必须以某种方式提供给医疗信息系统。标准适用于医院与医院之间、医院与保险公司之间、医院与上级主管部门之间的信息交换需求。

目前，该系统和数据资源的部署方式有集中式、分散式和混合式（集中式 + 分散式）三种类型（表 10-1）。方案综合采用集中式、分散式、混合式这三种数据存储方式，在保存关键数据的同时，达到最优的数据存储量以满足数据共享的目的。数据统一存储在数据中心，那些数据源头访问比较频繁的数据部署在本地，其他数据通过统一格式传输到数据中心存储。安全存取、认证、授权管理方式采取集中管理，集中控制居民档案记录识别方式；数据中心设立主索引服务器，数据中心建立记录定位器，数据记录索引存储在中心数据库，部分经常使用的信息存储在数据中心数据库。美国佛罗里达州政府在考虑了各地方不同的医疗卫生状况后选用了“混合式”的架构，以企业级应用集成技术为基础的实践对于我们的区域卫生信息平台建设有很高的参考价值。

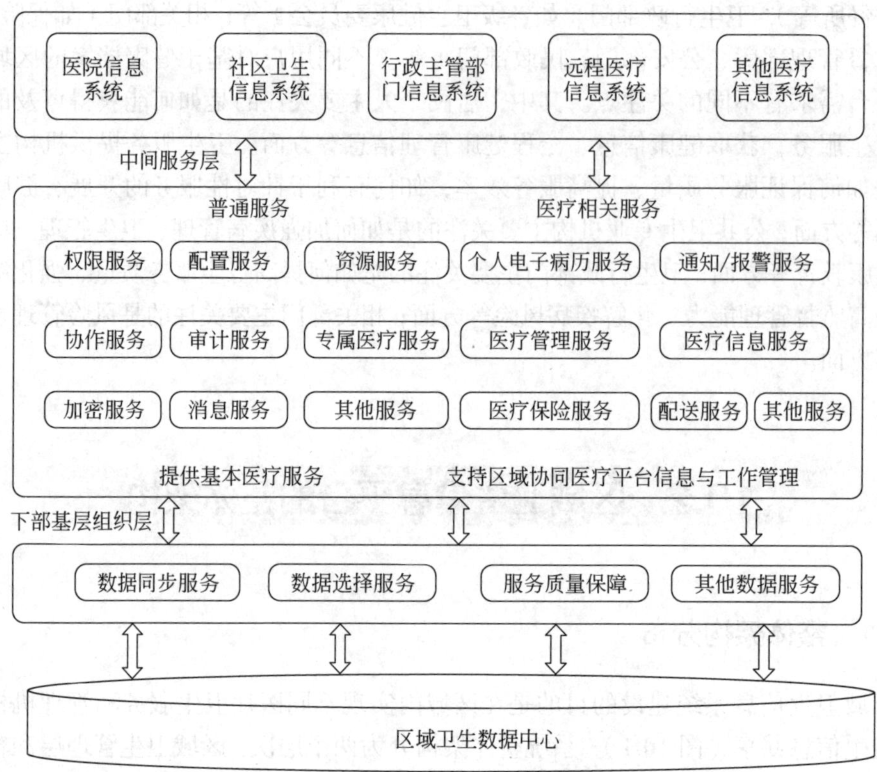

图 10-1　区域卫生信息平台的体系结构

表 10-1　应用系统和数据资源的部署方式

方　案	集 中 式	分 散 式	混 合 式
数据存储方式	统一存储在数据中心	存储在数据采集源头	访问频繁的数据部署在本地，其他数据通过统一格式传输到数据中心
安全存取、认证、授权管理方式	集中管理	集中控制	集中控制
居民档案记录识别方式	数据中心设立主索引服务器	数据中心建立记录定位器	数据记录索引存储在中心数据库，部分经常使用信息存储在数据中心数据库
主索引技术使用	是	是	是
用户端软件	不部署	部署	部署
安装前置处理机	不需要	需要	需要
网络依赖性	高	低	中
建设成本	高	低	中
信息冗余	大	低	中

10.2.2　功能与服务类型

当前，区域卫生信息平台主要服务类型有 6 种，如表 10-2 所示。

表 10-2 区域卫生信息平台的服务类型

服务类型	主要功能	服务对象
区域卫生基础平台	获取并将卫生信息资源传输到区域卫生数据中心，是实现区域卫生资源综合管理与区域健康档案共享的重要组成部分	居民与医疗机构
公共卫生应用平台	加强公共卫生服务体系建设	居民
“新农合”管理信息平台	实时获取并处理 HIS 数据,并传输到“新农合”系统,实现与“新农合”系统的无缝链接	居民与医疗机构
医院信息管理平台	满足中小医院多方面信息化需求，通过与“新农合”系统的交互实现实时费用结算和管理	医疗机构
社区卫生服务平台	以社区卫生服务站、村卫生所、市行政机构等为目标对象，提供服务，动态更新档案，共享信息	居民与医疗机构
公众健康服务门户	提供政府信息发布门户服务，改进信息发布服务和提升公众满意度，保障人民群众获知卫生政务信息	居民与政府

1. 区域卫生基础平台

数据中心是各类数据资源、网络资源和设备资源集中统一管理的平台，是业务处理、数据存储和信息交换的节点。实现分布式信息服务系统不同部分之间的核心通讯接口,根据既定的规则获取各级卫生信息资源并传输到区域卫生数据中心。居民健康卡、“新农合”卡、诊疗卡、银行卡合一。系统实现医务人员统一身份认证管理，建立起权威的、动态的医生资源信息数据库，是区域卫生资源综合管理与区域健康档案共享的重要组成部分。

2. 公共卫生应用平台

《中共中央国务院关于深化医药体制改革的意见》要求全面加强公共卫生服务体系建设。建立健全疾病预防控制、健康教育、妇幼保健、精神卫生、应急救治、采供血、卫生监督和计划生育等专业公共卫生服务网络，完善以基层医疗卫生服务网络为基础的医疗服务体系的公共卫生服务功能，建立分工明确、信息互通、资源共享、协调互动的公共卫生服务体系，提高公共卫生服务和突发公共卫生事件应急处置能力，促进城乡居民逐步享有均等化的基本公共卫生服务。加快医疗卫生信息系统建设。完善以疾病控制网络为主体的公共卫生信息系统，提高预测、预警和分析、报告能力；以建立居民健康档案为重点，构建乡村和社区卫生信息网络平台；以医院管理和电子病历为重点，推进医院信息化建设；利用网络信息技术，促进城市医院与社区卫生服务机构合作。

3. “新农合”管理信息平台

“新农合”管理平台是实时聚合所有医疗机构的“新农合”患者医疗数据的平台。利用实时获取的 HIS 数据，平台提供住院患者实时监控和智能化审核功能，也能对审核后的“新农合”患者进行实时结算垫付，对定点医疗机构和乡镇“合管办”(农村合作医疗管理委员会办公室简称“合管办”)结算给“新农合”患者的费用进行统计和管理，并能在指定的时间段内完成与区“合管办”结算。同时，平台能将实时 HIS 数据和任何预处理数据实时传输到“新农合”系统，实现与“新农合”系统的无缝链接。

4. 医院信息管理平台

医院信息管理平台是根据中小医院的特点及需求实现的统一、安全、功能完善的业务系统，满足中小医院在经济管理、药品管理、临床诊疗管理、综合管理和统计分析等方面的信息化需求，并通过与“新农合”系统的交互实现实时费用结算和管理。

5. 社区卫生服务平台

该平台是以城乡社区卫生服务站及村卫生所为单位、以健康档案为核心的多位一体的各项业务集成的一站式管理系统。通过进一步规范管理社区卫生服务机构提高工作效率，真正做到及时了解、掌握社区居民健康状况。以社区卫生服务站、村卫生所、市行政机构、预防保健机构和二、三级医疗机构为目标对象，在服务、多项业务运行中动态更新档案，实现信息共享，完成流动信息处理。本系统面向基层用户，构建实时的专业工作站。对社区健康档案进行精细、网络化管理，将社区基本医疗、公共卫生业务统一集成到以家庭为核心的网络上。

6. 公众健康服务门户

公众健康服务门户为卫生机构提供一套基于 Internet 的集内容生成、内容审批、内容发布、内容浏览等于一体的软件系统，以提供灵活高效的政府信息发布门户服务；改进信息发布服务水平，提升公众满意度，保障人民群众及时获取卫生政务信息，方便群众办事。系统能够在前端对显示终端进行统一发布管理，在后端对各类信息进行规范化处理，方便信息的发布、管理和交流，提高日常业务处理效率。

10.3 区域卫生信息平台的设计与实现

10.3.1 设计理念

区域卫生信息平台设计的核心理念是构建一个信息集成、数据共享的数据交换平台，通过统一的标准形成一种医疗服务信息化体系，形成与公共卫生信息化体系相结合的医疗业务信息共享体系。

区域卫生信息平台的基本设计原则包括科学性原则、标准性原则、时代导向性原则、普遍性原则、可操作性原则、定量和定性相结合原则和可发展性原则。科学性原则是对区域卫生信息平台建设要点进行综合、全面、科学的衡量，遵循科学发展观，通过对建设平台进行科学深入的研究分析，为平台发展提供科学、客观、准确的评价分析，保障整体体系建立的科学性。标准性原则是指指标设计与国家卫生信息化相关法律、规范、标准保持一致，平台建设具体标准设计严格按照国家颁布的《电子健康档案共享文档规范》《基于居民健康档案的区域卫生信息平台技术规范》等技术标准，对不同医疗机构的业务数据进行规范化处理，为平台和各医疗机构的数据连接奠定基础。时代导向原则是指区域卫生信息化发展需要具有一定的时代前瞻性，不仅对建设现状有具体实施方案，也涵盖一定的新技术应用内容，适应时代的变化。可操作性原则与普遍性原则是指区域卫生信息平台应该紧密结合我国区域卫生信息化建设发展实际，对各地区域信息平台建设有较高适应性，同时考虑重要性和可操作性。摒弃不切实际的信息化建设高标准、高要求，对平台建设规划阶段、平台初始建设阶段和平台发展完善阶段等都能给予客观评价和指导。虽然定量数据比定性数据更精确，可信度更高，但平台建设中某些情况是无法直接统计的，需要用定性指标来判断，因此只有将定量方法和定性方法相结合，才能对区域卫生信息平台建设发展水平进行客观、科学和全面的评价。可发展性原则是指区域卫生信息平台建设发展，并非一成不变，随着卫生信息化建设不断深入，需要不断调整和增减相应的结构，不断完善区域卫生信息平台。

10.3.2 实现方案

设计与实现区域卫生信息平台的策略包括：

（1）以面向服务体系的架构（service-oriented architecture，SOA）为基础搭建的区域协同医疗信息平台，既可以解决医疗机构信息孤岛的问题，还可以通过平台无关性、灵活的流程编排、应用管理复杂度的降低、软件重用率的提高等，实现新业务、新服务的快速开发和部署，从而降低成本，更好、更快地实现业务价值。

（2）以企业服务总线（enterprise service bus，ESB）为核心，它是实现企业级 SOA 的核心支撑手段。通过安全、稳定的消息传递、消息路由、协议和数据格式转换为区域协同医疗服务提供简便、高效、安全的中间件平台。其事件驱动、高分散性和集中管理的特性使区域协同医疗信息平台具备高度重用和灵活的特点。

（3）以医疗行业规范为准则，符合国家卫生健康委员会发布的相关指南、规范和标准，遵循 HL7、DICOM 等医疗行业标准，实现各医疗机构不同系统、不同应用之间的信息交换、信息共享以及相互融合，同时为新医疗机构的加入、新医疗应用的接入等奠定良好基础。

区域卫生信息平台以 ESB 为支撑构建，具有规范、标准、松耦合和服务复用的特点，使用最佳应用集成技术，支持多种标准消息格式和协议（包括针对医疗行业的 HL7、DICOM 等标准），按需配置，按需扩展，以线性增长的方式实现 SOA 渐进式部署。

为了降低技术难度，提高性能，ESB 从性能角度提供了专门优化的硬件应用集成设备，包括应用集成器和应用网关。作为应用系统的总线接入设备，可对各种协议的应用进行标准化封装，从而支持从“面向应用”到“面向服务”的转换，以此实现基于业务需求的灵活组合和调整。作为总线互联和消息流转的应用网关设备，实现了跨机构、跨网络、跨平台异构应用系统的互联互通，是企业数据和信息跨域交换的重要中介。

目前，区域卫生信息平台面临的问题如下：

（1）缺乏统一规范的标准，长期以来，各医疗机构信息系统独立建设，业务流程和数据标准不统一、不规范，区域内难以共享、交换和整合利用，信息孤岛、数据烟囱大量存在。

（2）大型医院积极性不高，大型医院在技术、人才、医疗市场占有率方面长期处于领先地位，信息系统建设已初具规模，再按照区域标准，大量投入，进行信息化改造的动力不足。

（3）安全与隐私保护的技术难度大，信息共享系统如何保障用户的合法操作，保护信息安全和居民的隐私，保障海量数据安全、良好地运行，这些给系统建设和管理带来了技术挑战。

（4）相关的法律制度仍有盲点，健康信息采集和发布的范围是统一规定还是尊重患者意愿？错误信息修正的权限归所有者本人还是医疗机构？传输和保存数据的权利和义务有哪些？

（5）中小型卫生机构信息孤岛，中小型医疗机构从投入产出效益考虑，对信息系统软硬件投入费用有所顾虑。

相应的对策如下所述：

（1）应以政府为主导开发建设区域卫生信息系统，分步实施，有利于统一整合区域内站点多、分布广的各类医疗资源，有利于与公安、医保系统互连互通。健康档案数据中心也优先考虑建在卫生主管部门，甚至直接建在政府信息中心，便于集中管理。

（2）统一规范的信息化标准是实现互联互通的重要基础，我国亟待建立和完善统一的数据标准、技术标准、管理标准和业务标准，明确规范所有医疗机构的信息系统建设。

（3）设计托管中小医院电子病历的服务系统。为节省费用和方便维护管理，中小医院可以直接在网络上简便地使用数据中心所提供的电子病历托管系统，完成医院电子病历数据录入和管理功能。

（4）建立健康档案的信息安全和隐私保护机制。由于记录众多患者的历史信息，如何从技术和立法两个层面确保公民隐私的安全保护和信息的合理使用。通过隐私模块设定统一的隐私规则，在非必需情况下由系统自行隐去身份、隐去敏感内容等。健康信息的拥有者可通过隐私级别的设置选择信息公开的范围。隐私级别分为四级：不开放、部分开放、限定对象开放、隐私限定。居民网上查询健康档案时使用区域内统一的身份标识 ID 号，并自行设定密码。将用户区分为居民、医生、行业管理等角色，制定策略，有访问权限的用户按级别访问自己权限内的数据。在技术上，采取足够的加密、冗余、热备等技术措施，合理配置服务器、优化设计软件，保证海量存储下系统良好的运行效率；在建立健康档案时，必须通过医疗机构单位认证，建有系统日志记录，提供访问者记录，通过严格的管理规定加以限制。

（5）建立和完善相关法律制度。健康信息的采集、传输、发布涉及面广，内容敏感，为明确用户的权利和义务，必须研究完善相关法律制度和实施细则。目前在实际应用中，电子病历还不能作为法律依据，信息系统可以先提供报告和修正统计功能。对已归档的错误的病历资料，建议必须由原填写机构进行修正，并保留修改痕迹。

综上所述，我国区域卫生信息系统建设刚刚起步，既面临着医疗制度改革的机遇，也面临着前所未有的挑战。它将依托高速发展的网络技术进一步纵向实现全国联网，横向拓展系统化应用，围绕“以人为本”的人性化目标，不断创新管理和服务模式，优化卫生资源配置，实现流程再造。

10.4　区域卫生信息平台的具体实例

10.4.1　基于健康档案的区域卫生信息化共享平台

为了推动“新医改”的建设和发展，实现人人享有基本医疗保障的目标，各地政府部门都把信息化手段服务医疗作为工作重点，纷纷推出电子健康档案，建立实用共享的区域卫生信息系统。应用 HL7 标准和 Web Services 技术，建立基于健康档案的区域卫生信息共享平台，为居民建立规范的电子健康档案，提供全程居民健康管理服务，实现医疗机构间资源共享、业务协同，建立辅助管理决策支持系统，构建一个统一高效、实用共享的区域性综合医疗卫生信息资源体系。卫生部印发的《健康档案基本架构和数据标准（试行）》提出，居民电子健康档案是个人健康数字化记录，是详细记录一个人从生到死健康状况的词薄，标识了居民电子健康档案中需要记录的 32 个文档及其相应的数据集和数据源标准。其基本的内容包括两类，一类是个人基本信息，另一类是主要卫生服务记录。

1. 电子健康档案建设概述

电子健康档案的共享极大地节约医疗卫生的运行维护成本，实现双向就诊。双向转诊是社区卫生服务的重要内容之一，危重和疑难患者及时转往上级综合医院，上级综合医院可以调阅患者的电子健康档案，及时了解患者的历史诊断和用药信息。患者在康复期时则转回社区医疗机构，社区医疗机构也能及时调阅患者的电子健康档案，为进一步的康复治疗提供保障。

电子健康档案记录了一个人从出生到死亡的全生命周期的所有健康信息，一般按照两条主线记录，一条以年龄为主线，另一条以疾病为主线，它们都可以显示疾病的诊疗过程，协助各医疗机构提升工作效率。

因此，实现基于健康档案的区域卫生信息共享平台的关键是让医疗服务各个环节共享结构化的电子健康档案信息，这就需要在不同的医疗信息系统中采用相关的医疗共享电子健康档案标准，并在系统设计中实现。

2. 电子健康档案系统设计

区域卫生信息系统必须以居民健康档案为基础。电子健康档案是描述一个人一生健康历史记录的集合，包括出生时的健康信息、出生后的计划免疫、儿童和妇女保健信息、历次看病的诊疗信息等，其中最重要的是医疗记录信息。就医疗记录部分而言，应包含历次门诊医疗信息，历次住院的医嘱、病程记录、各种检查检验结果、手术记录、护理记录，以及 CT、MRI、X 射线、超声、心电图等影像图片、声像动态数据、电生理信号信息等。这些信息产生于不同的就诊环节和多个不同的信息系统，其中的数据有以数据库方式存储的，也有以文本方式和其他格式存储的，都需要按照类别及发生的时间顺序有机地组织为一个整体，在计算机和网络内部传输与存储。在收集这些不同类型信息的过程中，要以患者基本信息为线索，以社区卫生信息系统为手段，将历次就医的信息归档于居民健康档案中，以确保信息完整，并可以在不同信息系统之间实现信息及时互通及资源高度共享。居民电子健康档案的结构如图 10-2 所示。

使用符合 HL7 标准的 XML 描述健康档案内容，要先定义健康档案内容结构的 XML Schema。在此基础上，实现业务数据库中患者信息到健康档案结构的转换，从而实现由以类型为中心的数据库描述到以患者为中心的文档描述。形成的 XML 文件是健康档案存储管理的基本单位。使用者可以利用事先规定的 XML Schema 来约束健康档案的结构。所有遵循这一结构的健康档案文档通过 XML 分析器（parser）可以将其内容还原为结构化的字段并进行处理，这为健康档案内容的通用化处理奠定了基础。应用 Web Services 技术，在不同的医院和区域卫生服务中心等医疗机构传递、交换和解析符合 HL7 标准的 XML 文档。

以在甲医疗机构和乙医疗机构之间交换居民电子健康档案的数据为例说明数据交换的过程。甲医疗机构通过 HIS 系统发出调用，该医疗机构的应用接口依照 XML Schema 将这些调用信息翻译成 XML 数据文档并加密，然后打成简单对象访问协议（simple object access protocol, SOAP）包，加载在 HTTP 协议上。使用 HTTP 协议，通过 Internet 向居民电子健康档案的信息共享中心的数据集成服务器提交数据。中心的数据集成服务器首先对调用者进行身份验证，然后对 SOAP 包进行拆包，得到甲医疗机构传送的 XML 数据文档，然后按照 XML Schema 进行绑定，绑定的 XML 文档通过 HTTP 协议传送到中心应用接口。中心应用接口首先判断信息的调用是否合法，如果合法，中心应用接口就对 XML 文档进行解析，将 XML 文档翻译成一系列输入参数，然后把这些输入参数传递给乙医疗机构的 HIS，此时数据请求过程完成。

10.4.2 基于社区卫生服务的区域卫生信息交换平台

针对区域卫生信息化，“新医改”方案以推进公共卫生、医疗等信息化建设为着力点，整合资源，逐步实现统一高效、互联互通；构建以健康档案为核心的网络平台；促进城市医院与社区卫生服务机构的合作，利用网络信息技术，积极发展远程医疗；建立分工明确、信息互通、资源共享、协调互动的公共卫生服务体系。建立以健康档案为核心的平台以及社区与医院的远程医疗，实现公共卫生信息互通和资源共享。

1. 社区卫生信息化的定义

社区卫生信息化是综合利用计算机技术、网络通信技术，面向社区全体居民开展全方位社区卫生服务工作，为社区卫生服务的监督管理提供信息化支持。以个人、家庭为单位，以健康档案为主线，在全生命周期的时间范围内，通过系统连续地采集和运用各种健康数据，以提高社区卫生服务工作的系统性、针对性、有效性、及时性。

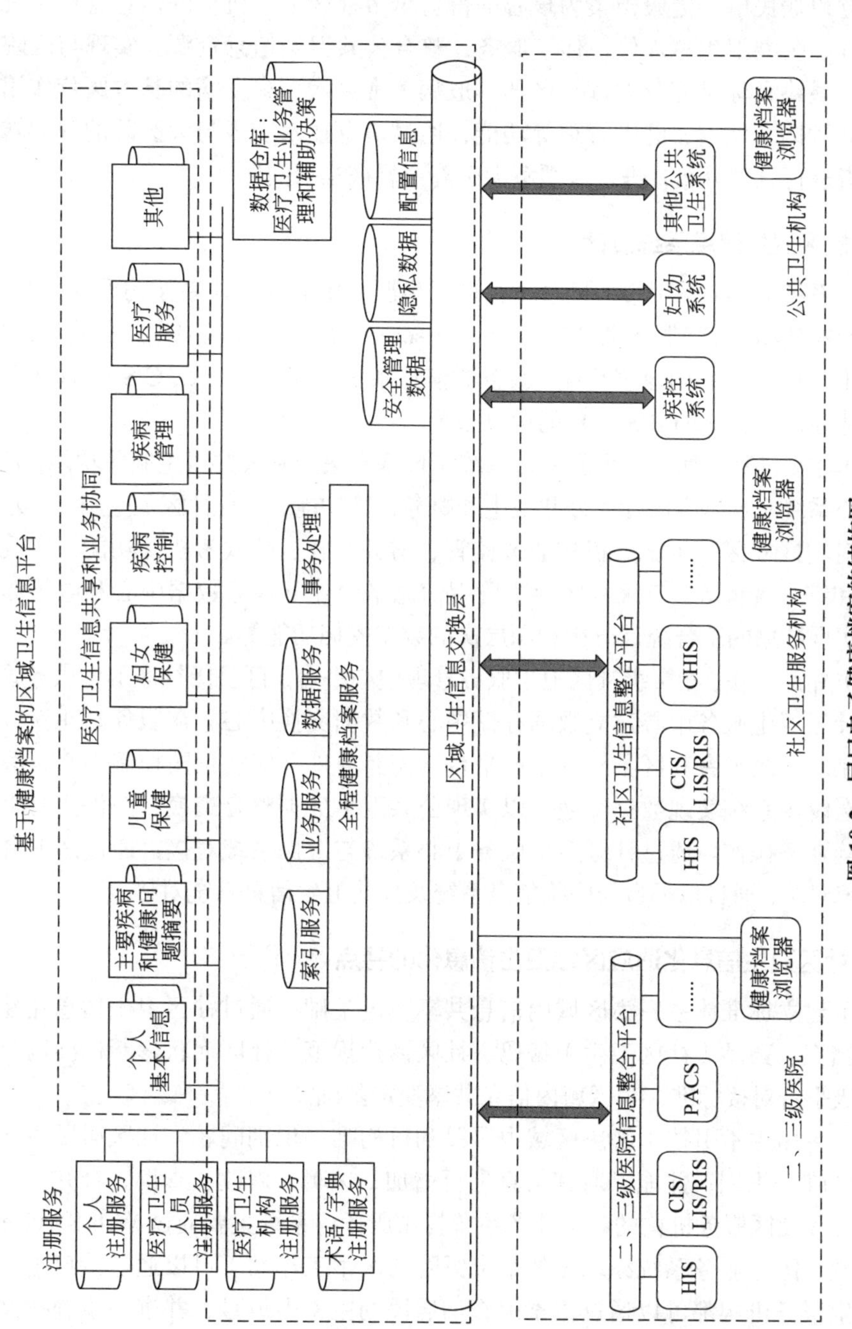

图 10-2　居民电子健康档案的结构图

社区卫生信息化是促进社区居民健康改善、降低整体医疗费用的重要技术手段。

2. 社区卫生信息化的建设目标

建立以居民电子健康档案为核心的覆盖全市社区卫生机构的信息管理系统，支持基本医疗、公共卫生“六位一体”服务，整合公共卫生信息资源、实现与医院的双向转诊等。最终目标是充分发挥社区的一般病、常见病、多发病的基本医疗作用，充分发挥疾病预防、保健、健康管理等功能，通过信息技术实现与大医院的双向转诊，将就医患者进行合理分布，进一步缓解大医院“看病难”问题。

3. 社区卫生信息系统设计

（1）系统架构：采用市、区县、社区卫生服务中心 3 层体系架构设计，在市平台、区县平台构建浏览器 / 服务器架构（browser/server, B/S）的社区卫生服务管理信息系统，在社区卫生服务中心构建客户端 / 服务器信息系统（client/server, C/S），社区卫生服务站是搭建在区平台上的 B/S 架构的信息系统。

（2）主要功能：社区卫生服务站系统实现基本医疗和公共卫生服务功能；社区卫生服务中心系统实现基本医疗、公共卫生和财务核算功能；区县社区卫生服务管理信息平台实现对辖区社区卫生服务机构业务监管、财务监管、绩效考核等功能，实现数据统计分析和综合查询等；市级社区卫生管理信息平台建立业务数据中心和电子健康档案中心，实现数据的综合统计分析和深层次的数据挖掘功能等。

（3）外部关联：在市级社区卫生服务管理中心平台、区县级社区卫生服务管理中心平台、社区卫生服务中心建立数据存储中心和数据交换中心，在服务站建立应急数据缓存机制。市级平台和区县管理中心平台均需要与外部疾病预防控制中心、医疗保险公司、医院等系统实现数据交换，以实现公共卫生数据整合交换、医保实时报销、双向转诊等业务操作。通过社区卫生服务中心系统与医保系统对接，通过区平台与药品配送系统对接，通过市平台与医院信息系统及公共卫生信息系统对接。

4. 社区卫生信息化适应区域卫生信息化的特点

（1）建立标准体系，为区域内信息共享奠定基础。通过社区卫生信息化建设，形成健康档案、药品（社区卫生）编码、社区诊疗规范、社区症状诊断标准以及区县平台与市级平台对接标准，为区域内信息共享奠定基础。

（2）应用主索引技术解决区域内居民和机构唯一识别问题。社区居民主索引提供对居民的唯一识别，并能够对其信息进行增加、编辑、修改、查询、合并。主索引系统为医院和社区服务机构的各类业务系统提供服务，系统主要通过 Web Service 服务的方式实现，医疗业务系统终端（如某个医院的医生工作站）可以通过接口查询，各个社区卫生服务机构都可以通过主索引查询居民的主索引编号，并进一步查找该居民基本健康信息和全部健康档案。医疗机构及医生主索引提供对医疗机构及医生的唯一标识管理，采取与社区居民（患者）主索引相同的方式进行统一索引管理，各个医疗机构、医生可通过系统接口在主索引中对本医院信息进行注册，并可随时查询索引标识。应用患者主索引技术，有利于统一全市患者身份标识，将医院诊疗、妇幼保健、计划免疫、疾病预防、健康体检等信息关联起来，建立区域内动态实时更新的、覆盖全生命周期的居民电子健康档案，同时方便健康档案跨区域、跨机构迁移与转诊等应用，有利于健康档案得到充分和有效利用。

（3）建立居民电子健康档案，实现区域卫生信息平台的部分核心功能。通过社区卫生信息化建设，建立常住居民电子健康档案，实现公共卫生数据整合共享及健康档案的动态更新和利用，建立市区两级健康档案中心，为以电子健康档案为核心的区域卫生信息平台奠定坚实的基础。

（4）建立市区信息平台及数据中心，形成区域卫生信息平台雏形。建立市区两级卫生信息平台，实现数据的存储、交换和共享。在区县社区卫生管理平台，除建设以业务监管和工作绩效统计为目标的社区卫生信息平台外，还能通过区级平台实现与药品供应系统的对接；在市社区卫生管理平台，除了市级社区卫生业务统计分析外，还建立了健康档案中心、预约转诊中心等，实现与市级公共卫生业务系统、医院信息系统的信息交换。因此，市区两级社区卫生平台的建设，形成了未来市区两级区域卫生信息平台的雏形，为区域卫生信息平台建设提供经验和基础。

（5）建立双向转诊中心，可实现区域内社区与医院转诊，在市级管理平台建立双向转诊中心，实现社区患者向大医院预约挂号和预约检查，以及健康检查记录的信息双向共享和交换，全面支持“新医改”提出的医院和社区分工协作，首诊社区、分级诊疗、双向转诊的制度。

（6）推动区域内网络基础设施建设，在社区卫生信息化建设过程中，积极推动区县管理部门和社区卫生服务中心、服务站加强网络建设。区县和社区卫生服务中心通过政务网与市级平台连接，社区卫生服务站通过基于VPN的互联网实现与社区服务中心和区县管理部门的连接，加强了基层卫生机构的网络建设，为实现区域卫生信息化奠定网络基础。

（7）采用基于数字认证技术的电子签章系统，实现医生处方的电子签名认证，为区域卫生信息化安全建设和管理提供经验。

10.4.3　大数据智能化区域卫生服务平台

随着物联网技术的发展和医疗信息化水平的提高，大数据技术逐渐渗透到社会生产和生活各个领域。医院、患者、管理者、公共卫生人员以及科研人员等各方对数据利用和共享的需求日益强烈，大数据技术可以对健康医疗数据进行整合、分析、处理，从大量医学数据中挖掘出价值。

1. 大数据智能化的定义

大数据智能化是将网络数据关联居民、医疗机构、政府，从大量数据中寻找一定的规律，利用数学模型产生辅助性决策，为使用者提供可靠的方案，提高决策的科学性。同时，深度挖掘大量数据中的深层信息，可以减少候诊时间、简化就诊流程，提高医疗机构的应急、就诊、救治能力。大数据分析也可以帮助科研人员获得更多、更准确的信息，从而发挥大数据在疾病精准防治中的作用。

基于大数据智能化区域卫生服务平台的模式有很多。例如，老年人突发疾病应急服务模式，当老年人跑步后感觉身体不舒服，其心率、脉搏等健康数据中的异常现象会立即反映到监护中心，监护中心的医生接到预警后将信息传到老年人所在地，附近医生马上跟进。为了改善妇幼健康问题，需建立家庭自助式监测服务新模式。该模式能根据孕产妇孕周推送服务提醒、孕期知识，查阅检查报告，及时干预孕产妇身体状况，提高孕妇服务质量的同时，拉近了医疗机构与家庭的距离。大数据智能化服务平台具备一定程度的智能感知和响应能力，能够判断当前卫生业务是否符合区域卫生发展目标，并对医疗服务、科研管理、公共卫生管理等活动进行调整和改善，保证区域内医疗卫生水平的正常有序。

2. 大数据智能化应用

结合物联网、大数据、云计算、5G、人工智能等优势，在传统平台的基础上进行强大的功能扩展，全面提升面向日益增长的医疗和健康需求的适应能力，建设区域健康医疗大数据引擎，为城市打造精准、海量数据资产及创新应用场景，面向居民、政府、医疗机构、企业，提供线上线下一体化的全方位医疗健康数据综合服务能力。其中包括：①以院内临床诊疗信息互联互通为主要依托的医院电子病历系统，能针对医生诊断、治疗及安全用药等需求，实现患者信息在医院内跨部门调阅，包括门急诊病历记录、出入院记录、化验报告、医学影像检查报告等信息。以院际互联互通为主要依托的区域医疗信息平台，能实现区域内医疗机构信息互联互通，这是实现分级诊疗制度和开展远程医疗工作的必要基础。利用大数据技术平台和框架可以提升数据分析处理能力，使数据利用需求快速增长。②公共卫生信息系统与区域卫生信息平台的数据共享模式有所不同，前者更侧重业务流程的条线性模式，从中央到基层平台，各层级之间权责明确，信息流畅；后者则以患者健康信息为中心，更注重数据积累的区块性模式，汇集并共享全面且连续的数据信息。在我国，打破公共卫生内部信息系统之间及其与区域卫生信息平台之间孤立循环的现状，使各类信息互补互通是必须要面对的课题。大数据能够依靠信息纽带，推动医疗、医改、医保之间的数据共享，实现以预防为主、防治结合、可负担的医疗模式，构建医生、医院和患者多赢的模式一体化的医疗服务体系，可更有效地预防与治愈疾病，中国科学院刘延保教授提出科研数据“从临床中来，到临床中去”的理念，并建立了基于该理念的医疗科研信息一体化共享平台。③大数据还能提升医疗价值，形成个性化医疗，即基于基因科学的医疗模式；应用于医学影像传输，可提高诊断速度以及病理识别能力；在ICU实时采集和分析处理患者的生理数据，尽早发现问题并采取措施；进行快速、准确和精准的诊断和与此相适应的有效的个性化治疗，如基于基因诊断的肿瘤治疗等。④大数据可以对患者健康信息进行集成整合，为诊断和治疗提供更好的数据证据。通过电话语音挖掘，对居民健康进行智能化监测；通过手机定位数据，对居民健康影响因素进行分析；进行居民健康知识库的积累，从而改进居民健康。⑤大数据还可以连续整合和分析公共卫生数据，提高疾病预报和预警能力，防止疫情爆发；对健康相关数据进行集成整合，可提高危机探测能力等。

3. 大数据智能化成功案例

在“十二五”规划期间，广东省佛山市卫生和计划生育局就开始进行区域卫生信息平台的规划设计，明确提出建立“一个以人的健康为中心的覆盖佛山区域的智能卫生服务管理体系”,并制订一系列具体推进区域卫生信息化建设的规划方案,简称“1216”工程（一个数据中心、两大应用平台、16 个信息系统），旨在将各级医疗机构的信息化工程从一个个信息孤岛整合为互联互通和协同工作的统一平台。探索兼顾社会特征和技术特征的区域卫生信息平台架构，首先需要借助服务主导逻辑梳理医疗卫生服务模式，明确平台在医疗体系中扮演什么角色，结合信息物理融合系统（cyber-physical system, CPS）架构阐述平台应具备哪些技术特征，保证平台角色价值能够在技术层面得到响应和落实，最终形成总体的区域卫生信息平台顶层设计。

根据国家卫生健康委员会发布的《基于健康档案的区域卫生信息平台建设指南》以及《基于健康档案的区域卫生信息平台建设技术解决方案》和江苏省卫生健康委员会发布的《江苏省区域卫生信息平台功能规范》的最新相关要求，江苏省南京市建立的智慧医疗平台符合集成医疗机构技术基础框架（IHE ITI）规范。该平台包含南京市卫生信息平台及四大数据库，公众健康服务平台、医疗卫生大数据分析与决策系统、区域性业务系统等，连接国家级人口健康信息平台和江苏省人口健康信息平台，与智慧南京平台交换各部委采集的与人口健康信息相关的政务数据。同时，智慧医疗平台与城市开展卫生业务协同，为智慧医疗产业化运营提供数据及技术支撑。

上海市统一建设以区域健康档案信息平台为依托的市、区二级妇幼保健系统，缓解突出的妇幼健康问题，减少高危孕产妇比例。静安区已建成的区域卫生微信平台，能为居民提供咨询、预约、查询及支付等线上健康服务。

本章小结

本章介绍了一些国内外区域卫生信息平台的相关历史与发展趋势，给出了一些与区域卫生信息平台相关的基本概念，着重讨论了实现区域卫生信息平台的整体规划，最后阐述了区域卫生信息平台发展遵循的原则，对面临的问题给出相应的对策，同时结合区域卫生信息平台设计与实现的成功案例说明区域卫生信息平台的实用价值。

思考题

1. 为什么要提出区域卫生信息化的概念？
2. 区域卫生信息系统的概念是什么？它的设计目标是什么？
3. 区域卫生信息系统设计思路包括哪些内容？
4. 为什么说电子健康档案是区域卫生信息系统的中心？
5. 区域卫生信息平台如何保证其实用性？请举例说明。
6. 结合本章内容，思考区域信息平台应包括哪些用户？各用户的关注点是什么？

（徐礼胜）

第 3 篇

生物信息学基础

第11章

生物分子结构分析

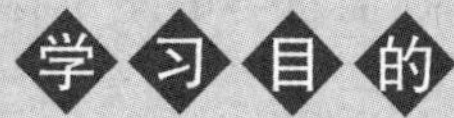

1. 了解基因与蛋白质的结构。
2. 了解序列比对分析与蛋白质结构预测。
3. 了解生物学数据库。

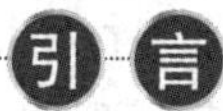

随着后基因组时代的到来，生物信息学已成为一个热门的研究领域，越来越多的数学家、计算机学家、生物学家投身到生物信息学研究中来。本章将对基因的结构及序列比对分析、蛋白质结构及其预测和生物学数据库做一简单介绍。

11.1 基因结构及序列比对分析

11.1.1 基因结构

基因是能够编码蛋白质或 RNA 具有特定功能产物的、负载遗传信息的基本单位。除了某些以 RNA 为基因组的 RNA 病毒外，基因通常是指染色体或基因组的一段 DNA 序列。基因的基本结构包含编码蛋白质或 RNA 的编码序列及相关的非编码序列，后者包括单个编码序列间的间隔序列以及转录起始点后的基因 5′ 端非翻译区、3′ 端非翻译区。与原核生物相比较，真核基因结构最突出的特点是其不连续性，被称为断裂基因（split genes）。如果将成熟的 mRNA 分子序列与其基因序列（即 DNA 序列）比较，可以发现并不是全部的基因序列都保留在成熟的 mRNA 分子中，有一些区域经过剪接（splicing）被去除。在基因序列中，出现在成熟 mRNA 分子上的序列称为外显子（exon）；位于外显子之间、与 mRNA 剪接过程中被删除部分相对应的间隔序列称为内含子（intron）。每个基因的内含子数目比外显子要少 1 个。内含子和外显子同时出现在最初合成的 mRNA 前体中，在合成后被剪接加工为成熟 mRNA。

11.1.2 序列比对分析

生物信息学最基本的操作对象是核酸序列和氨基酸序列。序列比对（alignment）是指在序列中搜索一系列单个性状或性状模式来进行比较，可分为双序列比对、多序列比对，它既比较序列的差异，又给不同的序列找联系，是生物信息学的基本操作，应用于生物信息学的大部分内容中。

序列比对的理论基础是进化学说。如果两个序列之间具有足够的相似性，就推测二者可能有共同的进化祖先，经过序列内残基的替换、残基或序列片段的缺失、序列重组等遗传变异过程演化而来。在得到它们的同源性信息之后，还可以预测未知序列的功能。目前已开发了很多算法，其中 BLAST（basic local alignment search tool）或 FASTA（fast alignment）都是不错的算法。

多序列比对（multiple sequence alignment）是两个以上 DNA 序列、RNA 序列或蛋白质序列的比对，目标是发现多条序列的共性。对于构成基因家族的成组序列来说，我们要建立多个序列之间的关系，这样才能揭示整个基因家族的特征。多序列比对在阐明一组相关序列的重要生物学模式方面起着相当重要的作用，具体包括以下几个方面的内容：

（1）获得共性序列。由多序列比对所得到的与所有序列距离最近的序列称为这些序列的共性序列（consensus sequence）。共性序列可用于数据库搜索和芯片探针设计，以识别高相似度的序列。

（2）突变分析。分析同一种系不同个体的基因组因为突变而产生的差异，最常见的是单核酸多态性分析。它分析同一种系不同个体基因组中单个核苷酸的变异（包括置换、缺失和插入在内）。

（3）保守区段分析。基因组中功能不同的区段在进化中面对不同的选择压力（selective pressure），即重要的区段不易接受突变而非重要的区段易于接受突变。任何基因组都包含大量不同的在选择压力下保持进化上稳定的保守区段。多序列比对是找出进化上保守区段的基本方法。

（4）基因和蛋白质功能分析。在大量基因和蛋白质的功能得以揭示和更多基因和蛋白质的序列得以测定后，根据与功能已知的同源基因和蛋白质进行多序列比对来推断新基因和蛋白质的功能已成为越来越普遍的研究方法。

（5）RNA、蛋白质和基因组结构分析。可使用多序列比对考察种系相近的 RNA 和蛋白质家族，通过结构已知的 RNA 和蛋白质推断未知 RNA 和蛋白质的结构（图 11-1）。多序列对比也可用于整个基因组的比对，以揭示基因组的结构特征和进化特征。随着测序的基因越来越多，多序列比对已频繁用于基因组结构分析，最典型的应用是 UCSC 基因组浏览器和 Ensembl 基因组浏览器。

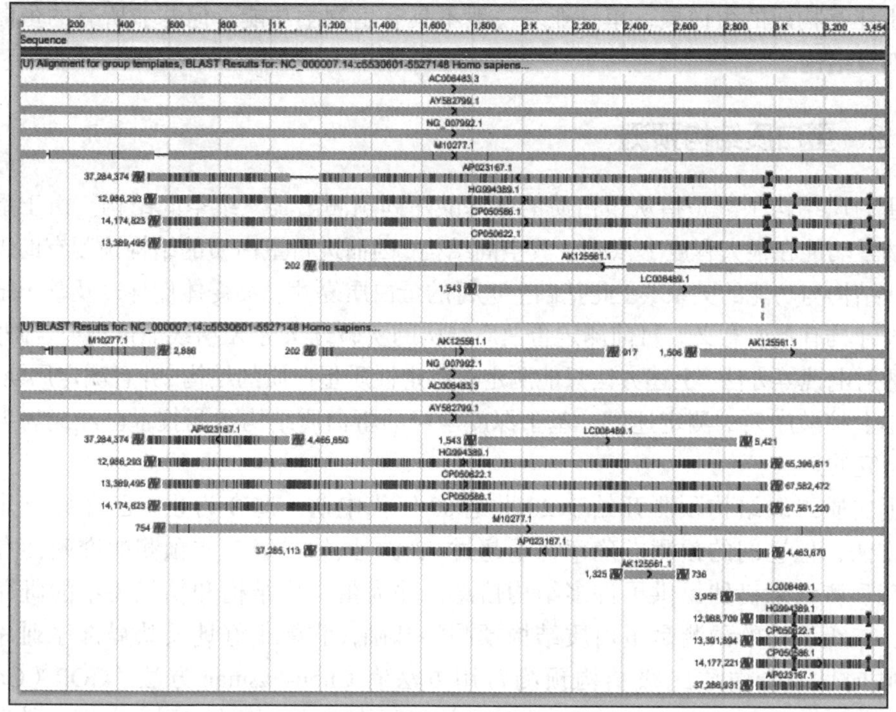

图 11-1　多序列比对用于基因组结构分析

11.2　蛋白质结构预测概述

11.2.1　蛋白质结构

蛋白质是生命活动的主要载体以及功能执行者，由许多氨基酸通过肽键相连形成的生物大分子，具有复杂的空间结构。蛋白质的分子结构分为 4 层，即一级、二级、三级、四级结构，后三者统称为高级结构或空间构象（conformation）。蛋白质的一级结构是从 N 端至 C 段的氨基酸排列顺序，是蛋白质空间构象和特异性生物学功能的基础。一级结构中主要的化学键是肽键，还包括二硫键。蛋白质二级结构以一级结构为基础，某一段肽链主链的局部空间结构，不涉及氨基酸侧链构象，主要结构包括 α 螺旋、β 折叠、β 转角和 Ω 环。一个蛋白质分子中可含有多种或多个同种二级结构，且空间上相邻的 2 个以上的二级结构还可以协同完成特定的功能。多肽链进一步折叠，全部氨基酸残基的相对空间结构是蛋白质的三级结构，包括所有主链和侧链的结构。结构模体的特征性空间构象是特殊功能的基础，较大蛋白质的三级结构往往由几个相对独立的三维实体，即结构域（domain）构成。每一条多肽链具有完整的三级结构，称为亚基（subunit）。四级结构指 2 条以上的亚基以非共价键相连接的三维空间排布。对于由 2

个以上亚基构成的蛋白质，单一亚基一般不具有生物学功能，但并非所有的蛋白质都具有四级结构。

11.2.2 蛋白质结构预测

蛋白质结构预测是指从蛋白质的氨基酸序列预测出其三维空间结构。由于蛋白质的生物学功能在很大程度上依赖于其空间结构，因而进行蛋白质的结构预测有助于理解蛋白质结构与功能的关系，在此基础上进行的蛋白质复性、突变体设计以及基于结构的药物设计具有重要意义。目前测定蛋白质结构的实验方法有 X 射线晶体衍射、磁共振、冷冻透射电镜等方法。上述方法只能测定有特定性质蛋白质的结构，并且测定周期较长，远跟不上核酸序列的测定速度。基于深度学习的蛋白质结构预测技术已经成为生物信息学研究的热点。

蛋白质二级结构预测开始于 20 世纪 60 年代中期，迄今为止，已经提出几十种预测方法，但它们的预测准确率都不超过 70%。虽然二级结构预测的准确性有待提高，其预测结果仍然提供了许多结构信息，并为蛋白质结构和功能关系的研究提供参考。二级结构的预测是蛋白质结构预测的基础，它能很好地反映局部序列片段的结构倾向性。蛋白质二级结构预测常用方法有 Chou-Fasman 方法、GOR（Garnier-Osguthorpe- Robson）方法、Cohen 方法、神经网络方法、模式识别方法等。科学实践中的经验让人们认识到，同时使用多个软件进行预测的综合方法是切实可行的策略，即通过分析各个软件的特点以及各个软件的预测结果，最终形成二级结构一致的预测结果。

大量序列已知蛋白质的三维结构尚未被实验方法测定出来。在这种情况下，充分利用一级序列信息和已知蛋白质的空间结构信息来预测未知蛋白质的空间结构，已经成为研究和理解蛋白质结构 - 功能关系的最重要手段之一。该问题可以被纳入模式识别的范畴，通过提取分析蛋白质结构的关键特征，挖掘蕴含于大量已知类别和结构的蛋白质中的结构和功能知识来构造分类器，最终实现对未知蛋白质结构的分类预测。蛋白质折叠分类识别的特征提取对象，也逐渐从序列向结构过渡。根据特征的来源，当前的研究方法可分为三类：基于序列的特征提取方法，基于结构的特征提取方法，以及两者混合的特征提取方法。为了从蛋白质序列或结构中获取包含更多结构或功能信息的特征，人们通常从多个方面去提取特征，然后将所得到的各种特征组合在一起进行分类。

近年来，AlphaFold 等基于人工智能的工具预测了几乎整个人类蛋白质组（生物体表达的全部蛋白质）的结构，并且生成对其预测可信度的测量报告（图 11-2）。在某些情况下，AlphaFold 的结构预测与使用“黄金标准”实验方法（如 X 射线晶体学和近年来的低温电子显微镜）得出的结果非常相似。这些预测的一部分可能足够精确，可以详细描述药物设计中的有用特征，比如酶的活性位点。

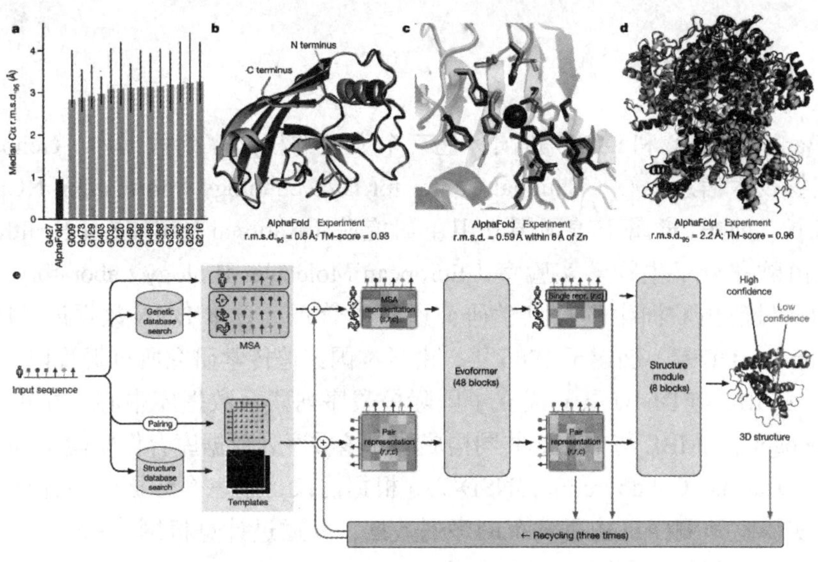

图 11-2　AlphaFold 对蛋白质结构的预测

11.3　常用的数据库、软件和资源

2003 年 4 月，人类基因组计划主要目标的实现对生物学与医学研究产生了深远的影响。为了提高研究水平和加快研究速度，在生物信息学及相关学科学者们的共同努力下，人类基因组序列数据库、其他多种模式生物的序列数据库及各自相应的基因结构与功能信息库相继完成，可供众多生物学家们免费使用，为他们更好地设计和解释实验提供了丰富的背景知识。

生物信息学很大一部分工作体现在生物数据的收集、存储、管理与提供上，包括：建立国际基本生物信息库和生物信息传输的国际联网系统；建立生物信息数据质量的评估与检测系统；生物学工具开发和在线服务等。下面分别就生物学数据库、基因组浏览器和生物信息学在线分析工具进行介绍。

生物学数据库的类型多种多样，我们可以把生物数据库分成三大类——核酸数据库、蛋白质数据库和专用数据库。核酸数据库是与核酸相关的数据库；蛋白质数据库是与蛋白质相关的数据库；专用数据库是专门针对某一主题的数据库，或者是综合性的数据库，以及无法归入其他两类的数据库。核酸数据库和蛋白质数据库又分为一级和二级数据库：一级数据库存储的是通过各种科学手段得到的最直接的基础数据；二级数据库是通过对一级数据库的资源进行分析、整理、归纳、注释而构建的具有特殊生物学意义和专门用途的数据库。

11.3.1 核酸数据库

GenBank、EMBL 和 DDBJ 是国际上三个大型的核酸序列数据库。Genbank 由美国国家生物技术信息中心（National Center for Biotechnology Information, NCBI）开发并负责维护。NCBI 隶属于美国国立卫生研究院（National Institute of Health，NIH）。EMBL 是由欧洲分子生物学实验室（European Molecular Biology Laboratory）于 1982 年创建的，目前由欧洲生物信息学研究所负责管理。日本 DNA 数据库（DNA Data Bank of Japan，DDBJ）创建于 1986 年，由日本国家遗传学研究所负责管理。1988 年，GenBank、EMBL 与 DDBJ 共同成立了国际核酸序列联合数据库中心，并建立了合作关系。Genbank、EMBL 与 DDBJ 共同构成国际核酸序列数据库合作联盟（International Nucleotide Database Collaboration, INSDC）。根据协议，这三个数据中心各自搜集世界各国有关实验室和测序机构所发布的序列数据，并通过计算机网络每天交换新数据，以保证这三个数据库序列信息的全面和完整。

1. GenBank

GenBank 是国际上最著名的核酸数据库，是美国国立卫生研究院维护的基因序列数据库，汇集并注释了所有公开的核酸序列。GenBank 的网址为 http://www.ncbi.nlm.nih.gov/genbank/。该数据库主页如图 11-3 所示。完整的 GenBank 数据库包括序列文件、索引文件以及其他相关文件。

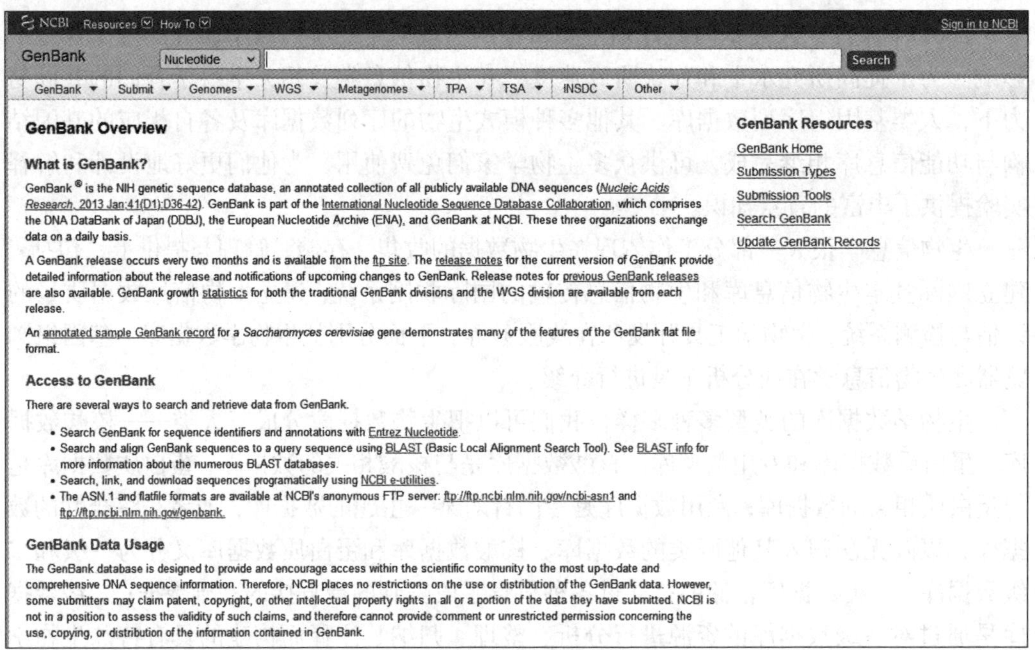

图 11-3　GenBank 数据库主页

GenBank 数据库的基本单位是序列条码，包括核苷酸碱基排列顺序和注释两部分。

序列条目由字段组成，每个字段由标识字起始，后面为该字段的具体说明。有些字段又分为若干次字段，从次标识字或特征表说明符开始。每个序列条目以双斜杠“//”作为结束标记。

序列条目的关键字包括 LOCUS（代码）、DEFINITION（说明）、ACCESSION（编号）、VERSION（序列版本号）、KEYWORDS（关键词）、SOURCE（数据来源）、ORGANISM（序列来源的物种学名和分类学位置）、REFERENCE（文献）、AUTHORS（文献作者）、TITLE（文献题目）、JOURNAL（文献期刊名）、PUBMED（文献 PUBMED 引文代码）、FEATURES（特性表）及 ORIGIN（碱基排列顺序）。GenBank 数据可用文本检索系统和 Entrez 高级检索系统进行检索。GenBank 数据递交方式有 BankIt 和 Sequin。

2. EMBL（European Molecular Biology Laboratory）

EMBL 是 1974 年由几乎全部西欧国家及以色列等 16 个国家资助在德国海德堡建立的国际研究网络，致力于分子生物学研究，分别在德国、英国、法国、意大利设立 5 个分支机构。1982 年建立了世界上第一个核酸序列数据库即 EMBL 核酸序列数据库。其数据来源主要有：①序列发现者直接提交。大部分国际权威生物学杂志都要求作者在文章发表前提交其测定的序列给 GenBank、EMBL 或 DDBJ，并拿到数据库管理系统签发的序列代码。②从生物医学期刊上收录已发布的序列信息。对于每个序列，相关数据包括序列名称、序列位点、关键字、来源、物种、注释、参考文献。EMBL 的网址为：https://www.ebi.ac.uk/ 。由于具有开放和创新的良好学术氛围，EMBL 已发展成欧洲最重要和最核心的分子生物学基础研究和教育培训机构。该数据库主页如图 11-4 所示。

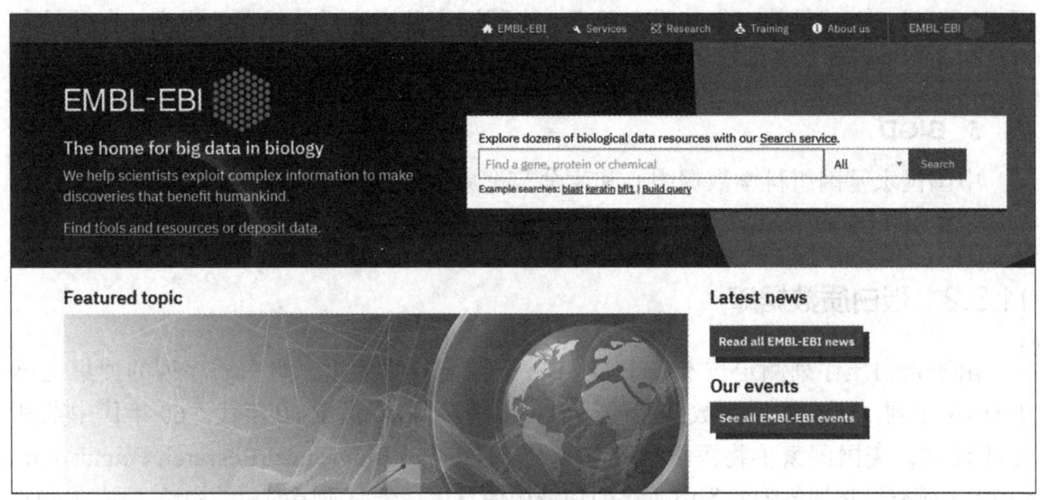

图 11-4　EMBL 数据库主页

3. DDBJ

日本 DNA 数据库（DDBJ）是世界三大 DNA 数据库之一，与 NCBI 的 GenBank、EBI 的 EMBL 数据库共同组成国际 DNA 数据库，每天都交换更新数据和信息，并主持两个国际年会——国际 DNA 数据库咨询会议和国际 DNA 数据库协作会议，互相交换信息，因此三个库的数据实际上是相同的。DDBJ 的网址为：http://www.ddbj.nig.ac.jp/。

DDBJ 数据库主页（图 11-5）除了数据库检索功能外，还有数据提交、数据分析等功能。

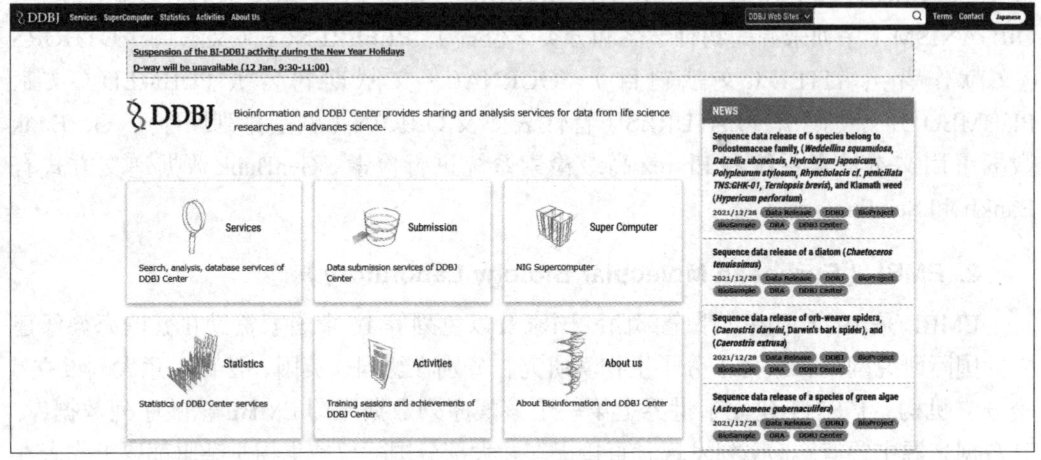

图 11-5　DDBJ 数据库主页

4. CNGB

中国国家基因库（China National GeneBank，CNGB）位于深圳大鹏新区，是继世界三大数据库之后的全球第四大国家级数据库。它是中国首个，也是唯一一个国家基因库，相对于全球另外三个基因库而言，中国国家基因库样品保存的规模、存储量和可访问的数据量皆是全球最大的。

5. BIGD

中国国家基因组科学数据中心和生命与健康大数据中心（National Genomics Data Center & BIG Data Center），由北京基因组研究所管理。

11.3.2　蛋白质数据库

由于蛋白质序列测定技术先于 DNA 序列测定技术问世，蛋白质序列的搜集也早于 DNA 序列。蛋白质序列数据库的雏形可以追溯到 20 世纪 60 年代。60 年代中期到 80 年代初，美国国家生物医学研究基金会（National Biomedical Research Foundation，NBRF）研究组将搜集到的蛋白质序列和结构信息以“蛋白质序列和结构地图集”（atlas of protein sequence and structure）的形式发表，主要用来研究蛋白质的进化关系。1984 年，“蛋白质信息资源”（protein information resource，PIR）计划正式启动，蛋白质序列数据库 PIR 也因此而诞生。与核酸序列数据库的国际合作相呼应，1988 年，美国的 NBRF、日本的国际蛋白质信息数据库（Japanese International Protein Information Database，JIPID）和德国的慕尼黑蛋白质序列信息中心（Munich Information Center for

Protein Sequences，MIPS）合作成立了国际蛋白质信息中心（PIR-International），共同收集和维护蛋白质序列数据库 PIR。

一级蛋白质序列数据库包含三大蛋白质序列数据库，即 Swiss-Prot、TrEMBL（translation of EMBL）和 PIR，这三个数据库共同构成 UniProt 数据库。Swiss-Prot 是一个人工注释的蛋白质序列数据库，它拥有注释可信度高、冗余度小的优点。它是由欧洲生物信息学研究所（European Bioinformatics Institute, EBI）与瑞士生物信息学研究所（Swiss Institute of Bioinformatics, SIB）共同管理的。TrEMBL 也是 EBI 和 SIB 共同管理的一个数据库，它与 Swiss-Prot 的区别是：TrEMBL 里的蛋白质序列注释是由计算机完成的，它包含了 EMBL 核酸序列数据库中为蛋白质编码的核酸序列的所有翻译产物。换言之，TrEMBL 是通过计算机把核酸序列数据库里能编码蛋白的核酸序列都翻译成了蛋白质序列，然后把这些计算机翻译出来的蛋白质序列存入其中。PIR 数据库是蛋白质信息资源数据库，它设在美国 Georgetown 大学医学中心，是一个支持基因组学、蛋白质组学和系统生物学研究的综合公共生物信息学资源。2002 年，Swiss-Prot 和 TrEMBL 的数据库管理组与 PIR 的数据库管理组成立联合蛋白质数据库协作组，管理联合蛋白质序列数据库，也就是 UniProt 数据库。UniProt 数据库分三个层次：第一层叫 UniParc，收录了所有 UniProt 数据库子库中的蛋白质序列，量大，粗糙；第二层是 UniRef，它归纳了 UniProt 几个主要数据库并且是将重复序列去除后的数据库；第三层是 UniProtKB，它有详细注释并与其他数据库有链接，分为 UniProtKB 下的 Swiss-Prot 和 UniProtKB 下的 TrEMBL 数据库。

1. PIR

PIR 是一个集成了关于蛋白质功能预测数据的公共资源数据库，其目的是支持基因组 / 蛋白质组研究。PIR 与 MIPS、JIPID 合作，共同构成了 PIR- 国际蛋白质序列数据库（protein sequence database, PSD）——一个主要的已预测的蛋白质数据库，包括 250000 个蛋白质。为了提高蛋白质预测和实验数据之间的相互吻合程度，PIR 建立了一套系统，允许研究者们递交、分类、提取文献信息。PIR 提供了在超家族、域和模体水平上的对蛋白质的分类。PIR 同时提供了蛋白质的结构和功能信息，并给出了与其他 40 个数据库之间的相互参考。PIR 还提供了一个非冗余的蛋白质数据库，包括从 PIR-PSD、Swiss-Prot、TrEMBL、GenPept、RefSeq、PDB（protein data bank）收集来的约 800000 条序列，对每条序列给出了一个符合的名称和相关文献。为了提高数据库的协同工作能力，PIR 采用开发的数据库框架，利用 XML 技术进行数据发布。PIR 站点（http://pir.georgetown.edu/）也提供常规的生物信息学工具，以进行数据挖掘。PIR 数据库主页如图 11-6 所示。

2. Uniprot

Uniprot（universal protein resource）是统一了 PIR、SwissProt 和 TrEMBL 三大数据库的综合性的经过注释的蛋白质序列数据库。Uniprot 数据库包括 UniprotKB 知识库、UniParc 归档库和 UniRef 参考序列集三部分。Uniprot Metagenomic 和环境序列 UniMES 数据库专门用来存储 Metagenomic 和环境数据。Uniprot 的网址为 http://www.uniprot.org/ , Uniprot 数据库主页如图 11-7 所示。

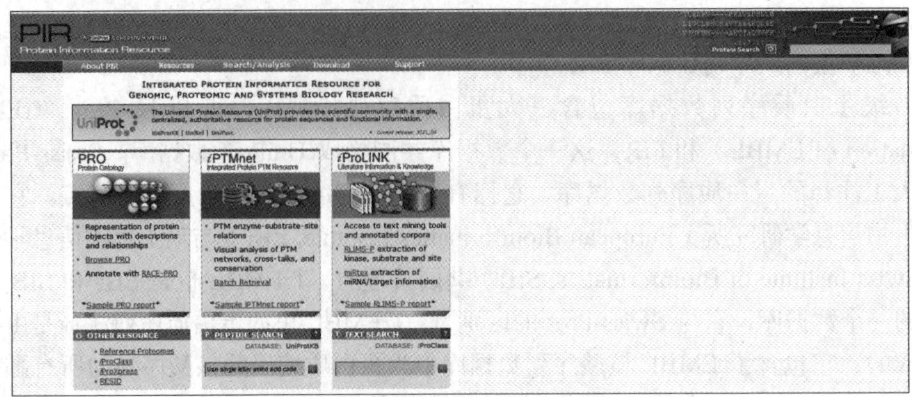

图 11-6　PIR 数据库主页

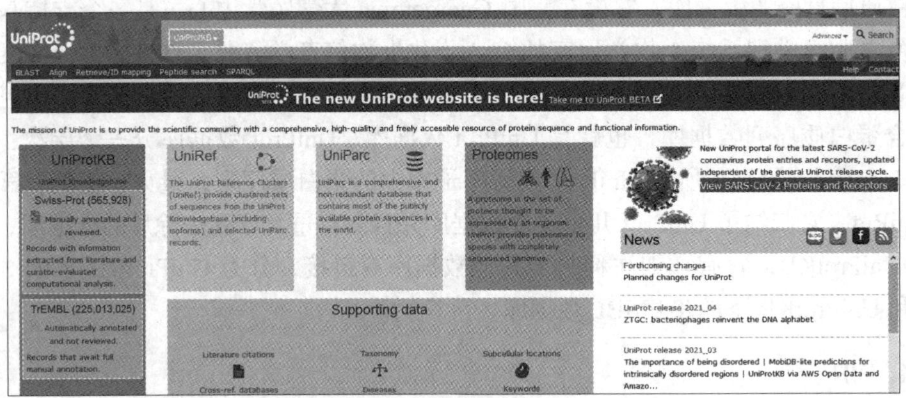

图 11-7　Uniprot 数据库主页

3. Pfam 数据库

Pfam 数据库（http://pfam.xfam.org/）（图 11-8）是蛋白质家族的数据库，根据多序列比对结果和隐马尔可夫模型，将蛋白质分为不同的家族，包括了 16000 多个蛋白质家族。蛋白质一般由一个或多个功能区域组成，这些功能区域通常称作结构域（domain）。在不同的蛋白质中，结构域以不同的组合出现，形成了蛋白质的多样性。识别出蛋白质中的结构域对于了解蛋白质的功能有重要意义。

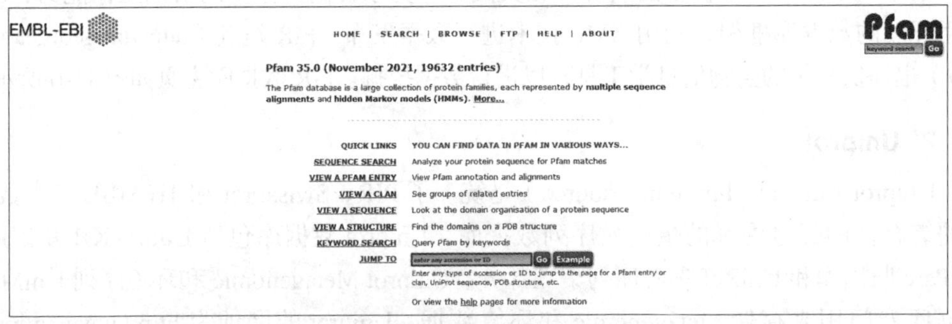

图 11-8　Pfam 数据库主页

11.3.3 生物信息学在线分析工具

常用生物信息学在线和开源分析工具如表 11-1 所示。

表 11-1 生物信息学主要在线和开源分析工具

工具类型及名称	在线分析平台	开源软件下载地址
序列搜索		
BLAST	https://blast.ncbi.nlm.nih.gov/Blast.cgi	ftp://ftp.ncbi.nlm.nih.gov/blast/executables/LATEST
HMMER	https://www.ebi.ac.uk/Tools/hmmer/	https://hmmer.org
BLAT	https://genome.ucsc.edu/cgi-bin/hgBlat	https://genome-test.gi.ucsc edu/~kent/src/
多序列联配		
ClustalW	https://www.genome.jp/tools/clustalw/	https://www.clustal.org
MAFFT	https://mafft.cbrc.jp/alignment/server/	https://maff.cbrc.jp/alignment/sofware/
MUSCLE	https://www.ebi.ac.uk/Tools/msa/muscle/	https://www.drive5.com/muscle/
T-Coffee	https://www.ebi.ac.uk/Tools/msa/tcoffee/	https://github.com/cbcrg/tcoffee
基序查找		
MEME	https://meme-suite.org	https://meme-suite.org
SMART	https://smart.embl-heidelberg.de	---
基因预测		
FGeneSH	https://www.softberry.com/berry.phtml	---
GENSCAN	https://hollywood.mit.edu/GENSCAN.html	https://hollwood.mit.edu.burgelab/software.html
AUGUSTUS	https://bioinf.uni-greifswald.de/webaugustus/	https://bioinf.uni-greifswald.de/augustus/
GeneMark	---	https://exon.gatech.edu/GeneMark
EvidenceModeler	---	https://evidencemodeler.github.io
开放阅读框查找和翻译		
ORFfinder	https://www.ncbi.nlm.nih.gov/orffinder/	ftp://ftp.ncbi.nlm.nih.gov/genomes/TOOLS/ORFfinder/linux-i64/
Transeq	https://www.ebi.ac.uk/Tools/st/emboss_transeq/	ftp://emboss.open-bio.org/pub/EMBOSS/
引物设计		
Primer-BLAST	https://www.ncbi.nim.nih.gov/tools/primer-blast/	---
Primer Design	https://bioweb.uwlax.edu/genweb/molecular/seq_anal/primer_design/primer_design.htm	---
非编码 RNA 分析		

续表

工具类型及名称	在线分析平台	开源软件下载地址
MIREAP	---	https://sourceforge.net/projects/mireap/
The ViennaRNA Package	https://rna.tbi.univie.ac.at/	https://www.tbi.univie.ac.at/RNA/
The UEA small RNA Workbench	---	https://srna-workbench.cnp.uea.ac.uk/downloads/
UNAFold	https://unafold.rna.albany.edu	---
CPC2	https://cpc2.cbi.pku.edu.cn/	https://cpc2.cbi.pku.edu.cn/download.php
CIRI/CIRI2/CIRI-AS/CIRI-full	---	https://sourceforge.net/porjects/ciri/
eTM-finder. circseq-cup 等	---	https://ibi.zju.edu.cn/bioinplant/tools/
表面修饰		
Tombo	---	https://github.com/nanoporetech/tombo
Nanopolish	---	https://github.com/jts/nanopolish
DeepMod	---	https://github.com/WGLab/DeepMod
蛋白质结构预测		
InterProScan(功能域)	https://www.ebi.ac.uk/interpro/search/sequence/	https://www.ebi.ac.uk/interpro/download/html
PSIPRED（二级结构）	https://bioinf.cs.ucl.ac.uk/psipred/	https://bioinfadinin.cs.ucl.ac.uk/downsads/psipred/
SWISS-MODEL（三级结构）	https://swissmodel.expasy.org	---
I-TASSER（三级结构）	https://zhanglab.ccmb.med.umich.edu/I-TASSER/	https://zhanglab.ccmb.med.umich.edu/I-TASSER/download/
Swiss-PdbViewer	https://spdbv.vital-it.ch	https://spdbv.vital-it.ch/disclaim.html#
蛋白质互作		
STRING	https://string-db.org	https://string-db.org/cgi/download.pl?sessionId=gsiC7vcwA06g
系统发生树构建		
PhyML	https://www.atgc-montpellier.fr/phyml/	https://github.com/stephaneguindon/phyml
RAxML	https://raxml-ng.vital-it.ch	https://cme.h-its.org/exelixis/web/software/raxml/
Phylogenyfr	https://www.phylogeny.fr	---
iTOL	https://itl.embl.de	---
MEGA	---	https://www.megasoftware.net
FastTree	---	https://meta.microbesonline.org/fasttree/
Phylip	---	https://evolution.genetics.washington.edu/phylip/html

续表

工具类型及名称	在线分析平台	开源软件下载地址
系统发生树构建		
PAML	---	https://abacus.gene.ucl.ac.uk.software/paml.html/
MrBayes	---	https://nbisweden.github.io/MrBayes
基因组组装		
SOAPdenovo	---	https://github.com/aquaskyline/SOAPdenovo2
ALLPATHS-LG	---	https://software.broadinstiyute.org/allpaths-lg/blog/
Canu	---	https://github.com/marbl/canu
wtdbg2	---	https://github.com/ruanjue/wtdbg2
Flye	---	https://github.com/fenderglass/Flye
NeCAT	---	https://github.com/xiaochuanle/NECAT
Miniasm	---	https://github.com/lh3/miniasm
Falcon	---	https://github.com/falconry/falcon
hifiasm	---	https://github.com/chhylp123/hifiasm
MaSuRCA	---	https://github.com/alekseyzimin/masurca
pilon	---	https://github.com/broadinstitute/pilon
medaka	---	https://github.com/nanoporetech/medaka
arrow	---	https://github.com/PacificBiosciences/GenomicConsensus
转录组分析		
HISAT2	---	https://ccb.jhu.edu/software/hisat/
StringTie	---	https://ccb.jhu.edu/software/stringtie/
TopHat	---	https://ccb.jhu.edu/software/tophat/
Cuffinks	---	http://cole-trapnell-lab.github.io/cufflinks/
NetworkAnalyst	https://www.networkanalyst.ca/Networe/Analyst/	---
FLAIR	---	https://github.com/BrooksLabUCSC/flair
TALON	---	https://github.com/mortazavilab/TALON
三维基因组 **Hi-C** 数据		
HiCNorm	---	https://github.com/ren-lab/HiCNorm
HiC-Pro	---	https://github.com/nservant/HiC-Pro

续表

工具类型及名称	在线分析平台	开源软件下载地址
Chrom3D	---	https://github.com/Chrom3D/Chrom3D
HiCExplorer	http://hicexplorer.usegalaxy.eu	https://github.com/deeptools/HiCExplorer
TADbit	---	https://github.com/3DGenomes/tadbit
HiCPlotter	---	https://github.com/kcakdemir/HiCPlotter
Juicebox	http://aidenlab.org/juicebox	
3D-DNA	---	https://github.com/aidenlab/3d-dna
SALSA	---	https://github.com/marbl/SALSA
基因组编译鉴定		
Bowtie 2	---	https://sourceforge.net/projects/bowtie-bio/
BWA	---	https://sourceforge.net/projects/bio-bwa/files/
SAMtools	---	https://sourceforge.net/projects/samtools/files/samtools/
GATK	---	https://github.com/broadinstitute/gatk/releases
Pickey	---	https://github.com/TheJacksonLaboratory/Picky
Sniffles	---	https://github.com/fritzsedlazeck/Sniffles
基因组浏览器与可视化		
Gbrowser	---	https://sourceforge.net/projects/gmod/files/Generic%20Genome%20Browser/
JBrowser	---	https://jbrowse.org
IGV	---	https://software.broadinstitute.org/software/igv/
Circos	---	https://circos.ca/software/
ggplot2	---	https://gplot2.tidyverse.org
综合		
Galaxy	https://usegalaxy.org/	https://github.com/galaxyproject/galaxy
Multiple tools for genome analysis	https://molbiol-tools.ca/Genomics.htm	---
VISTA	https://genome.lbl.gov/vista/	https://pipeline.lbl.gov/software.Shtml
TBtools	---	https://github.com/CJ-Chen/TBtools

11.3.4 基因组浏览器

目前功能比较强大，应用比较广泛的基因组浏览器有 UCSC Genome Browser、NCBI Map Viewer、Ensembl Genome Browser、JBrowse ABrowse、Ucsc Cancer Genomics Browser 等，它们在可视化数据类型、可视化方式等方面各有特色，功能都比较强大。

1. UCSC Genome Browser

基因组浏览器主页：https://genome.ucsc.edu/。

UCSC 基因组浏览器是由来自美国的多机构研究团队加州大学圣克鲁兹分校（University of California Santa Cruz, UCSC）基因组学研究所的跨部门团队 Genome Bioinformatics Group 开发和维护。最早的基因组浏览器主要是为人类基因组设计的。现在已发展为包括大量的脊椎动物和模式生物的装配体和注释信息，以及用于查看、分析和下载数据的大量工具。

UCSC 是目前生物领域里最常用的数据库之一，可以快速而且可靠地显示任何规模的基因组的任何所需部分，以及包含数十种对齐的注释轨迹（已知基因、预测基因、EST、mRNA、CpG 岛、染色体条带、物种同源性等）。用户也可以出于教育或科研目的将他们自己的注释信息添加到浏览器中。大多数人使用 UCSC 基因组浏览器的目的是访问数据库中的原始信息，根据基因组的位置、ID 等信息进行浏览，该数据库提供了 80 多个物种的基因组信息，可视化内容齐全，根据需要可加入注释信息。

2. NCBI Map Viewer

NCBI 由美国国家生物技术信息中心开发，NCBI 最开始的初衷是提供一个信息存储处理系统，现在除了建有 GenBank 等核酸数据库外，还提供强大的检索和分析功能。NCBI 提供的工具有 Entrez、BLAST 等几十种。Map Viewer 是 NCBI 中一个非常有用的可视化分析工具，通过 Map Viewer 可以了解感兴趣的基因在基因组中的位置、基因序列、内含子 / 外显子的排列等很多有用的信息。Map Viewer 提供了基因组集合、遗传图谱、物理图谱及相关注释信息和对比信息等，可视化工作做得比较出色。

优秀的可缩放图形模式显示这个工作平台的真正实力。它可以让您轻松地浏览不同细节级别的序列数据——可以单独观察单个基因或在其基因组背景中进行查看，并可从图形视图直接进行比对。还提供了一套好的对齐分析工具，BLAST 和分析结果可以保存到您的项目中，这使您可以很好地跟踪序列数据和进行分析。

3. Ensembl Genome Browser

Ensembl 是知名的基因组浏览器之一，用于检索基因组学信息。Ensembl 是一项生物信息学研究计划，旨在开发一种能够对真核生物基因组进行自动诠释（automatic annotation）并加以维护的软件。该计划由英国维康基金桑格研究院及欧洲分子生物学实验室所属分部欧洲生物信息研究所共同协作运营，这是为了回应人类基因组计划而于 1999 年启动的项目。Ensembl 的目标是为遗传学家、分子生物学家和其他研究人员研究物种和其他脊椎动物和模式生物的基因组提供信息。

本章小结

基因是能够编码蛋白质或 RNA 等特定功能产物的、负载遗传信息的基本单位。蛋白质是生命活动的主要载体以及功能执行者，是由许多氨基酸通过肽键相连形成的生物大分子，具有复杂的空间结构。

生物信息学最基本的操作对象是核酸序列和氨基酸序列。序列比对是指在序列中搜索一系列单个性状或性状模式来进行比较，分为双序列比对、多重序列比对，它既比较序列的差异，又给不同的序列找联系，是生物信息学的基本操作，应用于生物信息学的大部分内容中。多序列比对在阐明一组相关序列的重要生物学模式方面起着相当重要的作用。包括获得共性序列，突变分析，保守区段分析，基因和蛋白质功能分析，RNA、蛋白质和基因组结构分析。

蛋白质结构预测是指从蛋白质的氨基酸序列预测出其三维空间结构。由于蛋白质的生物学功能在很大程度上依赖于其空间结构，因而进行蛋白质的结构预测对理解蛋白质结构与功能的关系具有重要意义。基于深度学习的蛋白质结构预测技术已经成为生物信息学研究的热点。

生物学数据库的类型多种多样，我们可以把生物数据库分成三大类——核酸数据库、蛋白质数据库和专用数据库。

思考题

1. 序列比对的意义是什么？
2. 生物类数据库类型有哪几种？
3. 生物类数据库中一级数据库和二级数据库的区别是什么？

（张静淑）

第12章

基因表达与网络调控分析

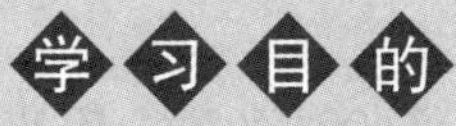

1. 了解基因表达与非编码 RNA 分析。
2. 了解表观遗传学及其分析和转录组学及其研究方法。
3. 了解生物分子网络与通路分析和药物生物信息学。
4. 了解常用代谢通路数据库。

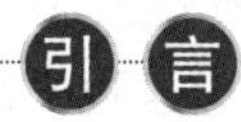

基因表达与调控是一个复杂的生物学过程，许多基因和表观调控因子（如非编码 RNA、甲基化修饰等）参与其中，形成一个复杂的基因调控网络，最后形成特定的生物学功能。本章将对基因表达与调控网络的生物信息学分析做一简单介绍。

12.1 基因表达与非编码 RNA 分析

基因是携带遗传信息的基本单位。基因表达是生命系统最基本的过程，是指遗传物质所携带的信息从 DNA 传递到蛋白质的过程。在绝大多数情况下，遗传信息通过转录从 DNA 传递到初始转录产物前 mRNA，前 mRNA（pre-mRNA）不能直接编码蛋白质的氨基酸序列，需要进行 RNA 剪接（从前 mRNA 中除去非编码区内含子而转化为成熟的 RNA）和 RNA 编辑。加工完成的 mRNA 从细胞核转运到细胞质。根据隐藏在 mRNA 核苷酸序列中的遗传信息产生蛋白质氨基酸序列。新合成的氨基酸序列最后经过一系列的修饰和折叠过程，形成具有生物学功能的蛋白质。这是该过程的基本中心法则。

基因转录还产生非编码 RNA，非编码 RNA 是一类不指导蛋白质合成的 RNA，主要含长度较短的小 RNA（sRNA）[包括微小 RNA（microRNA）、与 PIWI 蛋白相互作用的 RNA（piRNA）、小干扰 RNA（siRNA）] 以及长链非编码 RNA（lncRNA）、 rRNA、tRNA 等较长的 RNA。小 RNA 几乎存在于所有生物体中，作为调控分子，参与生物体基因的转录后调控、生物的生长发育以及多种疾病的发生过程。因此，基因表达的过程受很多因素的调控，是非常复杂的分子调控过程。

从单基因的角度来看，基因表达调控主要表现在以下几个方面：

（1）转录水平上的调控，主要包括染色体的展开和重组、启动子的激活与抑制、转录过程的终止等。

（2）mRNA 加工水平上的调控，主要包括 mRNA 的加工和修饰。如通过 microRNA 的调控、RNA 可变剪切等。

（3）翻译水平上的调控，主要包括翻译过程的开始与结束、新合成的蛋白质的折叠与修饰等。

基因表达的过程伴随着 mRNA 和蛋白质的不断合成和降解，从动力学的观点来看，mRNA 和蛋白质的数量随机变化，是典型的随机过程，可以用随机动力学进行数学描述。

当参加反应的分子个数很少时，系统因为随机涨落引起的随机性比较大，这是不可忽略的。这是因为参加基因表达的分子个数通常是很少的。例如，对于单基因的表达，DNA 的片段只有一个，可以是激活或失活的状态。而每段基因所转录出来的 mRNA 的数量并不多，只有几十个。对于分子数量如此少的系统，在反应过程中因为随机涨落引起的基因表达的内蕴随机性是很明显的，而且是无法消除的。为了定量刻画这种内蕴随机性，可以通过朗之万方程来定量推导因为这种内蕴随机性所引起的蛋白质数量的涨落。

12.2 表观遗传学及其分析

12.2.1 表观遗传学

表观遗传学是指在不改变 DNA 序列的前提下通过某种机制引起可遗传的基因表达或细胞表现型的变化，是传统遗传学的重要补充。表观遗传主要包括 DNA 修饰、RNA 干扰、组蛋白修饰等。高通量测序技术使研究者能从全基因组水平检测表观遗传修饰的变化情况，从而积累更多精准、丰富的认识，在基因组水平上对表观遗传修饰进行研究。表观遗传学的研究拓展了人类对基因组的认识，对发现和注释基因组的功能调控元件、描绘关键的基因表达调控区域等具有推动作用。各种围绕表观遗传组学的计划应运而生。

DNA 元件百科全书（Encyclopedia of DNA Elements, ENCODE）计划是最具代表性的工作。ENCODE 由美国国家人类基因组研究所于 2003 年提出并启动，目的是探索人类细胞 DNA 调控元件的功能，其主要目标是全面了解人类基因组中的功能元件。ENCODE 使用高通量测序技术，对人类基因组上所有候选的调控功能元件进行详细的注释，大大促进了对人类基因组的理解。此外，ENCODE 试图通过研究更广泛的生物样本（包括与疾病有关的样本）来扩大对人和小鼠基因组中候选调控元件的研究。目前，ENCODE 所有数据都在数据库中共享。ENCODE 在不同层次对人类基因组进行了注释，在编码基因层面注释了详细的转录本信息，如转录起始位点、可变剪接位点、转录方向等；在作用元件层面则注释了启动子、增强子等；此外还有转录因子结合位点及染色质构象等信息。

表观遗传学研究技术主要包括 DNA 甲基化研究方法、染色质免疫沉淀测序技术、开放染色质测序和 3D 染色质捕获技术。染色质免疫共沉淀技术（chromatin immunoprecipitation, ChIP）也称结合位点分析法，是研究体内蛋白质与 DNA 相互作用的有力工具，通常用于转录因子结合位点或组蛋白特异性修饰位点的研究。将 ChIP 与第二代测序技术相结合的 ChIP-Seq 技术，能够高效地在全基因组范围内检测与组蛋白修饰、转录因子等互作的 DNA 区段。利用该技术，可将测序结果精确定位到基因组上，研究人员可获得全基因组范围内与组蛋白、转录因子等互作的 DNA 区段信息。在有限的细胞核空间中，基因组的大部分是紧密折叠的，仅留下需要转录的部分是开放的。活化的调控序列上结合有转录因子，转录因子会招募其他蛋白启动基因转录。人体内有些基因几乎一直处于开启状态，有些基因用过之后就被闲置在一边，它们的活性都处于严格的调控之下。因此，确定一个给定的细胞类型中哪些基因组区域有活性十分重要。ATAC-seq（assay for transposase-accessible chromatin with high throughput sequencing），是利用高通量测序技术检测转座酶易接近染色质的技术。ATAC-seq 技术只需要很少的细胞就能鉴定基因组中所有活跃的调控序列。在 ATAC-seq 技术中，DNA 探针通过酶促反应（转座酶 Tn5）被整合到基因组的开放区域，然后通过测序来鉴定这些区域。

12.2.2　表观遗传学分析

因为表观遗传具有可逆性的特点，在不改变 DNA 序列的同时能调控基因的表达和（或）转录，从而影响胚胎发育、干细胞的分化、衰老和肿瘤发生等过程，所以针对表观遗传的药物为多种疾病的治疗提供了新的方向和策略。

1. DNA甲基化

DNA 甲基化是指在甲基转移酶（DNMT1、DNMT3A 和 DNMT3B）的催化下，将 S 腺苷甲硫氨酸（S-adenosylmethionine, SAM）提供的甲基转移到胞嘧啶 5 位的碳原子，形成 5′- 甲基胞嘧啶。DNA 甲基化与肿瘤、衰老相关性疾病、精神疾病和免疫系统疾病等有关。

2. 组蛋白修饰

组蛋白是由核心蛋白组成的高度保守的蛋白质，与 DNA 共同构成核小体。组蛋白氨基末端会在翻译后被修饰，其类型包括磷酸化、甲基化、乙酰化、泛素化、糖基化、ADP 核糖基化、去氨基化、类泛素化和脯氨酸异构化等。不同的修饰类型与特定蛋白相互作用，将染色质分为异染色质和常染色质。组蛋白修饰不仅可逆性抑制或促进基因转录，而且还可以影响 DNA 修复、复制、干细胞形成和细胞状态变化等过程。

3. 染色质重塑

染色质重塑是指 DNA 转录时染色质由紧密的超螺旋结构变构为开放式的疏松结构，是不改变 DNA 碱基序列的结构改变。它与基因表达、凋亡、DNA 复制和修复，以及肿瘤的发生密切相关。其主要机制包括 ATP 依赖的染色质重塑复合物、共价组蛋白修饰、组蛋白变异和 DNA 甲基化。

4. 计算表观遗传学

其研究浪潮源于高通量实验技术下飞速出现的海量基因组的表观遗传修饰数据。生物信息学的算法和工具对解决表观遗传学领域的各种问题起到了重要作用。它包括表观基因组图谱绘制、高通量染色质修饰谱检测、基因组印迹检测、表观遗传学数据库建立等方向。结合传统的基因组学、计算机科学、数学以及生物化学、蛋白质组学所获得的表观遗传学的结论，不仅可以指导实验设计，还能实现仅仅由传统实验方法不能做到的详细分析复杂的基因组信息的目的，从而为了解转录调控、发育和疾病过程提供高效实用的工具。

5. DNA甲基化分析的计算技术

各种机器学习技术，如主动学习、深度学习和不均衡学习，都被用于 DNA 甲基化分析。主动学习有助于解决生成表观遗传数据的成本问题；不均衡学习有助于解决数据中的低表观突变问题。机器学习的常用模型如线性判别分析、隐马尔可夫模型和支持向量机也被用于预测 DNA 甲基化模式。例如用人工神经网络和线性判别分析 DNA 甲基化测序数据，可用于小细胞肺癌和非小细胞肺癌细胞系的分类。

6. 组蛋白修饰分析的计算技术

比较基因组学方法和机器学习方法可以用来检查、模拟和预测 DNA 序列中的组蛋白修饰。比如比较基因组学方法通过全基因组染色质结构分析，确定真核基因组中的组蛋白标记和调控元件。机器学习技术被用来确定组蛋白位置以及各种组蛋白修饰，例如 DNA 序列中的乙酰化、甲基化和磷酸化。

12.3 转录组学及其研究方法

转录组学是一门在整体水平上研究细胞基因转录及其调控规律的学科。转录组学从 RNA 水平研究基因表达。所谓基因表达，是指基因携带的遗传信息转变为可辨别的表型的整个过程。以 DNA 为模板合成 RNA 的转录过程是基因表达的第一步，也是基因表达调控的关键环节。转录组即一个活细胞所能转录出来的所有 RNA 的总和，是研究细胞表型和功能的一个重要手段。 与基因组不同的是，转录组的定义中包含了时间和空间的限定。同一细胞在不同的生长时期及生长环境下，其基因表达情况是不完全相同的。人类约 5 万个基因转录成 mRNA 分子，转录后的 mRNA 能被翻译成蛋白质的只占整个转录组的 40% 左右。通常，同一种组织表达几乎相同的一套基因，以区别于其他组织，显示组织特异性。

转录组学数据的获取主要包括基因芯片技术、第一代测序技术、第二代测序技术和单细胞测序技术。基因芯片技术，又称 DNA 芯片技术，其基本原理基于杂交技术，将已知核酸序列作为探针与互补的靶核苷酸序列杂交，通过信号检测进行定向和定量分析。基因组学的第一代测序技术，主要有三种转录组分析技术，分别是 EST 技术、SAGE 技术和 MPSS 技术。第二代测序技术共有三个平台，分别为 ROCHE/454 平台、ABI 平台和 Illumina 平台。在 Illumina 平台上发展出一系列转录组研究技术，包括组织水平上的 RNA-seq 技术、microRNA-seq 技术和单细胞水平上的 RNA 测序技术。

在转录组水平上，为探究与癌症相关的基因及其功能，最常见的生物信息学分析包括差异表达分析、富集分析、共表达分析、特征选择等。

差异表达基因的确定通常需要考虑两个因素：对于一个基因 x, 通过统计检验比较基因 x 在患病组和对照组间的分布异同，通常用 p 值来反映差异程度，p 值越小，差异越大；通过倍数变化（fold change）计算该基因在两组间的差异水平。二者结合，可获得最终的差异表达基因。

通路 / 基因功能富集分析将挑选出来的基因（如差异表达基因）进行归类，它的统计原理是用超几何分布型来检验一组基因中某个功能类的显著性，通过离散分布的显著性分析、富集分析和假阳性分析，得出与实验目的有显著关联的、低假阳性率的及靶向性的基因功能类别。在线网站 DAVID、GSEA 提供了富集分析模块，用户可在线提交基因列表，实时获取富集结果。

共表达分析是构建“生物网络”的重要技术。“生物网络”是构成复杂生物系统的基础，反映人体内部基因和基因产物等各种生物分子的相互关系、生物分子与疾病和药物等不同层次的关系，生物网络已被广泛用于生物医学大数据的分析。生物网络可以包含不同的数据类型，可用点（node）和边（edge）区分。常见的网络类型如下所述：

（1）蛋白互作（protein-protein interaction, PPI）表示蛋白之间的物理联系，它们几乎占据了细胞生物过程的中心位置。蛋白作为点，用无向的线连接。

（2）代谢网络主要表示生化反应，有助于生物生长、繁殖、维持结构。点是代谢产物，并用有向的箭头表示代谢过程或特定反应的调节作用。

（3）基因互作图描述基因的功能相似性，不同的点表示不同基因，可以根据基因的相关知识来推断边的方向。

（4）基因 / 转录调控网络显示基因表达是如何被调控的，点是基因或转录因子，它们之间的关系也是定向，例如 Reactome、KEGG 等数据库中表示基因调节的关系。

（5）在细胞信号传导网络中，点表示通路中的物质，如蛋白质、核酸或其他代谢物。

基因共表达分析中最常用的两种相关系数：

（1）皮尔森相关性（Pearson correlation），是线性相关系数，反映两个变量线性相关程度。如果两个基因的表达量呈线性关系，那么两个基因的表达量有显著的皮尔森相关性，其适用条件为两个变量间有线性关系，变量是连续变量，变量均符合正态分布。同一量纲数据可以选择皮尔森相关性，例如 mRNA 表达量数据，但生物体内的许多调控关系，例如转录因子、小干扰 RNA 与靶基因，可能都是非线性关系。

（2）斯皮尔曼相关性（Spearman correlation），是针对不同量纲计算的，比如两个通路看着相似，但其实单位不同，无法用 Pearson 系数直接统计。无论两个变量的数据如何变化，符合什么样的分布，只关心每个数值在变量内的排列顺序。如果两个变量的对应值在各组内的排序顺位是相同或类似的，则具有显著的相关性。系数 r 表示两变量间相关的程度，r 为正表示正相关，r 为负则表示负相关。

机器学习是样本分类、聚类，进而实现疾病精准诊断的主要计算手段。由于组学数据维度较高，往往高达几万甚至几十万，这其中包含大量的与区分疾病类型无关的信息（基因），给样本分类带来了极大挑战，因此，利用机器学习方法进行分类、聚类、回归任务前需要先进行特征选择。此外，研究数据中经常包含技术和生物学两方面的噪音，比如基因芯片的产生过程和基因样本的准备过程中产生的噪音，或样本不同的基因遗传背景，样本本身混合了杂质，特征选择是有效去除噪音的方法。过滤法（Filter）、缠绕法（Wraper）和嵌入式法（Embeded）是三种特征选择策略：过滤法基于数据本身的内在结构信息而不依赖于分类算法对子集的评价，适合较大的数据集；缠绕法依赖于特定分类器的评价指标，将分类算法嵌入到特征选择过程中，以达到最大分类准确率为引导的特征选择算法；嵌入式法利用具有分类功能和具有特征选择功能分类器算法，在分类的过程中进行自动特征选择，实现分类和特征选择并行。

12.4　生物分子网络与通路分析

在生物医学领域，各种复杂疾病的发生和发展是由于多个分子、基因、蛋白的改变而影响正常的生物学过程。细胞内外的各基因、蛋白彼此相互作用进而形成复杂的蛋白质网络、基因表达网络、信号传导网络、转录调控网络、代谢网络等。因此，基于生物学网络的疾病相关研究中，研究者们通常利用网络分析技术，从系统角度揭示复杂疾病的产生和发展规律。

蛋白质相互作用网络是以蛋白质作为节点，以参与同一生物学过程的结构复合体，以及功能相关联的蛋白质之间的联系为边的网络。目前来讲，蛋白质互作网络是被研究最充分的生物分子网络之一。它参与生物信号传递、基因表达调控、能量和物质代谢，及细胞周期调控等生命过程的各个环节。研究人员主要从生物实验检测和计算机预测两个角度来研究蛋白质相互作用。实验检测技术主要有免疫共沉淀、酵母双杂交和串联亲和纯化 - 质谱技术；计算机可利用蛋白质同源性、蛋白质结构模式等方面信息预测蛋白质互作。此外，也可以用 Bayes 网络等机器学习技术整合多种数据源的信息，预测蛋白质互作的网络技术。

代谢网络：细胞内代谢物在酶的作用下转化为新的代谢物过程中发生的一系列的生物化学反应形成了代谢通路（metabolic pathway）。代谢通路之间的联合形成更大的代谢网络。代谢网络包含代谢物、酶等生物分子之间的多种生理和化学反应，酶和代谢物在网络中可能多次出现，一个节点也可能对应多个生物分子，因此代谢网络与蛋白质互作网络等其他生物分子网络相比具有更大的复杂性。网络属于复杂的超图模型范畴。人们往往为了简化网络的复杂性，根据研究目的的不同，构建不同层次的代谢网络。当研究者不关心代谢反应中的酶和其他一些如提供能量与磷酸键的 ATP 等共反应因子，就可以将网络转化为只包含主要代谢底物指向主要产物的代谢子网络。而基因组学和蛋白质组学的发展使得研究者也经常弱化代谢子，将代谢网络简化为强调基因和酶的网络。

建立基因调控网络模型的目的了解细胞的基因表达调控过程，必须全面和系统地测量细胞内的各种分子，然后根据这些数据建立调控网络，但目前的测量技术尚不能得到所有生物大分子和相关物质的数据。尤其是难以获得与真实生物过程时间尺度一致的时序数据。另外，基于 DNA 微阵列或芯片技术的数据获得过程及生物系统本身都存在各种不确定性。这些因素都增加了建模的难度，因此在实际研究中往往采取折中的策略，如根据数据的类型、研究问题的目的选择不同类型的模型。多参数的精细模型，如微分方程动力模型能够给出系统的详细状况，如蛋白质的浓度、生化反应动力学等，为防止模型的过拟合，对数据的精度及数量要求比较高。相反，粗粒度的模型，如各种聚类算法能够揭示系统的一些宏观行为或现象，如哪些基因的表达具有一定的相关性或执行相同的功能，对数据的精度及数量要求较低。因此，精细模型适用于相对较小的独立系统，而粗粒度模型则适于整个基因组范围。目前，基因调控网络的建模方法主要有线性模型、贝叶斯网络、布尔网络、神经网络、微分方程及其他随机模型等。每个模型都建立在一定的基本假设上，并对数据有不同的要求。

12.5　药物生物信息学

随着基因组学、转录组学、蛋白组学、代谢组学和变异组学等组学的蓬勃发展，产生了大量的高通量数据资源以及相应的分析技术，其成果不仅给人类认识自身本质和疾病发生机制提供了新的机遇，同时还为制药工业带来了前所未有的机会和全新的药物研发理念。在药物研发过程中，运用药物生物信息学的技术和手段可以明确靶点、早期预测药物的成药性，并预测药物适合人群，体现药物生物信息学在药物研发领域的巨大优势，使之成为后基因组时代最引人瞩目、发展最迅速的学科之一。药物生物信息学是一个将信息学和计算机科学的原理和技术应用于药物发现和药物防治的一门新学科。它整合了多学科的原理和方法如生物信息学、化学信息学、化学基因组学以及其他发展完善的学科（如药理学、药物化学、理论化学和药学实践等），从系统和全局的角度为制药行业提供理论与技术工具。

药物基因组的核心内容是药物靶标的发现和验证。药物靶标是指体内具有药效功能并能被药物作用的生物大分子，如某些蛋白质和核酸等生物大分子。事先确定靶向特定疾病的靶标分子是现代新药开发的基础。靶标发现与验证的一般流程是：利用基因组学、蛋白质组学以及生物芯片技术等获取疾病相关的生物分子信息，并进行生物信息学分析；然后对相关的生物分子进行功能研究，以确定候选药物作用靶标；针对候选药物作用靶标，设计小分子化合物，在分子、细胞和整体动物水平上进行药理学研究；验证靶标的有效性。

12.6　代谢通路数据库

1. KEGG 数据库（http://www.genome.jp/kegg/）

KEGG 是“京都基因与基因组百科全书（Kyoto Encyclopedia of Genes and Genomes）”的英文缩写（图 12-1）。KEGG 数据库由日本京都大学的化学研究所金久实验室（Kanehisa Laboratory）负责维护与更新。KEGG 数据库是当今数据最完整、使用最广泛的数据库之一，其中包含了来自各种各样的生物（超过 4 700 种）的 495 个代谢通路。这些通路都与代谢产物和蛋白质 / 酶信息链接。

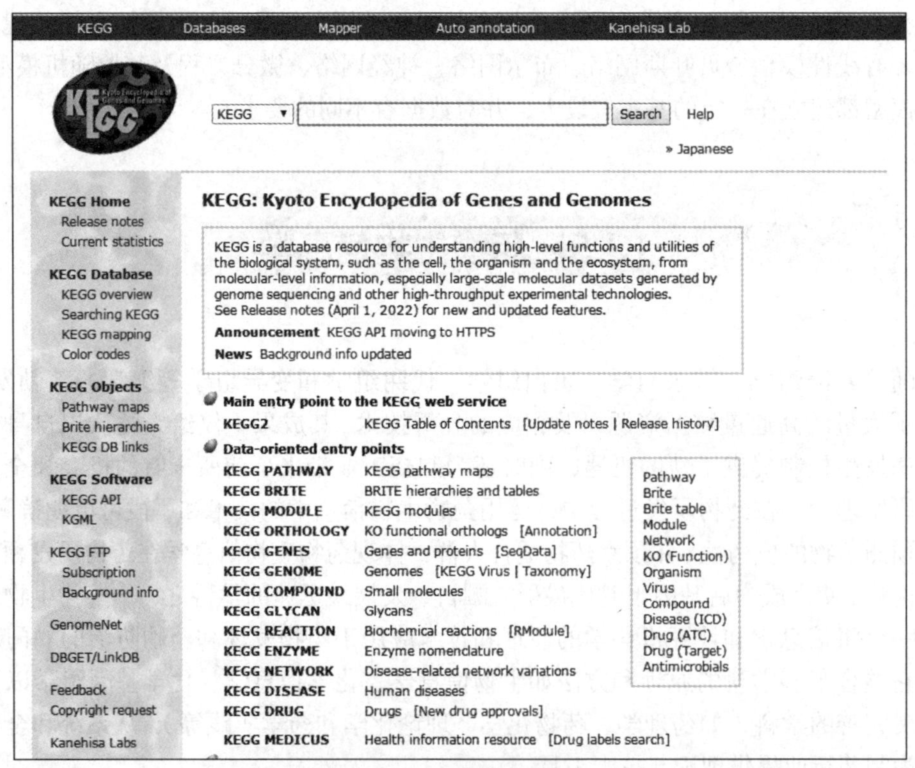

图 12-1　KEGG 数据库主页

目前KEGG含有17000多种化合物（来自动物、植物和细菌）、10000种药物（包括各种盐形式和药物载体）以及将近11000个糖链结构。KEGG是由基因组测序和其他高通量实验技术产生的大规模分子数据集的集成与解释，是一个可参考知识库。

KEGG中的通路数据汇集了一系列手工绘制的通路图，包括：代谢（整体/概述、碳水化合物、能量、脂质、核苷酸、氨基酸、其他氨基酸、聚糖、辅酶/维生素、其他次生代谢物质、外源性化学物质、化学结构），遗传信息处理，环境信息处理，细胞过程，生物系统以及人类疾病，还包括药物研发所用的结构关系图。

2. HumanCyc 数据库（https://humancyc.org/）

HumanCyc是描述人类代谢通路和基因组信息的数据库。该数据库的主要特点是有人体细胞内代谢通路总体图，用户可以点击扩大或者缩小查看某个具体的代谢通路，点击某个节点（代谢产物），可以获得该代谢产物的化学结构图、化学式以及相应的生化反应。所得的途径/基因组数据库（pathway genome database, PGDB）包括28 783个基因及其产物和由它们催化的代谢反应途径的信息。

HumanCyc的定位是人类基因和代谢的百科全书，提供的用于组学数据的查询、可视化以及分析潜在数据库的工具有：可用于组学的多路径分析方法，包括将数据绘制到通路图和代谢图上的多组学数据库；把基因和通路组以SmartTables的形式存放到个人账户，然后可以共享、分析、转移个人账户存储的信息。

3. BioCyc 数据库（https://biocyc.org/）

BioCyc数据库是代谢途径的模型生物体数据库的集合，包括反应酶、基因和底物化合物。BioCyc数据库收集了7615个通路/基因组数据库。BioCyc数据库中的每个数据库描述了单个生物体的基因组和代谢途径，MetaCyc数据库是许多生物体的代谢途径的参考来源。根据用户留下的操作预览和数据更新信息，这些BioCyc中的数据库会建立起不同的层级。第一层数据库通过大量的手动创建，包含了EcoCyc、MetaCyc和BioCyc Open Compounds Database（BOCD）。BOCD里面又包含来自数百个有机体的代谢酶激活剂、抑制剂和辅因子。第二层和第三层数据库则包含了计算预测的代谢通路，还可预测哪些基因编码代谢通路中缺少酶和操纵子。

BioCyc提供的用于组学数据的导航、可视化以及潜在数据的分析工具包括：基因组浏览器、个体代谢通路和完整代谢图的显示、将数据绘制到通路图和代谢图上的多组学数据库；把基因和通路组以SmartTables的形式存放到个人账户，然后可以共享、分析、转移账户存储的信息。

本章小结

转录组高通量测序和基因芯片技术的广泛应用，产生了海量基因表达数据，使我们可以在同一时刻观察到细胞内成千上万个基因表达的相对或绝对数量，这为在分子水平上研究基因之间的相互关系及其作用提供了可能。在基因转录过程中，一个转录因子与DNA绑定激活另一个基因的转录，这样就形成了基因调控路径。基因调控网络是一组调控基因调控另一套基因的表达过程。本章从非编码 RNA、表观遗传学、转录组学等方面对基因表达与调控网络进行了讲述。

思考题

1. 非编码 RNA 包括哪些类型?
2. 从单基因的角度来看，基因表达调控主要体现在哪几方面?
3. 如何确定差异表达基因?
4. 组蛋白修饰主要包括哪些类型?

（张静淑 李智）

第 4 篇

医学信息学前沿

第13章

基于5G的远程医疗

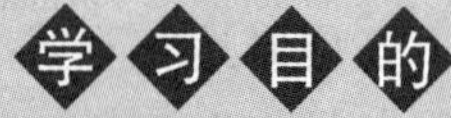

1. 理解远程医疗的概念。
2. 掌握远程医疗系统的组成与功能及组织管理的内容。
3. 了解远程医疗的应用。

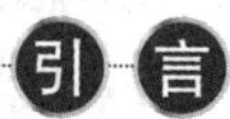

随着经济的发展、社会的进步，人们对医疗保健的需求不断提高。目前，医疗资源分配不均，大中城市集中了较多的高端医疗设备及医疗专家，小城市、偏远地区、高海拔地区等条件较差。自20世纪90年代以来，计算机技术、通信技术、网络技术及多媒体技术迅速发展，远程医疗（telemedicine）应运而生，打破了医疗活动的空间限制，实现医疗资源共享，极大地提高健康服务效率和质量。日常医疗活动（包括医疗咨询、诊断、治疗及监护等）、军队战时救治、灾难救援（地震、海啸、洪灾、雪灾等）以及公共卫生事件突发都可以发挥远程医疗的优势。随着新冠疫情的出现、5G通信技术的普及，远程医疗获得前所未有的发展机遇。

本章将介绍远程医疗的概念、远程医疗的组成与功能、远程医疗的组织管理、远程医疗的应用及发展趋势等。

13.1 远程医疗系统的概念

远程医疗扩展了传统医学的服务范围，远程医疗的概念和内涵也在不断演变，远程医疗的发展将促进医疗资源合理使用，提高医疗健康服务的质量和效率。

13.1.1 远程医疗的定义

1992年勃兰斯敦最早给远程医疗下定义：“远程医疗是利用远程通信技术，以双向传送数据、语音、图像的方式开展的远程医学活动”。

世界卫生组织于1997年12月11日—16日在瑞士日内瓦召开了“21世纪远程医疗与全球卫生发展战略会议”，给远程医疗系统下定义：远程医疗系统是通过信息和通信技术从事远距离健康活动和服务的系统，其目的是促进全球健康、疾病控制、病人保健、医学教育、卫生管理以及相关的研究。

在国内，2011年卫生部颁布的《远程医疗服务管理办法（试行）（征求意见稿）》规定：本办法所称远程医疗服务包括一般远程医疗服务和特殊远程医疗服务。一般远程医疗服务是指医疗机构之间利用通信技术、计算机及网络技术，开展异地交互式的指导检查、协助诊断、指导治疗等医疗会诊活动。特殊远程医疗服务是指医疗机构之间通过通信、网络或卫星精确制导系统，在本地使用相关设备，控制异地的仪器设备（如手术机器人）直接为患者进行实时检查、手术、治疗、护理、监护等服务的医疗活动。

远程医疗包括以下一些范畴和概念。

1. 远程会诊（remote consultation）

医疗机构之间利用远程医疗信息系统平台，采用离线或在线交互方式，对患者及其病史、检查等进行分析，完成病情诊断，确定下一步诊疗方案的医疗行为，包括远程专家会诊、远程心电诊断、远程影像诊断、远程病理诊断、远程重症监护等医疗服务。

2. 远程会诊专家（experts of remote consultation）

能够提供远程会诊服务的专家库成员，需具有副高以上专业技术职称，并有五年（含）以上临床专业经验，近三年未发生过医疗事故；经本人审请，单位初审后报上级卫生主管部门审核批准，分为省级远程会诊专家和部级远程会诊专家。

3. 远程心电诊断（remote electrocardiograph diagnose）

基于远程医疗会诊系统由基层医疗机构向上级医疗机构提出申请并提供病人临床资料和心电资料，由上级医疗机构出具会诊意见及报告，包含高端远程实时心电监护。

4. 远程影像诊断（remote medical image diagnose）

基于远程医疗会诊系统由基层医疗机构向上级医疗机构提出申请并提供病人临床资料和影像资料，包括放射影像资料、B超影像资料以及视频资料，由上级医疗机构出具会诊意见及报告。

5. 远程重症监护（remote intense care）

基于远程医疗会诊系统由基层医疗机构向上级医疗机构提出申请并提供重症病人临床资料，包括实时在线的监护信息、放射影像资料、B超影像资料以及视频资料等，由上级医疗机构出具会诊意见及报告。

6. 远程病理诊断（remote pathology diagnose）

基于远程医疗会诊系统由基层医疗机构向上级医疗机构提出申请并提供病人临床资料和病理资料，由上级医疗机构出具会诊意见及诊断报告。

7. 远程手术示教（remote surgery demonstration）

通过远程医疗信息系统的远程会诊技术和视频技术，对临床诊断或者手术现场的画面影像进行全程实时记录和远程传输，使之用于远程教学、远程观摩、远程诊断等。

8. 远程医疗申请单（application for telemedical service）

包括申请方医生姓名、职称、单位名称、医院等级、所属行政区域、申请目的与要求以及患者的症状、体征、主诉、实验室检查、影像学检查等资料。

9. 患者、居民和个人（patient，resident，person）

通过医疗卫生服务体系获取和接受服务的个体。

10. 远程教育（distance education）

在远程医疗信息会诊系统上，授课专家通过音频、视频和课件等方式为基层医生提供业务培训、教学以及技术支持。

11. 远程医学数字资源（remote medical digital resource）

上级医院收集整理的有典型意义的病例、案例分析、手术录像等资料和与基层医疗机构共享的医学图书情报资源。

12. 视频会议（video conference）

两个或两个以上医疗机构，通过远程医疗信息系统的音频、视频传输和交互功能，达到即时且互动的沟通，以实现会议目的的行为。

13. 远程预约（remote booking）

通过远程会诊系统远程预约功能，基层医疗机构的工作人员向上级医疗机构专家库成员提出预约申请，上级医疗机构处理预约申请，确定会诊时间。

14. 双向转诊（the two-way referral）

双向转诊是指医务人员根据患者病情治疗的需要，在上级和下级医疗机构之间实现转院的过程。基层医疗机构不具备患者病情治疗所需的技术和设备时，可以通过远程医疗信息会诊系统向上级医疗机构提出转院申请；上级医疗机构根据患者病情的治疗进展，认为无需在上级医疗机构继续治疗，可以将患者转到患者所在基层医疗机构继续治疗。

13.1.2　远程医疗的内涵

远程医疗突破了医疗活动的空间限制，总体而言，涵盖了以下五个方面的内容：

（1）远程诊疗：远程诊断、远程会诊、远程手术、远程护理等。

（2）保健咨询：远程保健、远程健康咨询。

（3）医疗教育：远程医疗教育、远程医疗学术交流、远程技能培训。

（4）数据共享：远程医疗数据交流、远程卫生信息交互。

（5）内涵丰富：随着物联网、云计算等技术的发展，远程医学专家通过“云端”接收患者资料，实现异地患者病情诊断，帮助分析病情并指导手术，不断丰富着远程医疗的内涵。

13.1.3 远程医疗的目的

远程医疗减少了患者接受医疗的空间障碍，地理上的隔绝不再是医疗上不可克服的障碍。总体上，远程医疗可以实现如下目的：

（1）拓宽医疗服务范围，减少医疗卫生资源差异造成的医疗水平不平衡，提高了偏远地区医疗质量及医疗服务水平。

（2）远程医疗可以极大地缩短医生出诊和患者去医院就诊所需的时间，降低了费用。

（3）对特殊患者（精神病患者、监狱囚犯、传染病患者）或医疗专家不易到达的特殊场合（宇宙飞船、极地和远洋等），远程医疗具有不可替代的作用。

（4）远程医疗在灾难发生和意外伤害时能够提供及时诊断和治疗，为抢救生命争取时间，如地质灾害现场救援、战争中受伤战士的抢救、流行病扩散的预防等。

（5）医生突破地理范围的限制，共享患者的病历和诊断照片，有利于临床研究的发展。对于偏远地区的医务人员，远程医疗能够提供更好的医学教育。

13.1.4 远程医疗的发展历程

远程医疗萌芽于19世纪，20世纪获得较大发展，现在逐渐成熟，总体上经历了四个发展阶段。

1. 萌芽阶段

通过电报、电话等传输文字和语音信息，为异地患者提供远程医疗咨询。

2. 模拟可视阶段

采用模拟电子技术实现信息获取、传输及重现。

3. 数字可视阶段

将图像、视频、音频信息等准数字化数据，经公共电话网、综合服务数字网、卫星通信网等数字化线路传输，进行远程医疗服务。

4. 集成多媒体阶段

对医院信息系统、电子病历、医学影像存储和传输系统、放射科管理系统等信息进行系统整合，远程医疗进入集成发展阶段。

13.2　远程医疗系统的组成与功能

远程医疗是多方参与的交互式开放系统，涉及医院、医师、患者及服务网络等，其功能包括基本的功能（如远程会诊、双向转诊及远程影像诊断）、高端服务功能（如远程监护、远程病理诊断及远程示教）和数据管理功能。

13.2.1　远程医疗系统的组成

远程医疗是一个开放的分布式系统，利用多媒体通信技术为远程多点患者提供医疗服务，将涉及医疗健康的各种信息，包括文字、影像、声音、数据等，采用数字传输方式，将其提供给医疗专家，实现异地医患信息交流，完成诊断、治疗与护理等医疗活动。远程医疗系统由以下三部分组成：

（1）远程医疗服务邀请方，一般是诊断和治疗能力较弱的小型医疗机构。医生在患者的同意下，提出远程医疗申请，将患者资料上传至远程会诊中心。随着网络技术及生命电子监护技术的发展，医生和病人能够直接与远程会诊中心交互。

（2）远程医疗服务受邀方。医疗服务源所在地，一般称为会诊中心。远程医疗服务受邀方包括具有丰富医疗资源的机构和医疗专家。

（3）通信系统。包括通信网络，如电话网、因特网、无线通信网和卫星通信网等，以及实现双向交互的多媒体设备。

医疗服务邀请方完成医疗信息的获取。信息获取是指图像、视频、音频、生理信息、病理信息等通过模拟 / 数字信号转换成计算机可以识别、保存、传输的数据。文字信息可以直接录入计算机。图像信息包括静态图像与动态图像。动态图像的空间分辨率决定图像质量，时间分辨率决定传输速度，一般不应低于 25 帧 / 秒，否则图像输出不稳定。对于医疗设备采集的静态数字图像，可以直接传输。模拟图像或纸质文件可以通过数码相机、扫描仪数字化后再处理。对于远程监护、远程中医等应用，对病人的生理信息、病理信息，如脉搏、心率、血糖等，需要通过各种电子学设备采集并传输。

通过通信系统，医疗服务申请方上传需要远程诊断的信息。信息传输是将数字化信息通过通信介质或计算机网络传送到终端计算机。信息传输速度与通信或网络带宽密切相关。远程医疗系统需要根据实际需要，根据信息和网络的吞吐能力，选择合适的带宽。数字压缩技术可以减少传输的信息量。数据压缩分为有损压缩与无损压缩，医学影像数据量大，压缩以不影响图像质量为原则。对于诊断用图像，为了保证诊断的准确性，应该采用无损压缩。静态图像通常采用 JPEG（join photography expert group）压缩格式，而动态图像压缩通常采用 MPEG（moving picture expert group）格式。

医疗服务受邀方接受通信系统传输的医疗信息，并在会诊中心显示。信息显示是指被传输的数字化信息到达终端计算机后，将信息还原并显示在显示器上。用于诊断的医学图像质量与显示器的性能密切相关，性能较差或设置不正确都可能影响视觉效果，进而影响专家对疾病的诊断。在远程医疗前，应调整显示器的色调、亮度和对比度，达到医学图像诊断的要求。在实际应用中，可以根据需要采取监视器、投影机、电视机 / 墙等显示实时图像。通过画中画方式，同时显示远端与本端场景。

13.2.2 远程医疗信息系统的功能

远程医疗信息系统是在统一的数据中心基础上构建的应用服务系统，其应用服务功能包括远程会诊、远程预约、双向转诊、远程专科诊断、远程监护和远程手术示教等功能，其数据中心基本功能包括医疗单位管理、专家资源库管理、患者资料管理、用户管理、费用管理以及数据字典管理等服务，可以通过接口与临床信息系统、医院信息系统、医院检验系统、放射信息系统和基层卫生服务系统等进行信息共享，整个功能架构如图 13-1 所示。

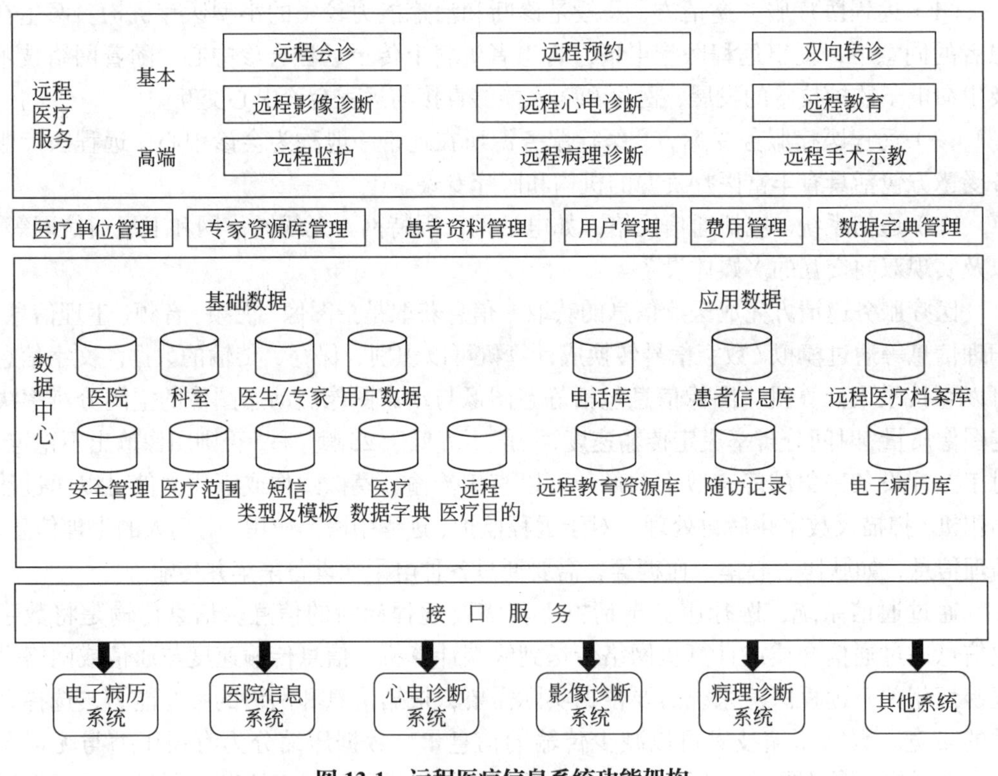

图 13-1　远程医疗信息系统功能架构

1. 远程医疗的基本功能

1）远程会诊

适用于基层医务人员或医疗机构向上级医务人员或医疗机构提出的会诊请求，专科医院和综合性医院之间提出的相互会诊请求。

其基本功能包括：

（1）会诊申请：会诊申请单的填写、会诊申请提交与修改、专家库信息查询、患者病历资料提交与查询、会诊申请的查询、会诊报告的查询等；

（2）会诊管理：会诊流程管理、病历资料管理、会诊报告浏览、随访管理等；

（3）专家会诊：病历资料浏览（医学影像、心电图、病理图片等），会诊报告编写、修改与发布，会诊报告模板管理，会诊服务评价等。

2）远程预约

适用于基层医院完成预约挂号、预约检查等操作；支持上级医院完成相关申请受理及信息反馈。

其基本功能包括：

（1）预约机构和排班表的管理：对远程预约的医疗机构进行管理登记，建立远程预约协议；

（2）预约申请：预约申请单的填写、排班表查询和号源选择、预约申请提交与修改、患者病历资料的提交、预约单的浏览和打印等；

（3）预约管理：预约过程管理、预约过程提醒、预约记录查询、预约流程管理、病例资料管理等。

3）双向转诊

适用于医疗卫生服务机构对转入、转出患者的管理。

其基本功能包括：

（1）转诊定点机构管理：对各类疾病的转诊医疗机构进行登记管理，建立转诊协议。

（2）转诊申请：响应全科诊疗、其他服务组件或系统模块的转诊请求，向定点转诊机构提出转诊申请。具备转诊申请单填写、转诊申请的提交与修改、接诊机构查询、转诊申请的查询等功能。

（3）转诊管理：分为送转管理和接诊管理，支持送转方进行取消送转、打印转诊单、重新转出操作；支持接诊方进行接诊或拒绝接诊操作。具备转诊过程管理、病例资料管理、转诊过程提醒、转诊记录查询等功能。

（4）自动转诊：出院病人信息可从医院的信息管理系统中自动获取；根据转诊记录信息自动转回原送转机构，或根据病人地址信息转回该病人被管辖的社区医疗机构。

（5）随访功能：包括随访记录和随访计划、随访记录查询和随访提醒等。通过双向转诊，社区卫生服务机构能实时知晓所辖地区内的所有出院病人信息，并进行主动随访与院后管理，指导病人用药和康复，引导病人就地复查复诊，控制病情复发。

4）远程影像诊断

适用于基层医务人员或医疗机构向上级医务人员或医疗机构提出的远程影像诊断申请，以及区域内多家医疗机构联网组成的影像中心，对影像的集中存储和管理。

其基本功能包括：

（1）权限管理：要求对多家医院的用户权限进行严格多级设置管理；支持对多个医

院的权限进行授权分配；支持对医院的不同影像检查的报告诊断与浏览等权限的分配；支持对不同影像检查的书写、审核、修订及浏览等权限的分配，所有密码必须加密保存和传输；报告诊断和浏览。

（2）集中存储：所有接入医院的患者检查信息、检查申请单信息、相应的检查证据文本等集中存储到区域检查数据仓库，进行统一调阅、统一管理，实现检查数据共享。支持患者基本信息与检查信息的采集录入、病历类型归档、备注功能，支持灵活多样的检索方式，支持病理自动追踪与病理诊断报告查阅，支持上传与调阅扫描申请单或电子申请单等。

（3）集中质控（质量控制）：建立影像读片资料库；建立各医院的阅片质量追踪数据库；统一的传染病统计和报卡服务。应实现的基本功能包括：影像质量统计、技师评片、集体评片、报告书写质量统计、技师的影像总体质量统计、诊断报告诊断质量统计、疾病智能报卡与统计等。

（4）病例学习：为医师提供一个学习提高的平台，特别是一些进修医师与实习生，可以对其关心的报告进行查询浏览，并可以对比学习与收藏。

5）远程心电诊断

适用于基层医务人员或医疗机构向上级医务人员或医疗机构提出远程心电诊断申请。

其基本功能包括：

（1）登记：接受患者的预约登记和检查登记，以及对患者检查信息的登记，申请单扫描和简单查询统计（如患者列表、个人工作量、检查人次和收费金额等），并分发患者的检查报告。具备为病人分配预约时间、查询指定时间段内的预约、登记列表、扫描和拍摄纸介质申请单、与 HIS 系统无缝对接等功能。

（2）采集：采用数字心电图接口技术，将心电图机数据转换成标准通用心电图数据，发送到心电中心服务器，支持全院医生网络浏览。支持心电图采集、存储、回放与传输功能。

（3）分析、诊断：专业心电医生对心电设备采集的数据进行专业分析、诊断。具备心电检查数据到达即时提醒、心电图分析、报告编写和打印、病历管理等功能。

（4）心电管理：主要是区域心电信息系统的人员管理和基础数据字典的管理。

（5）报告浏览：给临床医生提供浏览心电图报告及心电波形的工具。可将医生端浏览工作站嵌入门诊医生工作站、住院医生工作站和电子病历系统中去，支持医生端浏览工作站进行在线波形分析、处理、测量。

6）远程教育

适用于医院、专家通过音视频和课件等方式为基层医生提供业务培训、教学、病案讨论以及技术支持。

其基本功能包括：

（1）课程查询：具备课程视频查询、视频点播、实时培训及课件同步等功能；

（2）课程学习：具备课程学习计划制作、课程培训记录、学习进度查询等功能；

（3）课程管理：具备视频管理、课件管理、视频共享等功能；

（4）学分管理：具备申请学分、学分证打印等功能。

2. 高端远程医疗服务

1）远程监护

远程监护申请经会诊中心同意后，通过远程医疗信息系统，基层医院的危重患者在病床上实时接受远程专家的监护服务，支持床边呼吸机、监护仪等生命体征数据的实时采集和传输，实现对患者病情24小时不间断的连续、动态观察。远程监护是远程医学的重要组成部分。远程监护是在远程会诊基础上，在专家方和申请方之间开展的持续3天以上监护、交班、治疗等医疗活动。

其基本功能包括：

（1）具备实时采集、传输床边呼吸机、监护仪等生命体征参数的功能，对患者进行持续动态监护；

（2）具备24小时不间断的连续动态观察功能，向专家方提供患者实时持续的监护数据（心率、血压等），并对异常情况进行预警；

（3）具备生命体征参数的存储、管理等功能，也包括数据记录、管理、查询、统计功能；

（4）具备开患者床边视频会议的功能；

（5）具备专家远程实时控制视频云台的功能，能对患者进行多角度观察，可快速切换画面；

（6）申请方可以进行远程会诊、查房、病例讨论等医疗行为；

2）远程病理诊断

基层医疗卫生机构由于设备条件落后或不具备相关技术，可以通过远程医疗信息系统向上级医疗机构提出远程病理诊断请求，上级医疗专家根据申请内容和申请医生提供的病理资料进行会诊，并给出会诊意见，对下级医疗卫生机构给予技术支持。

其基本功能包括：

（1）具备病理切片数字化扫描功能，将病理切片转换成数字切片；

（2）具备虚拟数字切片的放大、缩小、标记等后处理功能；

（3）具备病理图文报告的书写、发布、保存以及记录查询等功能；

（4）具备患者信息上传、报告下载等功能。

3）远程手术示教

通过远程医疗信息系统的远程会诊技术和视频技术，对临床诊断或者手术现场的画面影像进行全程实时记录和远程传输，使之用于远程教学、远程观摩、远程诊断等。

其基本功能包括：

（1）具备一个手术室可以支持多个远程教室同时观看手术过程的功能；

（2）具备医学专家可以在局域网任意点连接同一个手术室或多个手术室，进行手术指导和讨论的功能；

（3）具备对手术影像和场景视频进行全程的实时记录功能；

（4）具备对手术过程进行静态拍照和动态录像的功能；

（5）具备存储、回放和管理手术过程高质量音频和视频等功能；
（6）具备手术实况音频和视频信息实时直播、刻录的功能；
（7）具备手术室人员与医学专家实时交互的音频和视频通话的功能；
（8）具备术野图像监看高清电视或LED电视的功能；
（9）具备术野摄像机远程微控功能；
（10）具备术野摄像机和手术室内其他摄像机远程控制功能。

3. 数据管理

数据管理包括基础数据和应用数据管理，是对各级医疗机构、医务人员以及患者信息资源进行统一管理，并与其他各个功能子系统对接，实现基础数据和应用数据的存储、交换、更新、共享以及备份等功能，实现远程医疗服务。

其基本功能包括：

1）医疗卫生机构数据管理

建立远程医疗信息系统的医疗卫生机构信息库，其基本功能包括：
（1）具备医疗卫生机构的注册功能；
（2）具备医疗卫生机构的信息浏览功能；
（3）具备医疗卫生机构的信息删除功能；
（4）具备医疗卫生机构等级管理功能；
（5）具备医疗卫生机构类型管理功能。

2）科室数据管理

建立远程医疗信息系统的科室信息库，其基本功能包括：
（1）具备科室的注册功能；
（2）具备科室的信息浏览功能；
（3）具备科室关联功能；
（4）具备医院学科管理功能；
（5）具备重点科室类型管理功能。

3）专家数据管理

建立远程医疗信息系统的医院信息库，其基本功能包括：
（1）具备专家的注册功能；
（2）具备专家的信息列表浏览功能；
（3）具备专家资料的管理功能；
（4）具备专家临床职称的管理功能；
（5）具备专家教学职称的管理功能；
（6）具备专家其他职称的管理功能；
（7）具备专家学历的管理功能；
（8）具备专家证件的管理功能。

4）病历数据采集

采集患者病历信息，其基本功能包括：
（1）模拟信号处理：患者的胶片及纸质病历、化验单、图文报告等通过扫描方式实现数字化；支持扫描文件的传输、存储和阅读；支持病历资料的手工录入。

（2）数字信号处理：支持借助 DICOM 网关从具有 DICOM3 接口的影像设备获取患者的影像资料，支持从 PACS 图文工作站导入 DICOM3 影像。支持与电子健康档案、电子病历、数据中心等系统间互联互通。有条件的医院可以根据有关电子病历的标准规范，导出患者病历信息，远程会诊系统支持导出信息的导入、传输、存储和阅读功能。

（3）实时生命体征信号的处理：支持床边呼吸机、监护仪等生命体征数据的实时采集与传输，实现对患者进行 24 小时不间断的连续、动态观察。

5）随访数据服务

会诊中心根据会诊记录定期进行随访，以提高会诊质量，其基本功能应包括：

（1）具备随访类型管理功能；

（2）具备随访方式管理功能。

6）统计分析

通过数据管理可以对日常数据进行报表统计和查询，其基本功能应包括：

（1）远程会诊申请、患者病历、专家信息、意见与随访记录的查询功能和会诊数量、专家工作量的统计功能；

（2）远程预约情况以及响应其他服务组件、功能模块的查询统计功能；

（3）双向转诊信息的查询、调阅、使用与送接诊数据的统计功能，以及响应其他服务组件、功能模块要求的查询统计功能；

（4）具备向各医疗机构和管理人员提供影像资料、患者病历、影像会诊情况的查询统计功能；

（5）具备向各医疗机构和管理人员提供心电资料、患者病历、心电会诊情况以及阳性率、检查费用、会诊工作量的查询统计功能；

（6）具备远程教育不同类型视频、视频名称模糊搜索以及个人培训视频记录的查询功能和视频类型、点播次数及系统课程的统计功能。

7）财务管理

财务管理模块具备以下基本功能：

（1）具备收款通知与确认管理功能；

（2）具备医院对账单管理功能；

（3）具备专家费用支出签收单据管理功能；

（4）具备根据不同省市级别设置收费标准功能；

（5）具备费用结算清单管理功能，包括医院费用、申请医生费用、会诊专家费用计算等；

（6）具备申请医生、专家费用和运营费用比例设置功能；

（7）具备制作费用统计报表功能，包括省份、地级市、县区级和医院级别的统计功能；

（8）具备制作收款和支付费用的月度、年度报表功能，包括省份、地级市、县区级和医院级别的年度统计功能。

8）功能协作与数据交互

（1）具备与电子病历、医院信息系统、区域卫生信息系统、视频会议系统等其他医疗信息化系统协作完成患者病历资料、远程会诊结果、转诊预约、影像心电资料、视频调用浏览的相互查询、记录和使用等功能。

（2）通过与医院信息系统、电子病历、视频会议系统、医保系统、区域卫生信息平台等系统的接口，实现其数据交互。接口功能包括：病历资料获取、会诊结果导入、预约申请登记、预约结果反馈、转诊申请登记、转诊接收、视频点播、信息浏览等。

13.3 远程医疗的组织管理

远程医疗指发生在不同地理位置上的不同医疗机构之间的医疗活动，医疗机构及医师资质需要有关管理部门认证，远程医疗流程具有严格的规范。

13.3.1 远程医疗机构管理

在《远程医疗服务管理办法（试行）（征求意见稿）》中，明文规定远程医疗的资格申请与审核，如“第六条 任何单位、机构和个人未取得医疗机构执业许可证不得提供远程医疗服务。”和“第八条 医疗机构之间开展远程医疗服务合作，应当签订远程医疗服务合作协议，明确双方权利义务，保障双方权益。”对一般远程医疗服务提出硬件要求：“有与开展远程医疗服务相适应的设备、设施和其他辅助条件；远程医疗服务系统能够满足图像、声音、图片、文字以及诊疗所需其他医疗信息的实时传输，图像清晰、数据准确。”规定了管理机构，“卫生部负责全国远程医疗服务的监督管理工作，县级以上地方卫生行政部门负责本辖区内医疗机构远程医疗服务的监督管理工作。”同时规定了医疗机构被卫生行政管理部门责令停止远程医疗服务的情形。

13.3.2 远程医疗专家管理

远程医疗服务受邀方为了组织高质量的远程会诊，需要广泛搜集大中型医疗机构的专家资源，建立远程医疗会诊专家库。参加远程会诊的专家必须具有高级技术职称，经推荐和资格审查后，方可进入专家库。

13.3.3 远程医疗会诊流程管理

医疗机构在远程医疗服务过程中应严格遵守相关法律、法规和规章的规定；定期检测、维护远程医疗服务仪器设备，确保远程医疗服务系统处于正常运行状态，满足远程医疗服务需要，确保医疗质量和安全。

1. 会诊申请与接收

邀请远程医疗服务的医疗机构（以下称邀请方）应根据患者的病情和意愿组织远程医疗服务。邀请方医师应当向患者说明远程医疗服务内容、费用等情况，并征得患者书面同意，签署远程医疗服务知情同意书。不宜向患者说明病情的，应征得其监护人或近亲属书面同意。

邀请方应以传真或其他方式向被邀请医疗机构（以下称受邀方）发出加盖本机构公章的书面邀请函，原件自行保存归档。书面邀请函至少应当包括以下内容：邀请事由、目的、时间安排等；患者相关病历摘要；拟邀请医师的专业及技术职称任职资格；其他远程医疗服务所需资料。

受邀方接到远程医疗服务书面邀请函后，应当及时告知邀请方并做好准备工作；对不接受邀请的，应当及时告知邀请方并说明理由。

2. 会诊安排与实施

受邀方应当安排具有相应专业技术职称及技术水平、资质的医师为患者提供远程医疗服务；邀请方应当根据会诊需要配备相应人员、仪器、设备等；双方应当保障远程医疗服务所需通讯、网络畅通，仪器、设备完好；受邀方应当根据患者的病情，完成相应的远程会诊工作；邀请方应当配合做好会诊组织工作。

3. 会诊后处理

完成一般远程医疗服务活动后，受邀方应当及时将会诊意见告知邀请方，并出具由相关医师签名的书面会诊报告，报告原件由受邀方保存归档。双方医疗机构应按照《医疗机构病历管理规定》妥善保管远程医疗服务相关病历资料，包括远程医疗服务邀请函、会诊报告、录音录像资料等。邀请方医师应在病历中详细记录远程医疗服务的相关情况。

13.3.4　远程医疗的隐私保护

在远程医疗服务中，相关各方应该遵守《执业医师法》《医疗机构管理条例》《护士条例》等有关法律、法规和规章，确保医疗质量和安全，维护患者合法权益，保护患者隐私。

13.4　远程医疗应用

多媒体技术、网络技术和通信技术使远程医疗迅速发展，在日常保健、自然灾难和突发公共卫生事件中得到普遍应用，发挥着越来越重要的作用。

13.4.1　远程医学诊断

远程医学诊断是指利用计算机网络技术、多媒体技术、通信技术及现代医学新技术，将小医院或家庭与大型医院（医学会诊中心）连接起来，将远程患者的医学影像、检查和检验结果经网络传输给会诊中心，由医学中心转发给相关专家或组织多部门专家会诊，由这些专家对患者资料、医学图像和相关数据进行分析，做出诊断。远程诊断可以采用同步交互方式，需要较高的带宽以支持实时交互图像传输，一般用于需要对伤者实施紧急救助的情况，例如灾难发生时或战争中对受伤士兵的诊断治疗；异步式远程诊断运作的核心是会诊中心，将资料上传到会诊中心，然后转交给相关专家，通常用于非紧急救助，如偏远地区慢性病的诊断。在不同临床学科，远程医学诊断获得各自应用。

远程放射学是指直接用远程放射系统来读取 CT、磁共振、DR 等医学成像设备输出的图像，不需重读原始图片，也可以通过音频和视频传输，实时将专家的诊断意见反馈给另一方。远程放射系统还可用来在晚间或周末服务，或填补实际工作中计划内的或意外的空余时间。

远程病理学是指为了诊断、会诊、研究和教育的需要，借助交互式远程病理学系统对静态病理图像或动态病理图像进行实时传输，通过显微镜上的摄像机实现对远程观察病理组织切片图像的拍摄。远程病理学的目标是：为缺乏病理学医师的医院提供诊断服务；为非病理学专业请求会诊专家提供直接服务；为病理学专业请求会诊专家提供第二诊断意见；为医生参加远程病理学讨论、教育和实践提供机会。病理诊断具有特殊性，远程会诊可以充分利用专家的丰富经验和知识，对疑难切片进行会诊和指导，提高中小医院的病理诊断水平，弥补非专科医院的病理医师经验的不足，对于缓解医疗资源不平衡，提高各种病理诊断的准确率具有积极意义。

远程皮肤病学是指远程获取和传输患者的皮肤图像，在原理上与远程病理学类似。

远程心脏病学是指利用远程医疗传输心脏图像，或利用 B 超输出视频序列动态心动图，由远程专家实时观察，指导放置超声传感器，并做出诊断。

远程内镜学是指医生远程操控内镜观察感兴趣区域，实时观察视频图像，并做出或提出诊断意见。

13.4.2 远程医学治疗

远程医学治疗是运用远程控制技术和虚拟现实技术，由远程医疗中心的医学专家通过遥控远端医疗设备对异地患者进行治疗。主要方式有两种：

1. 远程出席（telepresent）

远端现场的医护人员佩戴特殊头盔，上面安装有摄像头、麦克风、耳机和微型屏幕。远程医疗中心的专家通过网络传输，看到当地医生现场对患者的检查，实现与远程医护人员的交流，并指导当地医生正在进行的检查。

2. 远程手术（telesurgery）

运用遥感和机器人技术，医学专家直接观察手术现场，控制远程机器人或机器手动作，对远程患者进行手术。

13.4.3 远程监护

患者监护可以定义为对患者及其生理功能和生命支持设备的功能进行重复或连续

的观察或测量，目的是指导管理决策，包括何时进行治疗干预，以及对这些干预方法的评估。远程监护是通过通信网络将远端患者的生理信号，如心率、心律、呼吸频率、血压、血氧饱和度、血糖、胆固醇等传输到监护中心进行分析，并给出诊断意见。监护对象可以居家、旅行或在社区诊所；监测既可以由患者自行完成，也可由医护人员完成；监测结果既可以在本地存储，离线传输，也可以实时传输，并与远程专家进行讨论。远程监护有助于病情恶化的早期预报，当患者疾病突然恶化时向监护中心报警，以获得及时救助。远程监护包括医院内重症远程监护和家庭远程监护。

医院内重症远程监护主要用于重症监护病房、新生儿监护室、冠心病监护病房等。家庭监护主要面向慢性病患者（高血压、糖尿病、肥胖症患者等），依靠技术维持生命的人（事故致残人员、先天性疾病患者等），绝症晚期患者，特殊的健康人群（新生儿、孕妇等）以及正常人群的健康管理。

13.5　远程医疗发展趋势

远程医疗具有如下发展趋势：

1）虚拟医院

远程医疗把医院医疗方式外延到社区和家庭，革新了传统医疗和保健模式。

2）个人健康档案

应用无线技术、物联网、云计算等建立个人终生健康和医疗记录，并可在接入网络服务的地方随时调取，从而实现个性化医疗服务。

3）大规模远程医疗网络

国家中长期科技发展规划（2006—2020）提出“疾病防治重心前移，坚持预防为主，促进健康和防治疾病相结合”。建成大规模远程医疗网络将有利于优化医疗卫生资源配置，促进资源有效利用，满足城乡居民基本医疗和公共卫生服务需求，实现常见病和多发病的监控、预防、诊疗和康复。

4）国际远程医疗网络兴起

目前，我国有些医院已经与国外医院建立起远程医疗服务网，随着中国经济的发展和人民生活水平的不断提高，跨国远程医疗将获得较快发展。

13.6　案例：远程医疗助力抗击新冠肺炎疫情

2020年初，新型冠状病毒肺炎（简称新冠肺炎）疫情在湖北省武汉市大规模爆发。面对突如其来的严重疫情，党中央统揽全局，果断决策；广大医务人员以白衣为甲，逆行出征，舍生忘死，挽救生命。在全国人民支援湖北抗击疫情期间，远程医疗发挥了独特的优势。

2020 年 2 月 27 日下午，国家远程医疗项目在武汉雷神山医院正式启动，联合武汉、北京、上海、广州四地专家，开展首次新冠肺炎疫情救治的多学科远程会诊（multi-disciplinary treatment，MDT）（图 13-2）。复旦大学附属中山医院、中山大学第一附属医院、湖北雷神山医院等医疗专家组成员就危重患者病情和临床救治方案进行了细致的远程讨论。

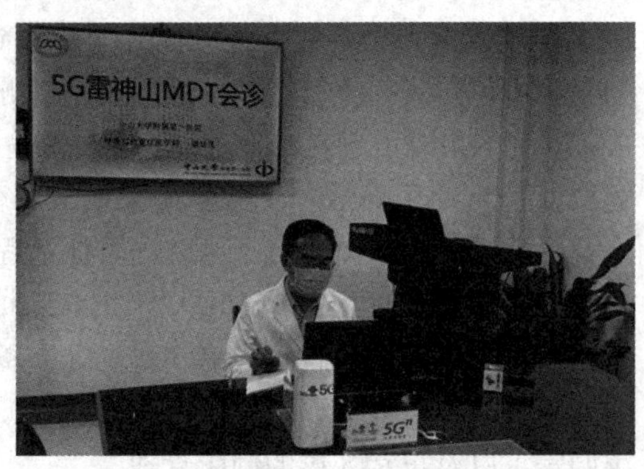

图 13-2　多学科远程会诊

四川大学华西医院援助武汉医疗队对新冠肺炎危重患者进行了 5G 远程会诊。华西医院的 5G 远程会诊中心大屏幕被切分成三部分：两侧屏幕实时传输前方与后方的医护人员影像，中间屏幕占比最大，用于显示患者的各种数据。远程会诊的 6 名病人皆是华西医院援助武汉医疗队在武汉期间收治的具有典型临床特点的危重病例，通过远程多方多地的讨论，优化了治疗方案，提高了救治效果。

随着 5G 落地和云计算、AI 技术的不断完善，远程医疗的应用领域不断扩展。实践证明，远程医疗新技术不仅能在最大程度上、最短时间内解决医学资源不足和分配不均的问题，也能够快捷、高效地应对突发的公共卫生事件。

本章小结

远程医疗是实现跨地理空间限制的医疗诊治活动，对于解决医疗资源分配不平衡，提高偏远地区医疗诊治水平具有重要意义。远程医疗在健康咨询、疾病诊断、手术治疗、病人监护等各方面都得到应用。随着互联网、5G 通信技术的不断发展和物联网、云计算、生命电子学等技术的广泛应用，远程医疗的服务水平不断提高，将覆盖更加广阔的范围。

思考题

1. 远程医疗的含义是什么？
2. 简述远程医疗的基本流程。
3. 在深空、远洋和极地探测过程中，远程医疗需要加强哪些技术？

（李建华）

第14章

电子病历智能分析

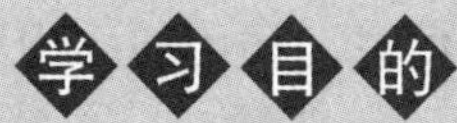

1. 熟练掌握病历、电子病历的概念，了解电子病历的优势。
2. 熟练掌握电子病历的功能与内容，了解电子病历的集成。
3. 掌握电子病历的设计与实现，了解中医电子病历。
4. 熟悉自然语言处理相关理论、模型和方法。
5. 掌握基于自然语言处理的电子病历智能分析方法。

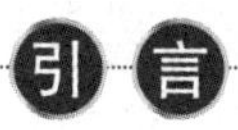

病历是患者在医院诊断、治病全过程的原始记录，是医院重要的档案数据。随着计算机技术的快速发展、互联网的广泛应用、廉价的海量存储器和处理器的广泛出现，医院信息系统的使用范围与规模不断扩大，以患者信息为中心的数据处理模式成为当今计算机科学和医学领域的主要研究课题，作为其中关键技术之一的电子病历技术已成为当前医学信息界科研人员和计算机应用开发人员的研究热点与重点。

14.1 电子病历概述

电子病历（electronic medical record，EMR）是现代医疗机构开展优质高效临床诊疗、医疗管理和科学研究工作所必需的核心临床信息资源，也是国民健康档案的主要信息来源。电子病历能够实现临床信息和医疗机构互联互通、协同服务，对医疗过程进行监管，提高医疗救治水平与应急指挥能力。本节首先介绍传统病历的概念；其次介绍电子病历的概念及其优势与挑战。

14.1.1 病历的概念

病历（medical record）是记录患者疾病和健康状况的档案，是患者在医院诊断、治疗全过程的原始记录。一般包含有首页、病程记录、检验和检查结果，还有医嘱、手术记录、处置记录和护理记录等有关患者治病的全部信息，经过归纳、分析、整理，记录于病历。此外，作为一种法律文件，病历还被用作医疗纠纷处理和医疗费用补偿的依据。病历不仅对患者的治病过程及查询很重要，而且在医疗、护理、医学技术、药学、器材、供应保障和统计管理等各个部门之间起到重要的传递信息和媒介作用，在医疗科研、教学和临床工作中起到提供数据和决策依据的重要作用。

病历是对患者的健康和疾病状况的记录，通常病历中的记录是由医师或护士记载的，包含与疾病过程有关的临床发现、诊断、检验结果和治疗信息。病历的作用和意义如下所述：

1. 对于患者

病历记录患者疾病的发生、发展、变化、判断、治疗和转归的全过程，是患者个人的健康档案，涉及患者的健康状况、民事权利、个人隐私等内容。

2. 对于医护人员

病历是对患者的诊断、治疗等医疗行为的详细记录，反映医院医疗工作的实际情况、医务人员的工作责任心，通过病历可判断医院及医务人员的技术水平等。

3. 在医疗方面

病历是医务人员正确诊断和决定治疗方案不可缺少的重要依据。现代医疗活动往往涉及多方面的医疗过程，具有很强的群体参与性，没有准确明了的记录、翔实的临床检查结果及处理方法，其他医务人员很难参与患者的诊治过程。

4. 在教学方面

一份内容完整的病历能够系统地反映某个患者病例的全貌，是临床教学中极具现实意义的教材，它的教育意义远远高于书本理论记载的相关内容。

5. 在科学研究方面

医学科学研究的目的是提高医学理论水平和寻求最佳的诊断及治疗方法。通过对大量的病历资料进行分析研究，可以得出普遍适用的医疗经验；这些经验推广于临床所产生的资料又记录在病历中，如此周而复始，从而促进临床医疗的发展。研究某些病例的特殊性，及一些少见病例和新发现病例的发生、发展过程，找出某些疾病的预防措施，降低其发病率，从而达到保障人民健康的目的。

6. 在医院管理方面

病历是重要的医院管理信息资料，反映了医护人员的医疗水平、服务质量等，是检查和监督医院工作、对医院进行科学管理的可靠依据；是制订各种计划，进行行政管理、医疗管理决策的参考；病历是医疗统计重要的原始资料，是医疗业务活动数量和质量统计的可靠依据。通过对各种指标进行统计，卫生行政部门可对医院工作进行评价和监督。

7. 在法律证据方面

（1）病历的基础属性决定了它在发生医疗争议时所起的原始证据作用，它是解决医疗争议、判断法律责任等事项不可缺少的法律依据。

（2）为处理意外伤害类事件，鉴定伤者受伤程度及身体恢复情况，提供不可缺少的依据。

（3）病历是决定公民民事权利的证据。公民出生、死亡的记录决定公民的民事权利。

（4）对某些患者，病历是判断其行为能力的一个重要依据。如是否承担自己的民事责任的能力、是否患精神病、有无家族遗传病等。

（5）病历记录是司法鉴定、劳动能力鉴定、保险公司赔付等不可缺少的依据。

8. 在医疗保险方面

病历中的医嘱、检查报告等是医院、基本医疗保险系统、商业保险公司计算医疗费用、支付保额的基本依据。

总之，病历既是临床实践工作的总结，又是探索疾病规律及处理医疗纠纷的法律依据，是国家的宝贵财富，病历研究已经成为医学界迫切需要完成的任务。

14.1.2 电子病历

电子病历是医学专用软件。医院通过电子病历以电子化方式记录患者就诊的信息，它包括首页、病程记录、检查和检验结果、医嘱、手术记录、护理记录等，其中既有结构化信息，也有非结构化的自由文本，还有图形、图像信息。电子病历涉及患者信息的采集、存储、传输、质量控制、统计和应用。电子病历在医疗中作为主要的信息源，可提供超越纸质病历的服务，能满足医疗、法律和管理需求。

2003 年，国际标准组织中负责卫生信息领域标准的技术委员会给广义的电子病历下了一个完整的定义：电子病历是指一个计算机可以处理，可安全存储和传输，并能被多个授权用户访问，覆盖过去、现在和将来与个体健康相关的信息库，它具备独立于应用系统的标准化模型，目的是支持连续、高效、高质量的综合医疗保健。

电子病历不是病历的简单电子化存储，而是医疗过程的全面信息化。良好的电子病历应该是以患者为中心的信息集成，是医院所有业务系统的有机融合，包括实验室信息系统（laboratory information system，LIS）、影像存储与传输系统（picture archiving and communication systems，PACS）及其他有关的系统。它完整地、集成地、动态地、智能地反映患者整个的医疗过程，而且包括患者全部的临床信息（数字、文字、图形、图像、检查、检验、诊断、治疗、健康体检记录、计划免疫记录），是对个人医疗信息及其相关处理过程的综合。电子病历还应该包括丰富的医学知识与联机服务，能够为医务人员提供及时准确和必需的信息，更好地服务于患者，服务于临床科学研究、医院的现代化管理、远程医疗会诊。电子病历如图 14-1 所示。

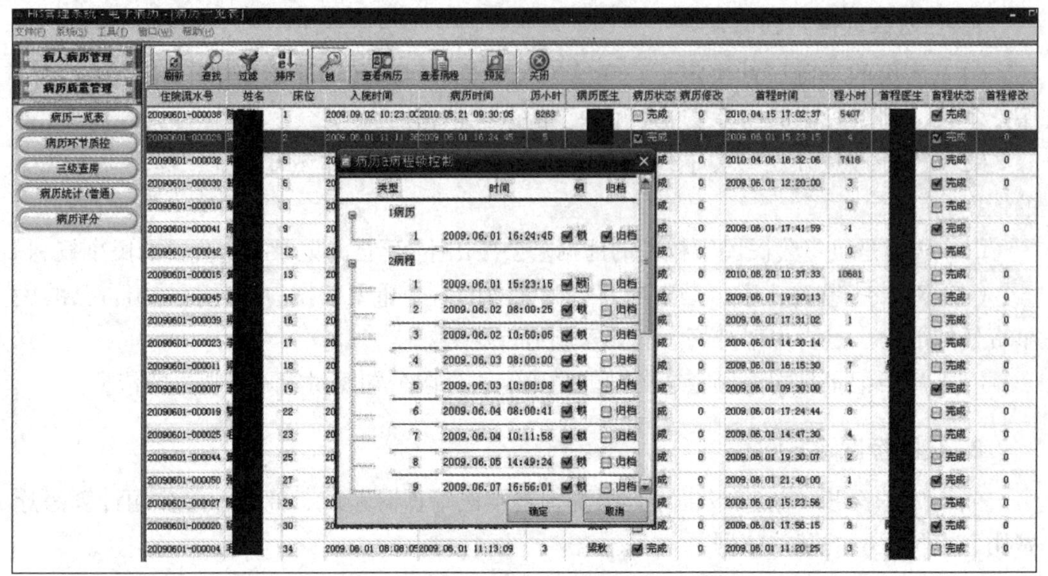

图 14-1　电子病历示例图

1. 电子病历的优势

（1）信息的易获取性：由于电子病历储存在医院信息系统中，所有能够访问医院信息系统的医护人员在经过许可后都可以获取患者的病历资料，不仅在医院，即使在医师家里，通过网络也可以获取病历资料，便于多科会诊，节省会诊医师等待阅读纸质病历的时间，提高了医师的工作效率。电子病历字迹清晰，克服了部分医师在纸质病历中书写不工整、字体难以辨认的缺点。

（2）信息的准确性：电子病历以印刷体替代了手写体记录，使得阅读更方便准确；以标准化的病历模型替代了手写的文本格式，内容更完整，组织更规范。由于是利用计算机将数据录入到标准化病历模型中，所以系统应用程序能够自动检测这些数据是否正确与完整，并对录入错误予以警示，例如检验结果超越参考范围的提示，要求补充疾病资料和诊断依据等。

（3）信息的多样性：计算机技术可以以不同的形式将所储存资料展示出来。因此，医师可以根据对某些临床资料的不同需求，通过图表、流程图等不同形式对病历资料进行浏览、回顾，观察数据的动态变化趋势，提高了资料的利用效率，而这在纸质病历上是无法做到的。

（4）信息的共享性：通过应用标准化的数据和信息交换协议，病历信息不仅可以使被授权的不同医师在同一时间共享，也可以被不同科室、部门共享，还可以被不同医院、不同地域的所有授权机构共享。在经过许可后，所有能够访问医院信息系统的医护人员都可以获取患者的病历资料，克服了纸质病历在同一时间和地点仅允许一人使用的缺点，提高医师的工作效率。

目前来说，电子病历的目标和意义并不在于要取代纸质病历。发展电子病历的主要目标是加速患者信息流通，使患者信息随时、随处能够共享，可以提供纸质病历无法提供的服务，从而起到提高工作效率和医疗质量的作用。电子病历应当包含纸张病历的所有信息。在存储记录方面，电子病历是病历信息的又一种记录方式和存储媒介；在信息传输方面，电子病历代替纸质媒介实现了病历信息的电子交换和电子采集；在服务功能方面，纸质病历是被动式的，而电子病历是主动式的。

电子病历和医院信息系统有密切的关系。患者信息来源于医院信息系统中的各个业务子系统，各个子系统一方面要完成自身业务的数据处理，另一方面要收集患者的医疗信息。脱离医院信息系统，也就不存在电子病历系统，但医院信息系统并不等同于电子病历系统。医院信息系统的每个子系统是以满足自身业务需求为主来处理患者信息的，因而收集到的患者信息是局部的、不完整的，而电子病历要求患者信息的记录和处理必须是原始和完整的，且是有机集成在一起的。因此，电子病历一方面对信息来源的医院信息系统提出了原始和完整性要求，另一方面电子病历系统需要将来源于不同业务系统（甚至不同平台）的患者信息集成到一起。由于电子病历对医院信息系统的依赖以及对医院信息系统的特定要求，研究电子病历有助于医院信息系统采用更为合理的功能结构，更好地促进医疗事业的发展。目前，我国电子病历系统在开发和应用中，仍然需要加强以下几方面技术的研究。

2. 开发与应用电子病历应注意的问题

（1）完善电子病历的模板设计：模板中所呈现的内容是某一特定的医学问题。模板会指引医师按照模板上所列出的项目填写或者选择数据，从而实现数据的结构化登录。模板总是由系统根据某一医学问题或症状生成的，多是静态的。用这种静态的模板搜集较为完整的数据是不可能的，因此必须设计动态的模板。这些动态模板提供可以调整的界面，只有那些与先前输入的数据相联系的项目才能显示在模板上。

（2）改进数据采集方法和设备：电子病历数据的录入问题是电子病历系统是否被医师真正接受的主要问题。由临床医师直接输入数据是最理想的数据录入方法，但临床医师的工作繁重，且大多数临床医师的计算机使用技术不熟练、文字录入速度慢，这些因素影响了临床医师直接录入临床资料的积极性。如何便捷、高效地进行计算机录入是需要研发人员认真研究的问题。

语音识别系统试图解决电子病历数据的录入问题，但语音识别系统必须经过一定时间的训练，需要熟悉医师的发音特点，医师必须按一定的速度和语调讲述需要输入的信息，语音识别系统在处理和识别数据时也很易出错，因此不是理想的数据输入工具。目前，国外已展开智能模板技术、五笔输入技术和语音识别技术综合应用的研究。

（3）优化系统用户界面：直观、高效和友好的用户界面是电子病历系统设计的重要内容。系统设计人员不仅应了解临床医师的信息需求，还应了解医师的工作流程，在设计界面时，根据这两方面的需求来设计信息的展示方式。如何将计算机强大的数据处理能力与人机互动技术最合理地匹配是电子病历界面设计中难度最大的问题。此外，在设计界面时还要考虑不同用户的不同信息需求，即将电子病历的使用人群分成不同的用户组，根据不同用户组的不同信息需求设计相应的界面。设计者必须尽量使人的认知与计算机完美结合，这样才能使界面既能使用户主观上感到满意，又能满足系统的功能需要。

（4）提高安全性、私密性和保密性：虽然电子病历系统的主要目的是提高病历资料的可获取性，允许有访问权限的医务人员共享病历资料，但保证病历信息的安全性（security）、私密性（private）和保密性（confidentiality）仍然非常重要。确保合法的使用人员能够方便地获取病历资料，同时防止未经许可和不相关人员接触病历资料。确保电子病历资料安全性和私密性的关键是控制病历资料访问权限和数据储存及传输过程中的加密措施。此外，电子病历系统的安全性还涉及系统的可靠性和资料备份。

（5）关注相关法律和社会问题：病历信息是公民的私有数据，也是社会关注的公共问题，我国对电子病历的立法还没有起步，电子病历证据的提取等关键性的专门法律尚未出台。

14.1.3 中医电子病历

中医（traditional Chinese medicine，TCM）作为中国特有的医疗技术手段，有着悠久的历史。中医病历又称医案、诊籍，是中医临床各科医师对具体患者进行辨证论治的文字记录，其中主要记录患者的生活习性、病情、诊断、治疗及预后等情况，也是保存、查核、考评乃至研究医师开展具体诊疗活动的档案资料。中医电子病历如图 14-2 所示。

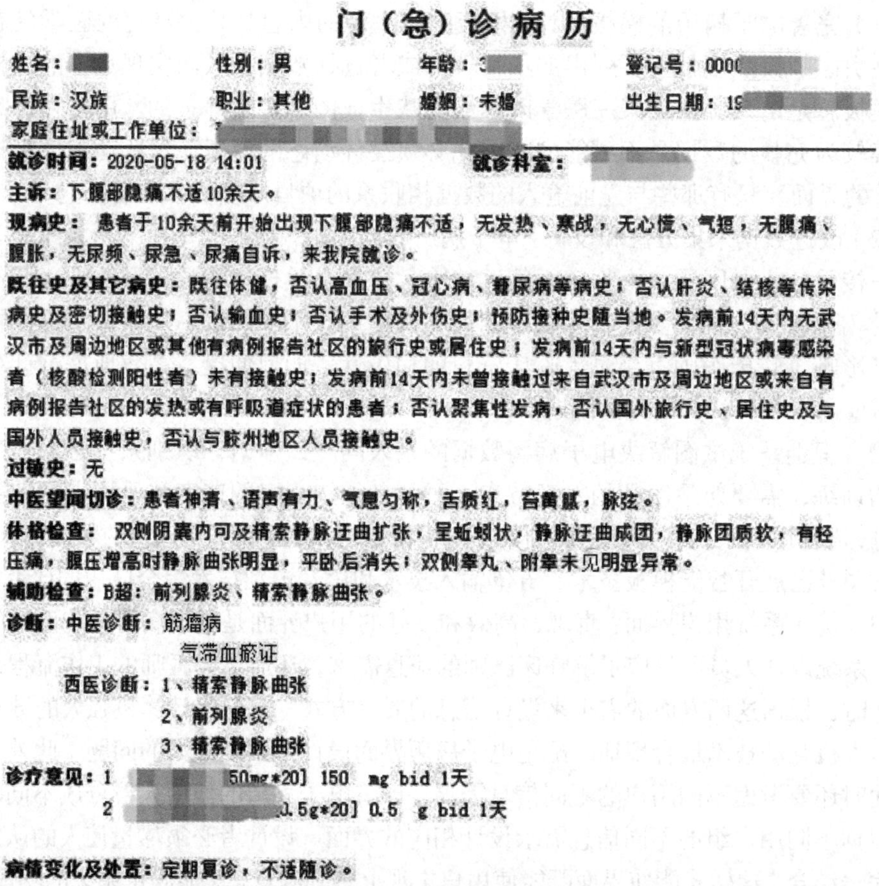

门（急）诊病历

姓名： **性别：男** **年龄：3** **登记号：000**

民族：汉族 **职业：其他** **婚姻：未婚** **出生日期：19**

家庭住址或工作单位：

就诊时间：2020-05-18 14:01 **就诊科室：**

主诉：下腹部隐痛不适10余天。

现病史：患者于10余天前开始出现下腹部隐痛不适，无发热、寒战，无心慌、气短，无腹痛、腹胀，无尿频、尿急、尿痛自诉，来我院就诊。

既往史及其它病史：既往体健，否认高血压、冠心病、糖尿病等病史；否认肝炎、结核等传染病史及密切接触史；否认输血史；否认手术及外伤史；预防接种史随当地。发病前14天内无武汉市及周边地区或其他有病例报告社区的旅行史或居住史；发病前14天内与新型冠状病毒感染者（核酸检测阳性者）未有接触史；发病前14天内未曾接触过来自武汉市及周边地区或来自有病例报告社区的发热或有呼吸道症状的患者；否认聚集性发病，否认国外旅行史、居住史及与国外人员接触史，否认与胶州地区人员接触史。

过敏史：无

中医望闻切诊：患者神清、语声有力、气息匀称，舌质红，苔黄腻，脉弦。

体格检查：双侧阴囊内可及精索静脉迂曲扩张，呈蚯蚓状，静脉迂曲成团，静脉团质软，有轻压痛，腹压增高时静脉曲张明显，平卧后消失；双侧睾丸、附睾未见明显异常。

辅助检查：B超：前列腺炎、精索静脉曲张。

诊断：中医诊断：筋瘤病

气滞血瘀证

西医诊断：1、精索静脉曲张

2、前列腺炎

3、精索静脉曲张

诊疗意见：1 50mg*20] 150 mg bid 1天

2 0.5g*20] 0.5 g bid 1天

病情变化及处置：定期复诊，不适随诊。

图 14-2 中医电子病历

中医病历历史悠久，源远流长，经历了漫长的发展过程。我国现存最早的比较完整的、有文字记载的病案是由西汉医学家淳于意创立的“诊籍”。《史记·扁鹊仓公列传》记载了 25 个病案，其中详细记载了患者的姓名、性别、住址、疾病、诊断、治疗、疗效及治愈后情况，包括内科、外科、妇产科、儿科、五官科等各科疾病，虽然形式尚不统一，所记项目尚不完善，但已具备了病案的雏形。自汉代以后，晋·葛洪所著的《肘后备急方》，隋·巢元方所著的《诸病源候论》，唐·孙思邈所著的《千金要方》《千金翼方》等医书中，都能见到一些病案记录。在金元之后，详细的病案开始大量出现。在明清时期，病案的收集和研究工作受到重视，出版了大量的病案专著。中华人民共和国成立后，政府高度重视病案的规范化工作，吸收国外的经验，逐步完善病案格式和内容。2002 年 8 月 23 日，卫生部、国家中医药管理局印发了《中医、中西医结合病历书写基本规范（试行）》，该规范自 2002 年 9 月 1 日起施行，它标志着我国中医病历走向了成熟。

中医电子病历（electronic medical record of traditional Chinese medicine），即在中医临床使用的符合中医临床记录特点和满足所有的医疗、法律和管理需求的计算机化的病历。同时，中医电子病历也是中医临床信息的采集系统、中医临床研究工作站建立的基础，也是中医现代化研究的基础与主要工具。中医电子病历的主要作用如下所述：

1. 提高中医临床医疗工作效率

中医电子病历为中医院医师、护士的日常工作提供了有力支持。方便的编辑工具、典型的病历模板极大地提高病历书写效率，将医师从繁重的中医医疗文书书写中解放出来了，把更多的时间留给患者，真正做到以患者为中心。计算机自动处理医嘱，同时也相应减少了护士不必要的传抄工作，检查、检验申请及结果的无纸化传递加快了信息传递速度。

2. 推进中医诊断的现代化

由于电子病历不仅能保存文字数值，还能储存图像、声音等媒体，因此可以开发出一些具有实用价值的望、闻、问、切中医诊断仪器，使得脉象的波形、舌苔的颜色、舌体的形状等信息可以客观地保存到病历中。电子病历还可在网络中实时传送，因而可以进行远程诊断、远程教学实习等，为临床诊断、研究、教学提供有力支持。

3. 对中医名家的继承和发展

中医治病的基本原则是“辨证论治”，是一种对评判对象进行多因素综合评判的方法。这种方法很复杂，因此继承名老中医的诊治经验就显得很重要，但是由于没有客观的量化评价标准，因而记录的资料往往有缺损或不全，这样就无法对他们的经验进行归纳、总结。使用中医电子病历可以规范患者每次治疗记录的资料，对一些不规范症状和语言描述、多重含义的诊断用语、中药和异种名等问题进行自动处理和纠正，有助于继承和发展中医事业，推动中医现代化。

14.2 电子病历的功能与集成

电子病历系统的建立和完善，将医院带入了全新的数字化医院时代。医院信息化是以电子病历为基础、以患者信息为中心的高度集成化的新一代医院信息管理系统。电子病历系统的优势建立在相应的功能与集成实现的基础上，本节首先介绍电子病历的功能；其次介绍电子病历的集成。

14.2.1 电子病历的功能

电子病历应包括的内容有：① 纸质病历的所有内容；② 图片、影像、声音等有关患者的多媒体信息；③ 医学文献等。

一个完整的电子病历系统应具备以下五个功能（图 14-3）：① 用户登录功能；② 病历信息录入功能；③ 病历调用与显示功能；④ 病历数据存储和检索功能；⑤ 病历的安全管理功能。

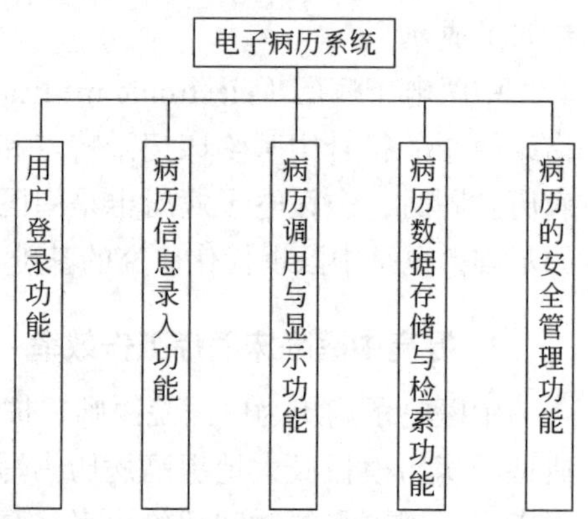

图 14-3　电子病历系统总体功能结构图

1. 用户登录功能

用户登录模块用于对医师和患者的身份认证。患者的病历信息具有保密性，医师对病历的使用也有一定的限制，所以必须对患者和医师进行身份验证，由系统登录模块来完成。

2. 病历信息录入功能

电子病历系统的最终目的是协助临床医师做出正确的医疗决策，医师在做出医疗决策之前需要获得患者的相关信息，将医嘱录入电子病历系统有助于帮助医师做出正确的医疗决策。病历内容有的用文字描述，而有的则用图形或图像来表达。设计一个界面友好、功能强大的病历编辑器，同时提供知识支持的功能，满足用户的各种灵活性输入的要求。在临床医师为患者开医嘱时，电子病历还能将患者的病情进行归纳并与相应治疗方案进行比较，以确定患者是否能进行某种治疗或诊断检查，这也是医嘱录入与临床医疗决策相结合的另一种方式。

3. 病历调用与显示功能

电子病历的最主要功能就是能浏览患者的所有信息。用户希望通过一个界面就能阅读患者的所有资料。但由于临床资料的信息量非常大，而且包括不同的来源，各系统所用的医学名词不统一，所采用的患者识别方法均不同等，这增大了通过一个界面浏览患者所有信息的难度。在临床应用中，医师还希望以特定的浏览方式阅读患者的资料。为临床医师提供能满足他们要求的资料浏览方式，需要先了解患者就诊程序和医师的需求。此外，还应该提供临床医师登录不同的计算机系统浏览储存在远程系统中的资料的功能。

4. 病历数据存储与检索功能

存储与检索模块主要用于存储各种格式的病历数据，检索本地病历数据和通过网络检索病历数据。检索系统是电子病历使用中不可缺少的功能，检索功能的优劣直接影响电子病历系统的好坏。

5. 病历的安全管理

安全管理模块用于对病历数据的管理，包括用户的登陆管理、后台数据库的正常维护、电子病历的传输等。

14.2.2 电子病历的集成

随着医学的飞速发展，临床医学的专业分科和医务人员的专业分工越来越精细，患者的治疗就需要多学科、多个医务人员的合作，这决定了病历信息的集成是必须要解决的问题。电子病历的集成研究主要涉及以下几方面的内容：

1. 电子病历集成的支点和辐射点

由于医务人员诊疗工作的信息交流是围绕一个具体的患者展开的，并且要将这种交流和结论记录到电子病历中，这样就使电子病历成为信息集成的中心，而所有信息来源地和信息抵达地成为电子病历集成的辐射点，它们可以是医师的办公室、医师的家、放射科、检验科、社区保健站等。支点与辐射点组成了电子病历集成的范围和框架，而所有的诊疗信息都应该整合到电子病历系统中。

2. 电子病历集成的关键技术

集成的关键技术是如何将医院内普遍存在的多个异构系统和异构数据通过通信支持整合到电子病历中。首先可以采用目前国际通用的标准接口，另外可以采用中间软件技术，即设计一套具备标准开放式接口的数据服务中间件。它具有公共标准接口，能保证数据服务的开放性，使各个异构系统和工作站借用它与电子病历系统进行集成。与此同时，它与身份认证系统集成，提供身份认证、权限管理、数据审核等功能，保证数据传输的安全性。各类具有特定功能的工作站，各级用户入口是电子病历的终端，即各辐射点，它们借助集成技术与电子病历进行频繁的数据交换，满足自身对电子病历的需求与控制（图 14-4）。

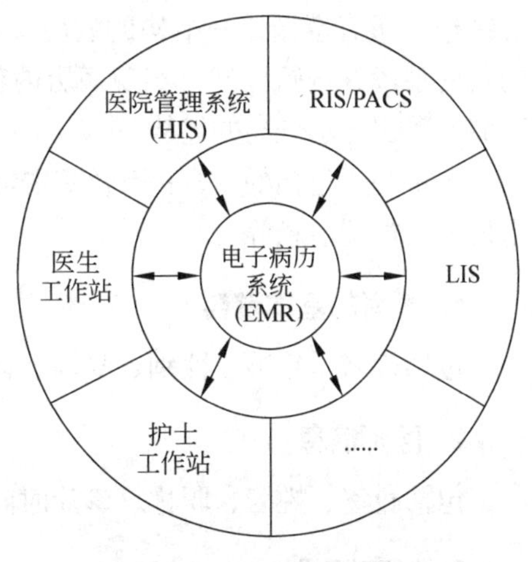

图 14-4 电子病历的集成

3. 电子病历集成的作用

集成可以跨越空间障碍，使同一个患者的诊疗信息可以跨系统，甚至跨医院整合到电子病历中，以利于多学科、多个医务人员合作治疗患者。医师也可以通过电子病历系统向患者发送诊疗信息和提供决策指导，实现医疗信息的共享。

14.3 电子病历的设计与实现

电子病历系统是以患者为中心的病历信息管理系统，系统的设计应当依据实际的管理状况，注入先进的管理理念，统筹兼顾病历内容的组成、采集、存储、查询、安全性、通用性、易用性、开放性等方面，进行合理设计，从而实现既能满足现实管理的需求，又适当预留系统进一步发展的空间的目标。本节首先介绍电子病历录入功能的设计与实现；其次介绍电子病历显示功能的设计与实现；再次介绍电子病历存储与查询功能的设计与实现；最后介绍电子病历安全管理功能的设计与实现。

14.3.1 录入功能

录入电子病历时，首先要研究病历的结构，即病历应该由哪些部分组成，病历结构应尽量规范化；其次需要考虑病历内容及其逻辑联系。由于病历内容的复杂性和各个专科病历结构的多样性，很难设计出一个统一的病历描述结构，因而不能进行统一处理。但是因为需要对电子病历进行后续的存储、处理、传递，所以又必须对病历做结构化的描述，并使用统一的软件处理各个专科病历。如何对病历做统一的描述和处理是开发电子病历系统的一个难题。

在本章中，我们采用可扩展标记语言（extensive makeup language，XML）来解决上述问题，XML 通过文档类型定义（document type definition，DTD）来定义文档（病历）的结构，所有遵循这一结构的病历文档通过 XML 分析器（parser）将其内容还原为结构化的字段并进行处理，实现病历内容的通用化。XML 具有结构化、可扩展性、数据存储与数据显示分离的优势。

电子病历包括的内容：患者基本资料、医师信息、检查情况、诊断情况、医嘱、手术情况、护理信息等。

1. 患者的基本资料

包括姓名、年龄、性别、身高、体重、血型、医保费用类别等。

2. 医师信息

包括科室、姓名、职称、诊疗时间等。

3. 检查情况

包括主要症状的描述、医学影像（包括 CT、X 线、超声波、心电图、内镜等图像）。

4. 诊断情况

包括确定病情、诊断依据、初步诊断、最终诊断等。

5. 医嘱

包括疾病名称、治疗方案、日期、主治医师姓名、临时医嘱、长期医嘱、出院后病情总结等。

6. 手术情况

包括手术时间、参与人员、手术方案、手术记录等。

7. 护理信息

包括护士姓名、护理日期、护理计划、床位设置、护理情况等。

当然，具体到每一个病历，不一定会包括所有的内容，或者会涉及新的内容，这就要具体情况具体分析了。这些信息产生于就诊的各个环节或多个不同的系统中，其中既有以数据库方式存储的，也有以文件方式存储的，来源和表现形式都是多渠道和多样化的。

病历的结构模型是电子病历的最基础问题，XML 为病历内容的结构模型描述提供了有效手段。利用基于数据结构的 XML 文档组织形式，将分散在各种病历文档中和组织在数据库或存储于其他格式结构中的病历数据结构化地整合起来。

由以上描述，可以把内容复杂的病历内容描述为如下形式：

病历信息 =<d1，d2，d3，…，d*n*>

其中：d1=< 患者基本信息 >

患者基本信息包括 =< 姓名、性别、年龄、民族、婚姻状况、出生地、职业、入院日期、记录日期、病史陈述者等 >

d2=< 病历记录 1>

病历记录 =< 就诊时间、科别、主诉、现病史、既往史、阳性体征、必要的阴性体征和辅助检查结果，诊断及治疗意见和医师签名等 >

d3=< 检验记录单 1>

d4=< 检验记录单 2>

……

d*n*=< 医嘱记录 >

临时医嘱记录 =<…>

长期医嘱记录 =<…>

由上面对病历的描述可以看出，在患者的病历信息中，病历记录和检验单记录等数据因患者的检查、治疗过程和患者所患疾病的不同而不同。我们通过构建病历模板库的方法来解决。由上面对病历内容的阐述可知，在系统中采取病历分段的方法来表示病历，按上面的概念可以把病历内容划分为 d1，d2，d3，…，d*n* 等段落，这种病历段落技术可以很好地解决病历内容的复杂问题。

把病历划分为若干记录，每个记录分为若干小段，整个病历由若干段落表示，每一个段落都用一个模板表示，存放在模板库中，并且这些段落是动态内容，用户可以定制自己的病历段落模板内容，存放在模板库中，当然这种定制并不是随意的，要根据数据的需要定制。用户在使用系统的时候，根据需要从模板库中提取模板，动态地生成病历的各个部分的界面。然后由各个部分的界面导出的数据聚合生成一个患者的一次病历。例如专家会诊时，每个专家根据患者的诊断情况从模板库中提取适合的病历段落模板，专家会诊的病历数据就是每个专家病历段落模板界面的数据聚合。电子病历生成模式如图 14-5 所示。

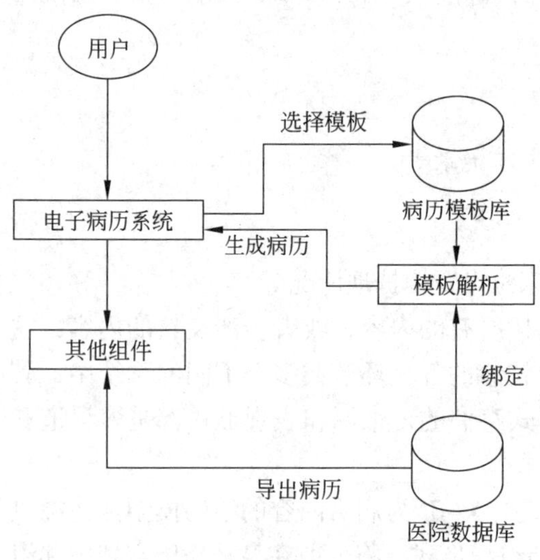

图 14-5　电子病历生成模式图

在上面的模型中，用户（医师、护士等）在使用医疗信息系统过程中，根据患者情况、个人喜好等需要从模板库选择适合的病历模板，通过病历模板解析控件解析出用户界面,并绑定在系统中进行应用。其中模板库中存放有完整的病历模板，模板库中的模板用 XML 语言描述，这些模板是由许多界面的基本元素构成的，模板中的每种元素代表一种元素对象，同时模板中还包含元素对象的事件响应。

由于电子病历中的数据类型繁多，而 XML 只能表示文本的数据，要把那些非文本的数据集中到 XML 中来，就用 XML 链接语言（XLink），它可以通过简单链接，将病历中需要的影像资料和影像库中的多媒体资料链接起来，以完成多种数据类型的表示功能。

14.3.2　显示功能

XML 文档是患者病历数据的完整描述，有时医师调用时不需要显示其全部内容，有些敏感数据也不是所有人都有使用权限，这里采用可以控制 XML 输出显示的可扩展样式表语言（extensible stylesheet language，XSL）进行输出。XSL 提供了一套工具，利用该工具可将面向数据的文档结构转换为一种新的、可用于显示的结构。

XSL 一般被描述为一种转换的样式语言。它不是把信息添加到原来的文档结构，而是基于原有内容建立一个新的文档结构。利用 XSL 能够检索文本串，在指定的检索条件下显示特定元素和属性。要完成这种转换就需要利用可扩展样式表语言转换（extensible stylesheet language transformation，XSLT）技术。XSLT 是一种可将 XML 文档的结构进行转换的语言。通过 XSLT 将 XML 格式的病历数据转换成超文本标记语言（hypertext markup language，HTML）格式，利用 HTML 中的各种显示元素的组合就可以按指定的纸张样式显示 XML 格式的病历数据。具体流程如图 14-6 所示。

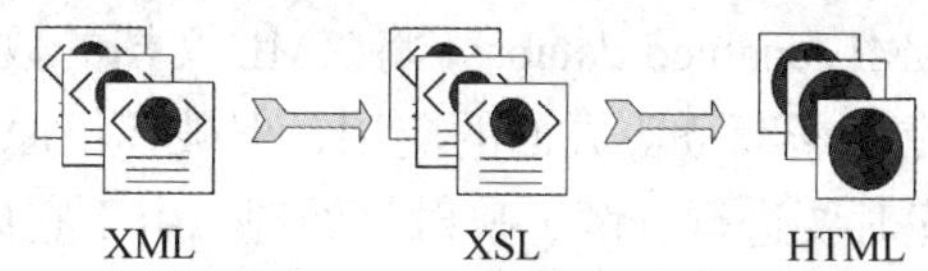

图 14-6 电子病历显示过程

14.3.3 存储与查询功能

在介绍基于 XML 的电子病历存储与查询功能的设计与实现之前，首先介绍 XML 与数据库，其次介绍 XML 的关系存储，最后介绍基于 XML 的查询。

1. XML与数据库

目前利用 XML 对数据库进行管理存在着不同的观点：一部分人认为 XML 只有按 XML 本身结构存储的数据库才是原始的 XML 数据库（native XML database）；另一部分人主张如果能实现对 XML 的存取，它就是支持 XML 的数据库（XML-enabled database）。

1）native XML database

native XML database 设计的根本目的是为了存储和处理 XML 文档。它的基本存储单元是 XML 文档，通过 XML 相关的标准进行数据库的存储。这种数据库维持原有 XML 文档的数据结构和相关的元数据，只能通过 XML 特有的相关技术对数据进行存储。从严格意义上说，XML 本身不是数据库，XML 仅仅意味着 XML 文档。因为尽管一个 XML 文档包含数据，但是如果不通过其他的软件来进行数据处理的话，它本身只不过是一个文本文件，所以 XML 本身不能和数据库挂上钩，但是加上一些其他的辅助工具，我们可以把整个 XML 看成是一个数据库系统，XML 文本本身可以看成是数据库中的数据，DTD 可以看成是数据库模式，XML 查询语言（XQuery）可以看成是数据库查询语言，简单应用程序接口(simple API for XML，SAX)或文档对象模型 (document object model, DOM) 可以看成是数据库处理工具等。当然它需要完善数据库所必需的一些功能，比如有效的存储组织、索引结构、安全性、事务处理、数据完整性、触发器、多用户处理机制等。

2）XML-enabled database

XML-enabled database 将 XML 存储在已有的数据库系统中，如关系数据库(relational database)、面向对象数据库（object oriented databases）。基本数据存储单位是 XML 文档中的数据，主要通过增加一个映射层来管理 XML 数据的存储，它是 XML 与数据库之间转换的桥梁。数据首先要与一个明确的格式相匹配，符合要求的才能根据预先定义好的规则映射到数据库中，但可能会损失一部分元数据和最初的文档结构。同时可以从现有的数据库中动态生成 XML 页面，但不能保证与当初存入的原始页面完全符合。

综上所述，native XML database 方法保留了文档的原始结构和 XML 原有的优点，存储简单，同时有利于对文档做进一步的数据挖掘，但信息的格式、内容相对繁杂，建立的索引庞大复杂。XML-enabled database 将 XML 文档的数据进行重新组织，存储相对规范，有利于信息在电子商务等方面的应用，但破坏了原文档的结构，很难恢复成原文档，在存入数据库时要进行分解、映射等处理。由于它可以通过指定的 DTD 规范化 XML 文档，并利用数据库技术中成熟的统计、并发事务处理等技术进行存储，因此在本节中主要讨论的是第二种存储策略。

具体比较 XML 和关系数据库的异同之后，我们发现使用关系数据库的优势是：技术成熟，应用广泛，数据管理能力强（包括存储、检索、修改等）、数据安全程度高、有稳定可靠的并发访问机制等。在应用方面，尤其是在 Web 信息共享及异构应用数据交换方面，XML 又具有其他技术无法比拟的优点，所以我们很自然地想到"以关系数据库为存储手段，以 XML 为交换载体"的数据管理模式。XML 存放在关系数据库中，XML 数据以虚拟 XML 文档形式存在。

2. XML的关系存储

XML 存储在已有的数据库系统中需要解决以下三个问题：① 需要将 XML 数据模型映射为关系模型；② 需要将 XML 查询语言转换为关系模型所用的查询语言，如结构化查询语言（structured query language，SQL）等；③ 关系数据返回的结果应以 XML 形式返回和查看。

文档类型定义（documents type definition，DTD）是一套关于 XML 标记符的语法规则，可以表示在 XML 文档中使用哪些标记，它们应该按什么次序出现，哪些标记可以出现在其他标记中，哪些标记有属性等。DTD 实际上是"元标记"概念的产物，它描述了标记语言的语法和词汇表，即定义了文档的整体结构以及文档的语法，它列出了文档中所有有效的元素、标记、属性、实体。DTD 使得 XML 文档的编写者可以制定基于信息描述、体现数据之间逻辑关系的自定义标记，确保文档具有较强的易读性、清晰的语义和易检索性。

下面介绍一种将 XML 转换为关系数据库的方法，即先根据 XML 相对应的 DTD，画出 DTD 树，然后按照下面的规则进行转换。

（1）根节点不从属其他元素，单独构成一个关系；

（2）通过队列来对 DTD 树进行层次遍历，如果元素节点的子节点是属性或者不再包括其他元素，则将它们作为父节点的字段，同时将带有多个子元素的元素加入队列；

（3）从队列中取一个节点，另外构成一个关系，取得其子节点，再转到（2）；

（4）依次类推，直到队列为空；

（5）此外，每一个表都有一个 ID 字段，作为该表的主键。对于有序的元组，增加一个属性（order）以表示序号；

（6）除根节点表之外的所有关系模式，增加一个 Parent ID 字段（对应于父表中的 ID 字段），作为该模式的外键。

3. 基于XML的查询

XML 查询是在复杂的 XML 树状结构中查询符合所需条件的节点，并把结果组合成一份 XML 文件或者一组节点后传回。XML 查询跟一般的 SQL 查询最大的不同就是 XML 查询是用来查询 XML 文件中的数据，而一般的 SQL 查询是查询数据表中的信息，因此 XML 查询与 SQL 查询是不同的，所以，当利用关系数据库作为存储 XML 文档的手段时，就涉及两种查询方法的转化问题。一般关系数据库的数据表结构是二维的，也就是所有的数据都是由行与列组成的；而 XML 文件具有树状结构，还有命名域的参考，一份 XML 文件可能具有相当复杂的结构。

XML 语言可以以 SQL 语言为基础，添加必要的机制，使其能够表达一组有用的查询，典型的如 XML 查询（XML-QL）语言。XML-QL 语言是以 SQL 为基础的，可以比较容易地将其转换为 SQL 语言，因此可以选定 XML-QL 作为查询语言。

将 XML 数据存入关系数据库后，必须将 XML-QL 语句转换为 SQL 语句，以便在关系数据库中根据 XML-QL 语句的语法规则和语义查询，WHERE 模块对应 SQL 中的条件语句，而 CONSTRUCT 模块对应 SQL 中的 SELECT 部分。XML-QL 查询语句转换为 SQL 的规则是：先解析出 WHERE 模块中的模式，利用模式中元素间的层次关系与关系数据库中已有的元素关系表进行比较，倘若这个片段的层次关系在关系表中获得匹配，就可以根据需要获取相应元素的内容或属性。基于关系数据库的 XML 查询过程如图 14-7 所示。

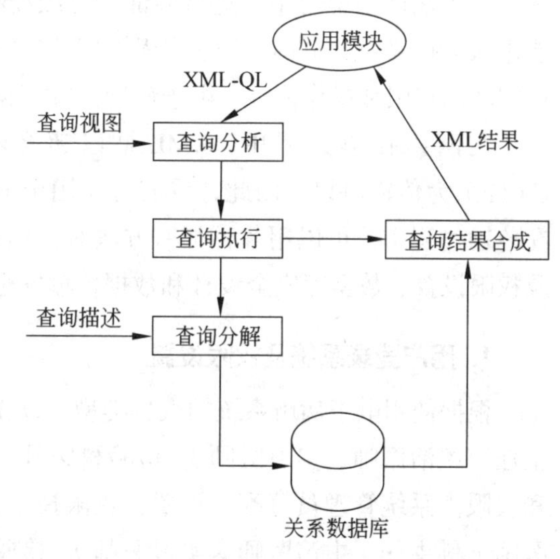

图 14-7　XML 查询过程

在该查询处理过程中，用户通过 XML-QL 进行查询。XML-QL 是 XML 的查询语言。该处理过程的各个模块功能如下所述：

（1）查询分析模块对 XML-QL 请求进行语法和语义的检查，判断是否符合 XML-QL 查询语言的语法，请求的 XML 数据是否存在。

（2）查询执行模块对 XML 文档库进行查询，如果 XML 文档库中没有找到符合条件的数据，该模块要把 XML-QL 查询请求传给查询分解模块，并产生 XML 模板。如果在 XML 文档库中找到符合条件的 XML 文档，则直接返回给用户。

（3）查询分解模块根据全局 XML 视图把 XML-QL 分解、翻译为针对局部处理数据源的查询请求。

（4）查询视图和资源描述模块能够屏蔽数据源的异构性。在系统中用 XML 的 DTD 数据模式创建全局 XML 视图，该视图用于描述各个异构数据源中的数据，且存储在全局 XML 视图中。全局 XML 视图屏蔽了异构数据源的异构性，呈现给用户统一的数据形式，这样用户就只需理解 XML 文档形式的数据，对 XML 中的数据进行访问。在全局 XML 视图中还要有数据源的物理存储空间，如数据库表是在哪一个具体的数据库中，文本文件在哪一个数据源中。

（5）查询结果合成模块对各个数据源的查询结果进行合成，查询返回的结果是从各个节点数据库上查询得到的，它们之间的数据类型是有差异的，因而需要将它们转化为统一的格式。在这里，统一的格式是XML文档。

14.3.4 安全管理功能

病历信息是医疗过程的记录，也是执行医疗操作的依据，同时又是用户的个人隐私，因此安全性是电子病历必须考虑的问题之一。电子病历中的安全性主要考虑以下方面：数据的真实性、完整性、保密性、不可抵抗性，使用者身份的合法性，特别是在传输过程中数据不被篡改。

电子病历系统对用户进行验证和分级授权管理，操作用户只有通过身份验证后才能进入病历系统，同时，不同级别的操作者享有不同的权限。在病历文档中，规定了访问者的权限和操作范围，电子病历系统根据规定执行操作。

在网络传输过程中，XML是以超文本传输协议（hypertext transport protocol，HTTP）为传输协议。因此，目前可应用于HTTP协议的安全性技术手段都可以使用。在传输过程中，可以用各种加密方法对数据直接进行加密。本小节将从用户登录系统及权限设置、数据库安全设计和数据传输安全设计三个方面进行讨论。

1. 用户登录系统及权限设置

根据使用电子病历系统的人员类型，设立六类用户：系统管理员，治疗科医师（科主任、主治医师、实习医师），检验科医师，护士，院领导，一般使用者。用户ID号和权限由系统管理员分配、设置，权限授予的依据是内部有关规定和岗位分工。治疗医师（科主任、主治医师、实习医师），检验科医师，护士，院领导的用户ID号，按照“所在科室+职别代码+序号”方式构造，一般使用者用户ID号统一为User。

医务人员用户登录密码至少6位，用户可使用各种字符组合定义，并且要求定期更改密码。密码经系统加密，即使是系统管理员也无法知道和更改用户密码。另外，为防止利用用户密码直接打开数据库，数据库密码由系统根据用户密码经变换运算生成，加密存储。一般使用者用户的密码由系统管理员指定。

将不同的用户划分为3类，授予不同的权限。

（1）数据库登录权限。授予此类用户进行数据查询、建立视图等权限，可以查阅部分数据库信息，但无权改动数据库的任何数据。

（2）资源管理权限。除了拥有上一类用户权限外，可在允许的权限内创建数据库索引表，可修改、查询数据库相关资源，可将自己拥有的权限授予其他用户，可申请审计。

（3）数据库管理员权限。此类用户具有管理数据库资源的一切权限，可访问任何用户的任何数据，可授予回收用户的各种权限，完成数据库的重装、备份、修复。

2. 数据库安全设计

数据库安全主要通过角色控制实现，不同角色的数据存取权限不同。

（1）采用混合认证模式登录 SQL Server。这样既支持 Windows 用户，也支持网络用户。

（2）通过创建适当的角色并进行操作权限的分配与回收来控制数据库用户所拥有的权限。

（3）通过建立视图、存储过程和触发器来加强数据库阅读的安全。视图是虚表，通过授予用户操作视图的权限，可避免用户对基表的直接操作。采用视图方式能够实现行级或列级的安全。存储过程也可用来保护基表的数据。例如可以将更改基表的操作作为一个存储过程，然后授予用户执行该存储过程的权限，保证了数据的安全。触发器也能防止非法更改、删除数据。当某用户试图对数据库进行操作时，通过触发器首先鉴别他是否为合法用户，然后再检查他是否拥有更改、删除的权限。若是合法用户且拥有这些权限，则执行相应的操作，并保证数据的一致性，否则禁止或撤销一切非法操作。

（4）使用日志文件和数据库触发器进行数据库审计。利用数据库系统日志文件可以分析数据库的变化及用户对数据库的操作，也可使用开发工具来创建自己的日志文件。通过触发器将系统中重要数据的创建、修改、删除等操作类型及操作者、操作时间记入另一个数据表日志中备查。

（5）数据备份。可采用数据库服务器镜像备份、硬盘镜像备份或异机备份等。

3. 数据传输安全设计

虽然 XML 作为数据载体，本身没有实现数据的安全操作，但是利用 XML 的特点，可以对 XML 文件的数据进行针对性的安全管理和处理。从当前的发展来看，可以采用 XML 加密（XML encryption）和 XML 数字签名（XML signature）的方法。XML 加密和 XML 数字签名的要素主要包括：

1）安全变换的粒度

最大的粒度是把整个 XML 文档加密 / 签名，最小的粒度是对一个元素（包括开始标记和结束标记）或者一个元素的内容（开始标记和结束标志之间的部分）加密 / 签名。目前的 XML 加密和 XML 数字签名草案不支持对标记的属性值单独进行加密。

2）变换的嵌套

允许对已加密 / 签名过的 XML 文档再次加密 / 签名。

3）安全参数

XML 提供了加密 / 签名密钥和加密算法等安全参数，一种方法是把安全参数作为 XML 文档的一个元素，另一种是指向安全参数的外部链接。

4）安全变换算法

提供了相应的加密 / 签名的算法。

4. XML数字签名

病历是医务人员和患者维护人身权利的重要法律依据。为有效防止电子病历被篡改及实现电子处方、电子医嘱等的认证，在电子病历系统中，还必须考虑使用数字签名技术。在医师提交病历的时候，自动把医师的电子签名加入到病历中，保证书写病历的医师的身份和书写病历的时间不可以抵赖。其原理为：签名者利用自己的私钥对数据进行运算，然后可以使用签名者的公钥验证数字签名。在私钥的保密性得到保证的情况下，这种验证方式应该是可信和不可否认的。

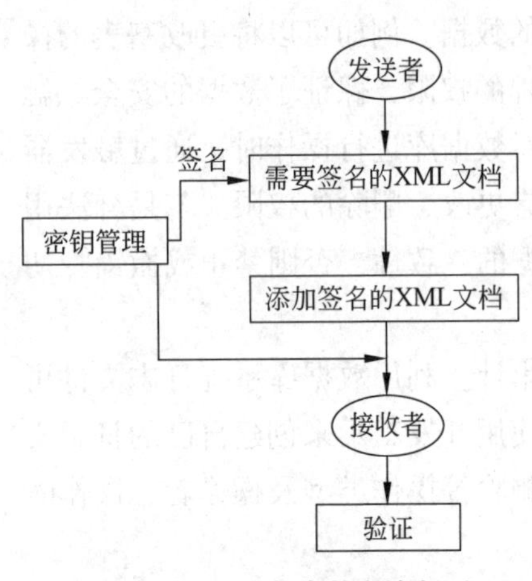

图 14-8　XML 数字签名流程图

XML 数字签名的核心是如何采用 XML 的语法规则来对数字签名做出恰当而充分的描述，并且还要对签名的生成和验证过程做出准确的描述，由 Internet 工程任务组（Internet Engineering Task Force，IETF）和万维网联盟（World Wide Web Consortium，W3C）共同组建的 XML signature 工作组在 2001 年 8 月 20 日公布了 XML 数字签名的推荐版本，作为数字签名的规范推出（图 14-8）。W3C 将 XML 数字签名解释为“定义一种与 XML 语法兼容的数字签名语法描述规范，描述数字签名本身和签名的生成与验证过程”。作为一个安全有效的数字签名方案，该规范提供了数字签名的完整性（integrity）、签名确认（authentication）和不可抵抗性（none repudiation）。

XML 数字签名提供数字认证过程，确保接收到的消息和发送的消息是一样的，对发送者进行身份鉴定，提供了可以审核的消息发送证据，包括发送源和发送传输本身的数据，数字签名主要解决两方面的问题：确认信息是由签名者发出的，信息自签名者发出后，未曾做过任何修改。XML 数字签名不仅能够实现对整篇文档的签名，更重要的是能够对 XML 文档的一部分特定的内容签名，当文档的某个部分很关键，且不能被篡改时，这种灵活性就显得尤为重要。在病历文档中，各个组成部分可能需要不同的负责医师进行签名确认，XML 数字签名就可以完成上述功能。

5. XML数字加密

病历具有保密性，因此病历在传输过程中须保证其安全性。XML 数字签名不能解决数据被窃取者看到后破解的问题，而 XML 加密的功能能够加密 XML 文档部分或全部内容信息。对不同权限的用户，通过 XML 的加密隐藏关键信息，用户最终只能看到权限允许范围内的信息。例如在电子病历系统中，可能需要防止研究人员看到个人医疗记录的详细信息，而管理人员可能正好需要那些详细信息，但是应该防止他们查看；而医师或护士可能需要详细的医疗信息和一些（但不是全部）个人资料。系统设计采用公开密钥加密的方法，如图 14-9 所示。

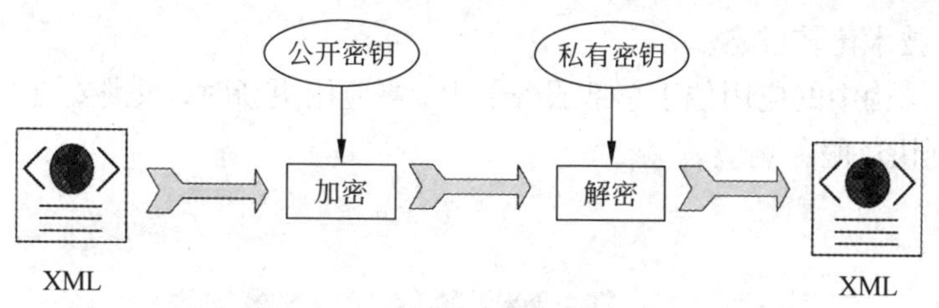

图 14-9　XML 加密、解密流程

14.3.5　案例：某医院电子病历系统

本小节以某医院的电子病历系统作为案例，讲解其电子病历系统。

1. 总体设计方案

电子病历系统的主要操作者为医师，他们是信息收集的参与者，因此根据汇总的某中医门诊部的医师工作流程，将中医门诊部的电子病历系统分为以下几个模块（图 14-10）。

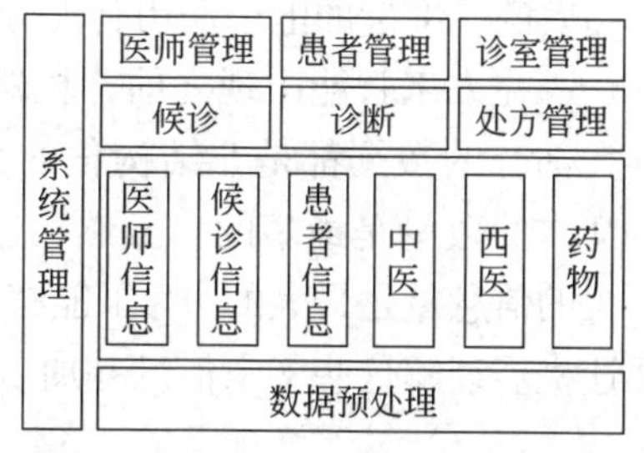

图 14-10　电子病历系统框架图

2. 电子病历系统的网络化设计

1）意义

第一，网络化为消除“信息孤岛”提供了技术基础。就一个组织的内部来说，各个部门都有自己的操作系统应用软件和记录界面，成为完全独立的体系，数据无法交换，很多业务无法协同，这导致了信息无法交流，从而形成“信息孤岛”，造成一个组织的内部信息无法整合，资源利用率低下，而网络化的实现可以破除“信息孤岛”的壁垒，有利于内部信息交流，便于互相借鉴。第二，网络化也为区域医疗平台提供了技术基础。建立区域医疗平台是医疗信息化的一个长远目标。电子病历系统网络化为实现这一远大目标提供了技术基础。

2）网络接口的设计

系统的设计采用 B/S 方式。B/S（浏览器 / 服务器模式）是对 C/S 结构的一种改进。在这种结构下，软件的应用完全在应用服务器端实现，用户表现完全在 Web 服务器实现，客户端只需要浏览器即可进行业务处理。这种结构成为当今应用软件的首选体系结构。B/S 方式有以下几点优势：

（1）数据比较安全。对于 B/S 结构的软件来讲，由于其数据集中存放于总部的数据库服务器中，客户端不保存任何业务数据，不和数据库连接信息，也不需要进行数据同步，所以这些安全问题也就自然不存在了。

（2）B/S 结构的软件，其数据是集中存放的，客户端发生的每一笔业务单据都直接进入中央数据库，不存在数据不一致的问题。

（3）B/S 技术比较成熟。

（4）B/S 结构中的应用位于总部服务器上，当应用更新时，只需要更新总部服务器，因而可以做到快速服务响应。

14.4 自然语言处理

前三节主要介绍了电子病历的相关概念，并阐述了电子病历的功能与集成，完成了电子病历的设计与实现。虽然，电子病历在一定程度上可以改善医疗数据管理能力，提高诊疗效率，但随着医疗数据量的飞速增长以及对电子病历分析的现实需求，传统的电子病历管理方法已经无法获得更智能化、更准确的分析结果，因此需要探索更为高效的、准确的电子病历智能分析方法。

在人工智能出现之前，机器只能处理结构化的数据（如 Excel 数据），但是网络中大部分的数据都是非结构化的，如文章、图片、音频、视频等。在非结构化数据中，文本的数量是最多的。虽然，这些文本数据没有图片和视频占用的空间大，但是其蕴含的信息量是最大的。为了能够分析和利用这些文本信息,需要利用自然语言处理技术，让机器理解这些文本信息并加以利用。

14.4.1 自然语言处理的基本概念

自然语言处理（natural language processing，NLP）是一门集语言学、数学及计算机科学于一体的科学。它的核心目标就是把人的自然语言转换为计算机可以阅读的指令，简单来说就是让机器读懂人的语言。

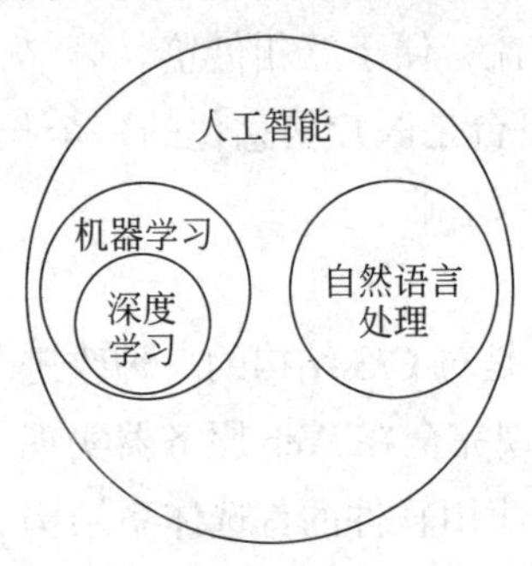

图 14-11 自然语言处理在人工智能领域的位置

NLP 是人工智能领域一个非常重要的分支，其他重要分支包括计算机视觉、语音及机器学习和深度学习等。那么，NLP 与机器学习、深度学习有什么关系呢？如图 14-11 所示，深度学习是机器学习的一个分支，而自然语言处理与机器学习之间是并行的，机器学习为自然语言处理提供了解决问题的许多模型和方法。所以，二者之间具有密不可分的关系。

NLP 通过计算机对人类的自然语言进行一系列的分析处理，包含语言认知、语言理解、语言生成等。早在 1956 年举行的达特茅斯会议上，科学家就提出了自然语言理解的概念，并将其作为人工智能重要的研究方向之一。NLP 通过探索人类的语言交流能力以及语言思维活动的本质，希望赋予计算机足够的能力以理解或者处理人类的自然语言，它是在信息论、语言学、计算机科学、认知科学、数学等多个学科领域基础上形成的交叉学科。自然语言处理的最终目标是让计算机真正理解人类的语言，并像人类一样具备对自然语言进行分析与处理的能力。NLP 有两项核心任务——自然语言理解和自然语言生成。

（1）自然语言理解就是希望机器像人一样，具备正常人的语言理解能力，但是自然语言在理解上有很多难点。这些难点主要体现在语言的多样性、语言的歧义性、语言的鲁棒性、语言的知识依赖和语言的上下文环境理解上。

（2）自然语言生成是为了跨越人类和机器之间的沟通鸿沟，将非语言格式的数据转换成人类可以理解的语言格式，如文章、报告等。自然语言生成主要包括 6 个步骤，分别是内容确定、文本结构、句子聚合、语法化、参考表达式生成和语言实现。

14.4.2 自然语言处理的研究内容

如果撇开语音学研究的层面，自然语言处理一般会涉及自然语言的形态学、语法学、语义学和语用学等几个层次。

（1）形态学（morphology）：形态学（又称“词汇形态学”或“词法”）是语言学的一个分支，研究词的内部结构，包括屈折变化和构词法两个部分。由于词具有语音特征、句法特征和语义特征，形态学处于音位学、句法学和语义学的结合部位，所以形态学是每个语言学家都要关注的一门学科。

（2）语法学（syntax）：研究句子结构成分之间的相互关系和组成句子序列的规则。其关注的中心是：为什么一句话可以这么说，也可以那么说？

（3）语义学（semantics）：语义学的研究对象是语言的各级单位（词素、词、词组、句子、句子群、整段整篇的话语和文章，乃至整个著作）的意义，以及语义与语音、语法、修辞、文字、语境、哲学思想、社会环境、个人修养的关系等。其重点在于探明符号与符号所指的对象之间的关系，从而指导人们的言语活动。它所关注的重点是：这个语言单位到底说了什么？

（4）语用学（pragmatics）：语用学是指从使用者的角度研究语言，特别是使用者所做的选择、他们在社会互动中所受的制约、他们的语言使用对信息传递活动中其他参与者的影响。目前还缺乏一种连贯的语用学理论，主要是因为它必须说明的问题是多方面的，包括直指、会话隐含、预设、言语行为、话语结构等。由于这一学科的范围太宽泛，因此出现多种不一致的定义。从狭隘的语言学观点看，语用学处理的是语言结构中有形式体现的那些语境；而语用学宽泛的定义是研究语义学未能涵盖的那些意义。因此，语用学可以是集中在句子层次上的语用研究，也可以是超出句子，对语言的实际使用情况的调查研究，甚至与会话分析、语篇分析相结合，研究不同上下文中的语句应用，以及上下文对语句理解所产生的影响。其关注的重点在于：为什么在特定的上下文中要说这句话？

在上述几方面的问题中，尤其是语义学和语用学的问题往往是相互交织在一起的。语法结构的研究离不开对词汇形态的分析，句子语义的分析也离不开对词汇语义的分析、语法结构和语用的分析，它们之间往往互为前提。

按照应用目标划分，NLP 的研究内容包括机器翻译、自动文摘、信息检索、文档分类、问答系统、信息抽取、文本挖掘、舆情分析等。

（1）机器翻译（machine translation，MT）：通过自动翻译将输入的源语言文本转换为另外一种语言的文本。机器翻译从最早的基于规则的方法到二十年前的基于统计的方法，再到今天的基于神经网络（编码 - 解码）的方法，逐渐形成了一套比较严谨的方法体系。

（2）自动文摘（automatic abstracting）：将文档主要内容和含义自动归纳、提炼，形成摘要。

（3）信息检索（information retrieval）：对大规模的文档进行索引。可简单将文档中的词汇赋以不同的权重来建立索引，也可建立更加深层的索引。在查询的时候，对输入的查询表达式比如一个检索词或者一个句子进行分析，然后在索引里面查找匹配的候选文档，再根据一个排序机制把候选文档排序，最后输出排序得分最高的文档。

（4）文档分类（document categorization/classification）或信息分类（information categorization/classification）：按照一定的分类标准（如根据主题或内容划分等）对大量的文档实现自动归类。

（5）问答系统（question-answering system）：对一个自然语言表达的问题，由问答系统给出一个精准的答案。需要对自然语言查询语句进行某种程度的语义分析，包括实体链接、关系识别，形成逻辑表达式，然后到知识库查找可能的候选答案，再通过一个排序机制找出最佳答案。

（6）信息抽取（information extraction）：从给定文本中抽取重要信息，比如时间、地点、人物、事件、原因、结果、数字、日期、货币、专有名词等。通俗来说，就是要了解谁在什么时候、什么原因、对谁、做了什么事、有什么结果。信息抽取与信息检索不同，信息抽取直接从自然语言文本中抽取信息框架，一般是用户感兴趣的事实信息，而信息检索主要是从海量文档集合中找到与用户需求（一般通过关键词表达）相关的文档列表，而信息抽取则是希望直接从文本中获得用户感兴趣的事实信息。当然，信息抽取与信息检索也有密切的关系，信息抽取系统通常以信息检索系统（如文本过滤）的输出作为输入，而信息抽取技术又可以用来提高信息检索系统的性能。信息抽取与问答系统也有密切的联系。一般而言，信息抽取系统要抽取的信息是明定的、事先规定好的，系统只是将抽取出来的事实信息填充在给定的框架槽里，而问答系统面对的用户问题往往是随机的、不确定的，而系统需要将问题的答案生成自然语言句子，通过自然、规范的语句准确地表达出来，使系统与用户之间形成一问一答的交互过程。

（7）文本挖掘（text mining）：包括文本聚类、分类、情感分析以及将挖掘的信息和知识形成可视化、交互式的表达界面。目前主流的技术都是基于统计机器学习的。文本挖掘技术一般涉及文本分类、文本聚类（text clustering）、概念或实体抽取（concept/entity extraction）、粒度分类、情感分析（sentiment analysis）、自动文摘和实体关系建模（entity relation modeling）等多种技术；

（8）舆情分析（public opinion analysis）：是指收集和处理海量信息，自动化地对网络舆情进行分析，以实现及时应对网络舆情的目的。舆情是较多群众关于社会中各种现象、问题所表达的信念、态度、意见和情绪等表现的总和。显然，舆情分析是一项十分复杂、涉及问题众多的综合性技术，它涉及网络文本挖掘、观点（意见）挖掘（opinion mining）等各方面的问题。

（9）隐喻计算（metaphorical computation）：研究自然语言语句或篇章中隐喻修辞的理解方法。

（10）文字编辑和自动校对（automatic proofreading）：对文字拼写、用词，甚至语法、文档格式等进行自动检查、校对和编排，对文章质量和写作水平进行自动评价和打分。

（11）语音识别（speech recognition）：将输入的语音信号识别转换成书面语表示。

（12）文语转换（text-to-speech conversion）：将书面文本自动转换成对应的语音表征，又称语音合成（speech synthesis）。

（13）说话人识别 / 认证 / 验证（speaker recognition/ identification/ verification）：对说话人的言语样本做声学分析，依此推断（确定或验证）说话人的身份。

14.4.3　自然语言处理的研究方法

针对自然语言处理研究，通常有三种方法：

（1）基于机器学习的方法，也包括深度学习。简单来说，为收集到的海量文本数据建立语言模型，解决自然语言处理中的问题；

（2）基于规则和逻辑的方法。人的语言的组成具有很强的逻辑性，一些传统的逻辑、原理都可以用在上面，其实这也是人工智能最早的主要研究方法，只不过 20 世纪 90 年代之后大家逐渐开始更多地采用机器学习的方法。现在，在自然语言处理研究当中，逻辑和规则占 20%，机器学习占 80%，也有两者结合的情况；

（3）基于语言学的方法。自然语言处理离不开语言学，可以把自然语言处理看成语言学下面的一个分支，而不单单看成人工智能下面的一个分支。语言学用一句话归纳就是对人的语言现象的研究。它不关心怎么写得好，它关心的是写了什么。所有对人类语言现象的研究都可以归为语言学，从这方面来说，语言学家就是很多自然语言处理任务的设计师，由他们提出问题，把框架勾勒出来；当然解决问题则要靠研究人员用机器学习、规则和逻辑的方法把这个框架填上，把问题解决掉。

14.4.4　自然语言处理的核心技术

自然语言处理的核心技术包括 7 点，具体如下所述。

1）语言模型

主要包括建立语言模型的方法及其求解问题。一个好的语言模型会给后期的机器翻译、系统翻译的准确率带来很大的帮助。在建立语言模型时，会出现自由参数数目过多的问题，为了解决这一问题，可以引入了 Markov 假设：随意一个词出现的概率只与它前面出现的有限的 n 个词有关。基于上述的假设的统计语言模型被称为 N-gram 语言模型。通常情况下，n 的取值不能够太大，否则自由参数过多的问题依旧存在：

当 n=1 时，即一个词的出现与它周围的词是独立，称为 unigram，也就是一元语言模型，此时自由参数量级是词典大小 V：

$$P(w_1,w_2,...,w_m)=\prod_{i=1}^{m}P(w_i) \tag{10.1}$$

当 n=2 时，即一个词的出现仅与它前面的一个词有关时，称为 bigram，叫二元语言模型，也叫一阶马尔可夫链，此时自由参数数量级是 V^2：

$$P(w_1,w_2,...,w_m)=P(w_1)\prod_{i=2}^{m}P(w_i\mid w_{i-1}) \tag{10.2}$$

当 n=3 时，即一个词的出现仅与它前面的两个词有关，称为 trigram，叫三元语言模型，也叫二阶马尔可夫链，此时自由参数数量级是 V^3：

$$P(w_1,w_2,...,w_m)=P(w_1)P(w_2\mid w_1)\prod_{i=3}^{m}P(w_i\mid w_{i-2},w_{i-1}) \tag{10.3}$$

一般情况下只使用上述取值，自由参数的数量级是 n 取值的指数倍。从模型的效果来看，理论上 n 的取值越大，效果越好。但随着 n 取值的增加，效果提升的幅度是在下降的。同时还涉及可靠性和可区别性的问题，参数越多，可区别性越好，但同时单个参数的实例变少从而降低了可靠性。

2）情感分析

情感分析的流程主要包括输入语句—> 特征工程—> 模型 —> 情感值。情感分析又称情感倾向性分析，是指对给定的文本，识别其中主观性文本的倾向是肯定还是否定的，或者说是正面还是负面的，是情感分析领域研究最多的。通常网络文本存在大量的主观性文本和客观性文本。客观性文本是对事物的客观性描述，不带有感情色彩和情感倾向；主观性文本则是作者对各种事物的看法或想法，带有作者的喜好厌恶等情感倾向。情感分析的对象是带有情感倾向的主观性文本，因此情感分析首先要进行文本的主客观分类，利用不同的文本特征表示方法和分类器进行识别分类，对网络文本事先进行主客观分类，能够提高情感分析的速度和准确度。纵观目前主观性文本情感倾向性分析的研究工作，主要研究思路分为基于语义的情感词典方法和基于机器学习的方法。图 14-12 为情感分析模型，其中 α 表示主题的先验函数，θ 表示主题出现的频率，z 表示主题，w 表示用词，ϕ 表示用词的出现频率，β 表示用词的先验函数。

3）分词

中文分词是中文自然语言处理的一个非常重要的组成部分（图 14-13），学术界和工业界对此都有比较长时间的研究历史，也有一些比较成熟的解决方案。中文分词是中文文本处理的一个基础步骤，也是中文人机自然语言交互的基础模块。不同于英文的是，中文句子中没有词的界限，因此在进行中文自然语言处理时，通常需要先进行分词，分词效果将直接影响词性、句法树等模块的效果。当然分词只是一个工具，场景不同，要求也不同。在人机自然语言交互中，成熟的中文分词算法能够达到更好的自然语言处理效果，帮助计算机理解复杂的中文语言。在构建中文自然语言对话系统时，结合语言学不断优化，训练出了一套具有较好分词效果的算法模型，为机器更好地理解中文自然语言奠定了基础。

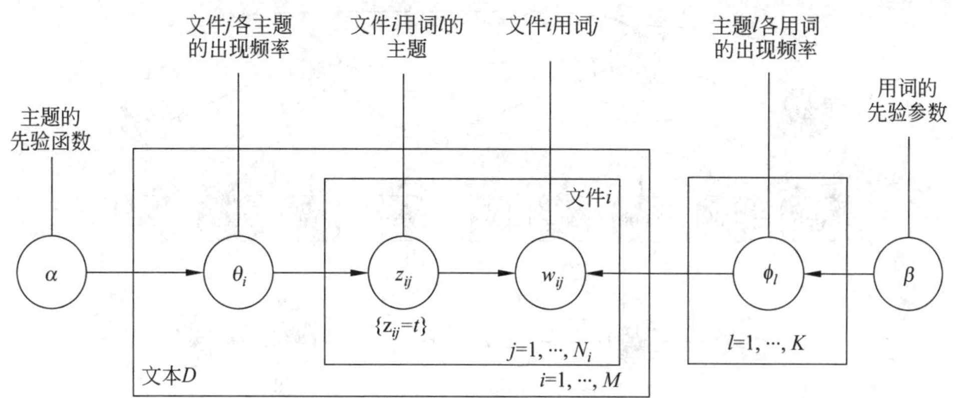

图 14-12　情感分析模型

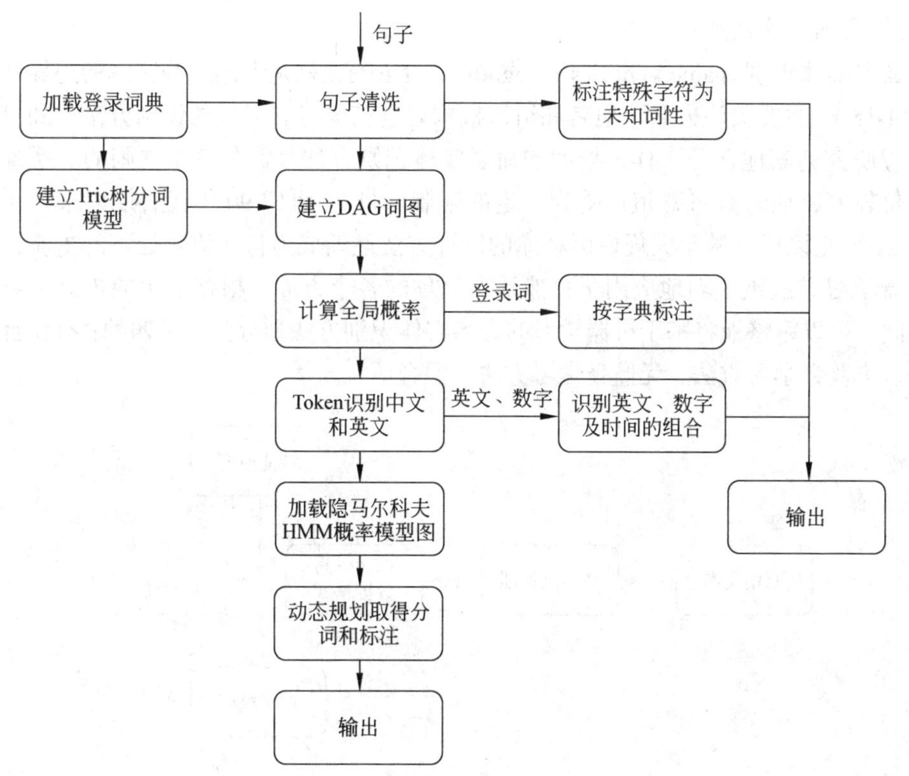

图 14-13　分词模型

4）词性标注

词性标注即在给定的句子中判定每个词最合适的词性标记。词性标注的正确与否将会直接影响后续的句法分析、语义分析，是中文信息处理的基础性课题之一。常用的词性标注模型有 N 元模型、隐马尔科夫模型、最大熵模型、基于决策树的模型等。其中，隐马尔科夫模型是应用较广泛且效果较好的模型之一。这里主要以 HMM 为主进行讲解，即基于隐马尔科夫模型的词性标注方法（图 14-14）。

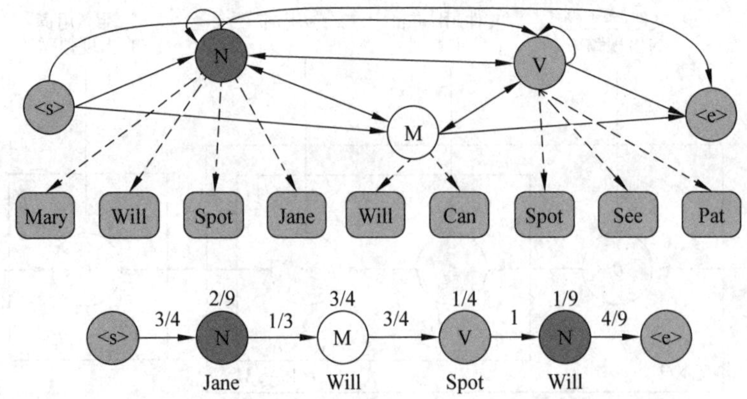

图 14-14　基于 HMM 的词性标注模型

5）命名实体识别

命名实体识别 (named entities recognition，NER)，就是识别这些实体的边界和类别（图 14-15）。主要关注人名、地名和组织机构名这三类专有名词的识别方法。和自然语言处理研究的其他任务一样，早期的命名实体识别方法大都是基于规则的。系统的实现代价较高，而且其可移植性受到一定的限制。自 20 世纪 90 年代后期以来，尤其是进入 21 世纪以后，基于大规模语料库的统计方法逐渐成为自然语言处理的主流，一大批机器学习方法被成功地应用于自然语言处理的各个方面。根据使用的机器学习方法的不同，可以粗略地将基于机器学习的命名实体识别方法划分为以下四种：有监督学习方法、半监督学习方法、无监督学习方法、混合法。

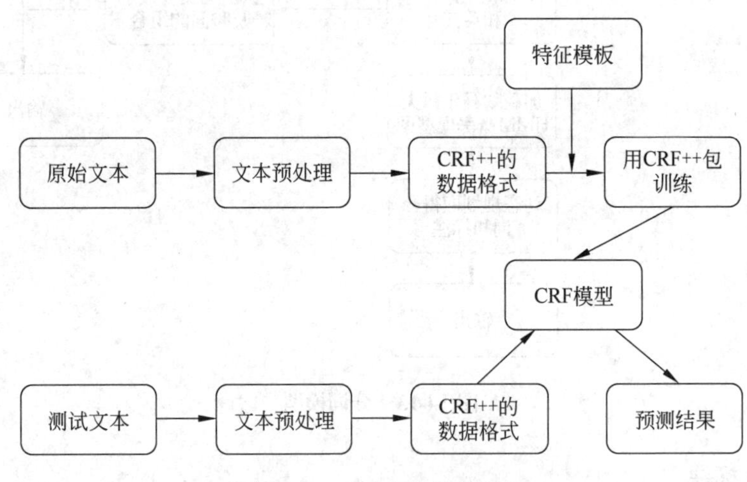

图 14-15　命名实体识别过程

6）句法分析

句法分析是 NLP 中的关键底层技术之一，其基本任务是确定句子的句法结构或者句子中词汇之间的依存关系（图 14-16）。句法分析分为句法结构分析（syntactic structure parsing）和依存关系分析 (dependency parsing)。以获取整个句子的句法结构或者完全短语结构为目的的句法分析，被称为成分结构分析（constituent structure parsing）或者短语结构分析（phrase structure parsing）；另外一种是以获取局部成分为目的的句法分析，被称为依存关系分析。目前的句法分析已经从句法结构分析转向依存关系分析，一是因为通用数据集 treebank（universal dependencies treebank）的发展，虽然该数据集的标注较为复杂，但是其标注结果可以用作多种任务（命名实体识别或词性标注）且作为不同任务的评估数据，因而得到越来越多的应用；二是句法结构分析的语法集是由固定的语法集组成，较为固定和呆板；三是依存关系分析树标注简单且准确率高。

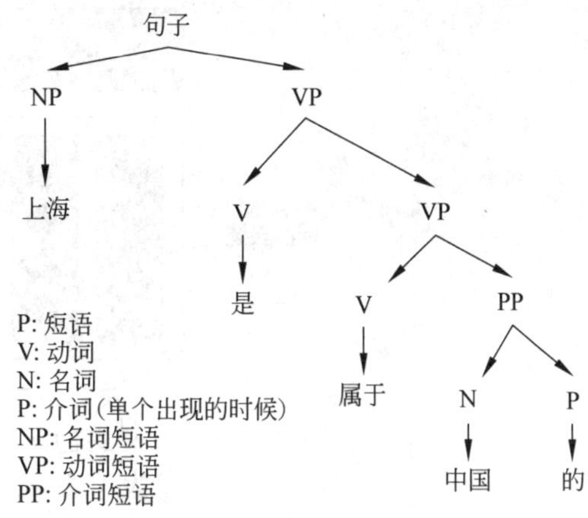

图 14-16　句法分析模型

7）信息抽取

信息抽取（information extraction），即从自然语言文本中，抽取出特定的事件或事实信息，将海量内容自动分类、提取和重构。这些信息通常包括实体（entity）、关系（relation）、事件（event）。例如从新闻中抽取时间、地点、关键人物，或者从技术文档中抽取产品名称、开发时间、性能指标等。显然，信息抽取任务与命名实体识别任务类似，但相对来说更为复杂。有时，信息抽取也被称为事件抽取（event extraction）。与自动摘要相比，信息抽取更有目的性，并能将找到的信息以一定的框架展示。自动摘要输出的则是完整的自然语言句子，需要考虑语言的连贯和语法，甚至是逻辑。有时信息抽取也被用来完成自动摘要。由于能从自然语言中抽取出信息框架和用户感兴趣的事实信息，无论是在知识图谱、信息检索、问答系统，还是在情感分析、文本挖掘中，信息抽取都有广泛应用。信息抽取主要包括三个子任务：实体抽取，也就是命名实体识别；关系抽取是指三元组 (triple) 抽取，主要用于抽取实体间的关系；事件抽取相当于一种多元关系的抽取。

14.5　基于自然语言处理的电子病历智能分析

对医务人员而言，针对电子病历 EMR 进行的自然语言分析处理将提高医疗效率。一方面，通过 NLP 技术对海量的电子病历进行信息抽取（图 14-17）、数据挖掘，进而搭建医疗诊断辅助系统，可以为医务人员，尤其是医生和护士提供参考，进而可以更高效地对患者进行诊断与治疗；另一方面，对电子病历的分析处理，有助于降低医疗管理、医疗诊断等环节出现的失误率，降低失误带来的风险，提升医务人员的素质与能力，提高整体医疗服务体系的效率。

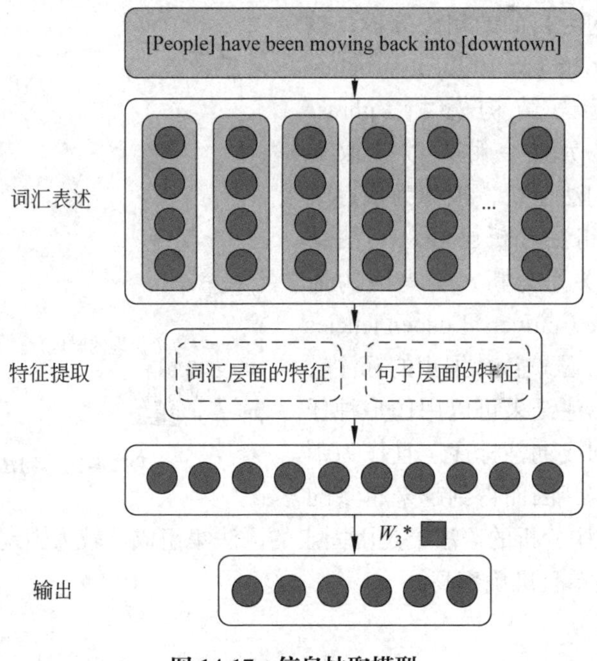

图 14-17 信息抽取模型

14.5.1 基本概念

对于临床科研人员而言，由于电子病历 EMR 中隐藏着大量的医疗领域与医学研究的知识，对其进行分析处理将有利于促进医学行业研究的发展。如果利用计算机技术高效地对海量的医疗数据、电子病历进行数据挖掘、信息抽取整理等，就有可能总结出隐藏的医疗知识，或者发现新的医学领域的理论知识，或者根据电子病历的用药情况、治疗方法与症状变化，发现其相互隐含的影响，从而提高对用药、治疗的认识，有可能促进对药物、治疗方法的进一步研究或改进。因此，基于电子病历分析处理的机器学习算法研究无论是对医务人员、临床科研人员，乃至整个医学行业的研究发展，都具有重要的研究意义。

但是，利用计算机对电子病历进行智能分析处理面临许多挑战。首先，理解医疗数据、电子病历，通常需要不同领域的专业知识，如临床医学、生物统计学、流行病学和信息学等。对于某些特殊的医疗信息的处理判断，甚至只有具备相关专业背景的专家才能做到精准判断，而这对于普通的从业者是一个巨大的挑战。其次，由于医疗电子化信息系统的构建通常一开始并没有考虑到后续的科研与数据分析等任务，这导致医疗数据在很大程度上不利于计算机进行快速地处理。最后，从数据挖掘与分析的角度看，复杂的医疗数据导致了其数据异构度较大，存在很多缺失数据信息和不一致信息。因此，电子病历的分析与处理需要一系列全新的技术和方法的支持。

对于电子病历的研究，特别是从海量的病历数据中抽取出有用的医疗健康知识，以及病人的疾病与健康状况，从而利用这些信息对个人和集体的健康、医疗等各方面进行分析、预测等，是当今自然语言处理实际应用中的一个热门研究方向。

作为自然语言处理领域的核心关键技术，深度学习对电子病历的处理有很大的应用潜力，事实上也取得了一定的成绩。大量的有关自然语言处理与深度学习相结合的研究与应用，对该领域的发展起到了极大的促进作用；与此同时，其他的机器学习算法在对电子病历等数据信息进行文本挖掘、信息抽取时也展现了优异的效果。对医疗领域内的电子病历研究，尤其是运用一系列的机器学习技术对电子病历进行数据挖掘、信息抽取等任务尤为重要。此外，构建语料库所需要的医疗专业背景知识也限制了大型语料库的快速建立。从 2006 年开始，以美国集成生物学与临床信息学研究中心为首的研究机构在电子病历去隐私、患者状态识别、药物属性识别、电子病历命名实体识别与事件、关系抽取等方面进行了一系列的研究，并组织了相关的测评以促进研究的发展。在电子病历命名实体识别测评任务中，基于条件随机场（conditional random field，CRF）、支持向量机（support vector machine，SVM）、隐马尔科夫模型（hidden Markov model，HMM）等方法的结合取得了良好的成绩。

运用机器学习对电子病历进行数据挖掘、信息抽取，我国的相关研究起步较晚，一方面是由于相关语料库的建立难度大，没有尽早地统一电子病历体系建设标准；另一方面是由于中文文本相对于英文文本处理难度更大，特别是分词、歧义性等方面的问题更为突出。在中文电子病历的命名实体识别任务上，将条件随机场与构建词典方式相结合，对语料库中的电子病历命名实体进行识别，取得了比较好的效果。总体而言，由于我国电子病历系统建设、相关技术方法等各方面起步晚，目前成果相对有限，公开发表的研究成果也不多，但我国在医疗系统信息化、机器学习方法技术等方面近几年发展飞快，尤其是在通用领域的机器学习应用更是发展迅猛，取得了世界领先的成果，相信在医疗专业领域的技术应用上，在不久的将来会有更大的发展。

14.5.2 案例分析

14.4 节主要介绍了自然语言处理的相关内容，包括基本概念、研究内容、研究方法和核心技术四部分。本节对基于自然语言处理的电子病历智能分析进行案例分析。如前所述，自然语言处理的核心技术主要包含语言模型、命名实体识别、情感分析、分词、词性标注、句法分析、信息抽取七个部分。在实际应用过程中，这七个部分并不是单独使用，通常是以多种技术组合的形式来实现电子病历的智能分析。因此，本节对基于自然语言处理的电子病历智能分析中较为常见的应用进行分类，包括病历分类、实体识别、知识抽取、病例挖掘、病历标注和智能问诊六类，从每个类别中选取若干具有代表性的案例，对其进行分析，使读者可以更好地掌握自然语言处理核心技术在电子病历智能分析中的应用。

1）病历分类

病历分类是电子病历领域命名实体识别与关系抽取的基础，不同的分类体系会产生不同的实体识别结果，通常来说，医疗实体可分为医疗问题、检查、治疗三大类。然而随着医疗技术的发展以及疾病、药物类目的增加，需要更加合理的分类体系才能够满足实际需求，为满足以上需求，目前国内医疗电子病历实体识别研究一般将医疗实体分为五大类：

（1）症状和体征，症状是由患者机体内一系列机能、形态结构发生异常变化而产生的，一般为患者的主观感受。体征是医生给患者检查时发现的具有诊断意义的征候，如生命体征，包括体温、脉搏、呼吸、血压等。

（2）检查和检验，关于检查和检验的分类没有特别清晰的划分，不同的医疗机构对二者的划分也不同。一般来说，检查指 B 超、CT 等检查，而检验指血常规检验、尿常规检验。

（3）疾病，指机体在一定的内、外部环境下，受病因损害作用后而造成调节紊乱并出现异常生命活动的过程，如冠状动脉粥样硬化性心脏病、急性胰腺炎、胆囊息肉等。

（4）治疗，指由医疗机构或医生调整患者健康状态的医疗行为，其方式包括使用药物治疗、手术治疗等。

（5）身体部位，指症状、体征或疾病产生的人体解剖学部位。如双侧胸腔、左腕等。

电子病历的实体分类能够有效地对后续命名实体识别技术识别出的医疗实体进行整理、分类，并且能够按照实体关系组合起来，为疾病监控、智能医疗提供数据保障。

病历分类相关案例主要涉及命名实体识别、信息抽取和语言模型等自然语言处理技术。

【案例 14-1】 电子病历中蕴含着大量的医疗知识和患者的健康信息，产科电子病历的结构化及信息抽取对临床决策支持及提高人口的生育健康水平有重要意义。对中文产科电子病历的结构特点及内容进行分析，并采用基于规则的方法对电子病历数据进行了清洗和结构化。在此基础上，采用最大熵（maximum entropy，ME）模型及规则方法（按治疗类型）对电子病历进行分类，分类的 F 值可以达到 88.16%。为了进一步利用电子病历进行信息抽取和知识挖掘，可以短句为单位，以相似度为衡量标准，采用 SVM 模型对病程记录进行去重处理及自动差异化分析，从分析结果中筛选出 68.6% 的重复及相似短句。

本案例主要使用自然语言处理核心技术中的命名实体识别、信息抽取和语言模型。

2）实体识别

命名实体识别技术是将病历中重要的医学实体，如疾病、症状、检查、治疗变量等从病历文本中抽取出来。例如在“患者 30 余年前因反复咳嗽、咳痰多次就诊，诊断为慢性支气管炎，平时服用顺尔宁控制症状”这句话中，“咳嗽、咳痰”被识别为症状，“慢性支气管炎”被识别为诊断，“顺尔宁”被识别为药物，属于医疗手段。由于病历文本是由自由文本书写而成，因此对病历文本进行结构化处理是病历智能分析的重要环节。目前命名实体识别的方法主要分为基于词典规则的方法和基于机器学习的方法。其中，基于词典规则的方法需要人工编制很多相关规则和专业的医学词典，而词典规则编制需要大量人力，并且这些规则和词典应用到病历文本时受命名实体上下文影响极大，因此效果不是很理想；而基于机器学习的方法是将命名实体识别任务作为序列数据的标注问题。目前公认的命名实体识别性能较好的机器学习模型是条件随机场（conditional random fields，CRF）。在该模型中，特征构造过程中常用的特征是上下文特征、字典特征等。在使用条件随机场来训练命名实体识别模型时，可以采用开源的 CRF++ 作为工具，并使用原始字、分词的结果和上下文（窗口大小为 5）中的信息作为特征，对 CRF 模型进行训练。使用 3000 份标注病历，对其进行 5-fold 交叉验证，该方法实验结果显示命名实体识别的总体 F_1 评分（Micro-F）达到了 0.92，证实了模型能够准确地完成医学命名实体识别的任务。

实体识别主要涉及语言模型、命名实体识别、分词和信息抽取等自然语言处理技术。

【案例 14-2】 随着人工智能在医疗领域的广泛应用，通过自然语言处理技术，可以实现患者的发病史、诊疗过程和出院状况的智能化管理。将这些信息应用在智慧诊疗中，对构建医学知识图谱、辅助决策系统和问诊系统起到了至关重要的作用。针对当前电子病历命名实体识别准确率不高以及需要大量人工标注的问题，可以考虑采用自注意力模型结合双向循环神经网络对命名实体识别进行研究，主要的工作包括：实验数据集采用全国知识图谱和语义计算大会开源的电子病历，对数百份原始文本做预处理。该方法使用三元集 {B，I，O} 对身体部位、症状体征、检查检验、疾病、药品五类医疗实体进行标注。其中 B 表示实体的开头，I 表示实体中间部分，O 表示非医疗实体。为了解决传统 CRF 医疗实体识别准确率不高的问题，可以考虑基于长短时记忆网络模型，并结合条件随机场的标签约束预测医疗文本序列的标签，这种方法的 F_1 值比条件随机场提升 3%，此外，可以通过添加词向量来提升准确率，并通过爬虫技术从医疗网站抓取海量医学文本。通过对比实验可知，使用词向量模型比没有预训练词向量的效果提升了 3%，比条件随机场提升了 6%。在此基础上，考虑到长短时记忆网络收敛较慢，引入自注意力机制模型，加快了收敛速度。该方法将词向量结合位置编码作为输入，用自注意力机制提取文本特征，结合下游结构对提取的多维度特征序列做序列标注，实验证明在不加入人工特征的前提下，该模型的 F_1 值提升最大。考虑医疗数据特殊性和获取难度，按比例对数据集进行划分，取少量数据进行实验，其中所提出的方法比基准模型提升 7%，在少量标注数据情况下，验证了该方法的有效性。

本案例主要使用到的自然语言处理核心技术中的语言模型、分词和信息抽取。

【案例 14-3】 通过引入医学文本语言和文档类别特征，构建了一个基于深度学习的电子病历命名实体识别系统。识别的实体包括身体部位、症状和体征、疾病和诊断、检查和检验以及治疗 5 大类。基于模型识别的结果，将其应用在临床知识发现中。命名实体识别系统的准确率为 93.29%，召回率为 93.53%，F_1 值为 93.41%。医学语言特征的引入能够提高基于深度学习的医学实体识别系统的效果，实体识别的结果可以作为电子病历知识发现的基础。

本案例主要使用自然语言处理核心技术中的命名实体识别和信息抽取。

3）知识抽取

在医学领域，知识抽取用于从电子病历中提取实体之间预定义的医疗关系，例如疾病、症状、检查、治疗这几类实体之间的关系。对病历文本中抽取出来的命名实体之间的语义关联进行分析，也是病历智能分析的重要环节。抽取的关系包括疾病和症状之间的关系、疾病和治疗之间的关系、时间副词的修饰等。在这个步骤中，把问题转化成了一个分类问题，即对每一对特定距离内（100 字以内）的命名实体（相距过远的命名实体认为其产生关联的可能性很小），使用机器学习模型去判断其是否有关联以及如果有关联其类别是什么。发现在同等的特征和训练数据下，得到了相近的实验结果。因此，最终采用了条件随机场作为模型，并同样对 3000 份标注病历进行了交叉验证，获得了平均 0.88 的语义关联抽取准确度。

知识抽取主要涉及语言模型、命名实体识别、分词、词性标注、句法分析和信息抽取等自然语言处理技术。

【案例 14-4】 为了对电子病历进行有效的信息抽取，可以考虑使用基于深度学习的算法对电子病历文本进行命名实体识别。选择多层感知机神经网络和长短期记忆神经网络两种结构建立算法模型，使用基于 batch 的后向传播算法训练模型，并使用标注好的 200 份病历进行训练和测试。结果显示，深度学习的算法比手动定义特征的条件随机场算法 F_1 值高 7.47%，证明了深度学习算法在电子病历命名实体识别任务中的有效性。

本案例主要使用自然语言处理核心技术中的语言模型和信息抽取。

【案例 14-5】 随着国内医疗信息化产业的发展以及医疗数据标准体系的规范化，临床电子病历数据的研究价值也随之提高。面向临床电子病历数据的挖掘能够进一步推动智能医疗产业的发展。信息抽取技术是对电子病历文本进行知识抽取的重要手段。在临床电子病历领域，信息抽取技术的研究对个性化医疗服务、临床决策支持和随访管理等工作的开展具有重要的意义。信息抽取技术能够有效地从电子病历文本中获取医疗知识。信息抽取技术包括命名实体识别技术和实体关系抽取技术。实体识别技术旨在识别出电子病历文本中多种类型的医疗实体，实体关系抽取技术旨在抽取出电子病历文本中医疗实体之间的关系。相比于其他文本，电子病历存在边界模糊、标注数据少、书写不规范等问题，以上问题加大了命名实体识别和实体关系抽取的难度。为了有效地提取电子病历中的医疗实体以及实体间的关系，提出一种基于预训练模型的电子病历实体识别的方法，用预训练模型设置基本参数，使用相关的电子病历的语料库来提供预训练数据，再进行实体的抽取。最终结果与传统的模型进行对比，达到 64.97% 的召回率和 62.14% 的 F 值，相比传统方法，召回率和 F 值分别提高了 4.65% 和 2.16%。对于关系抽取任务，选取电子病历数据集进行实验，并提出一种基于注意力机制的模型，对 8 种医疗实体关系的抽取结果的微平均指标进行评价，结果如下：微平均精确率、微平均召回率和微平均 F_1 值分别为 68.9%、64.6%、66.7%。

本案例主要使用自然语言处理核心技术中的语言模型、分词、词性标注、命名实体识别、句法分析和信息抽取。

4）病历挖掘

病历挖掘主要涉及语言模型、分词和信息抽取等自然语言处理技术。

【案例 14-6】 电子病历挖掘始于数据收集和预处理，在获得海量电子病历数据后，需要针对数据的特性和挖掘分析的目标对数据进行预处理。电子病历数据预处理常用的方法主要包括脱敏处理、数据清洗、数据集成、数据选择和数据规约。电子病历挖掘方法有以下三种：

（1）基于词典和规则的方法。首先，在识别过程中，该方法通常是依靠术语词典。然后，采取匹配算法进行命名实体识别。对电子病历这种专业性较强的文本，标注语料即词典的规模和质量起到了相当关键的作用。在医疗领域，中文电子病历的标注规范也在不断的探索当中，并形成语料库。

（2）基于统计学习的方法。随着机器学习的发展和流行，基于统计机器学习进行命名实体识别的方法被提出并得到深入的研究和应用。词典和规则作为一种辅助手段用于提高机器学习实体识别的效果。机器学习方法可以分为有监督学习、半监督学习和无监督学习 3 类。其中有监督学习方法在命名实体任务中占了主流，它通常需要大规模带标签的训练集，将命名实体识别任务转换成分类问题，训练集用于模型的训练，生成目标模型后才可以对未标注语料中的实体进行识别。

（3）基于深度学习的方法。随着深度学习的兴起，为降低人工消耗和训练代价，研究者们也开始将神经网络应用于自然语言处理领域，获得不少成果。在自然语言处理任务中，常用的深度学习模型包括卷积神经网络、循环神经网络、长短期记忆网络等。

本案例主要使用自然语言处理核心技术中的语言模型、分词和信息抽取。

5）病历标注

作为临床文本资源知识化的重要环节，病历标注需要有专业医生的指导和参与，其质量关系到临床知识发现的效率与深度。人工辅助机器自动化的病历标注方法，旨在基于少量标注病历，通过综合利用自然语言处理和机器学习实现对中文电子病历的标注，包括机器学习、病历标注和并行处理三个阶段，它可减轻人工参与的标注任务量。

利用机器学习阶段得到的训练模型，采用基于单字特征的算法识别病历中的医疗命名实体。由于机器标注的病历数据难以达到人工标注的精确度，基于“建模 – 标注 – 训练 – 测试 – 评价 – 修订”的循环标注方法，对机器自动标注的数据进行审校。最终形成 $a+b$ 份标注病历数据集，使病历语料库的大小在原始 a 份的基础上扩充 b 份。病历标注主要涉及语言模型、分词、命名实体识别和信息抽取等自然语言处理技术（图 14-18）。

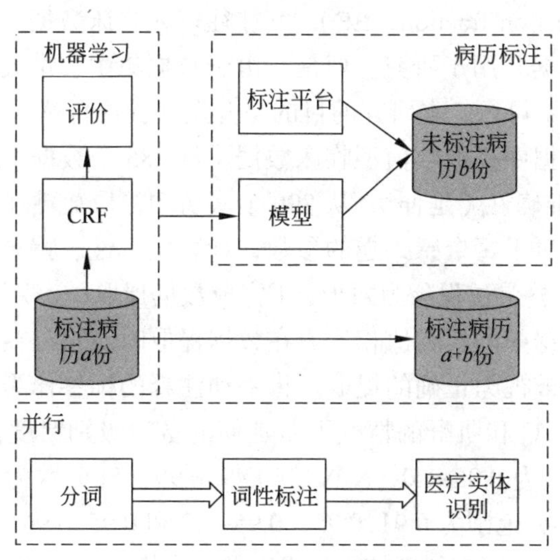

图 14-18　病历标注基本思路图

6）智能问诊

智能问诊主要涉及语言模型、分词、词性标注、句法分析、命名实体识别、情感分析和信息抽取等自然语言处理技术。

【案例 14-7】 使用不同电子医疗记录系统评估医疗机构的临床数据变化，并调查它们如何影响 NLP 系统便携性。该案例使用了某儿童医院的出生队列（每次 n=298）。

在各个方面检查了 2 个群组的哮喘病历，包括：单词级别（即词汇变化）、主题和哮喘相关概念（即语义变异）和整体语料库临床注意事项（即处理变化）。对以上统计数据进行整理和比较，并由此确定了智能问诊系统的可移植性，包括原型和改进。存在值得注意的词汇变化（字级相似度为 0.669）和过程变化（主要注释类型的差异包含哮喘相关概念）。然而，语义级别的语料库相对均匀（主题相似度为 0.944，哮喘相关的概念相似度为 0.971）。用于哮喘的 NLP 系统的 ANF 分数为 0.937，在 SCH 施用时为 0.813（原型）和 0.908（细化）。

本案例主要使用自然语言处理核心技术中的语言模型、词性标注和分词。

【案例 14-8】 本案例主要评估了包含 EMR 数据（医生类型）的分类算法，对有类风湿性关节炎（RA）的受试者进行了分类。对所有 29432 名受试者，用 NLP 技术提取 RA 临床信息。用医疗记录集中训练，使用 Logistic 回归开发分类算法。对审查分类为 RA 的 400 个受试者的记录进行计算并比较这些算法的阳性预测值（positive predictive value，PPV）。对完整的算法（叙述和编纂数据），分类 RA 受试者的 PPV 显著高于单独具有编纂数据的算法（PPV 为 88%）。用完整算法鉴定的 RA 队列的特征与现有的 RA 队列（80% 女性，63% 抗 CCP 阳性，59% 的侵蚀阳性）进行比较。此外，利用完整的 EMR 数据来定义 RA 队列，该 RA 队列有 94% 的 PPV，优于使用编码数据的算法。

本案例主要使用自然语言处理核心技术中的分词、词性标注、句法分析和信息抽取。

【案例 14-9】 电子病历包含对临床研究结果很重要的数值、数据，例如生命体征和心脏射血分数（ejection fraction，EF），其往往嵌入临床数据。在目前的实践中，通常可以手动提取该数据并用于研究。但是，由于数据集中、量大的特征，手动提取数值、数据通常会变得不可行。本研究的目的是开发和验证自然语言处理（NLP）工具，以便有效地从医疗数据中提取数值型临床数据。从 285 个数据中手动提取生命体征验证 EMR 数据提取的准确性（延伸），从 890 个病历中提取血糖血红蛋白和血清肌酐指标，开发参考标准。对于每个感兴趣的参数，计算敏感性、特异性、阳性预测值、阴性预测值和 F_1 得分。整个过程分为两步：①完成数据提取；②保证数据提取的准确性，与图表审查、验证数据中的实际值相比。在数据提取时，只有在准确检测并提取所有感兴趣的值时，才会被视为正确的提取。将手动注释的标签作为金标准，在捕获生物检测指标、EF、HBA1C 和肌酐的情况下，延伸的备注级别精度范围为 0.88~0.95，特异性为 0.95~1.0，PPV 为 0.95~1.0，NPV 为 0.89~0.99，F_1 分数为 0.92~0.96。与实际水平相比，PPV 和 F_1 得分范围为 0.91~0.95、0.95~1.0 和 0.95~0.96。

本案例主要使用自然语言处理核心技术中的语言模型、分词和信息抽取。

【案例 14-10】 为了主动管理充血性心力衰竭（congestive heart failure，CHF）患者，需要一种有效的 CHF 病例发现算法来处理结构化和非结构化的 EMR。设定了识别 EMR 编码和 NLP 发现的案例。使用某卫生信息交换患者的数据，用 NLP 算法与 HIE 相关设施的随机子集进行实验。实验使用 18295 名 CHF 患者的 HER 数据。在没有 CHF 编码的 253803 个受试者中，算法预期识别了 2411 个未编码的 CHF 病例。阳性预测值（PPV）为 0.914，其中 70.1% 的患者有 CHF 历史信息。

本案例主要使用自然语言处理核心技术中的语言模型、分词、命名实体标注和信息抽取。

【案例 14-11】 静脉血栓栓塞（venous thromboembolism，VTE）的实时鉴定。它被定义为深静脉血栓形成（deep venous thrombosis，DVT）和肺栓塞（pulmonary embolism，PE），可以为医疗组织提供对这些事件的理解，并用于改善对患者的护理。对约 200 个随机选择的患者的 VTE 成像报告进行分析，包括鉴定 100 个 PE 成像，计算机断层扫描肺血管造影术，通风灌注扫描和胸部、腹部、骨盆的 CT 血管造影。此外，还获得了识别 DVT 的 100 个随机选择的综合超声（care ultrasonography，CUS）。比较了疑似 PE 成像的患者遇到的次数，并且还使用了 NLP 分析得到疑似阴性的 DVT100 例。并对 400 个图表的审查进行了分析，报告了与手动图表审查相关的 NLP 的敏感度、特异性、正负预测值。使用 NLP 和手工评价 99 个案例中，PE 的结果为 10 例，DVT 96 例。与手动图审查进行比较时，血管造影的 NLP 询问和扫描灵敏度为 93.3%，特异性为 99.6%，阳性预测值为 97.1%，阴性预测值为 99%。

本案例主要使用自然语言处理核心技术中的语言模型、分词和信息抽取。

【案例 14-12】 为了分析转移性乳腺癌（metastatic breast cancer，MBC）患者群体，在半体验机学习框架内应用 NLP 技术，将 EMR-CALIFORNIA 癌症注册表数据联系起来，本案例研究了 2000—2014 年的所有参与治疗的乳腺癌女性患者。数据库由结构化和非结构化电子病历数据组成。此外，训练了经常性分类的正则化回归模型，并对 146 名患者的黄金标准组进行了评估。结果总共有 459 例乳腺癌患者，其中位生存时间为 96.3 个月。确定了 1886 名 MBC 患者，512 名患者（27.1%）识别出是何种 MBC，1374 名患者（72.9%）是复发性 MBC 患者。

本案例主要使用自然语言处理核心技术中的语言模型、词性标注和信息抽取。

【案例 14-13】 过敏反应是一种威胁性反应，是与过敏原接触后突然发生的。有关过敏反应的流行病学研究对其评估、预防的新策略非常重要，而且为刚刚遭受过敏反应的患者提供治疗指南方面也非常重要。电子病历是过敏反应流行病学最有效和最全的来源之一。然而，研究人员必须手动审查大量信息，这是一个代价非常高和非常耗时的任务。因此，本案例的研究目标是探索不同的机器学习技术以处理海量电子病历数据。特别是通过电子病历的自动分类研究过敏反应的发病率。此外，还使用卷积神经网络来对数据集进行分类。

本案例主要使用自然语言处理核心技术中的语言模型、情感分析、分词、命名实体标注和信息抽取。

【案例 14-14】 本案例评估心理治疗数据是否准确，而不是目前使用的自杀预测模型。使用了创伤后应激障碍（post-traumatic stress disorder，PTSD）的退伍军人健康管理（veterans health administration，VHA）用户数据。使用案例控制设计，实现案例（诊断后一年中自杀者死亡的情况）与控制（仍然活着的人）相匹配。在与共享心理健康提供者的条件匹配之后，选择使用基于 VHA 的结构化 EMR 的自杀预测模型中的 5 : 1 最近邻匹配控制。在确保相似数量后，基于 Python 的 NLP 包，使用机器学习算法评估输出。对治疗持续时间更长的患者，NLP 衍生的变量提供了小但明显的预测性改进（AUC = 0.58）。此外，该案例还确定了一种可测量自杀风险的新方法，对潜在的具有不同风险敏感性的患者组进行分类。结果表明利用心理治疗的 NLP 衍生的变量可以提供基于 VHA 的自杀预测模型。

本案例主要使用自然语言处理核心技术中的语言模型、情感分析和信息抽取。

【案例 15-15】 肝细胞癌（hepatocellular carcinoma，HCC）是一种影响肝脏的致命疾病，有许多可用疗法。针对特定患者组的治疗，需要通过疾病阶段重新定义患者，此类标准包括有关肿瘤个数、肿瘤大小和解剖位置信息，这些信息通常来自电子病历的临床数据。NLP 提供了一种自动分析和知识提取的方法来提取这些信息，为后续的研究与分析提供基础。此外，本案例还创建了一种基于 101 个放射学报告的肿瘤信息语料库，应用机器学习算法提取肿瘤信息。实验结果的注释间部分匹配结果的 F_1 值分别为 0.93 和 0.90。基于注释过的语料库，顺序标记部分匹配实体提取得到 F_1 值为 0.87，最大熵分类关系提取部分实体和系统实体，F_1 分别为 0.89 和 0.74。

本案例主要使用自然语言处理核心技术中的分词、命名实体标注和信息抽取。

本章小结

本章主要介绍电子病历的相关内容，首先介绍病历的概念和电子病历；其次介绍电子病历的功能与集成；再次介绍电子病历的设计与实现；接着介绍了中医电子病历及案例；最后介绍了自然语言处理相关理论、模型和方法，以及基于自然语言处理的电子病历智能分析。

思考题

1. 什么是病历？什么是电子病历？
2. 电子病历有哪些优势？
3. 一个完备的电子病历系统通常包括哪几部分？
4. 简述电子病历生成过程。
5. 简述 XML 的查询、处理过程。
6. 简述中医电子病历的主要作用。
7. 什么是自然语言处理？自然语言处理包含了哪些研究内容？它的核心技术有哪些？
8. 如何计算准确率（accuracy）、查全率（recall）、查准率（precision）、*F* 分数（*F* score）？
9. 如何计算余弦相似度？计算下面两个句子的余弦相似度。

   句子 A：这只皮靴号码大了，那只号码合适。

   句子 B：这只皮靴号码不小，那只更合适。
10. 基于自然语言处理的电子病历智能分析包含哪些关键技术？
11. 简述电子病历分类流程。

（王之琼、郝琨）

第15章

多组学与精准医学

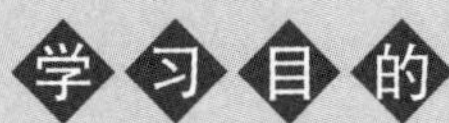

1. 了解精准医学的定义与内涵。
2. 了解基因组学、转录组学及表观遗传学在精准医学中的应用。
3. 学习转录组学的一般研究方法及其在恶性肿瘤精准诊疗、药物研发和临床用药指导的应用。
4. 学习DNA甲基化、三维基因组学在精准医学中的应用及表观遗传药物在疾病精准治疗的作用。

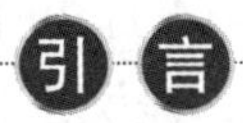

精准医学依据患者内在生物学信息、临床症状和体征，为患者进行健康医疗和临床决策的量身定制,是一种新型医学概念与医疗模式。不同于原有“一刀切”的治疗方法，在这种模式下，医学检查将深入到最微小的分子，医疗人员根据患者个体差异对诊疗手段进行适当的调整和改变。广义上讲，精准医学包含精准预防、精准诊断、精准治疗和精准预后评估。

近些年，多种组学技术（如基因组学、转录组学、表观遗传组学）的发展使个体化医疗成为可能，推动精准医学进入临床实践。

15.1 精准医学概述

15.1.1 精准医学的基本概念

精准医学（precision medicine）是一种新型医学概念与医疗模式。精准医学的内涵是根据患者的临床信息和人群队列信息，通过基因组学、蛋白质组学等组学技术和医学前沿技术，应用生物信息技术，实现精准的疾病分类和诊断，根据患者具体分类的生物学机制，制定个性化的疾病预防和治疗方案，提高疾病诊治与预防的效益。

精准医学的开展以多组学大数据研究为基础，包括基因组学、转录组学、蛋白质组学、表观遗传组学、代谢组学和微生物组学等。组学数据分析从整体角度出发去研究人类组织细胞、基因、蛋白质及其分子间的相互作用，反映人体组织器官功能和代谢的状态，为探索人类疾病的发病机制提供新的思路。同时，以此为基础开展的精准医疗为治疗癌症等复杂疾病找到新的突破口，为实现个性化治疗提供了有价值信息，提供最佳治疗方案，提高全民健康水平。因此，精准医学研究已成为很多国家争夺的科技战略制高点。

15.1.2 精准医学的兴起与发展

长期以来，不恰当及过度使用医学技术浪费了大量医疗资源。2011 年，美国国家科学院、美国国家工程院、美国国立卫生研究院及美国国家科学委员会共同发起并提出“迈向精准医疗”的倡议。2012 年，英国也宣布启动十万人基因组计划，希望通过收集 10 万人的基因组测序信息来帮助科学家及医生更好地了解罕见病和癌症，从而对患者进行精准诊断和治疗。此外，英国将基因组医疗整合至国家医疗服务体系，促进基因组领域的私人投资和商业活动，提升公众对基因组医疗的认知和支持。

2015 年 1 月 20 日，时任美国总统奥巴马在国情咨文演讲中提出并于 1 月 30 日正式推出了“精准医疗计划”，呼吁美国政府进一步增加医学研究经费投入，提议在 2016 年向该计划投入 2.15 亿美元，以推动个性化医疗的发展。该计划提议募集 100 万志愿者的基因、环境、生活方式等数据，链接并整合至云端数据库，融合遗传和基因组的信息，以临床治疗为出发点，为每一位患者提供最适合的治疗方案。2018 年，英国宣布完成 10 万人基因组测序任务，该项目耗资超 5 亿美元。2018 年 10 月 3 日，英国政府宣布将在未来 5 年内继续开展 500 万人基因组计划，并利用基因组测序辅助重病患儿、患有难治愈或罕见疾病的成年患者的治疗。这标志着精准医疗研究进入大数据阶段。此外，德国、法国、日本、印度等国家在“精准医疗计划”方面也投入了相当的研究经费和人力。

我国在“精准医疗计划”方面同样反应迅速。2015 年 3 月，科技部举办首次国家精准医学战略专家会议，提出中国的精准医疗计划，并计划在 2030 年前投入 600 亿元。随后，精准医疗计划被列入国家“十三五”科技发展重大专项，上升为国家战略。我国精准医疗发展的目标是为人民群众提供更精准、高效和便利的医疗健康服务，建立高水平的精准医疗研究平台和核心关键技术，形成一批我国定制、国际认可的疾病预防和临床诊疗的指南标准、临床路径和干预措施，提升疾病防治水平，带动生物医药、医疗器械和健康服务等产业发展，支持“健康中国”建设。

精准医疗在快速布局、促进个体化医疗发展的同时也面临诸多挑战，如患者个人隐私泄露和生物信息安全问题；精准医疗行业人才缺口大；数据无法共享或共享困难等。精准医疗的实现首先需要构建百万级自然人群国家大型健康队列和特定疾病队列、多层次精准医疗知识库体系和生物医学大数据共享平台。然而，目前医学科技资助途径碎片化问题严重，亟须开发多组学和医疗数据集成引擎，建立可共享、可扩展的大数据中心。此外，群众对遗传和基因检测的认识不足导致整个社会对精准医疗服务的需求偏少。发展精准医疗，我国需要制定自己的路径图，根据自己的国情，做好客观评判，注重精准预测、精准诊断、精准干预、精准治疗。借助组学数据，助力靶向药物、细胞治疗以及新抗原疫苗进入精准医疗时代。此外，在中国发展精准医疗不应该舍弃中医药学，而应当结合中医与现代分子技术，构建中国特色的精准医疗发展路径，更好地为精准医疗服务。

15.2 基因组学与精准医学

15.2.1 基因组学简介

基因组学（genomics）的概念最早于 1986 年由美国遗传学家 Thomas H. Roderick 提出，随着几个物种基因组计划的启动，基因组学在 20 世纪 90 年代取得了长足发展。基因组学是对生物体所有基因进行集体表征、定量研究，在不同基因组间进行比较研究，其主要研究内容包括基因组的结构、功能、进化、定位和编辑等，以及它们对生物体的影响。近年来，随着基因突变检测技术的进步以及基因突变与疾病关联研究的深入，基因组学在精准医学中的应用受到广泛关注。

人类基因组计划（human genome project，HGP）是人类科学史上的一个伟大工程，被誉为生命科学的“登月计划”。1985 年由美国科学家首次提出，1990 年正式实施，前期由美国、英国、日本、法国和德国共同执行。中国承担第三号染色体短臂端粒侧约 30MB 的区域（占全基因组 1%）的测序工作。此后，多个国家和组织发起了多个基因组学测序项目，2008 年由美国、英国、中国等国家组织了一次新的基因组测序计划，即“千人基因组计划”，通过高通量测序，进一步发现了人类基因组中的低频突变。2015 年，“癌症基因组图谱计划”也宣布完成，该项目以人类基因组计划为基础，采用大规模基因组测序，绘制人类 50 种癌症的基因组变异图，并进行系统分析，已发现近 1000 万个与癌症相关的基因突变。

海量基因组测序数据的产生得益于近几十年测序技术的迅猛发展。第一代测序技术主要是以化学降解法和双脱氧链终止法为主的测序方法，其巧妙地利用了 DNA 合成的原理。人类基因组计划就是在双脱氧链终止法的基础上完成的。第二代测序技术（next-generation sequencing, NGS）使用边合成边测序的原理，通过对 DNA 合成过程中每一轮碱基荧光信号进行采集和识别，完成 DNA 测序过程。NGS 技术可同时对上百万条序列进行测序，具有高通量特点，但缺点是读长较短，只有 300bp。近几年兴起的第三代测序技术包括单分子实时测序技术和纳米孔测序技术，这两种方法都不需要将测序模版扩增，而是直接读取每条 DNA 分子的序列，因此读长较长，但在准确度上与第二代测序技术存在一定差距。2019 年发布的新型 R10 芯片能够对同一碱基进行两次信号识别，测序准确率得到很大提升。

15.2.2 基因组信息学在精准医学中的应用

基于大量基因组测序数据开展的数据研究和分析极大促进了精准预防、诊断和治疗的发展。目前，已构建了一批优质的生物医学和精准医疗知识库，为精准医疗提供支持。基因型与表型数据库（database of genotypes and phenotypes，DBGAP）显示了基因型和表型间的相互作用。人类单核苷酸多态性数据库（single nucleotide polymorphism database，dbSNP）包含了引起疾病的临床突变和中性的多态性，从单碱基多态性、插入或缺失多态性、序列不变区域、微卫星重复等多方面分析核苷酸序列的变异。癌症基因数据库（Cancer Genome Anatomy Project, CGAP）记录了人类癌症发生发展过程中基因表达的变化、癌症转移相关的染色体变化、同种癌症相关的多态性等。癌症体细胞突变目录（Catalogue of Somatic Mutation in Cancer, COSMIC），涵盖了绝大部分与癌症相关的基因组变异信息，是目前全球最大、最全面的癌症体细胞突变及其影响的数据库。人类癌症驱动基因数据库（database for human cancer driver gene research，DriverDB）收集了近万例外显子测试数据及注释数据和驱动基因的计算方法。

众所周知，癌症是严重威胁人类健康的复杂疾病，而其本质是一种基因病，原本在正常细胞中发挥重要生理作用的基因在某些条件下（如病毒感染、化学致癌物或辐射作用等）被异常激活，转变为致癌基因，诱发细胞癌变。这些基因改变可以遗传自父母，但主要来自一生中各种风险因素累积并随机发生。现已证明，与癌症相关的致癌基因有上千个。在脑胶质瘤（glioblastomas, GBM）中，IDH1/2 基因变异常用作疾病诊断和治疗依据，是重要的治疗靶点，目前 IDH2 抑制剂 AG-221、IDH1 抑制剂 AG-120 均已进行临床实验。TERT 启动子突变也是多种常见肿瘤的关键驱动因素，也是进行分子分型的重要依据。目前对非小细胞肺癌（non-small cell lung cancer, NSCLC）的认识由组织分型向基因分型发展，通过分型可制订有效的治疗方案。在 NSCLC 中，已有研究发现靶向治疗过程中 ALK 基因的变化情况，并可根据基因变化改变用药方案，这体现了基因检测对临床靶向药物选择方案的重要指导意义。同时，ctDNA 作为一种新型的肿瘤标志物，通过检测其与癌症发生和靶向药物相关的基因突变信息，可实现疾病诊断、用药指导和疗效监控。虽然 ctDNA 作为新型标志物具有无创（非侵入式）和可实时重复抽样的独特优势，但是 ctDNA 的检测需要灵敏度超高的平台才能实现。

除癌症外，有 6000 种以上的人类疾病是由各种基因突变引起的，如高血压、心房颤动等。通过全基因组关联研究 (genome-wide association study, GWAS) 分析，证实约 1 400 个常见单核苷酸多态性 (single nucleotide polymorphism, SNP) 与血压表型相关，解开这些关联有助于了解潜在的生物学途径，如映射到编码尿调节蛋白的基因的 GWAS 信号已被证明可通过影响钠稳态来影响血压。心房颤动是一种常见的快速心律失常，随着年龄增长，其发病率成倍增加。科学家对 8 180 例心房颤动患者和 28 612 例正常对照人群样本进行 GWAS 研究，发现 HAND2 为最显著的心房颤动候选基因，其编码的蛋白质与心脏的形态以及生长发育相关，并且该基因的变异在东亚人群中更常见。

15.2.3　药物基因组学在精准医学中的应用

药物基因组学是对基因组在药物反应中的作用进行研究，反映了药理学和基因组学的结合。药物基因组学分析个体的基因组如何影响该患者对药物的反应。药物基因组学涵盖了更广泛的全基因组关联方法，在处理多个基因对药物反应的影响时，整合了基因组学和表观遗传学。药物在人体内的吸收、分布、代谢、排泄和作用靶点，主要与药物受体、转运体和代谢酶等有关。这些蛋白经由相应编码基因被调控基因调控后，经转录、翻译和翻译后修饰而来。编码基因发生突变导致蛋白质的氨基酸序列发生改变，引起蛋白质功能发生增强、减弱或缺失，以及药代动力学（药物吸收、分布、代谢和消除）和药效动力学（通过药物的生物学目标介导的作用）的变化，最终影响药物效应。综上所述，药物基因组学通过直接检测基因序列，建立了基因序列差异与药物效应的关联。

靶向治疗的反应率（response rate，RR）、总生存时间（overall survival，OS）和无进展生存时间（progression free survival，PFS）是评价药物疗效的重要指标。在精准癌症学治疗发展的近 20 年中，开发和批准了两种靶向疗法。曲妥珠单抗用于治疗人表皮生长因子受体 2(HER2) 扩增转移性乳腺癌；伊马替尼用于治疗 BCR-ABL 融合阳性的慢性粒细胞白血病患者。目前，FDA 批准的基因型靶向疗法可用于许多不同类型的肿瘤的治疗，针对非小细胞肺癌患者的驱动基因突变研究表明：EGFR 突变率为 10%~35%，KRAS 突变率为 15%~25%，ALK 突变率为 3%~7%。EGFR 为跨膜的酪氨酸激酶受体，参与细胞增殖、分化、血管形成、转移等。因此，EGFR 酪氨酸激酶抑制剂，如吉非替尼，已成为肿瘤药物治疗的热门靶点。RAS 蛋白是下游生长因子受体信号的中心调节位点，调节细胞增殖、分化。与 EGFR 不同，KRAS 突变常见于吸烟、腺癌患者，20% 见于白种人，5% 见于黄种人。一项Ⅲ期临床实验研究将晚期 NSCLC 患者随机分为实验组和对照组，实验组为常规化疗 + 埃罗替尼，对照组为常规化疗 ＋ 安慰剂，实验结果表明 KRAS 突变能减少实验组患者的肿瘤进展期和总生存时间。BRAF 基因直接磷酸化 MEK，使细胞增殖和存活，主要见于重度吸烟的肺腺癌患者。BRAF 的靶向药物为 BRAF 抑制剂，目前已研发出多种 BRAF 抑制剂，但对 NSCLC 疗效差。第一代 BRAF 抑制剂代表为索拉菲尼，是第一个已有临床实验证明的 BRAF 激酶抑制剂。大约一半的皮肤黑色素瘤患者存在 BRAF 突变，该类患者可采用 MAPK 信号转导途径的多种抑制剂进行治疗。随着靶向疗法的组合不断扩大，确定这些疗法的适当给药量和测试新药功效的临床实验需要快速灵敏的方法，以便分析所有相关肿瘤类型中的靶向基因变异。基因信息指导的分子靶向药物疗法已取得了显著的效果，但是基因变异和其他生物学因素可能导致某些肿瘤亚型的患者先天性耐药。此外，转移性癌患者经过靶向药物的长期治疗后，几乎最终都会产生获得性耐药。

随着药物基因组学的发展，目前一些药物组学相关数据库已在线使用。DrugBank 介绍了上万种药物的信息，包括名称、化学结构、处方剂量、理化性质、适应证分类、药理学研究、药物相互作用、临床实验、基因或蛋白质靶标、该药物的转运蛋白等，遗传药理学和药物基因组学数据库 PharmGKB 收集了与药物基因组相关的基因型和表型信息，包括3000余种药物、3000余种疾病及27000余个相关基因的资料，同时包含临床指南等信息。癌症药物敏感性基因组学库GDSC是目前最大的存储癌症细胞药物敏感性和药物反应分子标志物信息的公共资源库，包含近75 000个实验的药物敏感性数据，描述了近700种癌细胞系对138种抗癌药物的反应。为了鉴定药物反应的分子标志物，需要获取细胞系药物敏感性数据与从癌症数据库中的体细胞突变目录获得的大型基因组数据，包括癌症基因中的体细胞突变、基因扩增和缺失、组织类型和转录数据的信息。肿瘤药物与基因相关临床预后数据库DRUGSURV收集了约1700种FDA认证通过的药物、约5000种实验药物和相关靶点基因，以及配套的17种癌症和约50个含有临床预后资料的数据集。

15.2.4 宏基因组学在精准医学中的应用

宏基因组学（metagenomics）以特定环境样品中整个微生物群落基因组作为研究对象，无需分离培养，直接提取环境样本的DNA进行高通量测序。宏基因组测序是对患者样本中微生物和宿主遗传物质（DNA和RNA）的全面分析。16S rRNA基因测序和illumina miseq是较成熟的宏基因组测序技术，目前正逐渐从科学研究转向临床诊断应用。常见的宏基因数据分析工具包括MetaPhlAn2、MetaCHIP等，可用于宏基因组序列组装、分箱、基因预测、序列比对和进化树分析等。

微生物群、免疫与癌症之间存在复杂关联，越来越多研究发现宏基因组组学与多种癌症发生、发展密切相关。微生物群通过多种机制增加或降低癌症的易感性和进展，因此也成为癌症治疗的靶标。幽门螺旋杆菌感染是人类最常见的慢性细菌感染，也是引起胃炎最常见的病因，它与消化性溃疡和胃癌的发生密切相关。研究表明，幽门螺旋杆菌诱导胃癌发生的机制主要是细胞毒素相关基因A（cytotoxin-associated gene A, CAGA）的表达及多种毒素因子的分泌促进慢性炎症、氧化应激和宿主DNA损伤，导致胃癌发生。在结直肠癌病人癌症组织中，革兰氏阴性专性厌氧菌具核梭杆菌常富集，而拟杆菌门和厚壁菌门通常缺失。梭杆菌通过刺激细胞增殖、增加细胞迁移和侵袭以及诱导炎症在结直肠癌的发生、进展中发挥潜在作用。检测食管癌患者和健康人唾液中的细菌多样性，发现齿垢密螺旋体、缓症链球菌等在多种食管癌等致癌过程中发挥重要作用，根除这三种细菌可能降低其复发风险。

口腔内估计有500~700种生物。口腔鳞状细胞癌（oral squamous cell carcinoma, OSCC）和对照组之间微生物丰度的差异表明，微生物失调与口腔癌有关。一般认为，癌症患者微生物多样性减少，而更多样化的微生物群与健康有关，然而在口腔癌的微生物组研究中未发现类似的观察结果。*F. nucleatum*诱导OSCC细胞产生IL6和激活STAT3，增强了癌细胞的增殖和侵袭能力。从口腔收集的样本与咽和喉部的样本之间有显著的偏差，差异可能是由于不同位点对应的微生物变异造成的。所以采集和分析宏基因组数据时要仔细考虑取样策略，因为不同的样品可能会妨碍比较。在肺组织中，肺部微生物组与肺部疾病的发生密切相关，微生物可从多方面促进肿瘤的发生与发展。既往研究证实肺癌患者肺部微生物组较健康人发生了变化，不同组织学类型的肺癌的肺部细菌微生物组结构及组成存在差异性，不同组织学类型肺癌间的优势菌群有所不同。目前有研究表明肺部微生物菌群与口腔菌群微吸入有关。既往多项研究证实肺部微生物菌群与呼吸系统疾病（如哮喘、慢性阻塞性肺疾病、肺囊性纤维化等）的发生密切相关。肺癌患者化疗期间院内感染率可达 44.77%。已有多项研究证实肺癌患者肺部微生态较健康人群发生变化，但对于不同组织学类型肺癌之间肺部微生态差异性的研究仍较少，特别是缺乏关于小细胞肺癌患者肺部微生态研究。

15.3 转录组学及表观遗传组学与精准医学

15.3.1 转录组学在恶性肿瘤精准诊疗中的应用

转录组学使用高通量测序技术研究组织或细胞 RNA 的丰度和组成，反映了细胞类型的多样性、细胞状态的监管机制，因此转录组学在癌症生物标志物识别和分子分型等方面发挥重要作用。

癌症是一种动态的复杂疾病，根据癌症发病的部位不同，可将其分为不同癌症类型，甚至同一癌症类型也具有不同分期、不同分级和不同分子分型。因此，同一癌症类型的不同患者可能需要不同的治疗策略。癌症分期被用来衡量癌症的发展水平，对于大多数癌症类型，其发展过程大致被分为四个阶段，Ⅰ~Ⅳ期，其中Ⅰ期为最早期，Ⅳ期为晚期，此时癌症已发生了远端转移。癌症分级是一个用来反映肿瘤恶性程度的参数，其目的是捕捉肿瘤的癌细胞分化程度或干性程度。癌症分级从分化良好、分化中度、低分化和未分化为Ⅰ - Ⅳ级，分化良好的癌症代表恶性程度最低，未分化为恶性程度最高的Ⅳ级。此外，即使癌症起源于相同的细胞类型和组织，也可能有显著不同的表型，如不同的增长率、转移潜力以及独特的外源信号来驱动其细胞分裂，据此，乳腺癌可分为包括 ER（+）、PR（+），或三阴性乳腺癌。癌症分子亚型因此被引入，以捕获同一癌症的一个子集内的共性以及这样一个子集与其他子集之间的差异。目前临床实践中，癌症的分期、分级和分型主要是基于肿瘤的形态学信息和有限数量的标志物来完成的。转录组学数据大量产生，为癌症精准诊断提供指导。主要研究思路如图 15-1 所示。

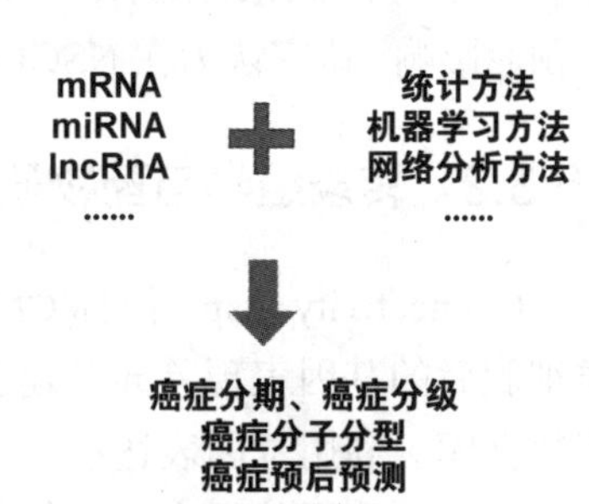

图 15-1　面向转录组学数据的精准诊断主要研究思路

通过应用差异表达和基于支持向量机（support vector machine, SVM）的分类方法，姚芳等人发现将 324 和 227 个基因的表达水平与匹配对照组对比，其在乳腺癌分级（由Ⅰ级到Ⅳ级）和分期（由Ⅰ期到Ⅳ期）中持续上调。利用这些基因，预测了 9 个基因可作为区分低分化、中分化、高分化乳腺癌的基因标记，19 个基因组作为区分中分化和高分化乳腺癌的基因标记。同样，预测一个 30 基因的集合和一个 21 基因的集合分别作为区分晚期（Ⅲ～Ⅳ期）和早期（Ⅰ-Ⅱ期）癌症样本的基因特征。类似的方法，崔娟等人报道了将198个基因和10个基因分别用于胃癌分级和分期预测的特征集合。

除了单个分子的表达值外，现有基于网络分析的癌症样本分类方法为精准诊断提供了更加鲁棒的预测结果。Sun等人提出基于样本转录组的数据，分别构建各个癌症分型的共表达网络，进而通过多种对比方法获得各个分型的特异性共表达模块，通过将待测样本加入各分型并计算其对各特异性模块的扰动作用，将其进行归类。此方法在乳腺癌、肺癌、肾癌、胃癌的亚类精准诊断中效果显著。

除了mRNA外，一些非编码但具有调节功能的RNA，如miRNA在癌症发生发展中同样起重要作用。大量报道已证实，与正常组织相比，很多miRNA在癌组织中异常表达，主要表现为具有肿瘤抑制功能的miRNA（抑癌miRNA）下调或缺失以及具有致癌功能的miRNA（致癌miRNA）过表达。在不同的肿瘤组织和细胞中，let-7家族表达下调，而let-7家族的主要功能为通过抑制原癌基因编码蛋白RAS、HMGA2、c-Myc、CDC25A、CDK6和cyclin2的表达来抑制肿瘤细胞的生长和侵袭，而miR-200家族（miR-200a、miR-141、miR-200b、miR-200c、miR-429）是一类新发现的与肿瘤转移相关的miRNA。miR-196a通过PTEN/PI3K/AKT途径下调DDX3的表达来促进卵巢癌细胞的增殖并抑制细胞凋亡。NSCLC患者的表皮生长因子受体EGFR突变与EGFR酪氨酸激酶抑制剂TKI的敏感性密切相关。研究发现，miR-145的上调是控制肺腺癌细胞增殖的一个重要的基因调控机制，且与EGFR的下调密切相关。miR-145作为EGFR-TKI作用的预测性生物标志物值得进一步研究，并有可能促进肺腺癌患者的个体化EGFR-TKI治疗。miR-21在多种癌症类型中是致癌性miRNA，在NSCLC患者组织中研究发现miR-21的高表达与Ⅰ期肺腺癌患者的疾病进展呈正相关，与无复发生存呈负相关，因此可作为肺腺癌的早期预后生物标志物。通过检测Ⅰ～ⅢA期NSCLC患者切除的肿瘤组织样本，发现miR-126和VEGF-A的共表达对5年生存率具有显著的预后影响，研究认为在NSCLC中该miRNA可独立预测负性预后因素。

15.3.2 转录组学与药物研发和临床用药指导

Connectivity map（简称CMAP）是一个基因表达谱数据库，利用小分子药物处理人类细胞后的基因表现差异，建立一个小分子药物、基因表达与疾病相互关连的生物应用数据库。利用基因表达谱建立基因、疾病与药物的关联性，协助学者们在药物开发领域，快速利用基因表达谱的数据比对出与疾病高关联性的药物，推测大部分药物分子的主要化学结构，并归纳出药物分子可能的作用机制方向。数据库中包含不同浓度（10nmol/L、100nmol/L、1μmol/L、10μmol/L等）的千余种小分子处理不同细胞株（乳腺癌、前列腺癌、白血病、黑色素瘤等）以及不同处理时间（6小时、12小时）的基因表达谱。基于CMAP，已开展了非常多癌症用药研究，可以突破“药物-靶标”测定技术困难，对药物的作用机制做综合性分析，从分子水平上阐明药物作用机制，同时可对药物进行重定位，鉴别有效成分。

将阿尔兹海默病患者与正常人的海马回与大脑皮质组织的基因表达谱进行比

对研究，分别筛选出其中 40 与 25 个显著差异的基因，通过 CMAP 进行 negative connectivity scores 计算，筛选出药物分子 4,5-dianilinophthalimide (DAPH)，DAPH 在细胞中的药理作用是能够缓解脑组织纤维化后所产生的神经细胞凋亡现象，其结构类似物为相关新药开发提供重要参考。p53 对结肠癌和癌旁正常组织样本进行差异表达分析，获得 94 个上调基因和 277 个下调基因，通过 CMAP 分析，筛选出 vorinostat、tanespimycin 等 10 种候选药物。

在中药研究方面，CMAP 应用广泛。中药研究主要着眼于以症状群定义的机体状态偏离，把病理状态下机体出现的症候群作为参考系，综合反映了机体此时内在形态功能变化。若某个药物消除或减轻了疾病的外在表现，一般可以认为该药物有效地控制了对应的内在形态功能改变。由于传统的药物研发在确定药物分子的化学结构和靶蛋白后，还需要通过动物实验进一步检测药物与机体不同组织及细胞之间的相互作用。由于动物实验具有耗时长、成本昂贵、数据规模有限等特点，所以难以对不同药物的作用机制进行横向对比。近年来，利用 CMAP 分析方法，科学家在中药作用机制、药物重定位方面取得了一定进展。Wen 等人发现治疗妇科疾病的中药四物汤（Si-Wu-Tang,SWT），通过调节 Nrf2（NF-E2-related factor 2）基因来调控氧化应激反应。葛杜宁是中草药苦楝皮的有效成分之一，可治疗蛔虫病、风疹、疥癣等。PATWARDHAN 等应用 CMAP 分析证明葛杜宁能抑制热休克蛋白 90（HSP90）的伴侣分子 P23 蛋白引起的细胞凋亡。清热药小檗碱是从小檗属植物中提取的一种天然的异奎啉生物碱衍生物，已被证实具有抗癌活性并诱导各种癌细胞凋亡。

药物重定位，即药物再开发，是利用相关的技术或方法对已知的药物进行重新筛选、组合或改造，从而发现其新用途的过程。相对于从 0 开始的新药研发，药物重定位是基于已知药物的重新开发，不仅能够节省药物研发的时间和成本，拓宽药物的适用范围，而且能够使药物得以充分利用。Cheng 研究了来自癌症基因组图谱的 15 种癌症类型，测定了约 5000 名患者的全外显子组序列和转录组谱，从 CMAP 中收集药物基因标签，并对 140 种已批准药物的新适应证进行优先排序，通过实验验证了已批准的治疗心律不齐和心力衰竭药物 ouabain 特异性靶向 HIF1 α /LEO1-mediated 细胞代谢途径，在肺腺癌中显示出潜在的抗肿瘤活性。

15.3.3 DNA 甲基化在精准医学中的应用

DNA 甲基化是研究最广泛的表观遗传学修饰。DNA 甲基化是指 DNA 的 CG 二核苷酸序列（C-phosphodiester-G，CpG）的胞嘧啶核苷酸 5′端在 DNA 甲基转移酶（DNA methyltransferase，DNMT）的催化下添加甲基形成 5- 甲基胞嘧啶。CpG 散布在整个基因组中，大约占 10%，CpG 岛是指 CG 含量超过 50% 并且长度超过 200bp 的 DNA 片段。在正常组织中，散布的 CpG 主要处于高甲基化状态，而 CpG 岛区域处于低甲基化状态，如果发生高甲基化则会抑制基因的表达。

近年来已开展大量 DNA 甲基化研究，特别是癌症中单个或多个基因的甲基化的检测。通过分析其在疾病发生、发展中的作用以及与临床病理特征的关系，可以用于疾病的早期筛查、预防、诊断、治疗与预后分析。DNA 甲基化出现在几乎所有肿瘤中，并且发生在癌前病变和癌变早期，因此是癌症早期诊断的理想标志物。此外，通过 PCR 扩增可以检测很微量的组织 DNA，具有很高的敏感性，并且 DNA 发生甲基化的区域明确，便于设计引物或探针检测。此外，某些基因的甲基化还可以在体液中检测到，以上特点使得 DNA 甲基化非常适合无创检测，可应用于癌症的早期诊断。

Ehrich 用以质谱分析为基础的胞嘧啶甲基化谱分析 (cytosine methylation profiles) 技术分析 96 例患者肺癌和癌旁组织的 47 个甲基化位点，发现肺癌组织中 CLEC3B、MGP、RASSF1、SDK2、SERPINB5 和 XAGE1A 6 个基因的甲基化明显高于相应癌旁正常肺组织。Selamat 分析了 249 例组织样本的 15 个甲基化位点，包括正常的癌旁组织、非典型腺瘤样增生组织、原位腺癌和侵袭性腺癌组织，发现 CDKN2A、EX2 和 PTPRN2 的甲基化程度在非典型腺瘤样增生（atypical adenomatous hyperplasia, AAH）时已经明显升高，而 EYA4、HOXA1、HOXA11、NEUROD1、NEUROD2 和 TMEFF2 的甲基化程度在肺原位腺癌（adenocarcinoma in situ, AIS）时明显升高，而 CDH13、CDX2、OPCML、RASSF1、SFRP1 及 TWIST1 的高甲基化和全基因组低甲基化主要出现在侵袭性腺癌中，这些结果将有助于癌前病变和早期肺癌的诊断。Tsou 等应用 MehtyLight 技术检测了 51 例肺腺癌、38 例肺癌患者的远癌肺组织和 11 例非肺癌患者肺组织的 28 个甲基化位点，其中 CDH13、CDKN2A EX2、CDX2、HOXA1、OPCML、RASSF1、SFPR1 和 TWIST1 在腺癌中高甲基化，而联合 CDKN2A EX2、CDX2、HOXA1 和 OPCML 检测肺腺癌和癌旁组织的敏感性达到 94%，特异性达到 90%。

Esteller 等发现脑胶质瘤（glioblastoma, GBM）中 MGMT 启动子甲基化与 MGMT 表达和患者对烷化剂替莫唑胺的反应呈负相关，并且大约 50% 的四级胶质瘤显示 MGMT 启动子甲基化；而多项大规模临床研究表明，MGMT 启动子区域高甲基化的患者接受替莫唑胺治疗后显著获益，因此，检测高甲基化 MGMT 已经进入胶质瘤患者的标准护理和管理流程，是 GBM 患者治疗策略选择的关键因素。

胃癌是世界高发癌症之一，居全球癌症相关死亡第 2 位。虽然胃癌发生的危险因素包括幽门螺杆菌感染、高盐饮食、吸烟、饮酒、家族史、萎缩性胃炎、肠化生等，但并不能解释所有患者发病的原因。已有研究发现胃癌患者存在抑癌基因超甲基化及其反转录因子的低甲基化。p16 是研究比较成熟的抑癌基因，它通过抑制细胞周期蛋白 D 依赖性蛋白激酶 CDK4 和 CDK6 诱导 G_1 期停滞。p16 失活后，细胞周期的控制受到影响，而 p16 作为抑癌基因，被任何原因沉默都会促进癌变。研究发现胃癌早期 p16 就已经被沉默。研究表明，27% 的胃癌患者外周血 p16 发生了甲基化，并且胃癌患者发生甲基化的基因中，p16 启动子区甲基化的发生比其他基因早，因此有望作为胃癌早期检测的特异性血清标志物。

在结直肠癌中，已有研究显示基因的异常甲基化可以反映肿瘤的分级情况。研究比较多的基因包括 FBN2、MAL、SEPT9、TAC1、NELL1、CRABP1、SST、EYA4 以及 VIM 等。Liu 等收集了 165 例Ⅱ、Ⅲ期结肠癌患者术前的血浆并进行 56 个月的随访，发现 SST 和 MAL 超甲基化与高复发率相关。Tham 等对 150 例结肠癌患者进行研究，发现 TAC1、SEPT9、NELL1 基因甲基化的增加与患者预后不佳有关。此外，他们还发现结肠癌患者术后 TAC1、SEPT9 启动子区甲基化比 CEA 升高更早出现，这对于预测术后肿瘤复发更有意义。Shirahata 等检测结肠癌患者外周血中 VIM 基因甲基化水平，发现其与患者较差的预后相关。而在另一项研究中，44 例结肠癌患者仅有 4 例外周血中 VIM 超甲基化。结肠癌患者肿瘤组织和外周血 FBN2 甲基化相关实验结果与 VIM 类似，且在男性患者中表现更明显。除此之外，有学者在患者粪便中亦发现表观遗传学标志物改变与肠道恶性肿瘤相关。

胰腺癌居全球癌症相关死亡第 4 位，总体 5 年生存率低至 15%~20%，大多数患者短时间内死亡。胰腺癌早期没有症状或症状轻微，检测非常困难，症状的迟发和延迟诊断严重降低了患者的生存率。因此，提高胰腺癌的检出率，为诊断提供早期的证据，迫切需要可靠的非侵入性检测。Dauksa 等研究表明，全血中的 DNA 甲基化与胰腺癌存在和疾病进展有关。与癌症患者的外周血相比，癌组织中的 Alu 和 LINE-1 CpG 的甲基化水平较低。

15.3.4　三维基因组学在精准医学中的应用

由于技术上的限制，长时间以来人们对 DNA 结构的认识仅局限于其双螺旋结构，不能很好地理解基因组更精细的结构，更不用说它的转录调控了。染色体构象捕获（chromosome conformation capture, 3C）技术的出现，使得三维基因组学兴起和发展。三维基因组学主要研究真核生物基因组的三维结构和转录调控，有助于了解 DNA 的基本结构、生物体的生长发育和疾病的发生。在人类基因组计划和人类基因组百科全书的基础上，科学家们获得了人类基因组的蓝图，确定了每个基因的结构和功能。然而，科学家也发现细胞核中的 DNA 长度约为 2 米，而细胞核的直径为 8 ~ 20μm。狭窄的空间与复杂的 DNA 功能间的关系等诸多问题让人们感到困惑，如 DNA 是如何在细胞核中组装的？ DNA 在细胞核中究竟是如何表达的 ?DNA 的三维（3D）结构是怎样的？ DNA 转录如何表达？利用三维基因组技术，如 3C 技术，有望描绘基因组的三维结构及 DNA 转录的分子机制。三维基因组技术的种类、发展和研究应用如表 15-1 所示。

表 15-1　三维基因组学技术及比较

技术分类	互 作 方 式	覆盖范围	技 术 限 制	研 究 领 域
3C	单点对单点	通常 <1Mb	通量低，覆盖少	确定已知启动子和增强子之间的相互作用
4C	单点对多点	全基因组	仅限于一个视角	与已知 locus control regions 互作的全部基因和元件
5C	多点对多点	通常 <1Mb	覆盖有限	确定染色体特定区域内的全部高级结构
Hi-C	全部互作	全基因组		全基因组范围内所有染色体的互作
CHIA-PET	特定蛋白介导、全部互作	全基因组	依赖于染色质关联的蛋白因子	构建已知转录因子连接的染色质互作网络

Hi-C 系列和 CHIA-PET 系列技术是三维基因组的主要技术。Hi-C 技术源于染色体构象捕获 3C 技术，利用高通量测序技术，结合生物信息分析方法，研究全基因组范围内整个染色质 DNA 在空间位置上的关系，获得高分辨率的染色质三维结构信息。Hi-C

技术不仅可以研究染色体片段之间的相互作用，建立基因组折叠模型，还可以应用于基因组组装、单体型图谱构建、辅助宏基因组组装等，并可以与 RNA-Seq、ChIP-Seq 等数据进行联合分析，从基因调控网络和表观遗传网络来阐述生物体性状形成的相关机制。

三维空间中的染色质本身就是影响基因调控和系统控制多个基因座表达的可能因素。3D 基因组与拓扑相关结构域（topologically associating domain，TAD）、拷贝数变异、染色体易位以及基因表达的相互关系，揭示了三维基因与癌症相关的通路。已有研究使用单细胞测序和 Hi-C 分析多发性骨髓瘤的 3D 基因组，发现 3D 基因组结构差异很大，这表明癌症的异质性与 3D 基因组结构的改变有关。通过 Hi-C 技术，研究发现 MCF-7(乳腺癌细胞) 比 MCF-10A（乳腺上皮细胞）具有更开放的染色体区隔(chromatin compartment)。在 MCF-7 细胞中，小染色体间的相互作用频率降低，但在 MCF-7 细胞中，chr16-22 上的开放区隔频率较高。隔间的转移与 WNT 信号通路有关，WNT 信号通路与肿瘤发生密切有关。三阴性乳腺癌 (TNBC) 比其他乳腺癌更具侵袭性和转移性,Qiao 等人通过三维基因组技术发现了 TNBC 上皮 - 间质转化(EMT) 的新途径。该方法基于炎症细胞因子 TNF-Alpha 作用于 PI3K/Akt 和 MAPK/ERK 通路，通过染色质循环调节 EMT 相关基因 ZEB2 的转录和表达，促进癌症细胞的侵袭和转移。

此外，TAD 突变体是癌症发生的关键条件之一。利用 Hi-C 技术分析前列腺癌细胞显示，癌细胞基因组中 TAD 较小且含量较高，其边界富含 CTCF 和 H3K4me3。TAD 新边界的形成与拷贝数变异（copy number variations，CNV) 的变化有关。癌症特异性相互作用发生在较小的 TAD 中，其中富集增强子与启动子。此外，染色质相互作用随时间的变化与表观遗传修饰和基因表达的变化是一致的。

自第一代人类基因组 CNV 图谱发表以来，已证实 CNV 与肿瘤紧密相关。基因拷贝数变异可分为大畸变和小畸变。大的畸变可以是染色体的全部或部分丢失或复制 (可称为非整倍体)，小的可以是单碱基突变或插入。近年来，研究发现 3D 基因组 CNV 的变化与肿瘤发生有关。例如，多发性骨髓瘤的特征是频繁的染色体拷贝数和染色质易位，Wu 等利用 3D 基因组技术研究多发性骨髓瘤，发现 Hi-C 数据可用于检测 CNV，将 Hi-C 数据与 WGS 相结合，更容易发现染色质易位事件。骨髓瘤细胞 TAD 增加 25%，平均长度小于正常细胞。关键在于 CNV 断点与 TAD 边界显著整合为一个整体，提示 CNV 可能有助于形成新的 TAD，影响基因表达，从而形成肿瘤。

15.3.5 表观遗传药物与疾病精准治疗

DNA 甲基化是控制基因表达的最常见的表观遗传修饰之一。药物反应相关基因表达的变异在个体间存在差异。DNA 甲基化可能发生在编码药物代谢酶 (DMEs)、药物转运体和药物靶点的基因中，从而改变药物的药代动力学和药效动力学，这种改变药物反应和疾病易感性的机制将有望真正落地于个性化医疗中。随着表观遗传学研究的不断深入以及表观遗传学药物在抗肿瘤治疗中的作用逐渐被挖掘，越来越多的表观遗传学药物相继被批准上市。与基因突变所导致的基因缺失、增加及改变不同，表观遗传修饰是一个可逆的过程，因此从表观遗传学角度来治疗肿瘤将是一个全新的有前景的方向。

DNA 甲基化和组蛋白去乙酰化在关闭基因的过程中发挥重要作用，前者可以阻断转录因子与启动子的结合，而后者则导致染色质结构变得更加紧凑和难以接近。迄今为止，已有三批利用靶向表观遗传靶点的药物问世。

第一批是非特异性的表观遗传小分子药物，包括 DNA 甲基转移酶（DNMT）抑制剂阿扎胞苷（azacitidine）和地西他滨（decitabine），能够有效使 DNA 去甲基化，重新诱导沉默的相关抑癌基因表达，相比而言，地西他滨去甲基化的活性较阿扎胞苷更高。已有研究证实阿扎胞苷与其他抗肿瘤药物联合使用，能够有效地增强化疗药物的敏感性。

第二批是更为有效的抑制组蛋白乙酰化水平异常的 HDAC 抑制剂（HDACi），包括 Zolinza、Chromadax 等药物。这类药物作用于包裹 DNA 的组蛋白上，通过控制 DNA 缠绕于组蛋白的松紧程度来发挥作用。组蛋白去乙酰化酶通过组蛋白的去乙酰化（去除乙酰基），使 DNA 更紧地缠绕在组蛋白上，从而导致这些 DNA 不易被基因转录因子接触，导致细胞分化、肿瘤免疫、受损细胞凋亡等有关的蛋白的表达受到抑制，从而促使癌症的发展。HDACi 包括治疗皮肤 T 细胞瘤的伏立诺他（octanediamide）、治疗外周 T 细胞瘤的贝利司他（beleodaq）、西达苯胺（chidamide），这 3 种药物已经被 FDA 批准，并投入临床使用。研究者在人类癌细胞系及非小细胞肺癌小鼠模型中探究了 5- 氮杂胞苷与 HDACis 药物 entinostat、mocetinostat 或 givinostat 的不同组合，发现联合治疗可以改变肿瘤微环境。在肿瘤细胞系中，5- 氮杂胞苷可以抑制癌基因 MYC 的作用，从而导致整个 MYC 信号传导系统下调。在此基础上，联合 HDACi 药物会进一步削减 MYC 的作用，这些药物共同作用可以抑制肿瘤细胞增殖，同时也吸引更多的 T 细胞聚集至肿瘤区域，并激活其肿瘤识别功能。

第三批是具有较强选择性 IDH（异柠檬酸脱氢酶）抑制剂和 EZH2（组蛋白甲基转移酶）抑制剂，包括 ivosidenib 和 tazemetostat 等药物。ivosidenib 是一种 IDH1 抑制剂，研究证明了 ivosidenib 在 IDH1 突变胆管癌患者中的疗效和安全性。EZH2 靶点抑制剂能够抑制 H3K27 甲基化，从而抑制肿瘤的增长。tazemetostat 的上市不仅给上皮样肉瘤患者带来创新疗法，而且标志着表观遗传药物的又一次突破。

在临床实践中，表观遗传药物既可单独使用，也可与传统抗癌药联用，在提高疗效的同时，也极大地降低了传统抗癌药的毒副作用。以表观遗传修饰催化剂为靶点的表观遗传药物有望辅助治疗肿瘤、糖尿病和心脑血管疾病等重大复杂疾病。

虽然相较于传统化疗药物，表观遗传学药物显示出了一定的优势，但尚有许多问题难以解决。阿扎胞苷和地西他滨等干预 DNA 甲基化修饰的药物能导致骨髓抑制和引发胃肠道症状，而可干预组蛋白修饰的表观遗传药物普遍有细胞毒性等。随着靶向更广泛的表观遗传学和免疫学靶点的小分子的发展，对测序和免疫学技术的更好应用以及更加深入了解其副作用，相信未来会产生更加合理的联合策略，从而为癌症治疗带来新的机会。

15.4 案例：融合多组学数据的疾病样本分类

为了充分利用组学技术更全面地了解人类疾病，需要用先进的计算方法对多种类型的组学数据进行综合分析。对患者进行精准的疾病分类诊断是重要的第一步，以利于针对不同患者采取不同的治疗策略。美国印第安纳大学黄昆教授提出了一种融合多组学数据和图卷积神经网络用于生物医学分类的方法 MOGONET（multi-omics graph convolutional networks），该研究成果发表在《自然通讯》（*Nature Communications*）杂志上。

MOGONET 是一个集成多组学数据进行分类的端到端模型，其工作流程主要分为三个部分（图 15-2）。

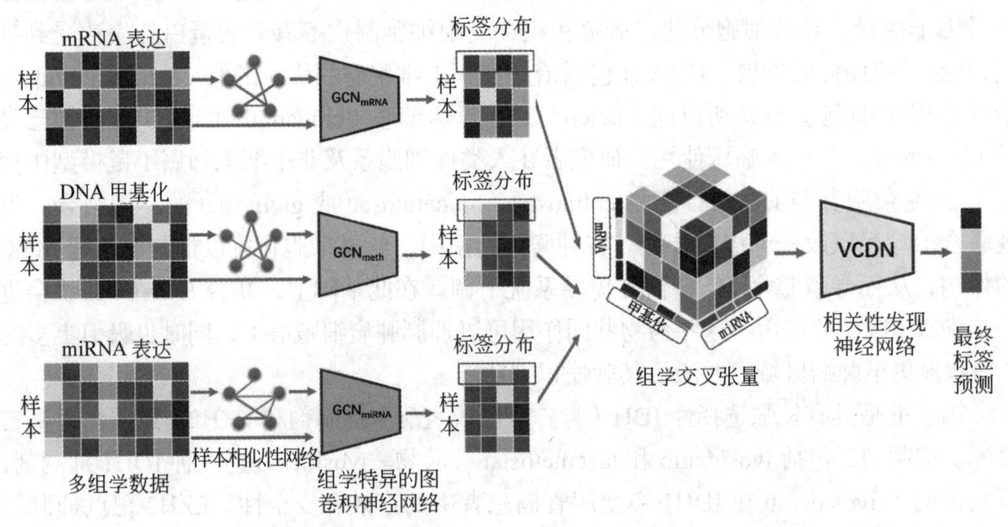

图 15-2　融合多组学数据和图卷积神经网络的样本分类方法

（1）组学数据预处理。从 The Cancer Genome Atlas Program(TCGA) 数据库中获取病人样本的多组学数据。然后，分别对 mRNA 表达数据、DNA 甲基化数据和 miRNA 表达数据类型进行预处理和特征预选，以去除可能影响分类任务性能的噪声、伪像和冗余特征。

（2）基于图卷积神经网络进行组学特异性学习。对于每个组学数据类型，利用余弦相似度构造加权样本相似网络。然后，使用组学特征和相应的相似网络训练图神经网络模型进行组学表征学习。图卷积神经网络的一个主要优势是可以利用组学数据和样本之间的相关性，以便更好地进行下游预测任务。

（3）基于多组学融合和相关性网络发现进行多组学整合。利用所有组学特定网络的初始类概率预测来计算跨组学表征张量，然后用交叉组学发现张量训练名为 VCDN （view correlation discovery network）模型来获得最终样本类别预测。VCDN 可以有效地学习更高层次标签空间中的组内和组间标签相关性，以便更好地利用多组学数据。

MOGONET 优于其他来自不同生物医学分类应用的先进的监督多组学整合分析方法。MOGONET 可以从与所研究的生物医学问题相关数据中识别重要的生物标志物。

本章小结

随着基因组测序技术快速发展以及生物信息学与大数据科学的交互应用，新型医学概念与医疗模式逐渐兴起。精准医学以个体化医疗为基础。很多疾病，如癌症，具有广泛的异质性，其涉及基因组、转录组、表观遗传组和相互作用组等多个层面的分子及网络系统变化，这对传统的疾病诊治提出了严峻挑战，同时为疾病个性化预防、诊断、治疗和预后评估提供了新机遇。

思考题

1. 简述精准医学的内涵。
2. 简述基因组学在精准医学中的应用。
3. 简述表观遗传药物在疾病精准治疗中的应用。

（孙慧妍）

第16章

智能临床决策

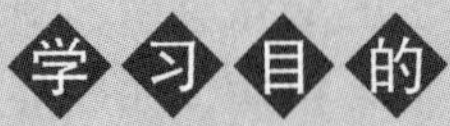

学习目的

1. 了解临床决策支持系统的概念。
2. 理解产生式、概率推理及可信度表示知识的方法。
3. 掌握临床决策支持方法。

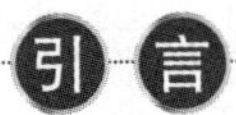

引言

由于医学知识增长迅速，医生难以及时掌握所有与疾病相关的信息。另外，临床医生面临高重复性的、消耗精力的日常临床决策，不能将更多的时间和精力投入接触患者、掌握新知识及积极思索当中。医学专家的丰富知识和经验与计算机大容量存储及高速推理能力相结合，利用计算机辅助临床决策，可以极大减轻临床医生的负担，提高工作效率，降低治疗成本，并显著减少医疗差错。临床决策支持系统能够帮助医师做出准确诊断，正确回答问题，并在整个治疗和处理过程中测试初步的临床决策，防止医疗差错的发生，同时也能够在错误发生之后及时制止，它具有重要的临床应用价值。

本章将介绍临床决策支持与人工智能的概念、理论基础、系统结构及特征等，阐述设计高性能的临床决策支持系统的一些原则。

16.1 临床决策支持系统概述

临床决策支持系统（clinical decision support system，CDSS）是一类辅助临床工作人员、患者及其他潜在用户智能化地获取或筛选临床医学数据和知识，进行专项问题的辅助判断，达到改善医疗服务和提高医疗质量目的的系统，而在患者的诊断过程中为临床医生提供不同程度知识和辅助作用的计算机系统，被称为临床诊断决策支持系统（clinical diagnostic decision support system，CDDSS）。

16.1.1　专家系统与智能决策支持系统

人工智能（artificial intelligence，AI）是当前科学技术发展中的一门前沿学科，它是在计算机科学、控制论、信息论、哲学、心理学等多学科交叉的基础上发展起来的。人工智能的主要研究领域有专家系统、机器学习、模式识别、自然语言理解、自动定理证明、自动程序设计、机器人学、博弈、数据挖掘与知识发现、智能决策支持系统、人工神经网络等。

智能就是在巨大的搜索空间中迅速找到一个满意解的能力，它具有如下特征：

（1）具有感知能力；

（2）具有记忆和思维能力；

（3）具有学习能力及自适应能力；

（4）具有行为能力。

人工智能是一门研究如何构造智能机器或智能系统，使它能模拟、延伸、扩展人类智能的学科。1968 年，美国斯坦福大学的费根鲍姆（E. A. Feigenbaum）领导的研究小组研制出了专家系统 DENDRAL，它能够根据质谱仪的实验，通过分析推理决定化合物的分子结构，其分析能力已经接近甚至超过有关化学专家的水平。该专家系统的研制成功不仅为人们提供了一个实用的智能系统，而且对知识的表示、存储、获取、推理和利用等技术进行了积极有益的探索，对人工智能发展产生了深远的影响。1976 年，费根鲍姆小组又开发成功 MYCIN 医疗专家系统，用于抗生素药物治疗。1977 年，他又提出知识工程（knowledge engineering）的概念。在研究专家系统的过程中，人们认识到人工智能系统是一个知识处理系统，而知识表示、知识利用和知识获取是人工智能的三个基本问题。

1. 专家系统

专家系统（expert system）是一种具有特定领域内大量知识与经验的程序系统，它应用人工智能技术、模拟人类专家求解问题的思维过程求解领域内的各种问题，其水平可以达到甚至超过人类专家的水平。

1）专家系统的基本结构与功能

（1）知识库：该库存放被系统化组织的某一领域的知识及专家经验，计算机能够访问并以此进行推理判断，其具有存储、检索、修改、删除、扩充等功能。

（2）推理机：它能够利用医学知识库，按照推理方法解决所遇到的问题。

（3）咨询解释器：即人机接口，它能将用户提出的问题，转换为推理机可以理解的信息，并将推理结论及依据转达给用户。

（4）知识获取：是指专家系统和人类专家之间的界面，它将专家知识通过人工移植或机器学习的方法输入知识库。

2）专家系统的特点

（1）启发性：专家系统能够运用语义专家的知识与经验进行推理、判断与决策。

（2）透明性：专家系统能够解释本身的推理过程并回答用户提出的问题，以使用户了解推理过程，提高对专家系统的信赖感。

（3）灵活性：专家系统能不断增长知识，修改原有知识，不断更新。

3）专家系统的优点

（1）专家系统解决实际问题时不受周围环境的限制，能够高效、准确和不知疲倦地工作。

（2）专家的专长将不受时间和空间的限制，便于推广珍贵稀缺的专家知识和经验。

（3）专家的专业知识和经验在专家系统中得到总结、精炼，能够广泛有力地传播，促进各领域的快速发展。

（4）专家系统能够集成多领域专家的知识和经验，从而拥有更渊博的知识、更丰富的经验和更强的解决问题的能力。

4）专家系统的类型

专家系统按照求解问题的类别来分，可以分为以下几种类型：诊断型、解释型、预测型、设计型、规划型、控制型、监测型、维修型、教育型、调试型等。

诊断型专家系统的任务是根据观察到的情况（数据）来推断出某个对象功能失常的原因。诊断型专家系统具有以下特点：

（1）充分理解被诊断对象各组成部分的特性及其相互关系。

（2）能够区分一种现象及其所掩盖的另一种现象。

（3）能够向用户提出测量数据，并从不确切信息中得出尽可能正确的诊断。

例如，机械电子、软件故障、材料失效和医疗诊断等系统都属于诊断型专家系统。医疗诊断专家系统比较著名的有用于抗生素治疗的 MYCIN、肝功能检验的 PUFF、青光眼治疗的 CASNET、内科疾病诊断的 INTERNIST-I 等。

2. 智能决策支持系统

决策知识系统是一个具有以下特征的计算机管理系统：

（1）能对诸如计划、管理、方案选优之类需要决策的问题进行辅助决策。

（2）只能辅助和支持决策者进行决策，而不能代替决策者，即它所提供的功能是支持性的，而不是代替性的。

（3）它所解决的问题一般是半结构化的。

（4）它是通过数据和决策模型类实现决策支持的。

（5）着重于改善决策的效益，而不是决策的效率。

（6）以交互方式进行工作。

智能决策支持系统是 20 世纪 80 年代提出来的概念，是决策支持系统与人工智能技术，特别是专家系统相结合的产物。它既充分发挥了专家系统中知识及其处理的特长，也充分发挥了传统决策支持系统中数值分析的优势；既可以进行定量分析，又可以进行定性分析；能有效解决半结构化及非结构化问题，扩大了决策支持系统的应用范围，提高了系统求解问题的能力。同时，随着信息技术的发展，以及数据库和数据仓库（data warehouse）的出现，数据挖掘（data mining）技术应运而生，极大地促进了智能决策支持系统的发展与应用。

16.1.2 知识的表示与推理

产生式系统（production system）因波斯特（Post）1943年提出的产生式规则（production rule）而得名。产生式规则以“如果满足这个条件，那么采取某些操作”形式表示语句，基本形式如下：

IF　条件　THEN　结论

例如：

IF　① 要求治疗的是脑膜炎，且
　　② 在染色的培养物中未发现微生物，且
　　③ 感染类型是细菌，且
　　④ 病人没有头部损伤缺损，且
　　⑤ 病人年龄在15岁到55岁之间

THEN　可能引起感染的微生物是肺炎链球菌和奈瑟脑膜炎球菌。

斯坦福大学利用产生式系统结构设计出第一个专家系统DENDRAL。在产生式系统中，论域的知识分为两部分：用事实表示静态知识，用产生式规则表示推理过程和行为。产生式系统的知识库主要用来存储规则，所以这种系统也称为基于规则的系统。

产生式系统由三部分组成，如图16-1所示。

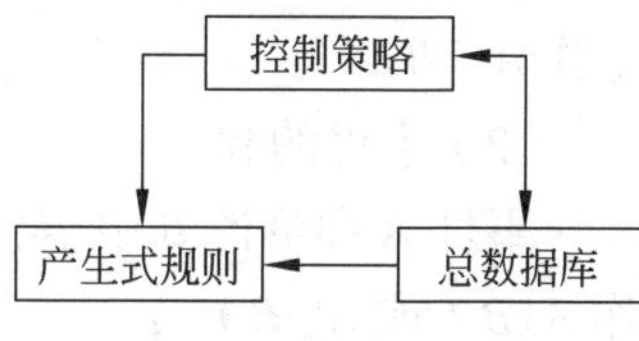

图16-1　产生式系统的组成

（1）总数据库用于存放求解过程中当前各种信息的数据结构，如问题的初始状态、事实或证据、中间推理结论和最后结果。

（2）产生式规则是一个规则库，用于存放与求解问题有关的某个领域知识的规则集合及其交换规则。规则库知识的完整性、一致性、准确性、灵活性及知识组织的合理性，对产生式系统的运行效率和工作性能产生重要影响。

（3）控制策略是一组程序组成的推理机构，用来控制产生式系统的运行，决定问题求解过程的推理线路，实现对问题的求解。

运行过程如下所述：当产生式规则中某条规则的前提与总数据库中的某个事实相匹配时，该规则被激活，并把其结论作为新的事实存入总数据库。控制策略决定如何运用规则，通常选择规则的执行分为三步：匹配、冲突解决和操作。

（1）匹配：把当前数据库与规则的条件部分进行匹配，如果二者完全匹配，那么，把这条规则称为触发规则。当按规则的操作部分去执行时，称这条规则为启用规则。由于可能多条规则的条件部分被满足，被触发的规则不一定总是启用规则，这需要解决冲突。

（2）冲突解决：当有一条以上规则的条件部分和当前数据库相匹配时，就需要决定首先使用哪一条规则，这称为冲突解决。冲突策略包括专一性排序、规则排序、数据排序、规模排序和就近排序等。

（3）操作：操作就是执行规则的操作部分，经过操作以后，当前数据库将被修改，然后有可能使用其他规则。

产生式系统表达直观自然，易于推理，可以进行模块化处理，设计和检验方法灵活；其不足是无法表示结构性知识，不适于求解复杂系统。因此，人们研究了其他的推理方法。

1. 概率推理

如 p 为随机事件 A 的概率，则记作

$$P(A)=p$$

任何事件 A 的概率满足

$$0 \leqslant P(A) \leqslant 1$$

必然事件 U 的概率为 1，不可能事件 V 的概率为 0。随机事件的所有可能结果称为样本空间或结果空间，记为 S；样本空间内的每个事件被称为基本事件，基本事件被称为样本空间内的基本元素。

事件间的基本关系如下：

（1）包含与相等。

若事件 A 的发生必然导致事件 B 的发生，则称 B 包含 A（或称 A 包含在 B 中），记作 $A \subset B$。

（2）事件的和。

事件 A 和事件 B 中至少有一个发生，则这样的事件称为事件 A 和事件 B 的和，记作 $A+B$（或 $A \cup B$）。

（3）事件的差。

事件 A 发生且事件 B 不发生，则这样的事件称为事件 A 和事件 B 的差，记作 $A-B$。

（4）事件的积。

事件 A 和事件 B 同时发生，则这样的事件称为事件 A 和事件 B 的积，记作 AB 或 $A \cap B$。

（5）互不相容事件。

若事件 A 和事件 B 不可能同时发生，则称这两件事件为互不相容事件，记为 $A \cap B=\Phi$，或 $AB=\Phi$。

（6）事件的逆。

对于任一事件 A，有 $P(\bar{A})=1-P(A)$，$\bar{A}$表示事件 A 的逆。

概率的运算如下：

（1）概率的加法。

若 A、B 是两个互不相容的事件，则它们的和事件的概率等于各事件的概率之和，即

$$P(A+B)=P(A)+P(B) \tag{16.1}$$

（2）条件概率和概率的乘法。

在事件 A 发生的条件下，事件 B 发生的概率叫作条件概率，记作 $P(B|A)$。

概率的乘法公式为

$$P(AB)=P(A)P(B|A)，或 P(AB)=P(B)P(A|B) \tag{16.2}$$

（3）事件独立的条件。

一事件的发生并不影响另一事件的发生，则称两事件相互独立。如用公式表示则记为

$$P(B|A)=P(B) \tag{16.3}$$

表示事件 A 发生与否不影响事件 B 的发生。

（4）全概率公式。

如果事件 A 的发生每次都必与互不相容的 n 个事件 $B_1, B_2, \cdots, B_n$ 之一同时发生，则事件 A 发生的概率为

$$P(A)=\sum_{i=1}^{n}P(B_i)P(A|B_i) \tag{16.4}$$

（5）贝叶斯公式。

如果事件 A 的发生每次都必与互不相容的 n 个事件 $B_1, B_2, \cdots, B_n$ 之一同时发生，则在事件 A 发生的条件下，事件 B_i 发生的概率为

$$P(B_i|A)=\frac{P(B_i)P(A|B_i)}{\sum_{i=1}^{n}P(B_i)P(A|B_i)} \tag{16.5}$$

贝叶斯公式也称为逆概率公式或后验概率公式。

概率推理方法主要基于贝叶斯公式。

设有如下产生式规则：

$$\text{IF}\quad E\quad \text{THEN}\quad H$$

则证据（或前提条件）E 不确定性的概率为 $P(E)$，概率方法用于不精确推理的目的就是求在证据 E 下结论 H 的发生概率 $P(H|E)$。

把贝叶斯方法用于不精确推理的一个原始条件是：已知前提 E 的概率 $P(E)$ 和 H 的先验概率 $P(H)$，并已知 H 成立时 E 出现的条件概率 $P(E|H)$，则根据贝叶斯公式可以计算出 H 的后验概率 $P(H|E)$。

概率推理方法具有较强的理论基础和较好的数学描述。当证据和结论彼此独立时，计算并不复杂。但是应用这种方法时要求给出结论 H 的先验概率及证据 E 的条件概率，而要获得这些概率数据是相当困难的。此外，贝叶斯公式的应用条件相当严格，即要求各事件彼此独立。如果证据间存在依赖关系，那么就不能直接采用这种方法。

2. 可信度方法

可信度方法是肖特里菲（Shortliffe）等人在确定性理论基础上结合概率论等理论提出的一种不精确推理 (inexact reasoning) 模型，它对许多实际应用都是一个合理且有效的推理模式，在专家系统里得到广泛的应用。

1）基于可信度的不确定表示

根据经验认定一个事物或现象为真的(相信)程度称为可信度。在 MYCIN 专家系统中，不确定性用可信度表示，知识用产生式规则表示。每条规则和每个证据都具有一

个可信度。

（1）知识不确定性的表示。

在可信度方法中，不精确推理规则的一般形式为

$$\text{IF}\quad E\quad \text{THEN}\quad H\quad (\text{CF}(H,E))$$

其中，E 是知识的前提，它可以是单一条件，也可以是由 and 与 or 连接的复合条件；H 是结论；CF(H, E) 是该条知识的可信度，称为可信度因子或规则强度。CF(H, E) 取值范围为 [−1, 1]，表示当前提条件 E 对应的证据为真时，它对结论为真的支持程度。若 CF(H, E)>0，则表示该证据增加了结论为真的程度，且 CF(H, E) 的值越大，结论 H 越真。若 CF(H, E)=1，则表示该证据使结论为真。反之，若 CF(H, E)<0，则表示该证据增加了结论为假的程度，且 CF(H, E) 的值越小，结论 H 越假。CF(H, E)=−1，表示该证据使结论为假。CF(H, E)=0，表示证据和结论 H 没有关系。例如：

$$R_1\text{: IF}\quad E_1\quad \text{THEN}\quad H\quad (0.8)$$
$$R_2\text{: IF}\quad E_2\quad \text{THEN}\quad H\quad (-0.4)$$

（2）证据不确定性的表示。

在可信度方法中，证据 E 的不确定性用证据的可信度 CF(E) 表示。初始证据的可信度由用户在系统运行时提供，中间结果的可信度由不精确推理算法求得。

证据 E 的可信度 CF(E) 的取值范围与 CF(H, E) 相同，即 −1≤CF(E)≤1。当证据以某种程度为真时，CF(E)>0；当证据肯定为真时，CF(E)=1；当证据以某种程度为假时，CF(E)<0；当证据肯定为假时，CF(E)=−1；当证据一无所知时，CF(E)=0。

2）可信度方法的推理算法

下面给出可信度方法推理的一些基本算法。

（1）组合证据的不确定算法。

① 合取证据。

当组合证据为多个单一证据的合取时，有

$$E = E_1\ \text{AND}\ E_2\ \text{AND}\cdots\text{AND}\ E_n$$

若已知 CF(E_1)，CF(E_2)，…，CF(E_n)，则有

$$\text{CF}(E) = \min\{\text{CF}(E_1),\ \text{CF}(E_2),\ \cdots,\ \text{CF}(E_n)\}$$

即对于多个证据的合取的信任度，取其可信度最小的那个证据的 CF 值作为组合证据的可信度。

② 析取证据。

当组合证据为多个单一证据的析取时，有

$$\text{E} = E_1\ \text{OR}\ E_2\ \text{OR}\cdots\text{OR}\ E_n$$

若已知 CF(E_1)，CF(E_2)，…，CF(E_n)，则有

$$\text{CF}(E) = \max\{\text{CF}(E_1),\ \text{CF}(E_2),\ \cdots,\ \text{CF}(E_n)\}$$

即对于多个证据的析取的信任度，取其可信度最大的那个证据的 CF 值作为组合证据的可信度。

（2）不确定性的传递算法。

不确定性的传递算法就是根据证据和规则的可信度求其结论的可信度。若已知规则为

$$\text{IF} \quad E \quad \text{THEN} \quad H \quad (\text{CF}(H, E))$$

且证据 E 的可信度为 CF(E)，则结论 H 的可信度 CF(H) 为

$$\text{CF}(H) = \text{CF}(H,\ E) \times \max\{0, \text{CF}(E)\}$$

当 CF(E)>0，即证据以某种程度为真时，则 CF(H) = CF(H, E)×CF(E)。若 CF(E) = 1，则证据为真，则 CF(H) = CF(H, E)。这说明 E 为真，结论 H 的可信度为规则的可信度。当 CF(E)<0，则证据以某种程度为假；当规则不能使用时，则 CF(H) = 0。可见，在可信度方法的不精确推理中，并没有考虑证据为假对结论 H 所产生的影响。

多个独立证据推出同一假设的合成算法如下所示：

如果两条不同规则推出同一结论，但是可信度各不相同，则可用合成算法计算综合可信度。已知如下两条规则：

$$R_1\text{: IF} \quad E_1 \quad \text{THEN} \quad H \quad (\text{CF}(H, E_1))$$
$$R_2\text{: IF} \quad E_2 \quad \text{THEN} \quad H \quad (\text{CF}(H, E_2))$$

其结论 H 的综合可信度可按如下步骤求得：

首先计算 CF(H_1) 和 CF(H_2)：

$$\text{CF}_1(H) = \text{CF}(H,\ E_1) \times \max\{0, \text{CF}(E_1)\}$$
$$\text{CF}_2(H) = \text{CF}(H,\ E_2) \times \max\{0, \text{CF}(E_2)\}$$

然后求出 E_1 和 E_2 对 H 的综合影响所形成的可信度 $\text{CF}_{1,2}(H)$：

当 $\text{CF}_1(H) \geqslant 0$，$\text{CF}_2(H) \geqslant 0$ 时，$\text{CF}_{1,2}(H) = \text{CF}_1(H) + \text{CF}_2(H) - \text{CF}_1(H) \times \text{CF}_2(H)$

当 $\text{CF}_1(H) < 0$，$\text{CF}_2(H) < 0$ 时，$\text{CF}_{1,2}(H) = \text{CF}_1(H) + \text{CF}_2(H) + \text{CF}_1(H) \times \text{CF}_2(H)$

当 $\text{CF}_1(H) \times \text{CF}_2(H) < 0$ 时，$\text{CF}_{1,2}(H) = (\text{CF}_1(H) + \text{CF}_2(H)) / (1 - \min\{|\text{CF}_1(H)|,\ |\text{CF}_2(H)|\})$

当组合两个以上独立证据时，可首先组合其中的两个，再将其组合结果与第三个证据进行组合，如此进行组合，直至组合完成为止。

16.1.3　临床决策支持系统的意义与种类

临床决策支持系统旨在帮助医疗保健专业人士做出临床决策，提高医疗质量、减少医疗差错和提高医疗效益。通过改善用药和检查顺序、降低药物差错和不良反应，提高患者医疗安全，以及利用计算机智能辅助技术，采用决策理论和成本效益分析，通过数值方法，实现逻辑推理，对临床诊断和治疗进行智能决策，以不断提高医疗的质量。

临床决策支持系统可以按工作方式分为被动式、半自动式和主动式三类。

1. 被动式

大多数临床决策支持系统属于被动式，医生根据患者状况描述和检查信息，向系统提出明确的问题，系统根据信息与用户需求对患者做出诊断并给出治疗建议，或对医师提出的治疗方案进行评估。

2. 半自动式

在临床应用中，一旦触发条件发生，半自动式系统自动激活，主要用于规范操作，避免潜在的错误。半自动临床决策支持系统可以标志异常值或提醒医生可能发生的药物相互作用，是帮助医务人员集中注意力的有力工具，能够提醒用户关注可能被忽略的诊断或其他问题。

3. 主动式

在临床应用中，主动式系统不需要医生干预，根据患者的数据集合自动激活，提出诊断和治疗建议。例如，根据医疗常规提出额外检查的建议，对心脏起搏器或透析监视器等实现智能监督等。

16.2 临床决策支持系统的系统结构与主要特征

16.2.1 临床决策支持系统的系统结构

决策支持系统一般包括数据库、模型库、知识库、方法库及人机接口系统 5 个基本构件。针对不同应用目标，可对这些构件及功能进行不同取舍或不同组合，构成不同的临床决策支持系统。

在结构模型中，根据用户需求及应用环境，可以采取不同设计方案，常用的有多库并列型及知识主导型，分别如图 16-2 和图 16-3 所示。在多库并列型中，各库地位平等，

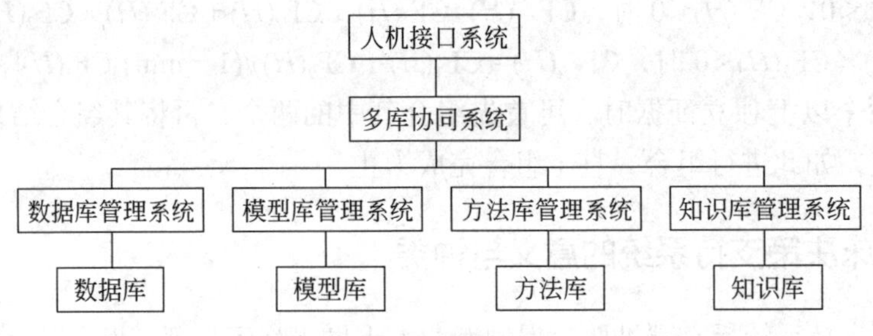

图 16-2 决策支持系统之多库并列型

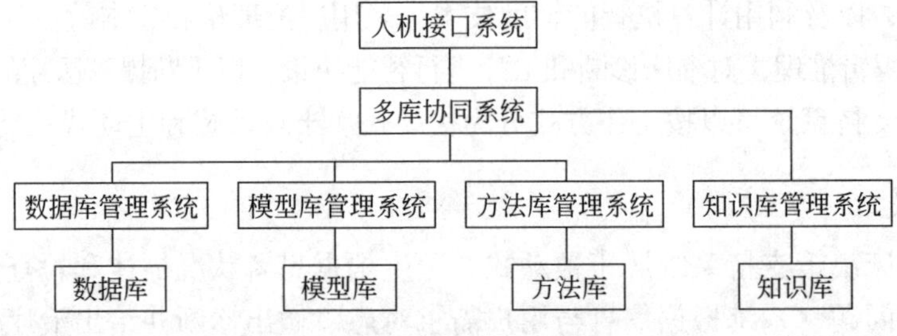

图 16-3 决策支持系统之知识主导型

不分主次。多库协同系统负责协同调度、相互通信、总体控制及资源共享等。在知识主导型中，以知识库为主导，对数据库、模型库、方法库进行调度管理，实现多库协同。

16.2.2 临床决策支持系统的主要特征

评估临床决策工具的有效性，通常分析其 5 个特征，即系统功能、提供建议的模式、通信风格、决策方法及人机交互方式。

1. 系统功能

决策支持系统提供的方案可以分为两类：一类是帮助医疗保健人员确定患者的真实情况；另一类协助决定对患者采取的措施，通常是决定做何种类型的检验、是否治疗或采取何种方案。

2. 提供建议的模式

大多数决策支持系统在给临床医生提供建议时，其处于被动角色。在这种被动模型中，医生确定何时建议是有用的，然后主动访问计算机程序，通过输入数据描述案例，获得诊断或治疗建议，并进行评估。

另外一种是主动模型，系统不等医生提出具体求助要求，而是主动监测或管理数据活动，及时提出警告或建议。它将决策逻辑、疾病治疗原则与患者信息整合在一起，不需要医务人员费力地录入数据即可得到临床建议，因而具有很强的吸引力。如何正确处理“假阳性”报告是该系统面临的挑战之一。

3. 通信风格

决策支持系统往往采取两种互动方式：咨询模型和评判模型。在咨询模型中，该程序作为顾问，接受患者数据，可能提出一些问题与用户交互，然后产生诊断建议。在评判模型中，临床医生对患者治疗有自己的方案，为了验证自己的计划是否合理，在付诸实施前通过计算机程序评判其合理性。

4. 决策方法

目前，主要的决策方法是贝叶斯建模、决策分析、人工神经网络和人工智能。

贝叶斯建模方法是基于对患者参数的观察，以及掌握疾病与病因的统计关系而提出的。大批贝叶斯诊断程序已经被开发出来，在选择患者疾病状况的可能解释方面，很多已被证明是正确的。

在医疗过程中做出的大部分决定需要权衡诊疗或管理患者疾病行为的成本和效益，研究人员开发了源自决策分析方法的工具。当采用贝叶斯推理进行决策分析时，综合考虑后，明确决策和可能因这些决策而产生的各种相应结果。决策树或信念网络也是经常使用的决策模型。

人工神经网络经常用于分类。它是一个多层节点构成的网络模型，节点间的权值经过学习后自动调整。学习的方法分为有监督的学习和无监督的学习，对样本及其分类学习后，人工神经网络获得分类功能。在应用中，将描述一给定病例的临床数据集作为输入，以产生一组数据作为输出，每个输出对应于对疾病解释的一个特定分类。该方法的不足是观察者无法直接理解人工神经网络为什么能得出某种结论。

20 世纪 70 年代以来，人工智能技术广泛应用于诊断和治疗管理系统。传统的人工智能与心理学和计算机逻辑建模密切相关。医学专家解决问题的心理学研究对医学人工智能领域产生了很大影响。目前，决策支持系统已经成为人工智能研究的一个分支。临床决策中的推理是不确定或称非精确推理，研究精确描述不确定性知识及确立不确定推理的规则，对智能决策系统具有重要意义。

5. 人机交互方式

临床决策支持系统做出正确的诊断或提出类似于专家给出的治疗意见，仅仅是系统成功的一部分。良好的人机接口将使用户提前预测其行动的结果，并能根据需要，撤销某些行动。将决策支持成分嵌入一些较大的、已成为用户职业常规一部分的计算机系统中，将极大方便用户对决策系统的学习和使用。基于语言、姿势、虚拟现实的新型人机接口技术为医护人员提供了与决策支持系统交互的新方式。

16.3 临床决策支持方法

临床决策支持的方法有多种，如基于规则的推理、基于案例的推理及基于概率的推理等。这里主要介绍基于概率的推理。

16.3.1 医学实验结果分类

在一个健康人口的总体中，绝大多数生物学计量是连续变量，表现为不同个体有不同的数值。数值的分布通常接近正态分布曲线。也就是说总体的 95% 落在均数的两个标准差之间。总体的大约 2.5% 将超出由分布曲线每端的均数算起的两个标准差。有病个体的数值分布也可能是正态分布。两个分布常常有重叠，如图 16-4 所示。

如何将一个实验结果分类为不正常？绝大多数临床实验室报告一个“正常上限”，通常将这个“正常上限”界定为超过均数的两个标准差。这样大于均数以上两个标准差的实验就报告为不正常（或阳性），小于截断值的实验结果就报告为正常（或阴性）。如图 16-4 所示，截断值左侧为正常，右侧为不正常。但是，健康总体的正态分布曲线有一部分越过了截断值，落入不正常范围；而有病总体也有一部分越过了截断值，落入正常范围。

理想的医学实验是患者群和无患者群分布不重叠，也就是说如果这个截断值设置合适，所有健康个体的实验都是正常的，而所有有病的个体都是不正常的。但是，几乎很少有实验满足这个标准。因此需要将实验对象的真阳性、真阴性、假阳性和假阴性区分开来。

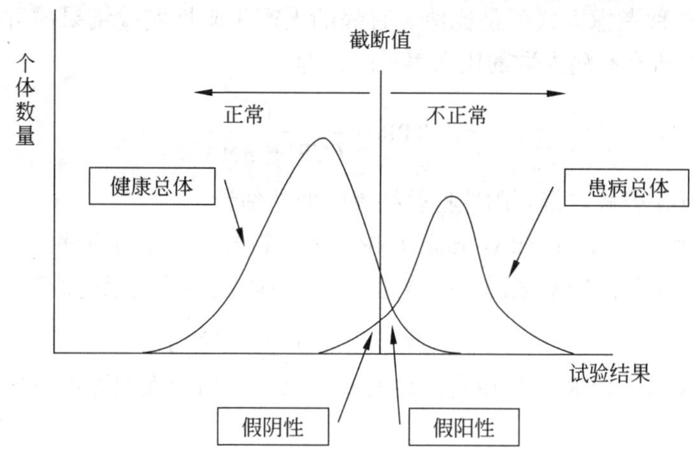

图 16-4　健康和有病两个总体的分布曲线图（其假阳性和假阴性随截断值改变而变化）

真阳性（true positive，TP），从有该病的患者身上获得的阳性实验结果（实验结果正确地将患者分在有病的一组中）。

真阴性（true negative，TN），从没有该病的个体身上获得的阴性实验结果（实验结果正确地将无病患者分到没病的一组中）。

假阳性（false positive，FP），从没有该病的个体身上获得的阳性实验结果（实验结果不正确地将无病患者分到有病的一组中）。

假阴性（false negative，FN），从有该病的患者身上获得的阴性实验结果（实验结果不正确地将有病患者分到无病的一组中）。

一旦选定了截断值，可用表 16-1 将以上所列四种实验结果区别开来。

表 16-1　实验结果分类

检验结果	患　病	未患病	总　数
阳性结果	TP	FP	TP＋FP
阴性结果	FN	TN	FN＋TN
总数	TP＋FN	FP＋TN	

如何衡量一项实验的性能？无论是筛查实验或诊断实验，衡量它的性能应有两方面的标准：真实性（validity）和可靠性（reliability）。

真实性指测量值和实际值符合的程度，评价真实性用两个指标：敏感性和特异性。敏感性是实验结果检出有病的人（即阳性）占病人总数的比例，即真阳性率；而特异性是实验结果检出无病的人（即阴性）占无病者总数的比例，即真阴性率。

可靠性是指在相同条件下，重复实验获得相同结果的稳定程度，其影响因素有受试者对象个体变异、实验方法或仪器本身的变异及观察者的变异。可用如下指标全面衡量一项实验的性能：

（1）真阳性率（true positive rate，TPR）又称敏感性，是某个有病的人得出阳性实验结果的可能性。如用条件概率表示，敏感性就是疾病出现时阳性实验的概率。

$$P[\text{阳性实验结果}\mid\text{有病}]$$

TPR 的另一种考虑方式就是比值。有病的人产生阳性实验结果的可能性，是用阳性结果的病人与所有有病人数的比来表示的，即

$$\text{TPR}=\frac{\text{TP}}{(\text{TP}+\text{FN})} \tag{16.6}$$

真阳性率反映患病者得到阳性检验结果的似然估计。

（2）真阴性率（true negative rate, TNR）又称特异性，是没有病的人得出阴性实验结果的可能性。用条件概率来说，特异性是没病时阴性实验结果的概率。

$$P[\text{阴性实验结果}\mid\text{没病}]$$

如用比值表示，TNR 是指用有阴性实验结果且没病的人数除以没病的总人数所得的值，即

$$\text{TNR}=\frac{\text{TN}}{(\text{TN}+\text{FP})} \tag{16.7}$$

真阴性率（TNR）反映未患病者得到阴性检验结果的似然估计。

（3）假阴性率（false negative rate, FNR）是指有病的人产生阴性实验结果的可能性，用比值表示，即

$$\text{FNR}=\frac{\text{FN}}{(\text{FN}+\text{TP})} \tag{16.8}$$

假阴性率反映患病者得到阴性检验结果的似然估计。

（4）假阳性率（false positive rate，FPR）是指没有病的人产生阳性实验结果的可能性，用比值表示，即

$$\text{FPR}=\frac{\text{FP}}{(\text{FP}+\text{TN})} \tag{16.9}$$

假阳性率反映未患病者得到阳性检验结果的似然估计。

对于一项实验是提高其敏感性还是提高其特异性，取决于所研究的疾病和实验的目的。

（1）如果疾病的预后差，漏检病人可能带来严重后果，而且目前该病又有可靠的治疗方法，则诊断实验的截断值可向左移，以提高其敏感性，以便尽可能多地发现人群中的可疑病人，但这会使假阳性增加；

（2）如果疾病的预后不严重，而现有的诊疗方法又不理想，截断值可右移，以降低敏感性、增加特异性，以便尽可能将无病的人鉴别出来，但这会增加实验的假阴性；

（3）如果假阳性者进行进一步诊断的费用太高，为节约起见，可将诊断实验阳性结果的截断值右移，以减少假阳性；

（4）如果诊断实验的敏感性和特异性都很重要，可将诊断实验阳性结果的截断值定在健康总体和有病总体的交界处。

16.3.2 基于贝叶斯定理的预测

一般来说，人们想要知道在检验结果呈阳性的条件下疾病出现的概率。用 D 表示

疾病出现事件，不出现事件记为 $-D$，检验结果记为 R，疾病的先验概率记为 $p\,[D]$。给定检验结果条件下疾病的后验概率记为 $p\,[D\,|\,R]$，即

$$p[D|R]=\frac{p[D]\times p[R|D]}{p[D]\times p[R|D]+p[-D]\times p[R|-D]} \tag{16.10}$$

在阳性结果 (+) 下改写这个一般方程，用 $p[D|+]$ 替代 $p[D|R]$，用 $p[+|D]$ 替代 $p[R|D]$，用 $p[+|-\mathrm{D}]$ 替代 $p[R|-D]$，用 $1-p[D]$ 替代 $p[-D]$。其中 $p[+|D]$=TPR，$p[+|-\mathrm{D}]$ = FPR。

阳性检验的贝叶斯定理如下：

$$p[D|+]=\frac{p[D]\times \mathrm{TPR}}{p[D]\times \mathrm{TPR}+(1-p[D])\times \mathrm{FPR}} \tag{16.11}$$

阴性检验的贝叶斯定理如下：

$$p[D|-]=\frac{p[D]\times \mathrm{FNR}}{p[D]\times \mathrm{FNR}+(1-p[D])\times \mathrm{TNR}} \tag{16.12}$$

【例 16-1】 王先生今年 60 岁，设患心脏病的概率是 0.75，接收运动负荷检查，记录他的心电图，结果异常呈阳性。根据有心脏病典型症状人的患病率和有心脏病家族史的患病率，假设运动检验的 TPR 和 FPR 分别是 0.65 和 0.20。计算阳性检查结果的心脏病患病概率。

$$p[D|+]=\frac{0.75\times 0.65}{(0.75\times 0.65+0.25\times 0.20)}=0.91$$

这样，阳性检验把概率从先验概率 0.75 提高至后验概率 0.91。

16.3.3 基于期望的预测

疾病的各种治疗方案可能导致不同结果，医生需要进行选择。如果治疗结果可以用存活时间、幸福感觉或货币单位来衡量，那么某项治疗措施可以通过带给病人的期望存活时间、期望幸福感和期望货币成本来描述。决策树 (decision tree) 是一种直观的、以概率为基础的决策方法，经常用于期望值决策。

决策树由决策节点、机会节点和从机会节点发出的线条组成，形似树枝。该方法用小方块表示决策节点，这是决策人可控制的；以圆圈表示机会节点，这是决策人无法控制的。从机会节点发出若干条线，每条线代表一种可能的结果，与每条线相关的是结果出现的概率。对某个病人而言，仅有一个结果出现。

在期望值决策中，通常分四步进行决策分析：

（1）创建决策树；

（2）计算每种备选方案的期望值；

（3）选择有最高预期值的决策；

（4）用敏感性分析去检验决策分析的结论。

【例 16-2】 患者单先生是一位 66 岁的老年男性，双膝患有严重的关节炎，可以借助双拐在室内走动，否则必须使用轮椅，另外他还患有肺气肿，呼吸困难。他在轮椅

上可以舒服地呼吸，但是拄拐杖所耗费的力气使他剧烈喘气，很不舒服。几年前，他仔细考虑了膝关节置换手术，但是决定不做，主治医师告诉他，他的肺病使他可能下不了手术台。但是，最近他的妻子中风并且部分瘫痪。她现在需要的帮助是单先生现在的运动状态所无法提供的，他告诉主治医生他重新考虑手术。该病人是选择膝关节置换术，还是维持现状？

1. 生成决策树

按决策分析的做法，该病人的主治医生勾画了以下的决策树，如图 16-5 所示，其中方框表示决策节点，由决策节点发出的每条线代表了可采取的行动；圆圈代表机会节点。

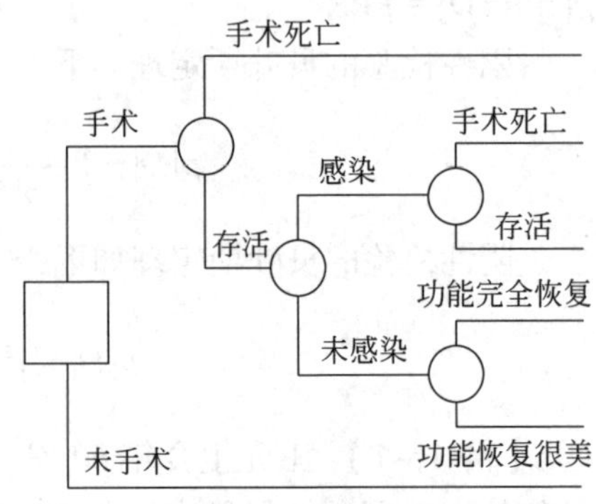

图 16-5　生成决策树

根据期望值决策方法，主治医生首先必须赋予每个机会节点的每个分支一个概率。为完成这项任务，主治医生询问若干矫形外科医生，问他们对手术后功能完全恢复的机会（*p*[完全恢复] = 0.6）和置换关节时发生感染的机会（*p* [感染] = 0.05），并做出手术中或手术后病人马上死亡概率的主观估计（*p*[手术死亡] = 0.05）。

2. 计算每一决策选项的期望值

接下来，主治医生必须对每个结果分配一个值。其方法是要求病人说明，比起重大残疾下较长的寿命，他能接受的良好健康状况下最短的存活期限。因为根据常识，良好健康状态下的 5 年，要远胜过健康极差的 10 年。病人要回答正常功能下活多少年相当于现在这种残疾状况的 10 年（表 16-2）。病人认定，活动受限制 10 年相当于正常功能 6 年，而被限制在轮椅上 10 年相当于功能完全恢复 3 年。

表 16-2　依据病人的回答计算每一决策选项的期望值

存活年限 / 年	功 能 状 态	同结果相当的功能完全恢复的年限
10	功能完全恢复（手术成功）	10
10	功能很差（维持现状或手术不成功）	6
10	限制在轮椅上（假如第二次手术必须进行的结果）	3
0	死亡	0

为将寿命和生活质量统一起来考虑，需要有一种单一度量，即良好健康状态下的存活年限，这个度量通常称为质量调整寿命（quality-adjusted life year，QALY）。

3. 选择有最高期望值的选项

主治医生的第二个任务就是计算手术或不手术情况下患者健康存活的期望值（从右到左即从树梢到树根计算每个机会节点的期望值，如图 16-6 所示）。

现以机会节点 A 为例，考虑摘除感染人工关节手术结果在该节点的期望值。共分三步计算：

（1）计算摘除感染假体手术死亡的期望值。用结果的 QALY（死亡，0 年）去乘手术死亡概率（0.05），即 0.05×0 = 0 QALY。

（2）计算手术后存活的预期值。用相当于限制在轮椅上生活 10 年的完全健康的年限（3 年）去乘存活概率（0.95）：0.95×3 = 2.85 QALY。

（3）将前两步的计算结果相加，得到植入人工关节后感染的期望值：0＋2.85 = 2.85 QALY。

同理，机会节点 B 的预期值为 (0.6 × 10)+(0.4 × 6)=8.4 QALY。

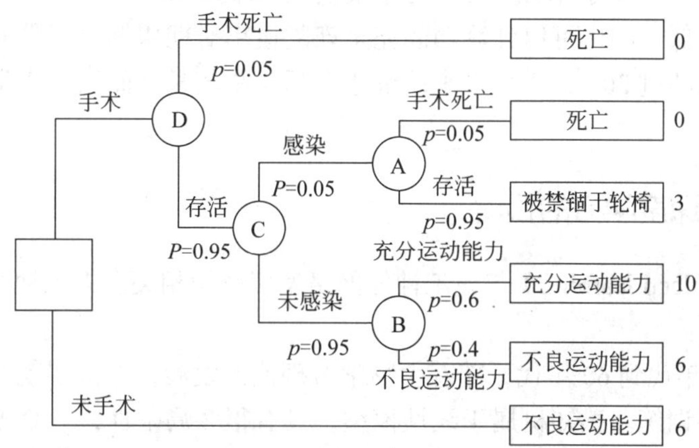

图 16-6　决策树中机会节点的期望值

关节置换术后（机会节点 C）存活的预期值可按如下步骤计算：

（1）用植入人工关节后感染的预期值（已计算为 2.85 QALY）乘以人工关节将会被感染的概率 (0.05):2. 85×0.05 = 0.143 QALY。

（2）人工关节不会被感染的预期值（已计算为 8.4 QALY）乘以人工关节将不会被感染的概率 (0.95)：8.4×0.95 = 7.98 QALY。

（3）将前两步的计算结果相加，得到置换人工关节后存活的期望值 0.143＋7.98 = 8.123 QALY。

为计算机会节点 D 的期望值，可从树梢往回计算到树根，直到外科手术的期望值被计算出，分析结果以病人具有完全正常功能的年限来衡量，该病人的平均预期寿命为 7.7 年。这个数值并不意味着病人如接受手术，就能保证可自如活动地存活 7.7 年。看一下决策树就知道，某些病人死于手术，某些病人接受手术后发生了感染，某些病人手术后活动能力没有任何改进。因此，任何单个病人的结果是无法保证的。该值的意义在于，如果医生有 100 个相似的病人接受这种外科手术，他们的平均能活动的年限为 7.7 年。所以从病人角度看，这个数值仅仅是用来帮他检验选择方案。

如不手术，以正常活动年限来衡量，平均寿命是 6 年。该病人认为它相当于持续活动能力很差的 10 年。当然，不是所有的病人都会经历这种结果，有些活动能力很差的病人活的时间会比这更长些，而另一些要比 10 年还短。然而，以正常活动年限计算，不手术的平均寿命是6年。一般来讲,手术的结果会为该病人提供更好的生存价值,因此,主治医生建议进行手术。

这个例子告诉人们，期望值决策的关键思想是，在某个病人身上存在难以预测的结果时，要为他选择能给他带来（与类似病人相比）最好结果的方法。

4. 进行敏感性分析

敏感性分析的目的是测试决策分析结论的真实性。敏感性分析要回答的问题是，当概率和结果效用值在一个合理范围内变动时，决策分析的结论会不会变。

可以通过计算获得手术死亡率对期望健康年限的影响，当手术死亡率超过 25%，手术期望存活较低。同样可以计算功能完全恢复概率对期望健康年限的影响，当功能完全恢复的概率超过 20%，手术带来的健康存活年限较长。而当死亡率较高时，应采取非手术治疗。

16.3.4 基于深度学习的预测

深度学习（deep learning）与人工神经网络发展密切相关。人工神经网络的发展大体分为三个阶段：

20 世纪 40 年代到 60 年代，随着生物学习理论的发展，首次实现对单个神经元模型（感知机）的训练。感知机属于线性模型，具有很多局限性，一个著名的局限是不能解决简单的异或问题。明斯基（Minsky）等人指出感知机的局限性后，由于明斯基在人工智能领域的巨大影响力，人工神经网络发展首次陷入低潮。

20 世纪 80 年代到 90 年代，人工神经网络随着认知科学中的联结主义的兴起而迎来第二次浪潮。类似于生物神经系统的神经元简单连接就可以实现复杂功能，联结主义的核心思想是在设计的网络中将大量具有简单计算能力的神经元连接后，该网络能够显示智能行为。这一阶段的主要成就是反向传播（back propagation）算法的提出，以及建立在此算法上的 BP 神经网络的流行。由于人工神经网络的可解释性较差，人工智能的研究和应用也没能达到预期的水平，而同时期机器学习的其他领域获得迅速发展，比如支持向量机，在这种局面下，人工神经网络第二次陷入低潮。

从 2006 年到现在，人工神经网络进入全面发展的第三个阶段。这次浪潮开始的标志是 2006 年 Hinton 在《科学》杂志上发表的论文，研究表明可以通过“逐层预训练”的策略有效地训练神经网络。深度神经网络包含多个隐藏层，它并不从训练集的特征直接学习，而是从上一层网络的输出学习。2012 年 ILSVRC (Large Scale Visual Recognition Challenge) 冠军获得者是 Hinton 和他的学生 Alex Krizhevsky 设计的 AlexNet。AlexNet 的横空出世，使得全球范围内掀起了深度学习的热潮。随着研究的深入，深度神经网络的性能不断获得提高，在很多场景明显优于其他机器学习方法。

关于深度学习，我国著名机器学习专家、南京大学人工智能学院院长周志华教授在《关于深度学习的一点思考》一文中写道,深度神经网络成功的关键因素主要有三个：逐层加工处理；内置特征变换；模型复杂度够。这很有启发意义，深度学习的概念在不断发展,主要体现了多层次学习,也不局限于受神经科学启发的机器学习模型。2017 年,周志华教授团队提出了“深度森林”这种非神经网络的新型深度学习模型。

1. 人工神经网络的基本原理

人工神经网络模仿神经系统，它们的“神经元”由计算机生成，并由“突触”连接，连接程度用权值表示。一个包含三个隐藏层的神经网络，如图 16-7 所示。以医学图像诊断的神经网络训练为例，当输入层中的神经元被来自图像的像素激发时，输入层神经元将信号发送给第一隐藏层中的神经元。通过计算激活函数，各神经元将激发信号发送给第二隐藏层中的神经元，以此类推。最终，对图像像素的解释到达网络的输出层，这是一个信号从前向后传输的过程。如果输出信号与预期不同，误差从输出层的神经元出发，逐层从后向前反向传播，调整神经元之间的连接的权值，以减小误差。当神经网络稳定，就可以用于医学图像的诊断。

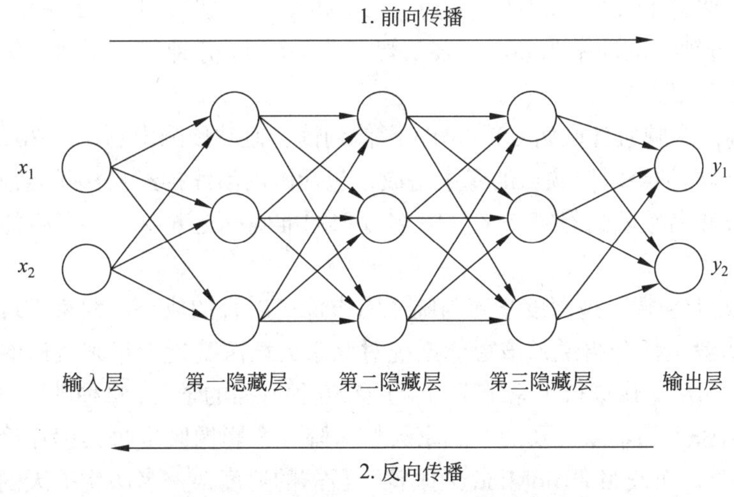

图 16-7 神经网络的结构与误差反向传播

2. 神经网络在临床诊断中的应用

人工智能以深度学习为引领，在医疗领域获得迅速发展，尤其在医学影像诊断方面。智能医疗诊断系统能够帮助医生完成初筛，减少重复的机械工作，提高工作效率；能够帮助医生提高诊断准确率，减少漏诊、误诊，从而保证医疗质量和效率；能够高质量辅助和培训基层医生。在中国偏远地区，患者将在当地获得高品质、个性化的诊疗方案，这有利于推动优质医疗资源下沉，提升基层医疗卫生服务能力，推动分级诊疗制度，助力健康中国建设。

1）甲状腺结节超声诊断

2017 年 4 月 19 日，一场以“甲状腺结节超声图像的性质判定”为主题的人机读片竞技大赛在首都医科大学附属北京友谊医院举行。来自北京协和医院、中国人民解放军总医院、北京大学第三医院、北京大学肿瘤医院等三甲医院的近百名超声科医生，与人工智能系统“视诊通”同台竞技。

比赛中，题目被分为两部分，各 50 题，每一环节题目医生作答的时限是 20 分钟。人工智能系统诊断速度远远高于人类专家。以第一答题环节为例，准确率排名前 25 位的医生中，平均耗时 16 分钟左右，而人工智能系统答题耗时 4 分钟左右，即大约 4 秒答完一题。总成绩以准确率排名，人工智能系统的准确率达到 73%，以个人成绩排名，现场参赛的 84 名医生中，只有 5 人战胜了人工智能系统；以团体综合成绩排名，人工智能系统以 0.3% 的优势领先于第二名航天中心医院。

2）神经影像诊断

2018 年 6 月 30 日，在北京国家会议中心，全球首场神经影像诊断“人机大战”落幕。比赛分为 A、B 两组。人工智能系统最终以高出 20% 的准确率战胜了医学界专家团队。

A 组比赛选取 225 道颅内肿瘤 CT、MRI 影像判读题，“人类战队”有 15 人，包括国内诊断神经疾病排名前列的专家、国外知名专家及通过前期比赛胜出的优秀医生。人类选手每人回答 15 题。人工智能选手“BioMind 天医智”回答 225 题。最终，15 位医生用时 30 分钟，准确率为 66%；人工智能选手用 15 分钟完成了 225 例颅脑肿瘤的影像判读，准确率为 87%。

B 组比赛围绕脑血管疾病 CT、MRI 影像判读、血肿预测出题，共 30 题。“人类战队”由 10 名国内神经影像领域的专家组成，包括国内治疗神经疾病排名前列医院的专家 8 名，以及知名医院的专家 2 名。10 名专家的准确率是 63%，人工智能系统的准确率为 83%。

“BioMind 天医智”是深度学习与临床需求深度融合的成果。北京天坛医院神经影像学中心高培毅主任介绍说，该智能系统对北京天坛医院近十年来接诊的数万个神经系统相关疾病病例影像进行了系统学习，涉及 50 种肿瘤的学习，每种肿瘤 1000 个病例，这是任何一名医生都难以企及的。北京天坛医院一个影像医生每天读片诊断的时间甚至达到 18 小时，而按照“BioMind 天医智”目前的速度，一名医生一天的工作量，它只需要 400~500 秒，也就是不到 10 分钟的时间。

3）糖尿病视网膜病变诊断

视网膜是眼睛后部的光敏组织。糖尿病患者胰岛素代谢异常，当高水平的血糖导致视网膜血管受损时，就会发生糖尿病视网膜病变。糖尿病视网膜病变是糖尿病患者视力障碍和失明的主要原因。美国食品药品监督管理局（Food and Drug Administration, FDA）2018 年 4 月 11 日批准一种可使用人工智能检测成人糖尿病患者视网膜病变的医疗设备。该诊断系统名为 IDx-DR，由 IDx 公司开发，用于在成人糖尿病患者中筛查轻度以上糖尿病视网膜病变，其识别出具有轻度以上糖尿病视网膜病变患者的准确率为 87.4%，识别出没有轻度糖尿病视网膜病变患者的准确率为 89.5%。

IDx-DR 无须临床医生分析即可给出诊断结果。该系统装有 Topcon NW400 视网膜相机，医生给受检测者视网膜拍照后，将图像上传到装有 IDx-DR 软件的云服务器上。如果图像质量达到标准，诊断软件自动分析后生成如下两种结果之一：“检测出轻度以上糖尿病性视网膜病变，请咨询眼科医生”，或者“未检出轻度以上糖尿病性视网膜病变，请在未来 12 个月重新检测”。

2018 年 6 月，美国爱荷华大学医疗保健中心成为第一家使用 IDx-DR 的机构。华盛顿大学的眼科医生 Aaron Lee 说，IDx 公司所做的一切为其他公司在深度学习领域开创了先例。

4）恶性黑色素瘤诊断

恶性黑色素瘤是由黑色素细胞恶变而来的一种高度恶性肿瘤。2018 年 5 月，国际著名癌症期刊《肿瘤学年鉴》(*Annals of Oncology*) 发表了人工智能在黑色素瘤诊断中的相关研究结果，比较了深度学习卷积神经网络与 58 位皮肤科医生的诊断表现。

基于谷歌的 Inception v4 卷积神经网络架构，来自德国、美国和法国的研究人员利用 10 万多幅恶性皮肤癌和良性痣的图像及其诊断结果训练卷积神经网络。在对比实验中，研究者使用了包含 100 幅图像的测试集。该测试集包含两个级别：Ⅰ级只有皮肤镜图像；Ⅱ级包含皮肤镜图像和临床信息。主要的性能指标包括：敏感度、特异性和 ROC 曲线下面积（AUC）。对比对象是卷积神经网络与来自 17 个国家的 58 名皮肤科医生，其中包括 30 名专家。此外，卷积神经网络还与 2016 年生物医学成像国际会议（ISBI）挑战赛中的最好的 5 个顶级算法进行了对比。

在Ⅰ级诊断中，皮肤科医生对病变分类的敏感度和特异度的平均得分分别为 86.6% 和 71.3%；在Ⅱ级诊断中，即获得更多临床信息后，其得分分别提升到 88.9% 和 75.7%。皮肤科医生在两级诊断中特异度分别为 71.3% 和 75.7%，而卷积神经网络的 ROC 曲线表现出其病变分类有 82.5% 的特异度。在 AUC 方面，卷积神经网络是 0.86，皮肤科医生平均是 0.79。卷积神经网络的得分接近 2016 年生物医学成像国际会议挑战赛中三大顶级算法的结果。

实验结果表明，人工智能系统的诊断水平优于大部分皮肤科医生。因此，借助卷积神经网络的图像分类辅助，任何内科医生都有可能从中受益。

3. 神经网络面临的挑战

1）调参问题

在机器学习中，超参数是指在开始学习之前设置的参数。在人工神经网络中，超参数包括隐藏层的层数、隐藏层神经元的数量、学习率、隐式零填充、卷积核宽度、权重衰减系数、Dropout 比率等。超参数控制智能算法的不同表现，有些会影响算法运行的时间和存储成本，有些会影响训练模型的质量，有些会影响在新输入方面推断正确结果的能力。可以通过手动或自动方式调整超参数，包括网格搜索、随机搜索、基于梯度的优化、贝叶斯优化等。很多时候，调参需要研究人员根据经验快速训练出满足需要的网络模型。

2）运算量问题

高性能深度学习模型需要用大的数据集进行训练，运算量很大。很多时候需要配置图形处理器（graphics processing unit，GPU）。GPU 内部集成了并行计算单元，适合图像和矩阵计算，可以承担部分 CPU 的工作。GPU 的生产厂家主要有 NVIDIA 和 ATI，分别生产 NVIDIA 和 AMD 显卡。CUDA（compute unified device architecture）是统一计算设备架构，它是一个通用并行计算平台和编程模型。基于 CUDA 编程可以利用 GPU 的并行计算引擎高效地解决比较复杂的计算问题。在 2012 年的 ImageNet 图像识别挑战赛中，深度神经网络 AlexNet 夺得冠军，这也是 GPU 和 CUDA 的首次成功应用。目前，基于 GPU 的并行计算已经成为训练深度学习模型的标准配置。

3）黑盒问题

人工神经网络存在黑盒问题，即人们很难理解它是如何做出决策的。人工智能系统的准确性有助于获得监管部门的批准，但是决策的不透明性已成为智能辅助诊断上的一个大问题，影响临床医生和患者对诊断结果的信任。

在视网膜病变诊断中，为了解决黑盒问题，IDx 公司和 DeepMind 公司在诊断眼睛状况时采用双通道的算法来询问人工智能系统的决策。一种算法检测人的视网膜图像中的疾病特征；另一种算法使用这些特征来决定该人是否需要咨询眼科医生，如果需要，其紧急性如何。通过划分这些步骤，临床医生可以确定深度学习网络在提出推荐建议之前如何解释图像。另外一些专家在研究中屏蔽部分视网膜图像，观察人工智能系统的诊断过程，从而确定智能算法在视网膜中的哪个位置做出决定。模拟人类眼科医生的诊断过程，从而提高人工智能系统决策的可解释性。

训练过的人工神经网络在实践中可能遇到难以预测的错误，对于要求高可靠性的系统很危险，深入的研究涉及对抗样本攻击与防御。此外，研究人工神经网络的可解释性有助于发现潜在的错误，改进模型性能。

4. 医疗人工智能伦理

由于医疗保健需求日益增长、慢性病增加和资源受限制，医疗保健系统举步维艰。数字医疗技术及人工智能在解决上述问题时被寄予厚望，然而医疗保健提供者应该注意人工智能所带来的或潜在的伦理风险。此类风险涉及不确定的、难以理解的或被误导的证据；不公正的结果，比如针对某一特定疾病，智能算法优先考虑预测有更好结果的病人，这可能产生歧视性影响；或者可溯源性，即智能算法造成的危害有时很难检测并找出其原因，也很难确定谁应该对所造成的危害负责。例如，如果由临床决策支持软件误诊或漏诊做出的决策导致个人负面结果，那么，由谁承担责任、如何防止这种情况再次发生。为了减轻这些风险，除了必要的管治措施（如新的法定义务），更重要的是需要关注用户的期望、需求、权利。

人工智能在医疗保健中的伦理风险可出现在多种层面。例如，由于误导的证据，AI 分诊聊天机器人、图像诊断系统或临床决策支持软件可能误判个人症状的严重程度，会对个人造成伤害；在患者 - 临床医生关系中，患者可能更信任算法解决方案的诊断而不是临床医生的诊断；基于有偏差的训练数据集，将导致不同人群的诊断结果不成比例地更好或更差；如果算法的不可测性导致监管机构无法解决患者的安全问题，这将导致公众对医疗机构丧失信任。

需要采取多种方法应对人工智能伦理问题。算法程序员应该确保人工智能系统实施的安全性。更重要的是，必须采取措施监测技术发展，确保有预防和保障措施。应该组成一个由技术专家、临床医生、生物伦理学家和数据伦理学家、律师和病人代表组成的咨询委员会，制定一个国际标准化的伦理审查准则。在实际应用中，应根据准则对人工智能解决方案进行彻底的伦理分析，在此之前不采购或实施人工智能解决方案，并建立一个定期伦理审查分析机制。通过以上措施，医疗保健系统将在满足人工智能伦理要求的同时，为用户提供尽可能好的服务。

16.4 临床决策支持系统的设计

构建有效实用的临床决策支持系统，需要从患者数据的获取与验证、医学知识的建模、医学知识的导出、医学知识的表示和推理及系统性能的验证五个方面着手。

16.4.1 患者数据的获取与验证

输入临床决策支持系统的数据，应该是准确、完整和有效的。目前缺乏标准的、计算机可以理解的、能够表达大多数临床情况的方法。虽然已经出现了标准医学词汇系统，但是并没有准确描述患者疾病细微变化的控制性术语，也没有任何编码系统可以精确反映医护人员的病程记录。在设计临床决策支持系统时，输入准确并经过验证的患者数据，是一个有效决策支持系统的基础。

16.4.2 医学知识的建模

创建决策支持系统需要做大量建模工作：临床决策差别与患者数据相关，在决策任务所带的概念中识别概念和关系，并确定使用临床知识以得到结论所需的解决问题策略。不论底层的决策方法如何，任何决策系统的建设都需要开发临床知识模型。

16.4.3 医学知识的导出

医学知识库的开发和维护是一个非常重要的问题。研究者已经开发出能通过与专家直接互动的方式为决策支持系统获取知识库的计算机程序，从而避免了计算机程序员承担的翻译和中介工作，尽量减少知识导出环节中的信息失真。在这些方法中，系统分析员必须首先和专家一起工作，以便对相关的应用领域建模。

16.4.4 医学知识的表示和推理

以计算机能够理解的方式表示医学知识和推理，这与实际的专家对知识的理解和运用具有很大差距。人类具有非凡的能力解释数据随时间推移的变化，评估时间上的趋势和开发反映疾病进展或疾病对过去治疗反应的模型，而让计算机具有同样的能力，则需要建立精确的数学模型。

16.4.5 系统性能的验证

临床知识库是不断更新的，为了决策支持系统的同步发展，专业组织或其他国家机构应该承担保持海量临床知识库最新性和完整性的责任。在系统性能评估中，治疗建议的金标准不易定义，所以与领域专家的建议进行比较是有益的。

16.5　案例：中国首例 AI+5G 心脏手术

2019 年 4 月 3 日，位于广东省广州市的广东省人民医院与广东省高州市人民医院合作，完成全国首例 AI+5G 远程心脏手术。

患者为 41 岁的女性，患有先天性心脏病，诊断为继发孔型房间隔缺损。患者的心脏未正常发育，形成缺损，在心脏里面出现一个孔，导致患者心脏左心房的血会持续往右心房分流，加重右心房和肺循环的负荷，久而久之，心脏持续扩大，肺动脉的压力将持续增高。该病原本是简单的先天性心脏病，如果在儿童期做手术，则操作容易，风险较低。但是，该患者已经 41 岁，出现了重度肺动脉高压及心力衰竭，病情已经从简单的先天性心脏病转变成复杂的成人先天性心脏病。通过 3D 打印出来的 1 ∶ 1 心脏模型可以看到，患者的心脏比正常人的大。

对该患者实施了远程心脏微创手术。在高州市人民医院心外科手术室里，医生主刀进行心脏腔镜手术；在相隔近 400 千米外的广东省人民医院，专家通过观看大屏幕上 5G 传输的实时超高清手术画面，对高州市的手术进行远程指导。

在广东省人民医院现场的大屏幕上有四个播放画面，从左到右分别是高州市人民医院、高州市人民医院手术室、广东省人民医院、VR 视频手术过程演示。

本章小结

医学决策通常意味着做出诊断，然后选择适当的治疗方案，医院中很多医疗事故是由于决策失误造成的，建立临床决策支持系统，对于提高医疗质量、减少医疗事故，具有不可替代的作用。本章介绍了智能临床决策的概念、系统结构和主要特征，对基于概率推理的临床决策方法进行分析，阐述了人工智能在临床决策中的应用，论述了构建良好决策支持系统的主要影响因素，最后介绍了人工智能与 5G 结合实现远程心脏微创手术的实例。

思考题

1. 已知如下规则：

R_1：IF　E_1　THEN　H　（0.8）

R_2：IF　E_2　THEN　H　（0.6）

R_3：IF　E_3　AND　E_4　THEN　E_1　（0.7）

R_4：IF　E_5　OR　E_6　THEN　E_2　（0.9）

从用户处得知：

$CF(E_3) = 0.8$，$CF(E_4) = 0.5$，$CF(E_5) = 0.6$，$CF(E_6) = 0.9$

求 H 的综合可信度 $CF(H)$。

2. 根据表 16-3 计算 TPR 和 FPR。如果感染病毒的概率 $p[D] = 0.3$，根据贝叶斯定理，计算 $p[D|+]$。

表 16-3　某病毒抗原的检验结果

检验结果	感染者	未感染者	总数
抗原检测阳性	85	3	88
抗原检测阴性	15	297	312
总数	100	300	

3. 简述临床决策支持系统的工作方式。

4. 设计临床决策支持系统时需要注意哪些方面？

（李建华）

第17章

医疗知识图谱

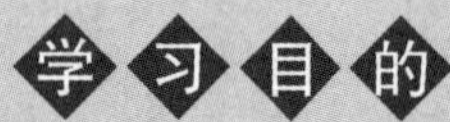

1. 熟练掌握知识图谱、医疗知识图谱的概念，了解其相关产品。
2. 熟练掌握医疗知识图谱的构建技术。
3. 熟练掌握医疗知识图谱的存储及补全技术。
4. 了解医疗知识图谱的相关应用。

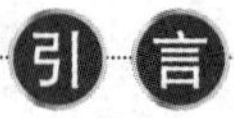

近几年，医疗信息化技术飞速发展，医疗健康问题仍是人们生活中最关心的问题之一。医院通过各式各样的医疗设备记录信息，导致信息组织结构松散，过于碎片化、稀疏化，使得人们获取真正需要的信息变得相对困难。作为一种有效的存储、管理信息的技术，知识图谱能够为人们提供良好的解决方案，它将多元化、碎片化的医疗信息组织起来，使人们能够更快速、有效地获取信息，在医疗搜索引擎、医疗决策支持系统以及医疗问答系统等方面有着广泛的应用。

本章将介绍医疗知识图谱概述、医疗知识图谱的构建、医疗知识图谱的存储及补全、医疗知识图谱的应用等内容。

17.1 医疗知识图谱概述

知识图谱是一种揭示实体之间关系的语义网络。医疗知识图谱（medical knowledge graph，MeKG）是一种有关医疗领域实体以及实体间关联关系的语义知识网络。它已经成为目前医疗领域和人工智能领域的研究热点。本节详细介绍了医疗知识图谱的定义及其相关产品。

17.1.1　医疗知识图谱的定义

通常认为，知识图谱（knowledge graph, KG）是指一种语义网络结构，由现实世界中的实体及实体关系组成，其本质是一种结构化的语义知识库。目前，知识图谱已经成为一种新的关系表现形式，用于呈现各类实体以及实体间的关联关系。

根据知识图谱覆盖范围的不同，可将知识图谱分为通用知识图谱和领域知识图谱。通用知识图谱覆盖的知识较广泛，能够满足多方面需求，但其专业领域知识的深度表征不够，无法描述更细化的领域实体知识；领域知识图谱（domain-specific knowledge graph），又称为行业知识图谱或垂直知识图谱，通常面向某一特定领域，领域知识图谱基于行业数据构建，有着严格而丰富的数据模式，对该领域知识的深度、准确性有着更高的要求。

医疗知识图谱是面向医疗领域的领域知识图谱，是表示医疗领域的语义知识网络，它以医疗文本挖掘为基础，通过语义分析及人工智能的方法来表示医疗实体以及实体间的关联关系。医疗知识图谱又是医疗信息处理、信息检索以及问答系统的重要组成部分，也是当前需求最为迫切的基础资源之一。目前，国内外学者对医疗领域知识图谱的构建、存储及应用等方面的研究逐渐增多。医疗知识图谱为医疗临床知识体系的系统梳理和深度挖掘提供新颖的方法，有助于实现医疗知识的关联、整合与可视化，促进医疗临床研究，辅助医疗临床决策。医疗知识图谱已成为医疗领域的研究热点。

17.1.2　医疗知识图谱的相关产品

医疗知识图谱是在“大数据”时代背景下出现的一项新颖的知识管理技术。医疗知识图谱从多个维度描述医疗领域对象，反映医疗领域事物之间的相关关系，它将是医疗领域大数据方法学体系中的核心组成部分。自 21 世纪初期起，医疗知识图谱以其独特的优势顺应了信息化时代的发展，并在当前智能医疗技术广泛应用的背景下取得了较快发展。

2016 年，谷歌医疗知识图谱正式在印度上线，图谱提供了超过 400 种健康状况数据，支持英语和印度语。同时，谷歌公司对搜索引擎和知识图谱与在线医疗进行了深度整合，为智能医疗的发展提供了重要的借鉴作用。2018 年，阿里巴巴公司推出了基于医疗知识图谱的“医知鹿”医疗技术平台。它主要面向广大患者，能将专业的医学知识和治疗方案转化为患者容易理解的实用内容。平台的内容由顶级医学专家、多家医疗机构和数百名医生编写而成，收集了多种常见病的预防及治疗知识。2019 年，平安医疗科技有限公司和中国医学科学院医学信息研究所联合构建平安医疗知识图谱，该图谱集成了 60 万医学概念、500 余万医学关系、千万条医学证据，覆盖核心医学概念。以高血压医疗知识图谱为例，图谱中共有 13 种特征关系，分别是高血压出现的症状、所需药品、引发的相关疾病等，总节点数 8 万余个，关系数 32 万余条，通过搜索、查询知识图谱，能够有效地找到预防、治疗高血压疾病的多种方法，使得大部分的患者、医生以及大众都能够更有效、更全面地找到所需要的医疗信息。2019 年，北京大学计算语言学研究所和郑州大学自然语言处理实验室联合发布了中文医学知识图谱(Chinese medical knowledge graph, CMeKG)，该知识图谱基于大型医疗知识百科数据，以人机化、智能化方式构建。CMeKG 包括 6 千余种疾病、2 万余种药物（西药、中成药、中草药）、1 千余种诊疗技术及设备的结构化知识描述。CMeKG 涵盖疾病的临床症状、发病部位、药物治疗、手术治疗以及药物的成分、适应证、用法用量等 30 余种常见关系类型，关联的医学概念达 20 余万，概念关系实例及属性三元组达 100 余万。以 CMeKG 的白内障疾病子图谱为例，其中根据白内障疾病的原理、并发症、治疗药物等相关信息构建了数十种关系，通过子图谱能够有效地查看知识图谱的相关属性以及特征信息。2021 年，百度公司以医疗知识图谱为基础，搭建了“百度灵医智惠技术中台”，并在此基础上构造了临床辅助决策系统、眼底影像分析系统、医疗数据整体解决方案等医疗服务。2021 年，腾讯公司推出了以医疗知识图谱为基础的“腾讯觅影”，它能够降低患者的就医难度，主要通过提供智能导诊服务，让患者顺利就医。该产品还能够对医疗工作者的病例进行质量控制，实现医疗健康信息的共享，提升整个医院的运作效率。

利用医疗知识图谱，能够发现医疗领域概念之间的相关关系，揭示各种临床规律，从而不断完善医疗领域知识体系，直接推动医疗领域研究的快速发展。

17.2 医疗知识图谱的构建

大规模高质量医疗知识图谱的构建是整个医疗知识图谱技术落地的核心。医疗知识图谱的基本单位是医疗领域实体。在构建医疗知识图谱的过程中，首先要对医疗数据源进行采集，并搭建医疗知识图谱本体库。其次，对采集的数据进行命名实体识别，即识别出医疗领域的实体信息。然后，利用医疗实体作为知识图谱中的节点，构建节点与节点之间的边集合，形成由“节点 - 边 - 节点”组成的图网络结构，即医疗实体关系抽取。最后，由于网络结构中的实体可能存在多种描述，需要对实体进行对齐，即根据实体及实体间关系找到相似实体，并对相似实体进行链接。本节将详细介绍医疗知识图谱的数据采集、本体库构建、命名实体识别、实体关系抽取、实体对齐等内容。

17.2.1 医疗知识图谱数据采集

医疗知识图谱的数据采集主要来源于各大医疗数据源网站。通过调查研究发现，国外医疗知识数据主要包括美国公众健康项目（open food and drug administration, OpenFDA）、英国公立医疗系统（national health service, NHS）等公开的医疗知识库等。国内医疗知识数据来源主要包括寻医问药网、39 健康网等医疗网站。

2005 年，美国食品药品监督管理局发布 OpenFDA 项目。该项目基于应用程序接口收集大量医疗信息数据，开发者通过文本字符进行检索，可以向用户提供多种医疗数据类型，并通过检索数据设计多种 APP 为公众所使用。英国公立医疗系统于 2013 年发布。该系统收集和存储了超过 2 万个医疗信息系统数据，包括病人的健康记录、疾病数据以及英国长达 210 年的全国健康普查记录，包括超过 5000 万居民的医疗信息，并已为 130 万名医务人员提供公共卫生服务，为医学研究创造了更多的价值。截至今年，NHS 共包括 17 个数据集，这些数据对进一步研究英国医疗健康服务体系有着非常重要的价值。

寻医问药网于 2005 年在国内由闻康集团发布。经过多年发展，已能充分利用多种现代信息网络技术和网络媒体资源构建一套完整的健康医疗服务体系，已与患者之间建立紧密联系。目前除了已经具有的健康医疗百科、药品查询、价格查询等功能外，还提供在线查询预约、专家门诊和在线坐诊等多种医疗服务。39 健康网于 2006 年在国内由广州启生信息技术有限公司发布。39 健康网收录了很多医疗药品，疾病也有 1 万余种，它以移动互联网技术为基础，整合国内多方面的医疗药品资源，是一家大型医疗网站。

针对上述医疗数据源进行医疗数据采集，主要通过网页数据爬取。网页数据爬取主要包括两种方式：自动化测试方法（Selenium）和 Spider 框架方法。

1）自动化测试方法通过模拟人工点击的方法来自动导出数据。它可根据元素属性查找网页中所有元素，并实现元素的点击行为。该工具支持的浏览器有谷歌、火狐等，通过点击页面中的按钮实现网页跳转，并利用网页应答模块（request）获得网页源文件 HTML。获取 HTML 文件后使用 BeautifulSoup 工具将其解析，然后根据标签名找到实体词并存储。

图 17-1 为 Selenium 的工作过程框图。首先，Selenium 创建 HTTP 请求并且发送给浏览器驱动，其中每一个浏览器驱动中均包含了一个 HTTP 服务，用来接收这些 HTTP 请求。其次，HTTP 服务接收到请求后根据请求来操控对应的浏览器，并在浏览器中执行具体的测试步骤，步骤执行结果返回给 HTTP 服务。最后，将查询结果返回给 Selenium 脚本，如果是错误的 HTTP 代码，则返回错误信息。

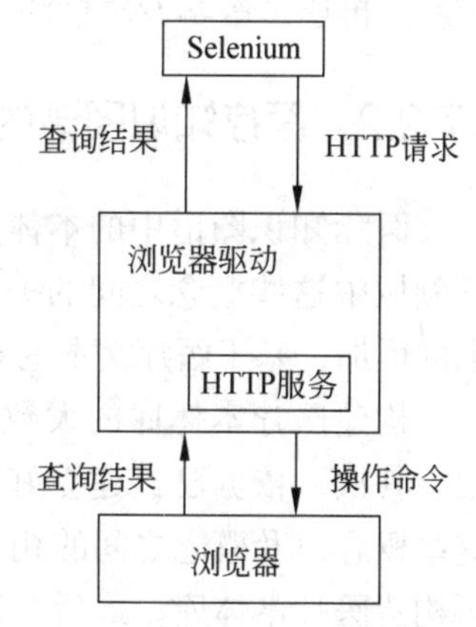

图 17-1 Selenium 工作过程框图

2）Spider 框架方法

采用 Python 编程语言中的 Spider 框架进行爬取，其主要包括引擎模块、调度器模块、下载器模块、数据传输模块。

（1）引擎模块：主要负责调度器、下载器、数据传输模块中的网络通讯信号以及数据信息传递等。

（2）调度器模块：主要负责接受引擎请求，并按照一定的排列方式对数据进行排列并入队。

（3）下载器模块：主要负责获取任务的下载请求，并将它收到的任务请求交还给它的用户。

（4）数据传输模块：主要负责获取数据及存储数据。

图 17-2 为 Spider 数据流图。首先，Spider 会实例化一个 Spider 对象，并启动引擎。其次，引擎初始化一个下载请求，把下载请求直接发送给调度器，并向调度器询问请求。调度器会对下载请求中的网页网址（uniform resource locator，URL）进行去重，如果是未爬取过的 URL，就把它放到队列中等待，并把请求返回给引擎。接下来，引擎把从调度器返回的请求交给下载器，下载器完成下载后生成回应，再把它交给引擎。引擎接收到回应后，将其传输给 Spider。然后，Spider 接收到回应，对它进行解析，解析出数据或者新的请求，再把它们提交给引擎。最后，引擎把接收到的数据提交给数据传输模块，按照预定义的方式对数据进行存储。

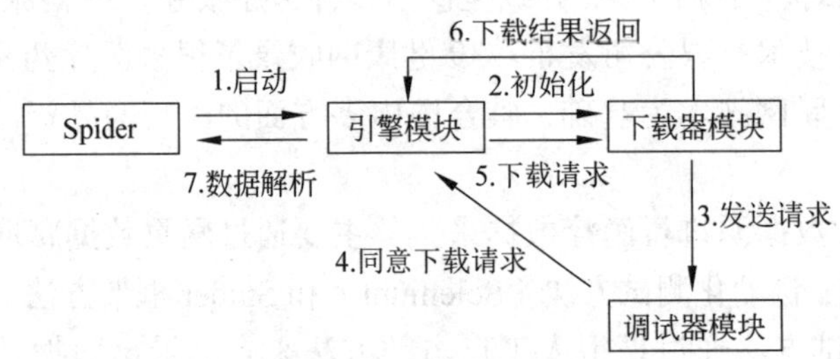

图 17-2　Spider 数据流图

除上述方法外，还可以通过医疗数据搜索查询和在线问答方式进行医疗数据采集，其主要步骤是对医疗网站搜索、网站询问记录的数据进行清洗、去重、词典过滤等操作后，再通过医学专家标注医疗实体的方式，得到症状、疾病等实体的信息数据。

17.2.2　医疗知识图谱的本体库构建

医疗知识图谱中的本体是一种医疗领域的数据模型，它表示一组医疗概念以及医疗领域中这些概念之间的关系。目前，随着医疗文本数据的快速增长和对医疗本体需求的增加，基于医疗文本的本体库构建成为主流方法。

构建医疗本体库的大致过程：首先，依据医疗领域知识，形成一个完整的体系框架。其次，依据已经建立好的体系框架，提取所有医疗本体的基本概念，并重新定义这些概念以及概念之间的相互关系。然后，选择合适的检验方法对医疗本体进行编码，再构建医疗本体库。最后，通过领域专家对医疗本体进行检验，不断优化并加以更新、完善，最终构建优化的医疗本体库。

常用的本体库构建方法为骨架法。骨架法于 1996 年由 Mike Uschold 提出。图 17-3 为骨架法流程图。首先，根据所研究的领域，建立相应的领域本体，领域越大，所建本体库越大，因此，需要限制本体的领域范围。其次，定义本体内所有术语的意义及术语之间的关系，对该领域了解得越多，所建本体库就越完善。然后，利用语义模型表示本体并对本体进行评价，从而确认建立的本体库的清晰性、一致性和完善性。清晰性是指本体应被无歧义的定义；一致性是指本体之间的关系逻辑上应一致；完整性是指本体的概念及关系应是完整的，包括该领域内所有概念，虽然很难达到，但应不断完善。最后，完成本体库的建立。对所有本体按上述标准进行检验，符合要求的进行保存，否则重新进行本体分析。如此循环往复，直到对所有步骤的检验结果均达到要求为止。

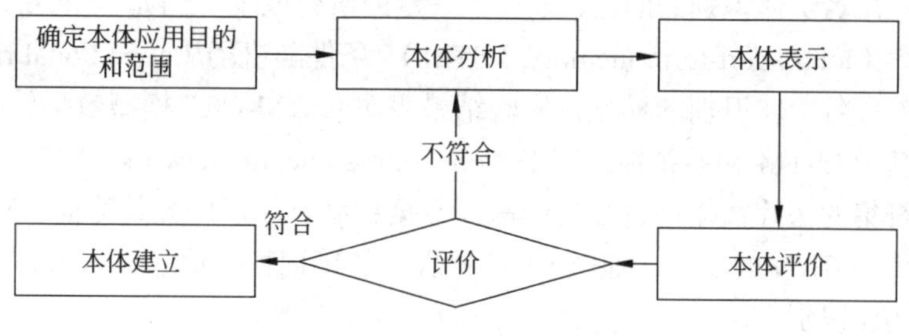

图 17-3　骨架法流程图

除上述方法外，还包括七步法和 KACUTS 方法等。七步法的主要步骤为：首先，确定本体的专业领域和范畴。其次，考查复用现有本体的可能性。然后，列出本体中的重要术语和定义类与类的等级体系。最后，定义类的属性和属性的限制并创建实例。KACUTS 方法的主要步骤为：首先，确定本体的专业领域和范畴。其次，对相关本体范畴进行初步设计，即搜索已存在的本体，并进行提炼、扩充。最后，利用最小关联原则确保本体之间的依赖关系，尽可能保证实体关系一致，以达到最大限度的系统同构。

17.2.3　医疗知识图谱的命名实体识别

命名实体是指一种具有特定含义的实体名词。医疗文本语料库中包含着大量的医疗实体词语，例如药品名、病症名及一些医疗领域的专有名词等，这些信息对理解句子和文章含义有很大的帮助，也是构建医疗知识图谱最重要的组成。

医疗知识图谱的命名实体识别就是把医疗领域文本中的这些含有特定含义的名词识别出来，为进一步分析句子含义奠定基础。通用领域中的人名、地名、机构名等是基本的实体类别，这方面的数据较为丰富，现有方法的识别效果也较好。但在医疗领域的命名实体识别中，实体数量较多、特点明显，且需要具有医学专业知识的人才能判别。例如，其含有大量的医学专业术语，“给予右下肢持续皮牵引”“右下肢短缩畸形约 2cm”“右髋部”等。英文缩写比较多，“BP”是指“血压”，“EEG”是指“脑电图”等。包含一些特殊含义的符号，“左下肢肌力 5 级”表示“左下肢的肌肉力量相比于正常情况下的肌肉要稍差一些”等。另外，在医学病例语料文本中，医生在书写电子病历时通常没有固定的表达模式，在描述对症状的否认时大多表达为“未闻及”“否认”“未见”“未及”“不伴有”等。由于医疗领域相关文本数据中存在这些问题，医疗命名实体识别仍然存在一定的困难。

早期的研究主要是通过医疗专家定义规则模式，基于医疗词典对每个医疗实体进行自动识别，然而早期制定规则的方式仍然存在一定的局限性。例如，Friedman 等识别电子病历的结构化实体，通过有效的医疗实体定义规则对实体进行识别，提高识别方法的准确性和泛化性。Wu 等以查阅医学字典的方式从非结构化数据中得到医疗实体，得到候选医疗实体之后，通过自动匹配方法来减少人工涉入，降低了算法复杂度，然而使用医学字典仍然存在一定局限性，泛化能力不足。

随着人工智能领域深度学习的飞速发展，越来越多的国内外学者选择深度学习方法来处理医疗命名实体识别的问题，取得了一定的研究成果。例如，Huang 等对比了长短期记忆网络（long short-term memory, LSTM）、条件随机场（conditional random field, CRF）等相关命名实体识别的模型，实验结果表明 LSTM-CRF 模型效果较好。Chiu 等首次提出了基于 LSTM 和卷积神经网络（convolution neural network, CNN）的联合架构模型，将字符集的医疗数据与特征集的医疗数据相结合，以研究其特征。Ma 等将字符和特征向量作为 CNN 的输入，通过 CNN 处理后的单词特征信息传入 LSTM-CRF 模型中进行命名实体识别。

基于 LSTM-CRF 的医疗命名实体识别方法主要通过以下五个步骤实现：

（1）首先通过一个预训练好的医疗领域词向量嵌入表将医疗句子序列全部替换为词向量序列。这里的词向量序列也可以只用随机值设置，因为在模型训练过程中会对词嵌入序列进行调整以得到最合适的词向量嵌入。

（2）设置 LSTM 模型的窗口大小，以及最大输入序列长度，将步骤（1）中得到的词向量序列按照设置好的窗口参数进行链接，然后得到链接序列，即 LSTM 模型的输入序列。

（3）将步骤（2）中得到的输入序列同时输入到正向 LSTM 和反向 LSTM 中，同时对隐藏层参数进行随机初始化。为了避免出现过拟合的现象，在 LSTM 的输入和输出中加入 Dropout 参数。

（4）得到 LSTM 模型隐藏层的序列输出。利用 LSTM 的隐藏层输出乘以相关参数矩阵得到维度为输入的序列长度大小的标签矩阵。这里的标签是指预定义的医学实体标签，如药品名、机构名、症状名等。

（5）最后，按照预定义的医学实体标签，利用 CRF 对 LSTM 的序列输出进行标注，并采用极大似然估计法对模型进行优化。

17.2.4 医疗知识图谱的实体关系抽取

信息抽取（information extraction，IE）旨在从非结构化或半结构化文本中抽取出结构化数据。关系抽取（relation extraction，RE）是信息抽取最重要的子任务之一，也是构建知识图谱最重要的子任务之一。医疗实体关系抽取主要研究从大量的医疗领域文本中抽取出疾病、症状、治疗等实体间关系，构成了医疗知识图谱中的边。这些实体关系体现了患者健康状况信息和针对患者的医疗处置措施，也体现了医生的专业知识。

医疗领域实体关系抽取的早期研究工作往往是基于规则的方法，通过定义词、句法的规则模板进行研究。Tovar 等根据定义的关系模板进行医疗关系抽取，在医疗数据集上验证，得到了较好的抽取结果。随着机器学习的发展，出现了将机器学习模型应用于医疗关系抽取领域的研究成果，Frunza 等采用特征提取的手段，利用词法、句法信息，对治疗、症状等医疗数据进行关系抽取。Abacha 等结合了机器学习与人工模板，对得到的候选医疗实体进行联合训练，并对比了多种方法进行验证，实验结果表明，在小数据上，人工模板效果良好，而在大数据集上，机器学习准确率较高。但是，机器学习的方法存在两个难以避免的缺点：一个是这些方法都依赖传统的自然语言处理工具来抽取特征，会导致错误传播；另一个缺点是手工设计特征非常耗时，并且扩展性不高。

近年来，深度学习方法能够减少特征模板的约束，更好地学习复杂特征，在关系抽取的任务中取得了更好的泛化性能。常见的关系抽取神经网络架构包括卷积神经网络和循环神经网络（recurrent neural network，RNN）。Sahu 等在医疗领域中利用 CNN 模型建模，并结合医疗文本，进行医疗领域的关系抽取，相比于指定的人工模板方法，准确率有较大提高。Christopher 等应用医疗术语之间的高维特征关系，提取语义特征，识别其中的语义关系。Embarek 等提出了五种类型的医学关系以及医疗实体的管理方法，采用自动构建模式实现实体对齐，使用编辑距离、词级线索实现实体关系抽取。

上述医疗实体关系抽取的方法均可由模式匹配、词典驱动和有监督学习的方法框架实现。

（1）模式匹配是指通过使用语言学知识，针对语言结构和形式，构造出基于词、词性、词的语义等模式信息，形成固定的模式集合。进行关系抽取任务时，将直接对预处理文本片段进行模式集合中的模式匹配，对于匹配成功的实例，则认为其符合于模式集合中定义的关系。例如，医疗文本中的“关节炎的临床表现为尺侧偏斜”语句，通过领域专家构造的“关节炎病症”表示模式（关节炎、临床表现、尺侧偏斜），将该模式与相关医疗文本中的每个词段从前至后逐一进行匹配，找到符合模式中定义的“关节炎病症”实体关系。

（2）词典驱动对于用户来说更加简捷，不需要用过多的语言学知识来构造复杂的模板集合，只需要构造一个针对词的参数和语义限制。对于一个新加入的类型关系只需对新引入的动词进行词典的添加。例如，医疗文本中的“患者的彩超结果显示轻度脂肪肝”语句，从医疗词典中搜索“彩超”的相关实体及关系集合，能够获得“显示”“诊断”等实体关系集合，并根据医疗文本中的语义限制，最终确定“显示”为目标关系。

（3）有监督学习是指将实体关系的不同种类看作是一种特征标签，从而将关系抽取任务转化为一个给定文本及其特征的分类问题，使用数据训练分类器，然后针对新数据进行分类器的分类判别任务，最常用的分类器有条件随机场等。例如，将医疗文本中通常出现的“治疗”“诊断”“临床表现”等关系类型作为特征分类方法中的医疗关系标签，通过将医疗文本输入到分类器中，利用分类器提取出医疗文本的特征向量，再通过预定义的医疗关系标签集合对特征向量进行分类，确定医疗文本中的医疗关系。

17.2.5 医疗知识图谱的实体对齐

实体对齐也称为实体匹配、实体链接，是指对于异构数据源知识图谱中的各个实体，根据其中每个实体的相关信息，找出其中属于现实世界中的同一物体，并将其链接到一起，链接在一起的实体就称为对齐实体。在医疗领域知识图谱的构建过程中，往往需要实体对齐，例如，“小儿巴特综合征”在不同的文本中有不同的称呼，有的文本称为“巴特尔综合征”，而有的文本称为“肾小球旁器增生综合征”；通过实体“感康”和实体“复方氨酚烷胺片”所拥有的各种信息，可以判断实体“感康”和“复方氨酚烷胺片”指向客观世界中的同一物体，故“感康”和“复方氨酚烷胺片”就是对齐实体。

随着计算机技术和医学信息学的深度融合，医疗领域的实体对齐取得了一定进展。Leaman 等利用其所设计的大量启发式规则进行实体对齐，在化学药物领域取得了不错的效果。Milne 等通过统计医疗实体信息、上下文词语分布、文章主题等特征，采用机器学习方法，探索了面向通用领域的实体对齐方法。针对疾病名称之间存在的语义相似性，Dogan 等提出了一种机器学习方法进行实体对齐。Ganea 等人基于局部上下文窗口的注意力机制对实体进行词向量嵌入，进而学习实体名称之间的权重得分。Li 等基于 CNN 对候选实体集合进行排序，在两个生物医学数据集上取得了较好效果。深度学习方法的优点在于无需人工设计特征提取方法，缺点在于其需要较大规模的训练语料。

目前，实体对齐方法主要包含成对对齐方法、局部集体对齐方法以及全局集体对齐方法。成对对齐方法是通过实体属性的相似性来进行成对比较。该方法不考虑匹配实体间的关系，而是将实体对齐问题转换为分类问题。通过建立对齐、可能对齐、不能对齐三种分类的概率模型来完成任务。最初的方法是对所有属性的相似度进行求和操作，然后通过设置两个相似度阈值来完成分类。这种方法的主要问题是对所有属性默认设置了相同的权重大小。但在现实世界中，不同属性对实体的相似性影响差别较大。因此，一个重要的解决方案是为各个实体属性分配相应的权重。例如，通过对比实体“感康”、实体“复方氨酚烷胺片”和实体“头孢颗粒”的主要组成成分、用药量、使用方法等相关属性，进行药品之间的相似度计算，通过相似度计算得到药品之间的相似度权重，通过给定阈值判断哪些药品实体属于同一实体，最终实现实体“感康”和实体“复方氨酚烷胺片”的对齐。

在局部集体对齐方法中，除了实体之外，还存在着大量的关系，而这些关系对实体对齐有着重要的意义。从某种程度上来说，这些关系相似性的作用要高于部分实体的自身属性。假设在简单关系的情况下，可以将实体自身的属性和与之有关系的邻居实体的属性设置不同的权重，通过加权求和的方式计算总体相似度。经典的局部集体对齐算法是通过向量空间和余弦距离计算大规模实体库的实体相似性。实体通过该算法分别生成了一个名称向量和一个虚拟文档向量。其中，实体邻居节点的属性和实体节点的自身属性通过加权求和的方式生成了虚拟文档向量。同时，为向量中的每一个分量计算权重，并通过简单的剪枝过滤来输出候选实体对。例如，实体“上呼吸道感染”、实体“流行性感冒”和实体“艾滋病”除了包含自身的相关属性外，它们还与其他实体存在一定的关联属性，如“上呼吸道感染”和“心肌炎”之间的表现症状类似，且可由同一种病毒感染导致。因此，可将这种关系属性定义为一种关系权重，作为实体“上呼吸道感染”的权重放到实体关系相似度计算当中，通过相似度计算得到它的对齐实体。

全局集体对齐方法包括基于相似性传播的对齐方法和隐含狄利克雷分布（latent Dirichlet allocation, LDA）模型方法。基于相似性传播的对齐方法是通过自启动的方式，迭代地生成新的实体对。在该方法中，实体之间的相似度随着算法的迭代而发生变化，直到算法收敛。LDA模型常用于对离散数据建模，可以通过LDA模型来大规模地简化数据集，同时保留数据的相关特征，常被用于文档语料中主题词的提取。例如，对实体“脂质性肺炎”、实体“肺炎支原体肺炎”和实体“非典型肺炎”进行对齐，除了包含自身的相关属性以及它们与其他实体存在的直接关联关系外，它们还与其他实体存在间接关联关系，即实体间的间接关系属性，如“脂质性肺炎”和“小儿特发性间质性肺炎”的表现症状类似，且可由同一种病毒感染导致，且“小儿特发性间质性肺炎”又与“异物性肺炎”存在类似的表现症状。因此，可将“间质性肺炎”和“异物性肺炎”这种间接的关联关系定义为一种关系权重，并将其作为实体“间质性肺炎”的权重放到实体关系相似度计算当中，通过相似度计算得到它的对齐实体。

17.3　医疗知识图谱的存储及补全

完备的医疗知识图谱包含大量的医疗相关信息，信息主要以三元组形式存储到数据库中。本节主要介绍医疗知识图谱数据的存储及补全。

17.3.1　医疗知识图谱的存储

医疗知识图谱数据应用的前提是数据的有效表示与存储。逻辑层面的表示（即数据模型）是从人的角度对医疗知识图谱数据进行描述，而物理层面的存储是从计算机的角度对数据进行组织，二者密切相关。一般情况下，首先需要利用合适的数学模型来描述医疗知识图谱数据，然后基于这些模型将知识图谱数据有效地存储在计算机中。医疗知识图谱的存储模型主要包括三元组模型和图模型。

1. 医疗知识图谱的三元组模型

医疗数据中存储着大量的拓扑结构，但仅在内部数据中做挖掘和分析存在局限性，难以发现数据中的深层次含义。因此，研究人员将医疗数据以资源描述框架（resource description framework，RDF）格式存储医疗知识图谱，并与开放知识库相关联，用于疾病预测、用药推荐和相似病人发现等研究。

RDF的基本组成单元是一个三元组，可以表示为＜主体，谓词，客体＞。每个实体的一个属性及属性值，或者它与其他实体间的一条关系，都可以表示成三元组，成为一个数据表达方式。这样，知识就被表示成三元组形式。三元组的谓词可以是两个实体间的关系，也可以是一个实体的某种属性。对于后面这种情况，三元组的三个元素又被称为主体、属性及属性值。因此，一个医疗知识图谱数据集就可以看作三元组的集合。

目前，常见的存储形式包括图数据库和关系数据库，数据库存储的优势在于它可以借助数据库中的代数关系来提升 RDF 的关系可靠性，从而提升整个系统的可靠性和效率。

数据库中常见的存储方式主要包括以下三种：水平存储、类型存储和谓语存储。其中水平存储方式是将每一条 RDF 三元组存储为表中的一行。因此，表中的列包括了 RDF 三元组中的所有实体属性，这样可以很好地回应用户提出的查询需求。类型存储是将一些类型相同的 RDF 整合到一起。例如，可以按照药品类型、病例类型等进行整合，并采用相应的水平方式进行快速存储。这种方式可以解决现实生活中存在的属性值为空的问题。例如，在查询过程中，可以将多个关联表连接到一起进行操作，表格中的空值问题能够得到解决。谓语存储包括很多形式，可以对相应的 RDF 和数据进行集中处理，每一张表可以对应相应的谓语。例如检查、治疗等谓词词语。其中第 1 列可以表示为相应的主体，第 2 列表示为对应的客体，这种方式能够很好地解决相关问题，并减少空值的产生，但是相应的表链接数量会增加，这增加了整体维护的难度。

常见的 RDF 存储数据库包括 Virtuoso、Jena 等。Virtuoso 是 OpenLink 公司开发的知识图谱管理系统，有免费的社区版。它是 web 服务的一种数据库，在多个线程中需要进行服务器的集中数据管理，主要对 RDF 数据进行管理，可以采用 ODBC 等方式进行快速的查询和数据的集中管理。

Jena 是由惠普实验室开发的知识图谱数据管理系统，现已由 Apache 管理。用户可以根据多个程序进行数据的共享，需要采用相应的 Jena 组件进行组合，提供服务器长时间的数据存储和数据查询以及更新。如图 17-4 所示，Jena 主要包括了视图层、视图加强层和模型层，对 RDF 进行集中处理。首先，视图层根据合适的方式对 RDF 进行展示；中间的视图加强层承担不同层之间快速联系和不同的节点和图形显示的功能，需要多个形态的显示和程序不同的方式准备，根据不同操作进行快速的调用和连接；模型层是数据输入层，可以跟多个 API 进行相应的操作。

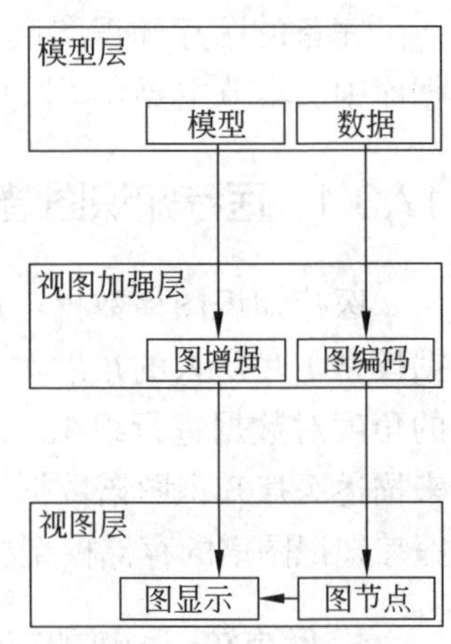

图 17-4　Jena 数据流图

2. 医疗知识图谱的图模型

属性图是目前被图数据库业界采纳最广的一种图数据模型。属性图结构由顶点、边、属性和标签组成，其满足以下性质：①每个节点均有唯一的 ID 值，且具有若干条入边、出边及一组属性。②每条边均有唯一的 ID 值，且具有一个头节点、一个尾节点、一个标签以及自组属性，标签表示与节点之间的联系。

Neo4j 是目前被企业、高校等机构广泛使用的一种图数据库，Neo4j 在满足用户需求的同时，能够保持高读写性能以及保护数据的完整性，是一个符合 ACID 标准的事务型数据库，而且具有图数据存储和管理功能。Neo4j 底层以属性图的形式把用户定义的节点和关系存储起来，通过这种方式，从某个节点开始，利用节点与节点之间的关系，找出另外的节点之间的关系。用户可以使用图查询语言 Cypher 进行数据的查找和更新。Neo4j 既可作为无需任何管理开销的内嵌数据库使用，也可以作为单独的服务器使用，在这种使用场景下，它提供了广泛使用的 REST 接口，能够方便地集成到基于 .NET、Python 和 JavaScript 编译语言等环境里。

除此之外，医疗知识图谱的构建仍然需要数据更新支撑，实现知识图谱的动态存储，在数据的更新过程中，可以将数据划分为四个等级。其中每个等级分别代表采集的原始数据，预处理后的 RDF 三元组数据，具有实体属性、相关动态属性的关系数据，图谱更新后的数据。数据更新按照命名实体识别、实体关系抽取以及实体对齐三个步骤，从无结构化文本中提取新的实体和实体关系，再通过人工确认，从而实现知识图谱的更新。

【例题 17-1】 图 17-5 为一个患者的属性图示例。图中每个节点以及边均具有唯一的 ID 值，其中，JSID 表示节点属性边的 ID 值，JJID 表示节点与节点之间边的 ID 值，ID 表示节点 ID 值。那么，患者节点包含性别、年龄、病史一组属性，节点间的权重是指两节点间关系的相似度。被诊断后，节点患者患有肺炎的权重值为 0.2。

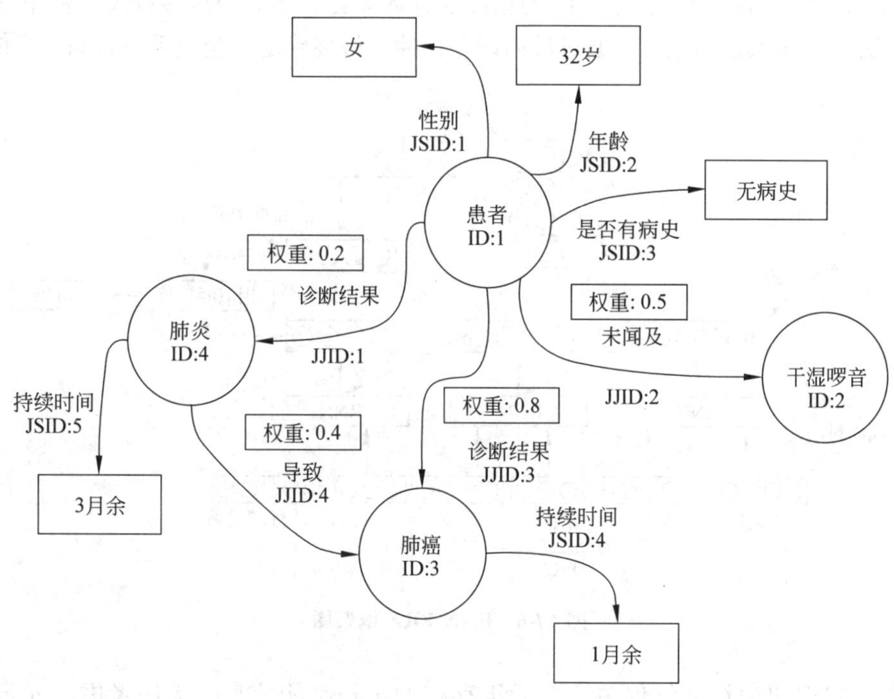

图 17-5　医疗知识图谱患者属性图示例

17.3.2 医疗知识图谱的补全

医疗知识图谱的补全目前被认为是一种数据预测问题，即对更新后的三元组数据中的缺失部分进行填补操作，目前主要分为三个子任务：主体预测、谓词预测、客体预测。

目前知识图谱的补全算法主要分为两类：静态知识图谱补全、动态知识图谱补全。其中，静态知识图谱补全只是去补全已知实体之间的隐含关系、仅能够处理的实体以及关系均是固定的场景，泛化性较差。动态知识图谱补全方法所涉及的实体及关系并不止存在知识图谱中，即一些从未出现过的关系和实体均可以实现补全操作，在这种场景下进行补全能够构造出动态的知识图谱，更利于数据查询、更新操作，这种方法通常更具有现实意义，难度较大。

目前使用较多的补全方法有基于路径查找方法、基于图神经网络方法等。其中基于路径查找的方法，目前主要使用路径排序算法（path ranking algorithm，PRA）、循环神经网络以及关系相似度计算法等。其中在 PRA 方法中首先通过词嵌入来表示图谱中的节点和关系，利用词向量通过 PRA 计算知识图谱中数据之间的关系，并基于此图谱中的路径查找和关系预测进行建模，通过建立好的模型来预测图谱中的缺失数据。RNN 可以和 PRA 相结合，如图 17-6 所示。首先给定一个完整的实体对集合，通过 PRA 查找一定数量的关系路径，再利用 RNN 沿着路径进行向量化建模，接着通过比较路径和待预测关系向量间的相似度进行关系补全。关系相似度算法则需要首先假设两个实体之间的所有路径与关系之间的相似度分数集合，然后通过多种关系概率计算公式综合对比实体关系相似度，通过反向误差传播，最终确定补全关系是否满足实体。

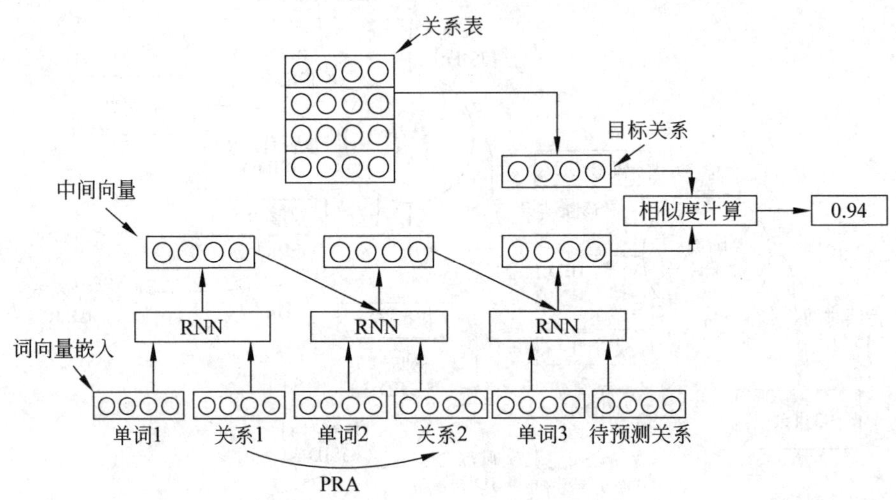

图 17-6　RNN-PRA 框架图

通常知识图谱补全仅仅关注三元组存在的拓扑结构信息，无法考虑三元组属性的多维度信息，因此，可以使用图的思想来解决知识图谱补全问题。例如，图卷积神经网络方法（graph convolution neural network，GCN）、图神经网络（graph neural network，GNN）等等。针对知识图谱中的关系具有不同种类的特点，可利用 GCN 建模关系数据解决知识图谱中不同关系对实体嵌入的影响问减员问题。其中，要考虑实体周围和实体间蕴含的语义关系，首先利用预训练语言模型将每个实体表示为一个词向量嵌入，并通过定义不同大小的权重链接实体与多条实体邻居节点之间的关系来增强实体嵌入；再利用 GCN 学习这个网络结构，并通过训练 GCN 学习得到每个实体的表示，通过这种表示来预测实际关系之间的分数。

17.4 医疗知识图谱的应用

医疗知识图谱的提出是为了更便于存储及传递医疗信息数据，在介绍了相关构建及存储等基础上，本节进一步介绍医疗知识图谱的应用场景。

17.4.1 医疗信息搜索引擎

目前，医疗信息搜索引擎主要是针对专业性较强的相关医疗信息数据源，对其进行分析处理，在患者和医生之间建立起一条信息交流桥梁。医疗信息搜索引擎涉及很多医疗咨询方面的知识，如疾病问诊、用药量等。但目前大部分的医疗信息搜索引擎采用的方法均是基于传统的语义匹配的检索处理方法，并且服务对象主要是医学工作者或者已具备一定医学专业知识的用户，但对于广大用户来说，信息检索语句多为常用医学术语，导致用户检索体验较差。因此，本体和语义技术在医疗信息搜索引擎上的研究和应用有着十分重要的意义。

早期的医疗信息搜索引擎的研究主要集中于信息检索、提取和摘要技术，但难以理解用户的语义查询。知识图谱对于传统信息搜索的优化主要体现在查询扩展上，从知识图谱中抽取与查询相关的实体及实体关系，进行扩展查询，以便更好地理解用户的查询需求。例如，1996 年，Aronso 等较早将信息检索技术进行查询扩展，并应用于医学文献检索。2009 年，Diaz 等在生物医学信息搜索中加入了医学本体概念进行查询扩展，包含同义、近似同义和密切相关概念的实体和关系，改进了信息检索的效果。2014 年，中国中医科学院的贾李蓉等开始研制中医药学语言系统，构建了包含 12 万多个概念、60 余万术语以及 127 余万语义关系的中医药知识图谱。它通过在检索系统中嵌入“知识卡片”以及一个“知识地图”展示系统，将中医领域概念可视化，用户可以选择其中的概念进行构造查询或搜索。2016 年，Huang 等在医学本体的基础上，使用潜在语义分析方法（latent semantics analysis，LSA）挖掘实体间的语义关系，如药物诱导疾病关系、药物间相互作用关系等，对实体关系、实体 - 实体的查询进行了扩展。

基于医疗知识图谱的医疗信息搜索引擎过程主要分为以下四个步骤：

（1）搜索意图理解。即从用户提交的查询中识别出用户希望查找的目标医疗知识，如查看药物的用法用量、主要组成成分或疾病的症状、征兆等，并为执行下一步工作——生成目标医疗知识的查询条件做好准备。

（2）目标查找。使用相应数据库的查询语句 (SPARQL) 或设计查找算法在医疗知识图谱中查找目标医疗知识，然后返还给用户。

（3）结果呈现。由于搜索到的目标医疗知识不唯一，此时需要对查询结果先进行排序再呈现给用户，排序需有合理的依据或设计相应的排序算法。

（4）知识探索。为了增加搜索结果的多样性，提高商业附加值，增加用户对系统的黏性，搜索系统往往还要呈现目标知识以外的关联内容。例如，搜索“头孢颗粒”，系统除了能够搜索到其本身的药品信息，还能够呈现出其相关药品、注意事项等信息。

17.4.2 医疗决策支持系统

传统的医疗决策支持系统是指基于现有医疗数据，利用数据仓库、数据挖掘、联机分析处理等技术进行数据分析，并构建智能知识库，将数据转化为用于辅助的知识决策，形成一体化的智能决策平台。在传统的医疗决策支持系统的基础上，基于医疗知识图谱搭建的医疗决策支持系统能够更准确地查询到医疗实体及实体间的关系，它可以根据患者的症状及化验数据给出智能诊断，还可以对医生的诊疗方案进行分析、查漏补缺，从而减少甚至避免误诊或漏诊。

目前，基于医疗知识图谱的医疗决策支持系统正处于发展阶段。2016 年，Goodwin 等基于电子病历数据构建了一个医疗知识图谱，然后利用这个知识图谱对收集到的问题推理得出候选答案集，最后再对相关医学文献进行排序和选择以提高答案的质量。2018 年，Zhao 等构建了一个由医学实体和医学关系组成的医学知识网络，将该网络视为一个马尔科夫随机场，并根据知识图谱嵌入方法进行概率推理。2018 年，Sheng 等构建了一个由医学样本库和医疗知识图谱双重驱动的临床决策支持平台。该平台可以提供查询、诊断、检查、治疗和预后等一系列临床决策支持服务。基于知识图谱实际应用的医疗决策支持系统主要还是针对特定疾病类型的决策，如 2013 年，IBM 公司开发的“沃森健康”主要是面向肿瘤和癌症的决策平台，基于巨大的知识库和强大的认知计算能力，为临床医师提供快速的个性化的肿瘤循证治疗方案。医疗决策直接关系使用者的身体健康问题，依靠医疗知识图谱进行医疗决策对结果的准确性和可靠性有更高的要求。

基于医疗知识图谱的决策支持系统主要由以下四个步骤组成：

（1）症状采集及检索。用户将疾病的症状输入系统，系统得到症状后会先将症状的同义词或描述不规范的症状名称规范化，再在医疗知识图谱中检索含有当前症状的相关疾病信息。

（2）检索结果排序。按统计得到的疾病概率和症状权重进行排序，按疾病与现病史的相关度降序排列，排序结果返回系统前端界面。

（3）答案生成。前端界面展示疾病信息，用户可以直观地获取疾病信息，包括相关疾病的伴随症状及确诊所需要的检查项目，为制订后续问诊计划提供思路。

（4）生成流程记录。在下达诊断后，系统会评估操作流程的规范程度和诊断结果的可靠性并生成流程记录文件，对于不符合临床规范的诊断流程或诊断结果，其流程记录需要专家核查。

其中步骤（2）、（3）、（4）一般会循环执行多次。诊断辅助工作通过症状特征驱动，利用相关疾病排序、伴随症状提醒、相关检查提醒、诊断结果检验 4 种手段共同推动问诊工作的进行，帮助医务人员实时、全面地了解当前患者的相关疾病，为后续问诊提供思路。

17.4.3 医疗问答系统

医疗知识图谱与问答系统的融合是目前极具挑战性的研究方向，同时也是典型的应用场景。基于知识图谱的医疗问答系统可以快速响应用户提出的问题，并给出准确、有效的解答。

在医疗领域中，基于知识图谱的问答系统主要通过检索式方法实现。其主要面向系统构建的知识图谱，将用户的问句转化为知识库的查询语句，再将查询的结果转化成自然语言返回给用户，其一般流程由语义提取、问题匹配以及答案查询三部分组成。语义提取指从用户提出的问句中提取出涉及的医学实体、关系等语义信息；问题匹配旨在识别问句的意图，将问题进行分类，匹配预先制定的问题模板；答案查询即根据问题模板将问题转化成查询语句，然后在知识图谱中查询问题的答案，主要通过查询语句直接检索答案或者通过推理规则得出答案。

目前，基于医疗知识图谱的问答系统逐渐兴起，我国的医疗问答系统起步较晚，但国内已有多家公司推出了医疗问答系统。如 2018 年，北京慧医明智科技有限公司旗下的“慧医大白”，使用知识图谱、语义理解和对话管理等技术手段，通过与用户进行多轮问答，了解用户的具体症状，最终提供健康评估和健康行为建议。再如 2019 年，诺华制药携手腾讯合作推出的“护心小爱（AI）”，该平台以微信小程序为载体，通过对话机器人为心力衰竭患者提供针对常规医疗问题、日常生活问题的参考答案以及科学的健康资讯。而在问答系统起步较早的国外市场，2013 年，较为著名的面向医学领域的智能问答系统是 IBM 发布的“沃森医生 (Dr.Watson)”，它学习了海量的医疗数据，包括领域内的顶尖文献、诊断报告、电子病历甚至医学影像等医疗信息，利用自身庞大的知识库为患者提出的医学问题提供最佳答案。

基于医疗知识图谱的问答系统主要有以下四大模块组成：

（1）处理提问语句模块。问答模块负责对用户的提问返回相应的答复。即在收到用户输入的问句后，调用相应算法对句子进行命名实体识别和问句分类，返回所需要的信息词和用户意图，完成对问句的理解。

（2）答案搜索查询模块。系统完成对问句中的知识理解之后，首先去问答库中搜索，之前的问答记录中是否包含正确的信息，若存在则直接返回答案，这样可以提高系统效率。若问答库没有答案，则需要去医疗知识图谱中通过相应的匹配算法去匹配答案。

（3）答案返回模块。将匹配的答案返回给用户。

（4）反馈模块。在用户得到答案之后，用户可以将对答案的满意程度发送给系统，此时系统的反馈模块将会对用户的满意程度进行保存，并保存用户的提问内容和系统的答案。通过满意程度，系统管理员能够不断地完善更新算法，进而改进问答系统。

本章小结

本章主要介绍医疗知识图谱的相关内容，首先介绍医疗知识图谱概述；其次介绍医疗知识图谱的构建；再次介绍医疗知识图谱的存储及补全；最后介绍了医疗知识图谱的应用。

思考题

1. 简要介绍医疗知识图谱。

2. 医疗知识图谱的构建技术主要有哪些？

3. 医疗知识图谱目前有哪些具体应用？

4. 采集数据的 Spider 方法的具体步骤是什么？

5. 请求出图 17-7 患者属性图中患者节点的属性个数以及关联节点数，并给出它们指代的含义。

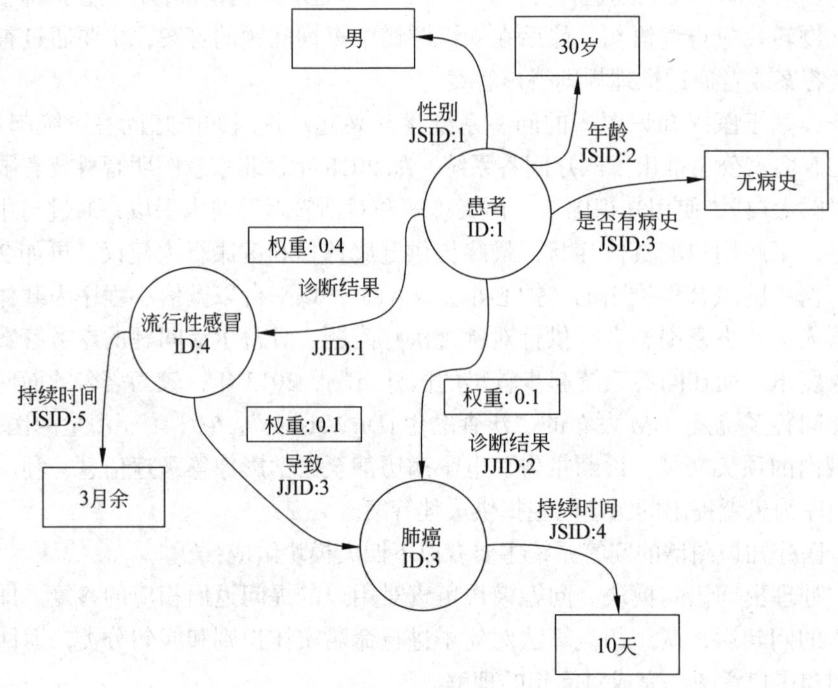

图 17-7　患者患病诊断结果

（丁琳琳）

第 5 篇

展　　望

第18章

医学信息学展望

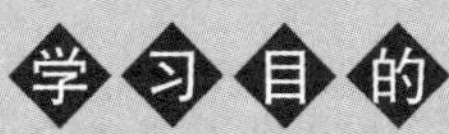

1. 了解医学信息学的发展现状及目前生物医学信息学的相关研究热点与瓶颈。
2. 了解医学信息学未来发展趋势。

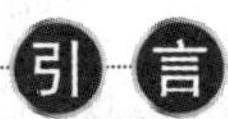

医学信息学是一门集医学、信息科学和管理学于一身的新兴交叉学科。医学信息学研究涉及领域较广，发展快，有很好的发展前景。随着我国医学信息化进程的加快，特别是在2019年新型冠状病毒（corona virus disease 2019，COVID-19）肺炎疫情暴发后，我国对医院信息化的建设与医疗机构的发展有了更高的要求。如何利用信息技术更好地为医院的医疗、科研和教学服务，已越来越为人们所关注。本章主要论述了医学信息学目前的研究现状、热点以及所面临的挑战，同时，深度剖析了医学信息学研究的目标、机遇以及未来发展趋势。

18.1 医学信息学的现状及挑战

我国的医学信息学研究始于20世纪70年代，起步于医学图书情报管理，目前主要涵盖临床信息学、生物信息学、公共卫生信息学、数字医学、卫生信息管理学等领域，教学研究体系正在完善。随着医学信息学在全球范围的蓬勃发展，我国医学信息学研究在深度和广度上都得到了拓展，但发展水平与现实需求差距仍较大。

21世纪被人类誉为信息化时代，信息技术正在深刻地改变我们的学习、工作和生活。近40年前，新兴的计算机科学、信息科学与古老的医学相互融合，诞生了一门新的学科——医学信息学，这门充满变革活力的学科迅速地影响和改变了传统医学。因此，学习和应用医学信息学的新理论和新方法是时代赋予我们的责任。

医学信息系统与其他工业系统有很大的不同。不同的部门对信息的要求不同，这是对医学信息系统最大的挑战。例如，信息系统用户可分为基本用户和二级用户，基本用户包括医师和其他护理人员；二级用户则包括医疗保险公司、政府卫生管理部门等。不同用户需要的信息不同，导致信息管理的复杂性。同时，如何有效地利用不同的信息系统解决不同的医疗管理问题也日益成为人们重视的课题。要使中国医学信息学的发展尽快与国际接轨，适应现代社会发展的需要，必须加快培养医学信息学专业人才队伍，加强国内外学术交流，重点开展一些医学信息学基础理论和应用研究，建立和完善一系列的相关标准和规范。

在中国，医学信息系统（hospital information system，HIS）建设已有十多年，以人、财、物管理为基础的医院管理信息系统（hospital management information system，HMIS）取得了长足的发展。但只有少数的有识之士关注提高医疗质量和临床工作效率的临床信息系统（clinical information system，CIS），以致国内现有的 HIS 基本上多呈只有 HMIS 而没有 CIS 的“跛腿”现象，特别是在 2003 年的非典型肺炎（severe acute respiratory syndrome，SARS）疫情暴发考验面前，暴露出不少弊端。其主要问题有：① HIS 应用范围和普及程度还很不够；②医院之间由于缺乏标准化而无法实现病人信息的交换和共享；③医院与卫生管理部门和疾病控制部门之间缺乏有效的电子化信息传递手段。近年来，国内医学信息系统取得了较大进步，医院与患者、医院与政府、政府与患者之间形成广泛的信息共享，因此在面对 COVID-19 时才没有形成大规模的暴发，但我国的医学信息系统仍然需要完善。

就目前来说，通过医学信息学方法来改善和提高医疗卫生质量，是医学信息学面临的最大挑战。如现在尚无一个基于统一标准、完整的、带有临床决策支持功能的电子病历系统，如何将大量的医学经验抽象为方便和容易使用的形式，为临床工作提供方便和可靠的决策信息，并符合伦理和法律的要求。同时，我国的医学信息机构正经历着经费和人员改革的挑战，我国当前信息网络覆盖面尚不够，医疗救治系统信息不畅，疫情报告和疾病监测时效性较差，卫生执法监管信息系统建设滞后，信息整合能力落后，加强国家公共卫生信息系统的基础建设已迫在眉睫。

18.1.1 医学信息学的研究热点

1. 区域卫生系统

区域卫生信息系统是在一定区域范围内，为卫生机构、卫生管理机构、居民、医药产品供应商等机构提供数字化形式的搜索、传递、存储服务，处理卫生行业数据业务和技术的平台。该系统以支持医疗卫生服务、公共卫生服务及卫生行政管理的工作过程为基础，最终实现卫生信息资源共享，提高卫生工作质量和效率，节省卫生资源，更好地服务民众的目的，如图 18-1 所示。

区域卫生信息化是一个工作量大、涉及业务面广的系统工程，需要充分考虑医疗卫生的各种管理要素和技术要素，才能够有计划、有步骤地逐步实现我国区域卫生信息化。随着“新医改”的深入推进，我国在区域卫生信息系统建设中将会快速前进。

2. 新型信息化技术

新型信息化技术是解决中国医疗服务需求的关键手段，如图 18-1 所示。各种医学信息处理新技术和新概念不断涌现，如大数据、云计算、物联网、人工智能、转化医学、组学技术、自然语言处理等，这些新技术在医疗卫生领域的应用更是当下研究的前沿与热点。

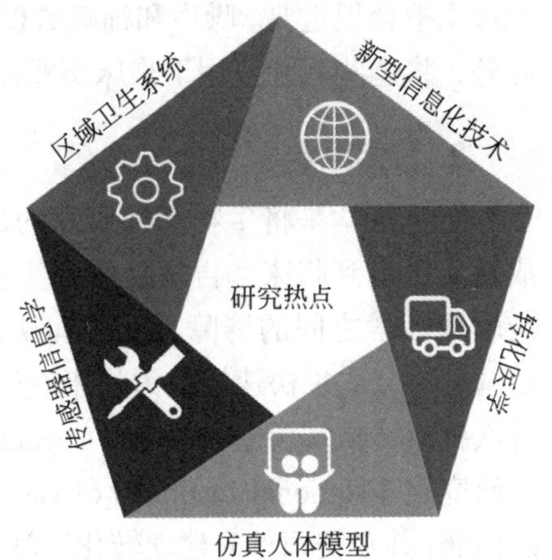

图 18-1　医学信息学的研究热点

智慧医疗是医疗信息化的重要研究方向，它融合了物联网、云计算与大数据处理技术，以“感、知、行”为核心，旨在建立一个智能的远程疾病预防与护理平台。“感”即以物联网技术为基础，利用多种传感器实时跟踪各种生命体征数据并通过无线网络技术传送到医疗数据中心，然而如何长期、精确、便捷、及时、无创地采集各种人体关键生命体征数据是一大挑战；“知”即利用大数据存储与处理平台，应用数据挖掘和知识发现理论对医疗历史数据进行建模与分析，如何从大数据信息中挖掘关键生理特征，可靠、快速、高效地发现早期疾病和预测健康风险，也是一大挑战；“行”即将实时跟踪与历史数据的分析结果，通过云服务的方式提供给医务人员，作为诊疗参考，或为终端用户直接提供医疗护理方案，如何建立有效的数据模型以实现大规模复杂健康问题查询的快速和准确响应，也是一大挑战。

随着海量的移动医疗大数据的产生，实体信息虚拟化、本地信息云端化，极大地缩减了信息存储传递和共享的成本。通过移动医疗智能终端，患者可将自身健康数据上传至医疗平台数据库，医生通过此平台可以更好地了解患者的历史病况，制订更有针对性的治疗方案，极大地提高了治疗效率。

移动医疗大数据是国家重要的战略资源，其应用发展将推动健康医疗模式的革命性变化，有利于扩大医疗资源供给、管控医疗成本、提升医疗服务运行效率和质量，满足多样化、多层次健康需求，有利于培育新的业态和经济增长点，带来巨大的商业机会和创业空间。在 5G 应用的背景下，我国移动医疗大数据发展迅猛，需要政府、医疗机构、运营商以及消费者等多方共同努力，规避移动医疗发展的各类风险，最终促进医疗服务实现全面信息化，加快医疗卫生体制改革进程。

移动医疗大数据具有为患者提供更加优质服务的价值，因为移动医疗和大数据分析相结合的意义在于获得超越个体的集体性知识。在医疗资源的分布上，发达地区与欠发达地区相差甚远，欠发达地区优质医疗资源稀缺。由于医疗数据来源日益复杂，数据维度日益增高、数据结构多样化、行业标准不明确等，患者、医生、医疗服务提供者、监管者等应用移动医疗大数据时面临诸多的风险和限制。因此，移动医疗大数据研究的必要性不言而喻。

深度学习方法在医疗服务中也有广泛应用，在挖掘存储在医院、云服务器和研究机构中的大型多模式非结构化信息方面，展现了前所未有的能力和效率，为个性化医疗铺平了道路。尽管它有可能超越传统的机器学习方法，但适当的初始化和调整对避免过度拟合很重要。噪声和稀疏数据集导致性能大幅下降，这表明有几个挑战必须解决。此外，将这些系统应用于临床实践需要跟踪和解释提取特征和模式的能力。

3. 转化医学

转化医学是将生物基础研究的最新成果快速、有效地转化为临床医学应用，即形成从实验室到临床，再从临床到实验室的连续过程。其主要目的是为了打破基础研究与临床医学之间的屏障，在其间架起桥梁，努力缩短从基础研究到临床应用的时间，使基础研究成果快速转化为临床诊疗新技术、新药品及新方法。1992 年，《科学》杂志首次报道“从实验室到病床”（bench to bedside，B2B）的新概念。2003 年美国国立卫生研究院（National Institutes of Health，NIH）院长 Zerhouni 首次详细描述了转化医学的内涵，并在美国首先建立转化医学研究平台，促进了转化医学的发展与推广。近年来，随着基因组学、大数据技术的快速发展，转化医学已从概念研究阶段转变为实践发展阶段，成为现代医学研究的热点领域。

在研究热点方面，近 20 年国内外转化医学研究热点相对重合又各自有所侧重。国外研究成果以研究型为主，主要研究内容为肿瘤、干细胞、组织工程、基因组学；而我国研究成果以综述型居多，研究型较少，研究主题侧重探讨转化医学学科建设与人才培养、转化医学平台建设及协作机制等。转化医学研究热点主要集中在 5 个方面：转化医学理念与发展模式、肿瘤诊断与精准治疗、干细胞转化研究、3D 生物打印与组织工程、精准医学与基因组学。

4. 仿真人体模型

随着医学影像技术学的迅猛发展，有关设备性能评价改进和辐射剂量的研究刻不容缓，为了避免危险实验对人类生命和健康的威胁，仿真人体模型（anthropomorphic phantom）应运而生，如图 18-1 所示。它由类似人体辐射衰减系数的材料制成，其一般作用是模拟辐射与全身组织或器官的相互作用，经过结果的评估分析，可用作医学成像设备或应用程序的性能评价工具。

医学影像仿真人体模型在临床中的应用主要有以下四个方面：① CT 扫描方式及最佳扫描方案的确定；② 患者剂量优化；③ 设备评价及质量控制；④ 血管成像及对比剂注射方案研究。时至今日，各种类型的影像仿真人体模型已被广泛应用于放射诊断、核医学和放射治疗领域。仿真人体模型包括数字化虚拟人体模型、物理实体模型和二者结合的物理数学模型。数字化虚拟人体模型是一种用于数字化分析的人体模型，能够模拟人体主要组织器官，以便在医疗照射中对肿瘤靶体积和人体重要器官所接受剂量进行估算，进一步实现辐射剂量的测量和计算的标准化。这种数字人体模型促进了人体辐射剂量的数字化运算。

近年来，随着 3D 打印技术的快速发展，物理实体仿真人体模型广泛应用。打印仿真人体模型的挑战是图像噪声，如果仿真人体模型中噪声较大，将大大降低模型的可用性。因此，必须找到残余噪声含量与细节结构之间的平衡。美国食品药品监督管理局曾通过3D打印创建仿真人乳房体模，经过6个月的多次实验，评估了数字乳腺断片摄影（digital breast tomosynthesis，DBT）成像系统对微钙化检测的再现性和稳定性。

物理实体模型和数字化虚拟模型相结合的“物理数学模型”具有形态参数、遗传参数、组织等效参数、结构功能参数，是一种对外界有反应特性的信息化、数字化、智能化的“仿生假人”。虚拟人体模型通过图像的虚拟重建获得可视化的生理解剖信息，而仿真人体模型描述治疗过程的物理模型，具有视觉真实性、可触摸性、可实验性。因此，将实物物理模型、计算机图形仿真和数字化仿真三者结合后，仿真人体模型的真实性、可测试性正好弥补了虚拟人体模型的不足，其置信度达到95%，能被临床接受并进入实用阶段。

5. 传感器信息学

近年来，传感硬件的发展一直在加速，这一趋势没有放缓的迹象。根据2014年底发布的BI intelligence report（加纳），在过去的十年中，一个MEMS传感器的价格从1.30美元降至0.60美元，下降了一半。这在一定程度上推动了未来互联网应用向“物联网”（internet of things，IOT）的范式转变。此外，纳米和微电子、先进材料、可穿戴/移动计算、电信系统，以及遥感和地理信息系统等技术的支持，使人们能够普遍不受干扰地收集健康信息。有一个明显的变化趋势，即从多个用户共享一个集中的大型计算基础设施的场景，转向每个人拥有多个智能设备的场景，大多数传感器都足够小，可以佩戴或植入。由环境传感器与互联集成的物联网所组成的环境智能医疗保健服务提供了一个老龄化社会的解决方案。该系统是依靠传感器、服务和系统集成架构的分布式系统，利用有限的先验知识和统计信息，使用非参数模型给老年人提供安全保障。

18.1.2 医学信息学面临的挑战

医学信息学主要研究信息的记录、存储、使用、交付和解释。电子病历记录系统是前端研究。它不仅需要获取数据，而且需要考虑健康保健专业人员如何很容易找到他们想要的信息。医学信息学常使用建模的方法，但对健康保健的主要过程（疾病过程、思考过程和组织过程），只能模拟这些过程的行为，而不能直接建模。

信息技术在民众中的普及程度飞速提高，在医学信息应用领域，医学信息系统的用户，包括医护人员、患者及健康人、公共卫生管理及决策人员等，对信息质量的要求也随之快速提高。医护人员期望医学信息系统可以自动处理以及管理日常医疗服务中产生的海量数据，可以为不同的患者提供个性化的数据和信息服务（包括基因等分子水平数据及临床数据），能够提高信息的利用效率并减少其存储成本，从而降低医疗机构的运营管理成本。总的来说，用户要求医学信息系统可以完成海量数据处理任务，满足个性化需求，提高公共卫生管理及决策水平，优化成本控制。当今的医学信息系统研究者及生产商们都在努力满足用户的各种需求，为了更好地推进本学科的发展，美国得克萨斯大学休斯敦医疗中心Dean F. Sittig教授曾在1994年提出了九个医学信息学所面临的具体挑战。需要注意的是，这九大挑战并不是医学信息学发展的全部问题，随着科技的进步，其他方面的挑战也会应运而生，另外政策层面的考验也会对医学信息学的发展产生很大的影响。

Sittig 教授提出的九大挑战既是独立的科技难题又互相依赖，例如完整的可以作为资源库以实现区域性资源共享的电子病历系统以及自动的纯文本信息编码系统，都统一受控于医学词汇库。当代医学的一个重要发展方向是为患者提供高质量、便捷且灵活的医疗服务，这就需要将医疗服务的内容载体——医学信息及时、高速且准确地传递给患者本人或医疗服务提供者。这样一个看似简单的过程就需要这九大挑战中的多项研究成果来协同实现，如表 18-1 所示。下面逐个介绍这九大挑战。

表 18-1　医学信息学面临的九大挑战

挑　战	意　义	当前的不足
医学词汇库的统一	它是医学信息系统的基础，决定了医学信息在各种系统中的应用	医学词汇库多样但都具有各自的局限性
电子病历系统的完善	允许病历信息较为自由地交互，易于资源共享	电子病历的普及程度与电子病历接口的标准化程度不足
纯文本报告的自动编码	纯文本录入符合用户录入数据、读写的习惯	计算机系统很难处理纯文本信息，手动编码难以处理庞大的信息量
病历的自动分析	根据诊断、治疗方案、临床转归、患病地点以及患者的不同需求，从海量数据中筛选有意义数据	冗余的数据或遗漏重要的数据，难以精确地将逻辑关系与数据挖掘技术集成
用户界面的前瞻性、直观性	有利于提高医疗质量，降低医疗事故发生率	缺少统一的系统架构来指导用户界面的设计，难以分析医学信息
基因计划与医学信息库的整合	有利于辅助研究者测定正常人类基因组的各个功能基因或发现未知的遗传性疾病	医学信息库尚未整合患者基因数据
完整的人体数字模型	帮助研究者认识解剖结构，为模拟手术、药物实验、研制人工器官等提供参照	致力于模拟人体生理功能的虚拟生理人研究还处于萌芽期
信息系统与组织机构的集成	有效地集成信息系统和组织机构，有利于降低医院成本	还没有系统的研究来指导医学信息系统的集成
综合的临床决策支持系统	避免医疗事故，提高医疗质量	医学信息系统还处于发展阶段，相关法律、法规还不健全

1. 统一受控的医学词汇库

统一受控的医学词汇库是一切医学信息系统的基础。能否成功建立这样一个词汇库决定了医学信息能否在各种系统间畅通无阻，也决定了医学信息能否由计算机来进行自动处理。目前已经开发并投入使用的主流医学词汇库有 ICD、LONIC、CPT、SNOMED、GO、UMLS 等。但是每一种词汇库的应用都有其局限性，因为每种词汇库是建立在医学信息的不同时代、不同层面或不同方面的抽象模型上。目前还没有一个词汇库拥有对所有医学信息及其逻辑关系进行编码的能力。例如，ICD 只适用于对诊断进行编码；LONIC 则适用于对与化验相关的事务进行编码；而 CPT 则着眼于对医疗器械及费用的编码。目前每个词汇库仅仅专长于某一方面的情况，使得医学信息系统开发者在应用时要使用不同的词汇库。学习、维护不同的词汇库对开发者是一个艰巨的任务。

2. 完整的电子病历系统

完整的电子病历系统，可以作为区域性、国家性、国际性的资源库，并且允许系统间进行信息交互。电子病历在很多方面优于传统病历，其中之一就是允许病历信息自由地交互。这种规模的资源共享可以使得很多在纸质病历时代无法或难以完成的任务变为可能或易于完成。例如公共卫生监控、远程会诊、病例分析研究等需要对大量病历信息进行分析，或需要在多地点同时分析病历信息。阻碍这种资源库发展的因素，除了电子病历的普及程度以外，还有电子病历接口的标准化程度限制。

不同医院会根据自己的需求选择不同开发者提供的系统，如果这些系统没有标准化的信息接口，那么各个系统间的交互与汇总就会成为很大的问题，这就需要开发者重新编写对应其他系统的接口。由于有这些要求，医学信息行业的标准化组织也就应运而生。目前医学信息行业所采用的标准有专注于某一特殊领域的标准，如影像领域的 DICOM 标准，也有涵盖整个医学领域的信息交互 HL7 标准。

3. 对纯文本格式的报告、病人历史、出院摘要等进行自动编码

在计算机化医嘱录入系统（computerized physician order entry，CPOE）中大力推广可以直接得到编码信息的结构化数据录入（structured data entry，SDE），但就目前来讲，纯文本录入更符合用户录入数据的习惯，所以大部分病历数据还是以纯文本形式存在着。纯文本形式的信息虽然符合人类的读写习惯，但是计算机系统很难处理纯文本信息。只有将纯文本信息编码后，才能将其内容和逻辑关系转化为计算机系统能够处理的信息。该编码过程可以由专门的工作人员完成,但是由于需要处理的信息量相当庞大，手动编码过程的成本是难以承受的，这样我们就需要有能够自动将纯文本信息编码的计算机系统。自然语言处理方面研究的突破将是这种自动编码系统的基础。

如何从纯文本的自然语言中提取有意义的词汇及词汇之间的逻辑关系，并将提取出的信息根据统一受控词汇表进行编码、校验，最终生成计算机可以处理的结构化数据是医学信息学的一个研究攻关方向。

4. 对病历进行自动分析

我们期望通过对病历进行自动分析得到：①支持某一诊断的临床表现、病程演变以及临床差异；②由于诊断、治疗方案、临床转归、患病地点以及患者的不同而导致需求、资源的差异。

医学信息化的一大优点就是可以较轻松地利用信息技术所提供的各种便利功能，对已有病历信息进行自动分析，从而进行回顾性研究。电子病历中记录着患者从入院到出院的一切信息，我们可以基于相应的临床逻辑关系，结合数据挖掘技术，按需筛选海量数据中有意义的部分，进行比较研究。如果这种灵活的数据筛选机制成为可能，那么某一临床治疗在不同患者间的差异性研究就将随之实现。我们所面临的问题就是如何将上述逻辑关系精确地与数据挖掘技术集成，以避免筛选出冗余的数据或是遗漏重要的数据。这些逻辑关系可以来自于统一受控词汇表，亦可以来自针对某一研究而特别建立的相关领域的本体模型（ontology），以提高对某一研究数据挖掘的效果。由此可见，对病历进行自动分析并进行回顾性研究涉及从词汇表到本体建模的一系列问题。

5. 统一、直观且有前瞻性的用户界面

医学信息系统同其他领域的信息系统一样，也需要通过用户界面来与医生、护士、收银员甚至患者等用户进行交流。普通信息系统用户界面的好与坏在很大程度上影响工作效率。而在医学这一性命攸关的领域，如果医学信息系统的用户界面设计不良，导致医疗工作者对患者的误操作，就可能引发致命的医疗事故，从而使原本为提高医疗质量、降低医疗事故发生率而设置的医学信息系统产生负面作用。这并不是危言耸听，事实上有研究报道，在某医院采用了 CPOE 系统后该医院的死亡率有所上升。

那么，什么样的用户界面才是合格的呢？一个合格的用户界面首先是能使用户容易熟悉，也就是界面设计和操作风格应该保持统一。根据分布性认知理论（distributed cognition theory），用户界面分为内在界面及外在界面，内在界面是用户对他所面对的任务的内在理解，而外在界面就是通常所说的用户界面。一个好的外在界面应当做到：①辅助短时和长时记忆；②提供无需分析就可以直接理解并使用的信息；③提供用户不具备的知识和技能；④提供易于识别的系统功能；⑤提供与用户认知模式相符的信息显示；⑥不改变任务的本质；⑦控制时间；⑧避免用户进行过多的抽象；从而辅助任务的处理；⑨制定决策计划并优化精确，且能降低成本。由此看来，用户界面设计不是简单的计算机方面的技术或美术问题，更重要的是研究用户方面的诸多问题。然而现实中，系统开发者们对用户界面的关注程度远低于对信息技术的关注程度。阻碍系统开发者关注用户界面设计的原因是缺少一个系统的架构来指导用户界面的设计。如何建立一个完整的体系来分析医学信息系统用户界面设计的方方面面，进而统一所得到的分析结果，并将结果应用到用户界面的设计中，是医学信息学中一个亟待解决的难题。

6. 人类基因组计划以及各类医学信息数据库的整合

人类基因组计划于 20 世纪末启动，21 世纪初，人类全部基因组的测序工作完成。人类基因组本身是一个庞大的数据库，在完成了测序后，我们只是得到了元数据（核酸序列），至于如何理解这些数据（如测定功能区等）还需要庞大的工作。基因决定人体的生长发育，由基因突变而引起的遗传性疾病则是人类生存的一大威胁。研究者建立了专门的数据库，如 OMIM 数据库（online mendelian inheritance in man，OMIM），以便研究这类疾病。如果电子病历系统可以整合患者基因层面的数据，并与 OMIM 等数据库进行互动，就能在遗传性疾病的诊断过程中起积极的作用。而人类基因组与 OMIM 等数据库的互动则有可能辅助研究者测定正常人类基因组的各个功能基因。进一步整合了患者基因数据的电子病历系统可以比对患者的基因与正常的基因，从而发现未知的遗传性疾病。

7. 完整的人体数字模型

医学信息学可通过信息技术来重建完整的动态人体数字模型。这种模型可以作为医学教学的教具，如帮助医学生认识解剖结构，进行模拟手术，甚至进行新药实验等。

另外，数字模型还可以为研制人工器官等提供参照。美国国家医学图书馆（National Library of Medicine，NLM）所领导的可视人体工程（visible human project，VHP）通过对有代表性的男性和女性尸体进行 CT、磁共振、切片照相而得到了人体完整的图像和结构模型。用户可以通过多种渠道查看 VHP 所提供的人体结构模型。虽然 VHP 通过数字化 3D 影像展现了人体，但该模型并不能模拟人体的生理功能。目前，致力于模拟人体生理功能的虚拟生理人（virtual physiological human，VPH）研究还处于萌芽期，可以预见 VPH 模型将会是一个从基因直到人体的多层面模型，而如何完整地了解人体的所有层面，进而抽象为可以模拟人体生理功能的模型，则还需要一代甚至几代科研工作者的不懈努力。

8. 信息系统与组织机构的集成

如何使新的信息管理系统易于集成到组织机构中，以便在诊疗现场或研究中起作用？研究报道中出现过这样的有趣现象，同一个电子病历系统被两家不同的医院 A 和 B 采用，经过一段时间的使用后，医院 A 的死亡率有所下降，而医院 B 的死亡率却有所上升。这个例子提示了医学信息系统的一个不能忽视的环节——如何将系统整合到组织结构中。

目前，并没有系统的研究来指导医学信息系统的集成，鉴于医学领域的“危险性”，指导系统集成进入工作流的框架是必要的。然而，由于医学的复杂性，每个医院甚至每位医生都拥有自己的一套工作流程，所以，有关这种框架的研究也就成为一项挑战。

9. 综合完整的临床决策支持系统

医学信息系统的最重要的任务之一就是避免医疗事故并提高医疗质量。为了完成这个任务，一套完整的临床决策支持系统是必不可少的。目前的临床决策支持系统已经可以处理包括警告医生药物相互作用及患者过敏史在内的很多工作。而综合完整的临床决策支持系统则需要能够对从生物信息到公共卫生信息的各个层面的医学信息做出反应，可以辅助医生完成包括患者病情监视、药物相互作用校验、公共卫生监督、遗传性疾病诊断、影像分析等任务。

完整的临床决策支持系统是建立在各个层面产生的医学信息可以由信息系统自动处理，并且各个层面的信息可以自由交互的基础上。这就需要专注于各层面研究的医学信息学专家共同努力来搭建这样一个系统。此外，还要考虑临床决策支持系统在临床医疗服务中的定位问题。试想，如果医生由于遵循决策支持系统的错误决策而导致了医疗事故，那么是由医生来承担责任还是由决策支持系统的开发者来承担责任？这种问题不是科技层面的问题，而是医学信息系统在医疗环境中要遵循怎样的规则，并承担怎样的责任的政策层面的问题。由于医学信息学还是新兴学科，医学信息系统也还处于发展阶段，相关法律、法规还不健全。

以上讨论了医学信息学所面临的挑战，由于是分别讨论的，所以读者可能会认为这些挑战是互相独立的研究方向，但事实上每一个研究方向都与其他研究方向有着千丝万缕的联系，我们需要将医学信息学作为一个整体来考虑。

18.2　医学信息学研究的目标、机遇与未来

18.2.1　医学信息学研究的目标

医学信息学是一个交叉学科，是计算机科学和生物医学工程的一个分支，能处理患者的计算机辅助诊断和治疗（包括预防和康复），创建、操作信息系统以支持医疗系统实体的管理，以及收集、处理和共享患者的数据。信息处理的质量对其有影响。如果缺乏足够的数量和质量的医学信息，那么它将影响研究、教育和治疗，特别是医学、医学生物学、流行病学、传染病控制、外科麻醉学。总之，医学信息可以帮助健康评价和改进保健的质量。

医学信息学对医学和健康保健中的数据、信息和知识进行系统处理。医学信息学领域覆盖医学和健康保健过程与结构的计算和信息层面。医学信息学的研究目标有两个：

（1）提供关于数据、信息和知识处理的问题的解决方案；

（2）研究在医学和健康保健中处理数据、信息和知识的普遍原则。

这个定义强调医学信息学的起源是医学和健康保健。医学信息学最终的目的是提高医疗卫生的质量，促进医学和健康科学研究及教育。

随着科学认识的不断加深，探索生命的奥秘、揭示人体健康与疾病的本质、寻求更加安全有效的干预方法，已经不是单纯的生物医学问题，而是包含生物、环境、心理、社会等在内的复杂系统科学问题。医学科技进入了多视角、全方位研究的整体医学的时代，医学科技的发展也越来越依赖于多学科、跨领域的交叉渗透融合和紧密协同的“大兵团作战”。紧密围绕医学科技发展需求，加强医学研究资源的共享集成，推动不同学科和技术领域间的交叉融合，促进前沿技术、基础研究和临床医学的紧密衔接，加快建立整体协同的研究模式正在成为新的发展趋势。

医学研究具有高度的复杂性，有效的系统整合是医学科技发展的内在需求。传统的条块分割、各自为战的研究模式，严重制约着医学科技的发展。要加强医学科技工作的统筹协调，促进全社会医学科技资源优化配置、综合集成和高效利用；要注重学科领域整合，以交叉学科研究中心等方式促进医学科技的快速发展；要重视研究力量整合，促进医、产、学、研的有机结合，推动临床/转化医学研究中心、技术创新联盟等建设；要重视研究资源整合，加快临床研究协同网络平台及相关资源库、信息库的建设；要重视医疗服务整合，加快推进数字化医疗、远程医疗、移动医疗等技术发展，优化建立不同层级医疗机构间协同医疗、整合服务的新模式，实现医疗服务资源的高效利用。

18.2.2　医学信息学研究的机遇与未来

在疾病预防和慢性病管理方面，医学信息学简化了医疗过程，如医生检查和医疗诊断。医学信息学提高了临床医疗质量，使患者更快、更方便地获取健康信息。在处方药和诊断方面，医疗记录的计算机化提高了患者的安全性，减少了医疗差错。在医疗服务方面，电子病历的使用减少了书写材料和填写纸质记录所需的体力劳动，降低了医疗成本。在远程就诊方面，医疗系统的计算机化能够让患者在舒适的家中查看和分析自己的医疗信息、了解健康状况。医学信息学提高了健康水平，减少了因医疗失误导致的死亡病例。

目前，我国的医疗体制面临着新的改革，2020 年 9 月 23 日，国务院办公厅印发了《关于加快医学教育创新发展的指导意见》，明确提出医学教育是卫生健康事业发展的重要基石，明确要求全面提高人才培养质量，为推进健康中国建设、保障人民健康提供强有力的人才保障。在具体要求中，提出加快高层次复合型医学人才培养，促进医工、医理、医文学科的交叉融合。

面向人民健康领域前沿创新和国家战略，面向现代医学在人工智能、新传感技术、新材料、脑认知、互联网、大数据等高新技术快速发展背景下的变化，政府越来越重视如利用信息技术解决我国各地区医疗发展水平不均，医疗资源不足，医疗资源分配不均，老百姓“看病难、看病贵”等问题。在新一轮医疗改革中，我国医学信息学发展以及医院信息化发展将会面临新的机遇。例如在医疗行业，医护人员采用基于先进技术（包括机器学习和人工智能）的专用医疗硬件、软件和移动应用程序，能够提高治疗效果，同时最大限度地降低医院维护成本。在面对海量的敏感数据（包括患者病历、临床记录、检测结果或医疗设备数据）时，医生将数据保存在云中，实现患者数据实时传输，加快了诊断和治疗过程。在个性化医疗方面，采用蓝牙与移动应用程序相结合的医疗系统实时提供高质量医疗数据，并制定出最佳的医疗方案以减少突发性疾病带来的危害。

虽然我国医学信息学研究起步较晚，但也并不全是劣势，只要能够科学地汲取发达国家的研究经验及成果，我国医学信息学的发展便可以少走很多弯路。我国传统医学的信息化研究，则为中医标准化以及将中医推广到全世界提供了一个前所未有的发展机遇。我国政府领导的、专业学术团体主持的医学信息学组织以及专家成员人数正在逐年增加，成员的专业教育水平在逐年提高，医学信息产业的从业人员的专业背景也在逐渐趋于多元化，医学信息学方面的从业人员资格证书考试也已经在全国范围展开，我国医学信息学的发展正在逐步走向繁荣。在中国医疗改革的推动下，建立成熟完善的医学信息学学术环境，研究符合中国特色的医学信息系统，建设高质量低成本的医疗卫生信息系统，为 14 亿人民提供公平优质的医疗服务，这些目标一定能实现。

本章小结

本章论述了医学信息学的发展现状、研究的热点以及面临的问题。目前，医学信息学在全球蓬勃发展，我国的医学信息学研究在深度和广度上也得到了拓展。医学信息学的研究热点主要集中在区域卫生系统、医疗信息化、转化医学、仿真人体模型、传感器信息学这几个方面。另外，本章节深度剖析了医学信息学研究的目标、机遇以及未来。研究目标为：提供关于数据、信息和知识处理的问题解决方案，研究在医学和健康保健中处理数据、信息和知识的普遍原则。目前，我国的医疗体制面临着新的改革，政府越来越重视利用信息技术解决医疗问题。在新一轮医疗改革中，我国医学信息学发展以及医院信息化发展将会面临新的机遇。抓住这个机遇，将有助于建立成熟的医学信息学学术环境，完善医学信息相关法律、法规，改善医疗流程，推广普及优化的医学信息系统。

思考题

1. 目前医学信息学研究的热点有哪些？

2. 用一个具体的医学信息系统来分析医学信息学的九大挑战。

3. 信息爆炸是医学信息学的挑战还是机遇？用一个例子来阐述你的观点。

4. 如果你是一个医院的院长，在病历电子化过程中，你应该注意哪些问题？

5. 结合我国国情以及文献报告，讨论信息化对医疗服务可能产生的潜在的负面影响以及解决的办法。

（徐礼胜）

习题答案

第1章 生物医学信息学概论

1. 医学信息学现阶段面临的主要挑战有哪些?

答:软件缺乏标准化以及互操作性;软件开发缺乏统一的架构;医院管理理念陈旧、管理模式老化,影响了软件开发的水平和质量。

2. 何谓假说驱动、数据驱动以及理论驱动?三者的优缺点各是什么?

答:假说驱动(hypothesis-driven)的策略即事先提出某种经过推敲的问题或假说,之后通过实验来获取数据并进行验证,其优点在于问题聚焦、判断明确、耗时较短,缺点则在于过度依赖先验知识,不利于发现未知的关联。

生物组学的研究策略则无须事先提出任何假说,而是应用组学技术直接采集基因组或蛋白质组数据,之后再通过分析来提出并验证某种关联,即数据驱动(data-driven)。其优点在于不依赖于先验知识,有利于发现未知的关联,而缺点则在于缺乏聚焦、结果不易判断、耗时相对较长。

由于生物医学实验普遍具有孤立、片面等缺点,对其结果的解读容易失之偏颇。通过计算机分析寻找规律,则容易因为数据不完整而造成误判。因此,结合已有的生物学理论或推测来判断数据的支持度,并对下一步的分析提供指导,将更为合理,即理论驱动(theory-driven)。其实质在于将生物医学理论应用于数据分析的全过程(细化到每一个环节),因此兼具假说驱动和数据驱动研究的优点,尽管如此,与所有其他的生物信息学研究一样,理论驱动型研究也具有预测的性质,其正确性亦需要通过体外乃至于活体实验来进行验证。

第2章 医学数据获取与处理

1. 人体有哪些生理信号?这些生理信号正常范围是多少?

答:

被测信号	幅值范围	被测信号	幅值范围
心电(皮肤电极)	50μV~5mV	肾电位	10μV~80mV

续表

被测信号	幅值范围	被测信号	幅值范围
脑电（头皮电极）	10μV~300μV	心磁	10^{-10} T
肌电	20μV~10mV	脑磁	10^{-12} T
细胞电位	－100μV~＋200μV	眼磁	10^{-11} T
视网膜电位	0~1mV	肺磁	10^{-8} T
眼电	0.05mV~5mV		
生理信号	**频率范围 / Hz**	**生理信号**	**频率范围 / Hz**
心电	0.01~250	动脉血压	0~100
脑电	0~150	静脉血压	0~50
肌电	0~10000	脉搏波	0.1~50
眼电 / 视网膜电	0~50	心音	2~2000
胃电	0.05~20	呼吸	0.1~10
血流量	0~30		

2. 传感器的标定与校准有哪些异同?

答：传感器的标定是指传感器装配完成后，得到精度足够高的基准测量设备，对传感器的输入、输出关系进行校验的过程；而校准是指在使用过程中或长期储存后进行的性能与精度的定期复测。标定与校准在本质上是相同的。

3. 什么是数据采集系统？它的特点有哪些？画出计算机控制的数据采集系统的框图。

答：数据采集系统就是将要获取的信息通过传感器转换为信号，并经过信号调理、采样、量化、编码和传输等步骤，最后输送到计算机系统中进行处理、分析、存储和显示的系统。

数据采集系统的特点如下所述：

（1）现代数据采集系统一般都内含计算机系统，使得数据采集的质量和效率大为提高，同时显著节省了硬件资源。

（2）软件在数据采集中的作用越来越大，增加了系统设计的灵活性和功能。

（3）数据采集与数据处理相互结合得越来越紧密，形成数据采集与处理相互融合的系统，可完成从数据采集、处理到控制的全部工作。

（4）速度快，数据采集过程一般都具有实时特性。对于通用数据采集系统，一般希望有尽可能快的速度，以满足更多的应用环境。

（5）随着微电子技术的发展、电路集成度的提高，数据采集系统的体积越来越小，可靠性越来越高，甚至出现了单片数据采集系统。

（6）数据通信总线在数据采集系统中的应用越来越广泛，总线技术对数据采集系统结构的发展起着重要作用。

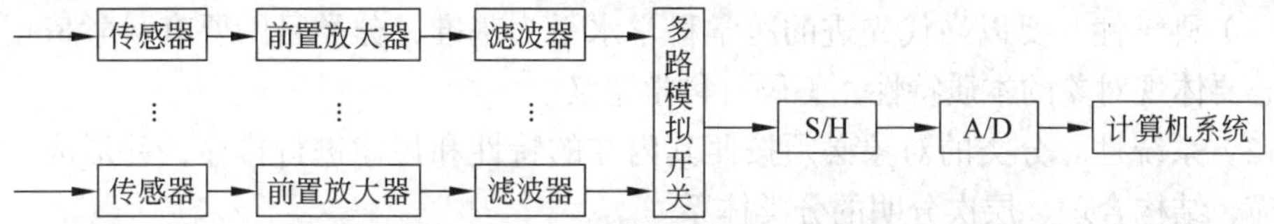

4. 连续模拟信号转换成离散数字信号的步骤有哪些?

答：连续模拟信号转换为离散数字信号一般经过采样、量化和编码三个过程。

5. 常用的生物医学信号处理方法有哪些?

答：生物医学信号具有随机性强和噪声背景强的特点，常用的生物医学信号处理方法有：对信号时域分析的波形特征点检测、相干平均算法、相关技术；对信号频域分析的快速傅立叶变换算法、各种数字滤波算法；对平稳随机信号分析的功率谱估计算法、参数模型方法；对非平稳随机信号分析的短时傅立叶变换、时频分布、小波变换、时变参数模型、自适应处理等算法；对信号的非线性处理方法，如混沌与分形、人工神经网络算法等。

6. 求解双边指数函数$f(t)$的频谱函数。

$$f(t)=\begin{cases}e^{-\alpha t}, & t\geqslant 0\\ e^{\alpha t}, & t<0\end{cases}\quad(\alpha>0)$$

解：参照单边指数函数求频谱的例题 2-1，求解双边指数函数的频谱如下：

$$\begin{aligned}F(\mathrm{j}\omega)&=\int_{-\infty}^{0}e^{\alpha t}e^{-\mathrm{j}\omega t}\mathrm{d}t+\int_{0}^{\infty}e^{-\alpha t}e^{-\mathrm{j}\omega t}\mathrm{d}t\\&=\frac{1}{\alpha-\mathrm{j}\omega}+\frac{1}{\alpha+\mathrm{j}\omega}\\&=\frac{2\alpha}{\alpha^2+\omega^2}\end{aligned}$$

第 3 章　医学信息标准化

1. 何为标准?

答：国家标准 GB/T20000.1-2002 给“标准”下的定义是：“为了在一定的范围内获得最佳秩序，经协商一致制定并由公认机构批准，共同使用和重复使用的一种规范化文件。”在此定义后有一条附注：“标准宜以科学、技术和经验的综合成果为基础，以促进最佳共同效益为目的。”

2. 分类与编码的基本原则是什么?

答：在对信息进行分类和编码时应遵循以下原则：

（1）科学性。要以当代先进的医学科学水平为基准，分类目的要有科学依据，分类轴心要体现对象的本质特性，编码有科学意义。

（2）系统性。分类的对象必须按照其内在的特性和规律进行排序，并形成一个科学严谨、结构合理、层次分明的分类体系。

（3）准确性。分类的类目应独立明确、相互排斥、互不包括。类目下的亚目，从属关系清楚，层次分明。代码确切有序，不要随意空码、跳码。

（4）唯一性。应确定统一的代码元素集，严格做到一码一义，避免一码多义或一义多码，使整个分类编码系统井然有序、精确无误。

（5）冗余性。一个分类编码系统除了应包括现有的所有对象外，还应预留一定的空项，以适应发展中不断涌现出来的新对象。这些预留的空项又必须依据分类编码原理和内在属性关系而定，新的对象将参照与原有对象的属性关系填充到相应的预留空项中，而不是简单堆放在原系统之后。

（6）结构化。代码与对象的特性以及内涵应有结构化的对应关系，代码的不同位置标识了对象的特性以及它与周围的层次关系。

（7）实用性。分类和代码都要有实用价值，符合实际需要。它不能过于简单而失去准确性，也不能过于繁琐而应用困难。

（8）可操作性。分类编码应力求简单明了，易于学习掌握，同时要便于计算机输入。

3. 描述国际疾病分类。

答：（1）ICD（International Classification of Disease）是世界卫生组织制定的疾病分类方法，是疾病分类的国际统一标准。

（2）ICD 已有 110 多年的历史，经过 10 次更新。

（3）ICD 分类依据疾病的四个主要特征：病因、部位、病理、临床表现。

（4）ICD 分类编码方法：类目、亚目、细目。

（5）类目：三位数编码，包括 1 个字母和 2 位数字，如 S82（小腿骨折）。

（6）亚目：四位数编码，包括 1 个字母、3 位数字和一个小数点，如 S82.0（髌骨骨折）

（7）细目：五位数编码，包括 1 个字母、4 位数字和一个小数点，如 S82.01（髌骨开放性骨折）。

4. ICD 的应用领域有哪些？

答：（1）为医疗机构的医疗、研究、教育服务，临床论文的 85% 来源于病案的统计与分析；

（2）为医疗机构的管理服务；

（3）评估医疗质量与医疗效率；

（4）评估医疗管理效率；

（5）设计临床路径方案；

（6）设计临床准入方案。

5. 什么是HL7?

答：HL7（health leave seven）是一种医疗卫生信息交换标准，它是基于开放式系统互联（open system interconnection，OSI）通信模式第七层（应用层）的医学信息交换协议。HL7 标准为一个系列标准，它提供了支持临床医护和医疗保健服务（管理、传递和评估）的数据交换、数据管理和集成的标准。

第 4 章　医学数据库与信息系统

1. 什么是数据、信息和数据处理?

答：数据（data）是描述事物的符号记录，是数据库中存储的基本对象，也是数据库管理系统处理的基本对象。主要包括数字、文字、符号、图形、图像、声音、视频等多种表现形式。信息（information）是对现实世界事物的存在状态或运动方式的反映，是经过处理的、能够反映现实世界状态及物理特性的数据。数据处理（data processing）是对数据进行采集、存储、检索、加工、传播和应用等处理的过程。

2. 简要叙述数据管理的三个发展阶段及各个阶段的对比。

答：随着计算机硬件和软件的发展，应用中的数据管理需求逐步发生转变，数据管理技术的发展也经历了人工管理、文件系统和数据库系统三个主要阶段。

人工管理阶段（20 世纪 50 年代中期以前）：此时的计算机主要用于科学计算，对数据保存的需求尚不迫切。

文件系统阶段（20 世纪 50 年代后期至 60 年代中期）：此时的计算机已经不仅局限于科学计算，还大量地应用于信息管理。此阶段是利用计算机进行数据管理的初始阶段，已经出现了对大量数据进行存储、检索和维护的需求。

数据库系统阶段（20 世纪 60 年代后期开始）：此时的计算机已经广泛应用于规模更加庞大且数量急剧增长的信息管理。这一阶段出现了统一管理数据的专门软件系统，即数据库管理系统（database management system，DBMS）。

数据管理技术发展的三个阶段是数据库技术从无到有的发展过程，三个阶段各自的特点如表 4-1 所示。

表 4-1　数据管理三个阶段的对比

人 工 管 理	文 件 系 统	数据库系统
数据不保存在机器中	数据可以长期保存在磁盘上	数据结构化
没有管理数据的软件	文件系统管理数据	数据由 DBMS 统一控制
数据无共享	数据共享性差，冗余大	高共享，低冗余
数据不具有独立性	数据独立性差	数据独立性高

3. 简述数据库管理系统及其工作模式，并画出其工作模式框图。

答：数据库管理系统是指数据库系统中对数据进行管理的软件系统，它是数据库系统的核心，也是数据库技术在医学、药学等领域的重要应用之一。在实际应用中，对数据库的一切操作，包括定义、查询、更新及各种控制，都是通过数据库管理系统进行的。数据库管理系统的工作示意图如图 4-2 所示。

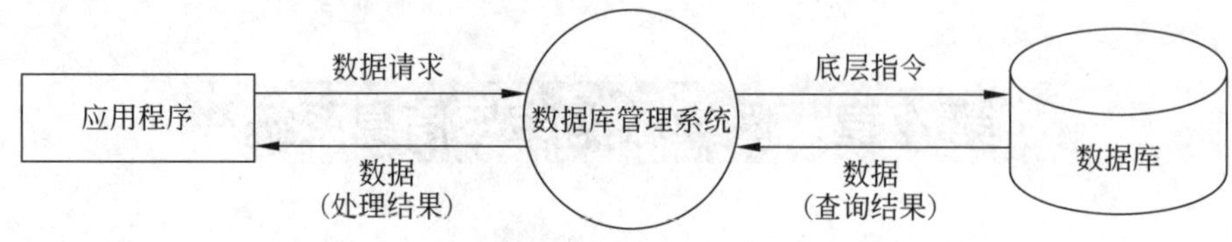

图 4-2　数据库管理系统的工作模式

数据库管理系统的工作模式如下所述：

（1）接受应用程序的数据请求和处理请求。

（2）将用户的数据请求（高级指令）转换成复杂的机器代码（底层指令）。

（3）实现对数据库的操作。

（4）从对数据库的操作中接受查询结果。

（5）对查询结果进行处理（格式转换）。

（6）将处理结果返回给用户。

4. 简述关系数据库的优缺点。

答：关系数据库的主要优点如下所述：

（1）建立在严格的数学概念基础之上，有关系代数作为语言模型，有关系理论作为理论基础；

（2）模型概念单一、规范，数据结构简单、清晰，易懂易用；

（3）存取路径对用户透明，具有更高的数据独立性和更好的安全性，也便于维护，简化了程序员的工作，提高了开发效率。

其主要缺点如下所述：

（4）路径透明也导致了查询效率相对较低；

（5）为了提高性能，需要进行查询优化，增加了编程难度。

5. 简述数据库系统的开发流程。

答：概括来说，数据库应用系统的开发流程可分为系统规划、需求分析、概念设计、逻辑设计、物理设计、系统编码及调试和系统运行及维护等 7 个阶段，各阶段间相互连接，而且常常需要回溯修正。

（1）系统规划阶段：系统规划的任务是分析应用系统开发的必要性和可行性。

（2）需求分析阶段：需求分析的任务是分析系统用户的实际应用需求，了解用户的业务状况，根据实际需求给出恰当的设计。需求分析的过程大致可分为三步，即需求信息的收集、需求信息的分析整理和需求信息的评审。

（3）概念设计阶段：概念模型设计的任务是在需求分析结果的基础上对用户的需求进行综合、归纳与抽象，形成一个数据库的概念模型，并给出描述。

（4）逻辑设计阶段：逻辑设计的任务是将概念模型转换为计算机中 DBMS 所支持的数据模型，如关系模型或对象模型等。

（5）物理设计阶段：物理设计的任务是在逻辑数据模型的基础上，为应用系统选取一个最适合的物理结构，包括物理数据库结构、存储记录格式、存储记录位置分配及访问方法等。

（6）系统编码及调试阶段：系统编码及调试的任务是建立数据库并编制系统应用程序代码，先进行系统的初步调试，再进行系统的联合调试。系统通过联合调试后，进行数据库应用系统的试运行。

（7）系统运行及维护阶段：数据库应用系统经过系统调试和成功试运行后，即可开始投入正式运行。主要工作包括：数据库性能监视、分析和改进、数据库备份和恢复、数据库安全性和完整性控制以及数据库结构的重新构造等，使得应用系统能够为用户更好地提供服务。

6. 简述信息系统及其开发方法。

答：信息系统（information system，IS）可以看作是由计算机硬件、网络和通信设备、计算机软件、信息资源、用户和规章制度共同组成的，以处理信息流为目的的人机一体化系统。信息系统也可以看作是一系列相互关联的可以收集（输入）、操作和存储（处理）、传播（输出）信息并提供反馈机制（反馈）以实现其目标的元素的集合。

常用于信息系统开发的方法包括结构化方法（structured method）、原型法（prototyping method）和面向对象方法（object-oriented method）。

（1）结构化方法。结构化方法是应用最为广泛的一种开发方法。该方法把整个系统的开发过程划分为若干阶段，然后一步一步地依次进行，前一阶段是后一阶段的工作依据；每个阶段又被划分为详细的工作步骤，顺序作业。每个阶段和步骤都有明确而详尽的文档编制要求，各个阶段和各个步骤的向下转移都是通过建立各自的软件文档和对关键阶段和步骤进行审核及控制而实现的。

（2）原型法。原型法的基本思想与结构化方法完全不同。原型法认为在很难一下子全面、准确地提出用户需求的情况下，不要求一定要先对系统做详细的调查与分析，而是本着开发人员对用户需求的初步理解，先快速开发一个原型系统，然后通过反复修改来实现用户的最终需求。

（3）面向对象方法。面向对象方法的基本思想包括：①客观事物是由对象组成的，对象是对原事物的抽象；②对象由属性和操作组成，属性反映了对象的数据信息特征，操作用来定义改变对象属性状态的各种操作方式；③对象之间的联系通过消息传递机制实现，消息传递的方式是通过消息传递模式和方法所定义的操作过程来完成的；④对象可以按属性来归类，借助类的层次结构，子类可以通过继承机制获得其父类的特性；⑤对象具有封装的特性，一个对象就构成一个严格模块化的实体，在系统开发中可被共享和重复引用，达到软件（程序和模块）复用的目的。

第 5 章　医院信息系统

1. 什么是医院？什么是信息系统？什么是医院信息系统？

答：医院是为群众或特定的人群治病、防病的场所，备有一定数量的病床设施、相应的医务人员和必要的设备，通过医务人员的集体协作达到对住院或门诊患者实施科学和正确的诊疗目的的医疗事业机构。

信息系统是以提供信息服务为主要目的的数据密集型、人机交互的计算机应用系统。

医院信息系统是指利用计算机软硬件技术和网络通信技术等现代化手段，对医院及其所属各部门的人流、物流和资金流进行综合管理，对在医疗活动各阶段中产生的数据进行采集、存储、处理、提取、传输和汇总，并加工生成各种信息，从而为医院的整体运行提供全面的、自动化的管理及各种服务的信息系统。

2. 简述三层体系结构的医院信息系统。

答：图 5-2 为一个具有三层体系结构的医院信息系统结构示意图。第一层为数据层，是由数据库管理节点组成。第二层为逻辑层，也叫中间层，它的主要任务是处理商业逻辑或与应用有关的计算。中间层既是第一层的客户端，也是第三层的服务器端，因此，该图所示的三层医院信息系统也可以说是具有两对客户机 / 服务器结构。第三层是用户界面层，负责完成与用户之间的交互和计算。它的设计要求是应具有高效易用的用户界面，并且在系统中方便连通。系统中可有多种客户端，供不同身份的用户使用，而它们只能共用同一个中间逻辑层。中间逻辑层通常包含多个部件，各负责提供各自特定的服务，例如搜索、事件处理等。在这些部件之中，则含有商业对象以及具体处理程序逻辑法则，并向第一层提取数据或调用运算。

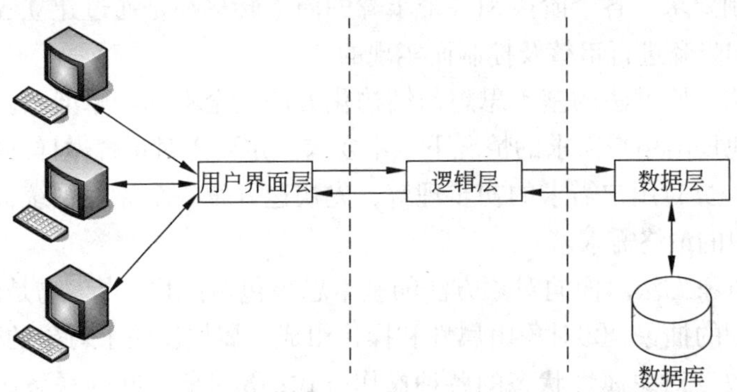

图 5-2　医院信息系统的三层结构

3. 简述医院信息系统六大子系统的主要功能。

答：一般来说，一个医院信息系统大体由六个子系统组成，它们分别是门诊管理子系统、药品管理子系统、住院管理子系统、人力资源管理子系统、后勤管理子系统和系统管理子系统。各个子系统具有各自特殊的功能又相互依存，都在医院信息系统中扮演各自重要的角色。

（1）门诊管理子系统由门诊挂号管理、门诊划价收费、门诊药房管理统一组成，三者相互关联，整齐合一，坚持“以患者为中心，为患者服务”的理念，实现了门诊业务的流畅运营以及合理分配，解决了门诊患者长时间等待等问题。

（2）药品管理子系统主要包括药房管理子系统和药库管理子系统。药品流通是医院日常工作必不可少的环节，贯穿了医院的整个业务流程。药品管理子系统的主要功能是建立医院所用药品的进、销、存的统计信息，提供医院正常运营所需的全部药品信息。

（3）住院管理子系统是医院信息系统的重要组成部分，主要由住院处管理、住院划价收费、病房管理组成，它们相互联系，协同工作，为患者提供优质快捷的服务，提高了医务人员的工作效率。

（4）人力资源管理子系统实现人事业务规范化管理，主要包括招聘录用管理、教育培训管理、绩效考核管理和薪酬管理。

（5）后勤管理子系统实现医院后勤规范化管理，主要包括财务管理、设备管理和物资管理等。

（6）系统管理子系统主要为系统管理员提供管理系统的功能，并为以后系统的扩展提供一定的接口。

4. 简述药品管理子系统的组成和主要功能。

答：医院信息系统中的药品管理子系统主要包括药房管理子系统和药库管理子系统。药品管理系统与住院系统、门诊系统等互联，做到整个医院信息系统资源共享，并定期对药品、制剂进行综合测评，实现全院药品价格的中央控制。药房管理子系统又分为门诊药房管理和住院药房管理，通过对功能模块的操作实现药品制剂的入库、出库、调价、盘点、退药、退库、报损、单据审核、查询与统计等功能。药库管理子系统主要用于中药库、西药库药品管理，建立整个医院信息系统共享的药品字典（目录），实现药品入库、药品出库、药房退药、药品退库、药品计划、库房盘点、有效期查询管理、药品信息查询、统计报表等功能。

第6章　护理信息系统

1. 什么是护理学？护理程序包括哪些主要内容？

答：护理学是研究维护人类身心健康的护理理论、知识、技能及其发展规律的综合性应用科学，是一门在自然科学与社会科学理论指导下的综合性应用学科，是研究有关预防保健与疾病防治的护理理论与技术的科学。护理程序包括五个方面内容：护理评估、护理诊断、护理计划、执行护理措施和护理结果评价。这五个方面相互影响，相辅相成。

2. 什么是护理信息学？概述护理信息学的标准。

答：护理信息学是以护理学理论为基础，运用计算机技术和计算机系统来加工和交流护理服务和管理领域的相关资料和数据，将研究资源及成果和护理实践联系起来，并将教育资源运用于护理教育，以护理管理模式和流程为规范，以医疗护理信息为处理对象，以护理信息的相关关系和内在运动规律为主要研究内容，以计算机为工具，以护理专业领域的信息功能（特别是智力功能）为主要研究目标的一门新兴边缘学科。

护理信息学的标准主要包括以下三部分内容：①护理管理标准。包括护理部管理的质量标准、病房管理的质量标准、门诊护理工作的质量标准、手术室质量标准、供应室质量标准、地段保健工作的质量标准 6 个部分。②护理技术操作标准。包括基础护理技术操作标准和专科护理技术操作标准。③护理文件书写标准。书写总的标准为：字迹端正、清晰，无错别字；内容翔实，记录及时，病情描述确切简要，重点突出，层次分明，运用医学术语；体温绘制点圆线直，不间断，无漏项；医嘱抄写正确，字迹合乎规范，时间准确，签全名。

3. 什么是护理信息系统？护理信息有哪些特点？

答：护理信息系统是一个可以迅速收集、大量储存、灵活处理和检索显示所需动态资料，并可进行对话的计算机系统。护理信息除具有信息的一般特点外，还有专业本身的特点：生物医学属性、护理相关性、准确性、重复性、大量性和分散性。

4. 简述移动护理信息系统的设计原则。

答：①可靠性原则；②实用性原则；③先进性原则；④灵活性和可维护性原则；⑤安全、可靠性原则；⑥标准化原则；⑦可移植性原则；⑧可扩展性与可集成性；⑨产品化原则；⑩保护医院投资原则。

5. 简要概述移动护理信息系统的操作过程。

答：①患者身份识别；②生命体征采集；③医嘱查询和执行；④护士排班系统；⑤护理工作量管理系统；⑥护理质量控制；⑦差错分析；⑧护士技术档案系统；⑨用户安全。

第 7 章　医学图像信息系统

1. 与CR相比，DR有何改进？

答：DR 采用先进的探测器技术，将 X 射线光子直接或间接地转换为电信号，并经 A/D 转化为数字化图像。DR 系统的采样矩阵可达 4096 × 4096 像素，灰度分辨率可达 12 比特，采样速度可达 64 帧 / 秒。DR 将实现上述功能所需器件高度集成在一块平板探测器上，从而取代了 CR 中的 IP 和屏片系统中的胶片，因此极大地简化了 X 射线摄影流程。

2. 四大医学影像是什么？简述它们各自的特点。

答：四大医学影像是指 CT、磁共振、超声和 PET。

CT 以 X 射线在人体内的衰减系数为基础，通过投影图像重建，计算出衰减系数在人体某断面上的二维分布，从而建立人体断层图像。与传统 X 射线相比，CT 获得的是高分辨率的断层图像，并能准确测量各组织的 X 射线吸收衰减值，用于医学定量分析。

做磁共振检查时，受检者置于匀强磁场中，当射频线圈发射无线电波时，氢质子吸收能量，产生磁共振现象。当终止射频脉冲时，氢质子释放所吸收的能量，恢复到原来的平衡状态，这个恢复过程称为弛豫时间。在弛豫过程中，氢质子释放能量，发出磁共振信号，通过检测系统收集及计算机处理后，形成磁共振图像。磁共振成像是基于氢原子核的自旋，人体的软组织大部分由水组成，不同组织中的氢含量不同，即使同一组织，正常与病变状态下氢质子的分布也不相同，所以磁共振适用于对软组织成像。

超声的原理是声波在遇到不同组织的分界面时会反射部分能量形成反射波。如果将这些反射波用一个时间函数来表示，并已知波在该介质中的波速，则可获得该组织各个位置的信息。超声可以显示器官形态和解剖结构，还可以通过测量血流速度和心肌收缩速度进行功能成像，具有无创、便宜、轻便、实时等特点。

在 PET 成像过程中，将某种放射性核素标记在药物上形成放射性药物，然后引入生物体体内。由于生物体不同组织和器官对放射性药物具有选择性吸收的特点，体内各部位吸收放射性药物并形成辐射源。体外的核子探测装置对体内核素发出的射线进行跟踪，可得到某些器官、组织的解剖结构。更重要的是，通过体外测定放射性核素在某些脏器和组织中的摄取速度、滞留时间、代谢快慢等信息，就可得到有关脏器功能及相关的生理、生化信息。

3. 简述PACS的主要功能。

答：（1）采集医学图像。通过网络与医疗器械通信，获得数字化医学图像。

（2）存储医学图像。将采集的数字化医学图像有序地组织起来，存储到持久介质（如硬盘、光盘、磁带等）上。

（3）检索医学图像。通过某些特定信息（如患者姓名、医院 ID 等）检索患者某次检查所产生的医学图像。

（4）再现医学图像。医学图像有特定的格式，除了包含图像本身像素信息外，并且有许多与图像相关的信息，需要进行转换后再现在特定的显示设备上，供临床医师诊断使用。

（5）图像后处理。可以对单幅或者多幅平面图像进行后处理，包括测量、标注、变换、3D 重建等。

4. 医学图像DICOM标准是否支持有损压缩？如果支持，压缩比是多少？是否会对诊断造成影响？

答：DICOM 支持有损压缩。DICOM 标准中运用的压缩标准主要是 JPEG 标准。目前的 DICOM 标准图像压缩格式主要有 3 种：①无损压缩；②标准压缩比的有损压缩；③高压缩比的有损压缩。从 DICOM 原始图像到 DICOM 无损压缩图像的压缩比为 3∶1，标准压缩比的 DICOM 有损压缩图像的压缩比为 10∶1，高压缩比的 DICOM 有损压缩图像的压缩比为 20∶1。

DICOM 标准有损压缩的图像质量与 DICOM 无损压缩的图像质量无统计学差异，不会影响临床诊断，而且 DICOM 有损压缩图像在储存空间及网络传输速度上与无损压缩的图像相比有较大的优势。它不仅减少了 PACS 图像的在线储存空间，降低了在线储存费用，而且也能为临床诊断提供优质的 DICOM 在线图像，供临床医师随时调用。一般认为，PACS 在线数据库保存 3~12 个月内的图像采用的是标准压缩比为 10∶1 的有损压缩格式。

同时，为了确保临床医疗质量和医学影像报告的准确性，在医学影像科内部进行影像学诊断和供临床医师近期在线调阅的 DICOM 图像，多采用保存在 PACS 在线数据库中 3 个月以内的 DICOM 无损压缩（3∶1）格式图像。

另外，CT、MR、DSA、DR 传送 DICOM 原始图像到激光相机必须使用无损压缩（3∶1）格式，以获取高质量的照片。永久性保存的医学图像采用压缩比为 3∶1 的无损压缩 DICOM 图像格式，可用 DVD-R 光盘存储。

对于远程医疗会诊传输的医学图像，可根据远程医疗网络带宽的实际情况选择高压缩比（20∶1）或标准压缩比（10∶1）有损压缩格式的 DICOM 图像。现代远程医学教育传输的医学图像可选择高压缩比（20∶1）有损压缩格式的 DICOM 图像。

第 8 章　实验室信息系统

1. 实验室信息系统的定义是什么？

实验室信息系统（laboratory information system，LIS）是指利用计算机技术及计算机网络，实现临床实验室的信息采集、存储、处理、传输、查询，并提供分析及诊断支持的计算机软件系统。

LIS 实质上是把实验室各种检验仪器设备通过计算机连接组成专业局域网络，是实现实验室网络化管理的基础。作为医院信息系统（HIS）的组成部分，LIS 与 HIS 间可无缝连接，实现对医嘱生成、标本采集、运送和接收、计费、检测以及发布结果等过程的监控。

实验室信息系统是临床实验室自动化发展的高级阶段和必然趋势，是实现实验室管理科学化、规范化、流程化、电子化、网络化、现代化和实时动态化的重要手段，是实验室认证（accreditation）的重要技术基础。

2. 实验室信息系统的发展包括哪几个阶段?

答:（1）第一代实验室信息系统：单机运行模式。

（2）第二代实验室信息系统：简单的数据库操作模式。

（3）第三代实验室信息系统：基于开放式数据库结构、高效的 C/S 架构的管理模式。

（4）第四代实验室信息系统：基于 Internet 和 Web 技术的新一代 B/S 架构的管理模式。

3. LIS与HIS之间的接口方式有哪些?

答: LIS 与 HIS 间主要有三种接口方式（interface），即中间表模式、存储过程模式和封装 COM 组件模式。其中，中间表模式不涉及复杂的编程过程，实现过程较快，成本较低，数据独立，责任明确，是一种比较好的接口方式。

4. LIS的主要作用是什么?

答: LIS 是将实验室的分析仪器通过计算机网络连接起来，采用科学的管理思想和先进的数据库技术，实现以实验室为核心的整体环境的全面管理。它集样品管理、资源管理、事务管理、网络管理、数据管理、报表管理等诸多模块于一体，组成一套完整的实验室综合管理和检测质量监控体系，既能满足实验室日常管理要求，又能保证各种实验分析数据的严格管理和控制。

5. LIS与HIS的关系是什么? 通过了解医院检验科的工作流程，分析LIS应具有哪些主要功能?

答: LIS 系统应该是 HIS 系统的延伸和补充，LIS 系统接收 HIS 系统的检验申请，并把检验结果传送给 HIS 系统。LIS 系统能科学有效地帮助实验室对实验数据进行筛选，加工处理报告，如果医院已有了 HIS 系统，并与 LIS 形成无缝链接，那么就诊病人的信息就能直接调入 LIS 系统，检验实验室将最大化地利用现有资源，为诊断提供依据。当 LIS 与 HIS 共同运行于医院的同一个局域网中，它们之间相互关联、数据共享。LIS 需要从 HIS 获取病人基本信息、申请信息、收费信息，同时向 HIS 发布结果状态、检验报告、确认收费等。这对于减轻医务人员工作量，提高医疗质量和医院工作效率起很大作用。

LIS 是 HIS 系统的一个重要的组成部分，其主要功能是将检验的实验仪器传出的检验数据经分析后，生成检验报告，通过网络存储在数据库中，使医生能够方便、及时地看到患者的检验结果。LIS 已经成为现代化医院管理必不可少的一部分。

第 9 章　社区卫生信息系统

1. 什么是社区卫生信息系统？它的目标是什么？

答：社区卫生信息系统 (community health information system, CHIS) 是应用计算机网络技术、医学、公共卫生学知识，对社区卫生信息进行采集、加工、存储、共享、利用，为社区居民提供预防、医疗、保健、康复、健康教育、计划生育等卫生服务的信息管理系统。

社区卫生信息系统的目标主要有以下四个：

（1）以社区居民为中心，以家庭为单位，以社区医师为主体，融医疗、预防、保健、康复、计划生育指导、健康教育、卫生监督于一体，实施长久有效、经济便捷的社区卫生服务，实现“人人享有健康保健”的目标。

（2）以经济活动为轴线，通过自动划价、出具明细账等方法，支持城镇职工社会医疗保险、公费医疗的严格经费管理，支持社区医疗机构的成本核算及经济管理。

（3）以行政管理为基础，通过对社区医疗机构的人员、物质、财务等进行信息化管理，促进社区医院现代化管理。

（4）通过对社区卫生信息资源进行统计处理和智能分析，对整个社区居民的健康水平作出评估，为政府及卫生行政部门决策提供依据，提高全体居民健康水平。

2. 社区医疗信息的特点是什么？

答：社区医疗是医院临床医疗的“简化版”和“初级版”，它所包含的医疗信息类型与中心医院和专科医院相似，但种类少、数量少、技术层面低。

由于社区医疗的患者随时存在与中心医院和专科医院的双向转诊问题，所以患者的医疗信息流通需求更迫切，对区域性社区卫生信息网需求更迫切。

由于社区医疗主要面向常见病、多发病，治疗内容较为简单、规范，更容易实现和推广电子病历。

3. 社区妇幼保健的功能是什么？它有什么特点？

答：社区妇幼保健功能是指根据妇女与儿童生理特点、主要易患疾病及影响因素采取保健措施，促进妇女、儿童身心健康。例如孕期保健，定期检查包括血压、心率、体重的测量，胎检、胎监，以及血、尿、白带等常规检查。婴幼儿保健，定期检查包括身高、体重、囟门检查以及发育营养状况测评，母乳或人工喂养指导等。

社区妇幼保健信息特点：

（1）妇女儿童是社区中两个特殊的居民群体，首先要全面准确掌握社区内妇女、儿童的基本信息。

（2）含有相应的时间信息，例如妇女保健可分为青春期保健、孕产期保健、产褥保健、更年期保健。各期间有不同的保健信息，每一期间的同一信息还要跟踪其变化。

（3）对一些内容广泛、可变因素复杂的信息进行处理，不仅需要建立相应的管理模块，而且要有智能分析。

4. 突发公共卫生事件类型和等级有哪些？

答：突发公共卫生事件的类型可以分为传染病暴发流行、食物中毒、职业中毒、农药中毒、环境卫生事件、群体性不明原因疾病、群体性免疫接种服药不良反应事件、放射卫生事件、菌毒种丢失事件、院内感染事件、流感样病例暴发等。

根据突发公共卫生事件性质、危害程度、涉及范围，将突发公共卫生事件划分为特别重大（Ⅰ级）、重大（Ⅱ级）、较大（Ⅲ级）和一般（Ⅳ级）四级。

5. 突发公共卫生事件应急指挥信息系统的主要功能有哪些？

答：（1）“平时”（事前）：系统在接到日常监测和传染病直报信息后对信息进行评估、过滤，完成对突发公共卫生事件的监控与预测。

（2）“战时”（事中）：系统确认突发公共卫生事件发生后，启动应急预案管理流程，对资源进行调配，给各相关卫生单位下达任务，对处置现场进行支持，对处置进展情况进行监控，同时实现对外信息发布功能。

（3）事件结束（事后）：系统对突发公共卫生事件进行总结、评估。

第10章　区域卫生信息平台

1. 为什么要提出区域卫生信息化的概念？

答：通过区域卫生平台，能够实现卫生信息共享，从而提高医疗服务效率，提高医疗服务质量，提高医疗服务可及性，降低医疗成本，以及降低医疗风险。区域卫生信息平台在解决“看病难、看病贵”问题中的作用正逐步被大家所认识，它必将带来全新的医疗服务和公共卫生管理和综合管理模式。

2. 区域卫生信息系统的概念是什么？它的设计目标是什么？

答：区域化卫生信息系统包括电子政务、医保互通、社区服务、双向转诊、居民健康档案、远程医疗、网络健康教育与咨询，实现预防、保健、医疗服务和卫生管理一体化的信息化应用系统。

区域卫生信息系统建设的目的是使区域内不同医疗卫生服务机构和管理机构共享医疗卫生信息。实现区域内卫生系统信息网上交换、区域内医疗卫生信息集中存储与管理、区域内资源共享的卫生信息化。

3. 区域卫生信息系统设计思路包括哪些内容？

答：系统整体架构分为两个层次：区域卫生管理层和辖区卫生机构层。

区域卫生信息系统和数据资源的部署方式有集中、分散和混合三种类型。

区域卫生信息平台的主要功能及服务类型如下：

（1）区域卫生基础平台；

（2）公共卫生应用平台；

（3）“新农合”信息管理平台；

（4）医院信息管理平台；

（5）社区卫生服务平台；

（6）公众健康服务门户。

4. 为什么说电子健康档案是区域卫生信息系统的中心？

答：电子健康档案的建立能够最大限度地保证公民的医疗质量和安全，以提升整体医疗服务质量，提高医疗服务可及性，降低医疗费用，减少医疗风险。因此，越来越多的国家已经认识到国家级及地方级区域卫生信息共享的核心内容是居民健康档案。

5. 区域卫生信息平台如何保证其实用性？请举例说明。

答：为了保证区域卫生信息平台的实用性，区域卫生信息平台应该同当今社会的发展技术相结合，解决更多的健康问题。大数据技术已经渗透到区域卫生信息平台中，如佛山市区域智能卫生服务管理平台、南京市智慧医疗平台、静安区区域卫生微信平台等。

6. 结合本章内容，思考区域信息平台应包括哪些用户？各用户的关注点是什么？

答：区域信息平台使用用户包括：居民个人；医疗卫生服务提供机构：如医院、社区卫生服务中心、妇幼保健院、专科医院等；公共卫生专业机构：如疾病预防控制中心、卫生监督所等；卫生行政部门：如各级卫生健康委员会等；相关部门：如保险公司、药品监督管理部门、公安部门、民政部门等相关部门。

不同用户对基于健康档案的区域卫生信息平台有不同的需求。

居民个人：主要关注的是如何能获得可及的、优质的卫生服务；获取连续的健康信息、全程的健康管理信息等方面。

卫生服务提供机构：主要关注的是如何保证服务质量、提高服务效率；如何有利于针对性服务的开展、健康管理的系统化等方面的信息。

公共卫生专业机构：主要关注的是如何加强疾病管理、卫生管理、应急管理、健康教育等方面的信息。

卫生行政部门：主要关注的是如何提高卫生服务质量、强化绩效考核、提高监督管理能力、化解疾病风险等方面的信息。

相关部门用户：主要关注的是风险管理、业务协同等方面的信息。

第 11 章 生物分子结构分析

1. 序列比对的意义是什么？

答：①分析多个序列的一致序列；②用于进化分析，是用系统发育方法构建进化树的初始步骤；③寻找个体间单核苷酸多态性；④通过序列比对发现直系同源与旁系同源基因；⑤寻找同源基因（相似的序列往往具有同源性）；⑥寻找蛋白家族识别多个序列的保守区域；⑦相似的蛋白序列往往具有相似的结构与功能；⑧辅助预测新序列的二级或三级结构；⑨可以直观地看到基因的哪些区域对突变敏感；⑩用于 PCR 引物设计。

2. 生物类数据库类型有哪几种？

答：生物学数据库的类型多种多样，我们可以把生物数据库分成三大类：核酸数据库、蛋白质数据库和专用数据库。核酸数据库是与核酸相关的数据库。蛋白质数据库是与蛋白质相关的数据库。专用数据库是专门针对某一主题的数据库，或者是综合性的数据库，以及无法归入其他两类的数据库。

3. 生物类数据库中一级数据库和二级数据库的区别是什么？

答：一级数据库存储的是通过各种科学方法得到的最直接的基础数据。二级数据库是通过对一级数据库的资源进行分析、整理、归纳、注释而构建的具有特殊生物学意义和专门用途的数据库。

第 12 章 基因表达与网络调控分析

1. 非编码RNA包括哪些类型？

答：非编码 RNA 是一类不指导蛋白质合成的 RNA，主要含长度较短的小 RNA（sRNA）：包括微小 RNA（microRNA）、与 PIWI 蛋白相互作用的 RNA（piRNA）、小干扰 RNA（siRNA）以及长链非编码 RNA（lncRNA）、rRNA、tRNA 等较长的 RNA。小 RNA 几乎存在于所有生物体中，作为调控分子，它们参与生物体基因的转录后调控、生物的生长发育以及多种疾病的发生过程。因此，基因表达的过程受很多因素的调控，是非常复杂的分子调控过程。

2. 从单基因的角度来看，基因表达调控主要表现在哪几方面？

答：从单基因的角度来看，基因表达调控主要表现在以下几方面：转录水平上的调控，主要包括染色体的展开和重组，启动子的激活与抑制，转录过程的终止等；mRNA

加工水平上的调控，主要包括 mRNA 的加工和修饰，如通过 microRNA 的调控，RNA 可变剪切等；翻译水平上的调控，主要包括翻译过程的开始与结束，新合成的蛋白质的折叠与修饰等。

3. 如何确定差异表达基因？

答：差异表达基因的确定通常需要考虑两个因素：对于一个基因 x, 通过统计检验比较基因 x 在患病组和对照组间的分布异同，通常用 p 值来反映差异程度，p 值越小，差异越大；通过倍数变化（fold change）计算该基因在两组间的差异水平。两者结合，获得最终的差异表达基因。

4. 组蛋白修饰主要包括哪些类型？

答：组蛋白是由核心蛋白组成的高度保守的蛋白质，与 DNA 共同构成核小体。组蛋白氨基末端会在翻译后被修饰，其类型包括磷酸化、甲基化、乙酰化、泛素化、糖基化、ADP 核糖基化、去氨基化、类泛素化和脯氨酸异构化等。

第 13 章　基于 5G 的远程医疗

1. 远程医疗的含义是什么？

答：远程医疗服务包括一般远程医疗服务和特殊远程医疗服务。一般远程医疗服务是指医疗机构之间利用通信技术、计算机技术及网络技术，开展异地交互式的指导检查、协助诊断、指导治疗等医疗会诊活动。特殊远程医疗服务是指医疗机构之间通过通信、网络或卫星精确制导系统，在本地使用相关设备，控制异地的仪器设备（如手术机器人），直接为患者进行实时检查、手术、治疗、护理、监护等医疗活动。

2. 简述远程医疗的基本流程。

答：会诊申请与接收；会诊安排与实施；会诊后处理。

（1）会诊申请与接收：邀请远程医疗服务的医疗机构（以下称邀请方）应根据患者的病情和意愿组织远程医疗服务。邀请方医师应当向患者说明远程医疗服务内容、费用等情况，并征得患者书面同意，签署远程医疗服务知情同意书。邀请方应以传真或其他方式向被邀请医疗机构（以下称受邀方）发出加盖本机构公章的书面邀请函，原件自行保存归档。受邀方接到远程医疗服务书面邀请函后，应当及时告知邀请方并做好准备工作；对不接受邀请的，应当及时告知邀请方并说明理由。

（2）会诊安排与实施：受邀方应当安排具有相应专业技术职称及技术水平、资质的医师为患者提供远程医疗服务；邀请方应当根据会诊需要配备相应人员、仪器、设备等；双方应当保障远程医疗服务所需通信、网络畅通，仪器、设备完好；受邀方应当根据患者的病情，完成相应的远程会诊工作；邀请方应当配合做好会诊组织工作。

（3）会诊后处理：完成一般远程医疗服务活动后，受邀方应当及时将会诊意见告知邀请方，并出具由相关医师签名的书面会诊报告，报告原件由受邀方保存归档。双方医疗机构应按照《医疗机构病历管理规定》妥善保管远程医疗服务相关病历资料，包括远程医疗服务邀请函、会诊报告、录音录像资料等。邀请方医师应在病历中详细记录远程医疗服务的相关情况。

3. 在深空、远洋和极地探测中，远程医疗需要加强哪些技术?

答案：在深空、远洋和极地探测中，条件较为极端，高质量的通信技术、在极端条件下可以正常工作的诊疗设备是需要加强的技术。

第 14 章　电子病历智能分析

1. 什么是病历? 什么是电子病历?

答：病历（medical record）是记录患者疾病和健康状况的档案，是患者在医院诊断、治疗全过程的原始记录。一般包含首页、病程记录、检验和检查结果，还有医嘱、手术记录、处置记录和护理记录等有关患者治病的全部信息，经过归纳、分析、整理，记录于病历。此外，作为一种法律文件，病历还被用作医疗纠纷处理和医疗费用补偿的依据。病历不仅对患者的治病过程及查询很重要，而且在医院各个部门之间起重要的传递信息和媒介作用，在医疗科研、教学和临床工作中起提供数据和决策依据的重要作用。

电子病历是医学专用软件。医院通过电子病历以电子化方式记录患者就诊的信息，它包括首页、病程记录、检查和检验结果、医嘱、手术记录、护理记录等，其中既有结构化信息，也有非结构化的自由文本，还有图形、图像信息。2003 年国际标准组织中负责卫生信息领域标准的技术委员会给电子病历下了一个完整的定义：一个计算机可以处理，可安全存储和传输，并能被多个授权用户访问，覆盖过去、现在和将来与个体健康相关的信息库，具备独立于应用系统的标准化模型，目的是支持连续、高效、高质量的综合医疗保健。

2. 电子病历有哪些优势?

答：电子病历有以下优势：

（1）信息的易获取性。由于电子病历储存在医院信息系统中，所有能够访问医院信息系统的医护人员在经过许可后都可以获取患者的病历资料，而且不仅在医院，即使在医师家里，通过网络也可以获取病历资料，便于多科会诊，节省会诊医师等待阅读纸质病历的时间，提高了医师的工作效率。电子病历字迹清晰，克服了部分医师在纸质病历中书写不工整、字体难以辨认的缺点。

（2）信息的准确性。电子病历以印刷体替代了手写体记录，使得阅读更方便准确；以标准化的病历模型替代了手写的文本格式，内容更完整，组织更规范。由于是利用计算机将数据录入到标准化病历模型中，所以系统应用程序能够自动检测这些数据是否正确与完整，并对录入错误予以警示，例如检验结果超出参考范围的提示，要求补充疾病资料和诊断依据等。

（3）信息形式的多样性。计算机技术可以以不同的形式展示储存资料，医师可以根据对某些临床资料的不同需求，通过图像、表格、流程图等不同形式对病历资料进行浏览、回顾，观察数据的动态变化趋势，提高了资料的利用效率，而这在纸质病历上是无法做到的。

（4）信息的共享性。通过应用标准化的数据和信息交换协议，病历信息不仅可以使被授权的不同医师在同一时间共享，也可以被不同科室、部门共享；还可以被不同医院、不同地域所有被授权机构共享。在经过许可后，所有能够访问医院信息系统的医护人员都可以获取患者的病历资料，克服了纸质病历在同一时间和地点仅允许一人使用的缺点，提高了医师的工作效率。

3. 一个完备的电子病历系统通常包括哪几部分?

答：电子病历应包括的内容有：①纸质病历的所有内容；②图片、影像、声音等有关患者的多媒体信息；③医学文献等。一个完整的电子病历系统应具备以下五个功能：①用户登录功能；②病历信息录入功能；③病历调用与显示功能；④病历数据存储和检索功能；⑤病历的安全管理功能。

4. 简述电子病历生成过程。

答：电子病历生成过程如图 14-5 所示。

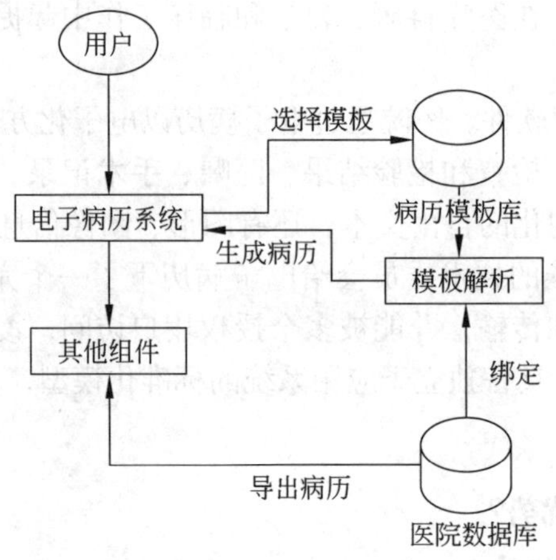

图 14-5 电子病历生成模式图

在上面的模型中，用户（医师、护士等）在使用医疗信息系统过程中，根据患者情况、个人喜好等需要从模板库选择适合的病历模板，通过病历模板解析控件解析出用户界面，并绑定在系统中进行应用。其中模板库中存放有完整的病历模板，模板库中的模板用 XML 语言描述，这些模板是由许多界面的基本元素构成的，模板中的每种元素代表一种元素对象，同时模板中还包含元素对象的事件响应。

5. 简述XML的查询、处理过程。

答：基于关系数据库的 XML 查询过程如图 14-7 所示。

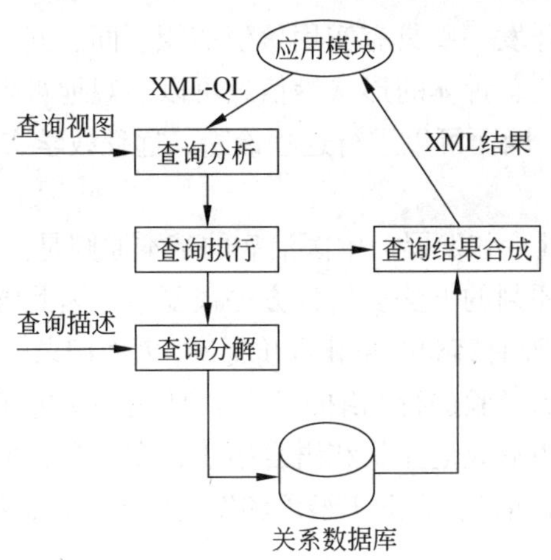

图 14-7　XML 查询过程

在该查询处理过程中,用户通过 XML-QL 进行查询。XML-QL 是 XML 的查询语言。该处理过程的各个模块功能如下所述:

（1）查询分析模块对 XML-QL 请求进行语法和语义的检查，判断是否符合 XML-QL 查询语言的语法，请求的 XML 数据是否存在。

（2）查询执行模块对 XML 文档库进行查询，如果 XML 文档库中没有找到符合条件的数据，该模块要把 XML-QL 查询请求传给查询分解模块，并产生 XML 模板。如果在 XML 文档库中找到符合条件的 XML 文档，则直接返回给用户。

（3）查询分解模块根据全局 XML 视图把 XML-QL 分解、翻译为针对局部处理数据源的查询请求。

（4）查询视图和资源描述模块能够屏蔽数据源的异构性。在系统中用 XML 的 DTD 数据模式创建全局 XML 视图，该视图用于描述各个异构数据源中的数据，且存储在全局 XML 视图中。全局 XML 视图屏蔽了异构数据源的异构性，呈现给用户统一的数据形式，这样用户就只需理解 XML 文档形式的数据，对 XML 中的数据进行访问。在全局 XML 视图中还要有数据源的物理存储空间，如数据库表表示在哪一个具体的数据库中，文本文件在哪一个数据源中。

（5）查询结果合成模块对各个数据源的查询结果进行合成，查询返回的结果是从各个节点数据库上查询得到的，它们之间的数据类型是有差异的，因而需要将它们转化为统一的格式。在这里，统一的格式是 XML 文档。

6. 简述中医电子病历的主要作用。

答：中医电子病历的主要作用大致如下：

（1）提高中医临床医疗工作效率。中医电子病历为中医院医师、护士的日常工作提供了有力支持。方便的编辑工具、典型的病历模板极大地提高了病历书写效率，将医师从繁重的中医医疗文书书写中解放出来，把诊疗时间留给患者，真正做到以患者为中心。计算机自动处理医嘱，同时也相应减少护士不必要的传抄工作，检查、检验申请及结果的无纸化传递加快了信息传递速度。

（2）推进中医诊断的现代化。由于电子病历不仅能保存文字数值，还能储存图像、声音等媒体，因此可以开发一些具有实用价值的望、闻、问、切中医诊断仪器，使得脉象的波形、舌苔的颜色、舌体的形状等信息可以客观地被保存到病历中。电子病历还可在网络中实时传送，因而可以进行远程诊断、远程教学实习，为临床诊断、研究、教学提供有力支持。

（3）对中医名家的继承和发展。中医治病的基本原则是“辨证论治”，是一种对评判对象进行多因素综合评判的方法。这种方法很复杂，因此继承名老中医的诊治经验就显得很重要，但是由于没有客观的量化评价标准，因而记录的资料往往有缺损或不全，这样就无法对名老中医的经验进行归纳、总结。使用中医电子病历可以规范患者每次治疗记录的资料，对一些不规范症状和语言描述、多重含义的诊断用语、中药和异种名等问题进行自动处理和纠正，有助于继承和发展中医事业，推动中医现代化的发展。

7. 什么是自然语言处理？它包含了哪些研究内容？它的核心技术有哪些？

答：自然语言处理是一门集语言学、数学及计算机科学于一体的科学。它的核心目标就是把人的自然语言转换为计算机可以阅读的指令，简单来说就是让机器读懂人的语言。

自然语言处理研究形态学、语法学、语义学、语用学。自然语言处理按照应用目标划分，可以包括机器翻译、自动文摘、信息检索、文档分类、问答系统、信息抽取、文本挖掘和舆情分析等。

自然语言处理的核心技术包括语言模型、情感分析、分词、词性标注、命名实体识别、句法分析和信息抽取。

8. 如何计算准确率（accuracy）、查全率（recall）、查准率（precision）、*F* 分数（*F* score）？

答：首先定义样本，包括正样本和负样本，其中正样本为属于某一类（一般是所求的那一类）的样本；负样本为不属于这一类的样本。那么根据结果可以得到下表：

检索与否	正　类	负　类
被检索	true positive（TP）	false positive（FP）
未检索	false negative（FN）	true negative（TN）

通过上表可以计算指标：

accuracy = (TP＋TN) / (ALL);

recall = TP / (TP＋FN);

precision = TP / (TP＋FP);

F score =（$1+\beta^2$）×{（precision×recall）/(β^2×precision＋recall)}，其中 β=1 时，成为 F1-score，这时准确率和查全率都很重要，权重相同。有些情况下，可以认为准确率更重要，那么就调整 $\beta<1$。如果认为查全率更重要，那么就调整 $\beta>1$。

9. 如何计算余弦相似度？计算下面两个句子的余弦相似度。

句子 A：这只皮靴号码大了，那只号码合适。

句子 B：这只皮靴号码不小，那只更合适。

答：给定两个属性向量——$\boldsymbol{A}$ 和 $\boldsymbol{B}$，其余弦相似性 θ 由点积和向量长度给出：

$$\cos(\theta)=\frac{\boldsymbol{A}\cdot\boldsymbol{B}}{\|\boldsymbol{A}\|\|\boldsymbol{B}\|}=\frac{\sum_{i=1}^{n}(\boldsymbol{A}_i\times\boldsymbol{B}_i)}{\sqrt{\sum_{i=1}^{n}(\boldsymbol{A}_i)^2}\times\sqrt{\sum_{i=1}^{n}(\boldsymbol{B}_i)^2}} \quad \text{（公式 10.4）}$$

计算过程：

1）分词

给定两个句子分词集合：listA=[‘这’，‘只’，‘皮靴’，‘号码’，‘大’，‘了’，‘那’，‘只’，‘号码’，‘合适’]；listB=[‘这’，‘只’，‘皮靴’，‘号码’，‘不小’，‘那’，‘只’，‘更’，‘合适’]；

2）列出所有词。将 listA 和 listB 放在一个集合中，去除相同的词：

set={ ‘不小’，‘了’，‘合适’，‘那’，‘只’，‘皮靴’，‘更’，‘号码’，‘这’，‘大’ }

3）将 listA 和 listB 进行编码。将每个字转换为出现在集合中的位置，转换后为：

listA code=[8, 4, 5, 7, 9, 1, 3, 4, 7, 2]

listB code=[8, 4, 5, 7, 0, 3, 4, 6, 2]

4）对 listA code 和 listB code 进行 oneHot 编码，即计算每个分词出现的次数。oneHot 编号后得到的结果如下：

listA code oneHot = [0, 1, 1, 1, 2, 1, 0, 2, 1, 1]

listB code oneHot = [1, 0, 1, 1, 2, 1, 1, 1, 1, 0]

5）得出两个句子的词频向量之后，就变成了计算两个向量之间余弦值，值越大，相似度越高。

listA code oneHot = [0, 1, 1, 1, 2, 1, 0, 2, 1, 1]

listB code oneHot = [1, 0, 1, 1, 2, 1, 1, 1, 1, 0]

6）将向量带入上文公式中，得到两个句子的余弦相似度为 0.81。

10. 基于自然语言处理的电子病历智能分析包含哪些关键技术？

答：病历分类、实体识别、知识抽取、病历挖掘、病历标注和智能问诊。

11. 简述电子病历分类流程。

答：

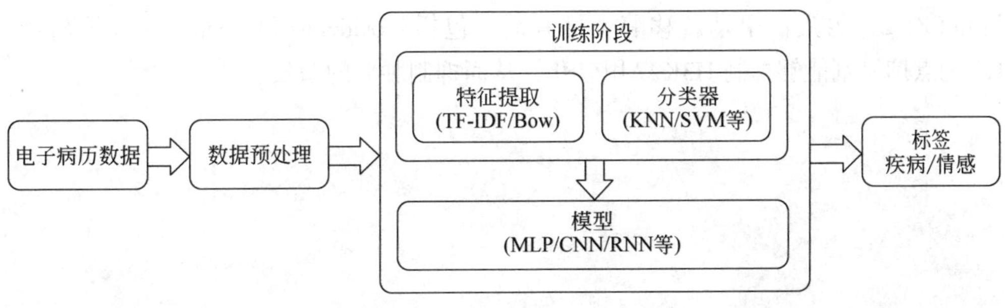

第15章　多组学与精准医学

1. 简述精准医学的内涵。

答：精准医学的内涵是根据患者的临床信息和人群队列信息，通过基因组、蛋白质组等组学技术和医学前沿技术，应用生物信息技术，实现精准的疾病分类和诊断，根据患者具体分类的生物学机制，制订个性化的疾病预防和治疗方案，提高疾病诊治与预防的效益。

2. 简述基因组学在精准医学中的应用。

答：在正常细胞中发挥重要生理作用的基因在某些条件下（如病毒感染、化学致癌物或辐射作用等）被异常激活，转变为致病基因，诱导疾病产生。核苷酸序列变异包括单碱基多态性、插入或缺失多态性、微卫星重复等，是很多疾病诊断和治疗的依据，也是重要的治疗靶点，如IDH2、TERT基因变异等。药物基因组学则通过直接检测基因序列，建立了基因序列差异与药物效应的关联。此外个体微生物群与其患病之间存在复杂关联，越来越多研究发现宏基因组学与多种疾病发生和发展密切相关。微生物群通过多种机制增加或降低疾病的易感性和进展，因此也成为疾病治疗的靶标。

3. 简述表观遗传药物在疾病精准治疗中的应用。

答：DNA甲基化和组蛋白去乙酰化在关闭基因的过程中发挥着重要作用，前者可以阻断转录因子与启动子的结合，而后者则导致染色质结构变得更加紧凑和难以接近。迄今为止，已有三批利用靶向表观遗传靶点的药物问世。第一批是非特异性的表观遗传小分子药物，包括DNA甲基转移酶(DNMT)抑制剂，如阿扎胞苷(azacitidine)和地西他滨(decitabine)，能够有效使DNA去甲基化，重新诱导沉默的相关抑癌基因表达。第二批是有效抑制组蛋白乙酰化水平异常的HDAC抑制剂（HDACi），包括Zolinza、chromadax等药物。这类药物作用于包裹DNA的组蛋白上，通过控制DNA缠绕于组蛋白的松紧程度来发挥作用。第三批是具有较强选择性IDH（异柠檬酸脱氢酶）抑制剂和EZH2（组蛋白甲基转移酶）抑制剂，包括ivosidenib和tazemetostat等药物。EZH2靶点抑制剂能够抑制H3K27甲基化，从而抑制肿瘤的增长。

第 16 章　智能临床决策

1. 已知如下规则：

R_1：IF　E_1　THEN　H　(0.8)

R_2：IF　E_2　THEN　H　(0.6)

R_3：IF　E_3　AND　E_4　THEN　E_1　(0.7)

R_4：IF　E_5　OR　E_6　THEN　E_2　(0.9)

从用户处得知：

$CF(E_3) = 0.8$，$CF(E_4) = 0.5$，$CF(E_5) = 0.6$，$CF(E_6) = 0.9$

求 H 的综合可信度 $CF(H)$。

答：

由 R_3 得：

$$
\begin{aligned}
CF(E_1) &= 0.7 \times \max\{0, (CF(E_3) \text{ AND } CF(E_4))\} \\
&= 0.7 \times \max\{0, \min\{CF(E_3), CF(E_4)\}\} \\
&= 0.7 \times \max\{0, \min\{0.8, 0.5\}\} \\
&= 0.7 \times 0.5 \\
&= 0.35
\end{aligned}
$$

由 R_4 得：

$$
\begin{aligned}
CF(E_2) &= 0.9 \times \max\{0, (CF(E_5) \text{ OR } CF(E_6))\} \\
&= 0.9 \times \max\{0, \max\{CF(E_5), CF(E_6)\}\} \\
&= 0.9 \times \max\{0, \max\{0.6, 0.9\}\} \\
&= 0.9 \times 0.9 \\
&= 0.81
\end{aligned}
$$

由 R_1 得：

$$
\begin{aligned}
CF_1(H) &= 0.8 \times \max\{0, (CF(E_1)\} \\
&= 0.8 \times \max\{0, 0.35\} \\
&= 0.28
\end{aligned}
$$

由 R_2 得：

$$
\begin{aligned}
CF_2(H) &= 0.6 \times \max\{0, (CF(E_2)\} \\
&= 0.6 \times \max\{0, 0.81\} \\
&= 0.486
\end{aligned}
$$

因为 $CF_1(H)>0$ 且 $CF_2(H)>0$，则

$$
\begin{aligned}
CF(H) &= CF_1(H)+CF_2(H)-CF_1(H)\times CF_2(H)\\
&= 0.28+0.486-0.28\times 0.486\\
&= 0.766-0.136\\
&= 0.63
\end{aligned}
$$

2. 根据表16-3计算TPR和FPR。如果感染病毒的概率p[D]=0.3，根据贝叶斯定理，计算p[D|+]。

表 16-3　某病毒抗原的检验结果

检 验 结 果	感 染 者	未 感 染 者	总　数
抗原检测阳性	85	3	88
抗原检测阴性	15	297	312
总数	100	300	

答案：

TPR = TP/(TP＋FN) = 85/(85+15) = 85%

FPR = FP/(FP＋TN) = 3/(3+297) = 1%

带入贝叶斯公式：

$$
\begin{aligned}
p[D|+] &= \frac{p[D]\times \mathrm{TPR}}{p[D]\times \mathrm{TPR}+(1-p[D])\times \mathrm{FPR}}\\
&= 0.3\times 0.85 / [0.3\times 0.85+(1-0.3)\times 0.01]\\
&= 0.255/(0.255+0.007)\\
&= 0.255/0.262\\
&= 0.973
\end{aligned}
$$

3. 简述临床决策支持系统工作方式。

答：临床决策支持系统可以按工作方式分为被动式、半自动式和主动式三类。

第一类：被动式。大多数临床决策支持系统属于被动式，医生根据患者状况描述和检查信息，向系统提出明确的问题，系统根据信息与用户需求对患者诊断和给出治疗建议，或对医生提出的治疗方案进行评估。

第二类：半自动式。半自动系统在临床应用中根据实际应用情况，一旦触发条件发生，系统自动激活，主要用于规范操作，避免潜在的错误。半自动临床决策支持系统可以标志异常值或提醒医生可能发生的药物相互作用，是帮助集中注意力的有力工具，能够提醒用户关注可能被忽略的诊断或其他问题。

第三类：主动式。主动式系统在临床应用中，不需要医生干预，根据患者的数据集合自动激活，提出诊断和治疗建议。例如，根据医疗常规提出额外检查的建议，对心脏起搏器或透析监视器等实现智能监督等。

4. 设计临床决策支持系统时需要注意哪些方面？

答：构建有效实用的临床决策支持系统，需要从患者数据获取与验证、医学知识建模、医学知识导出、医学知识表示和推理以及系统性能验证五个方面着手。

（1）患者数据的获取与验证：输入到临床决策支持系统的数据应该准确、完整、有效。目前缺乏标准的、计算机可以理解的、能够表示大多数临床状况的方法。虽然一些国家或组织已经颁布了临床医学词汇系统，但是还没有能够精确描述患者疾病细微变化的标准术语，也没有任何系统可以精确反映医护人员所撰写的病程记录。在设计临床决策支持系统时，准确而符合标准的患者数据是有效决策的基础。

（2）医学知识的建模：创建决策支持系统需要大量的建模工作，包括确定临床知识中的概念及其关系，辨别决策条件与患者数据的相关性，根据临床知识选择解决问题的策略等。无论底层采取何种决策方法，决策支持系统的构建都需要开发临床知识模型。

（3）医学知识的导出：医学知识库的开发和维护是一个非常重要的问题。研究者已经通过与专家直接互动的方式开发出为决策支持系统获取知识库的计算机程序，从而避免计算机程序员承担的翻译和中介工作，尽量减少知识导出环节中的信息失真。系统分析员必须与专家一起工作，以对相关的应用领域建模。

（4）医学知识的表示和推理：与计算机表示医学知识和推理的方式相比，人类专家根据自己知识进行推理更具优势。换言之，计算机尚不能完全模拟人类专家的推理过程。人类专家能够总结和解释临床数据随时间变化的原因，能够根据疾病进展或治疗效果评估疾病发展趋势，而如果让计算机达到人类专家的能力，则需要构建更精确的数学模型。

（5）系统性能的验证

临床知识库是不断更新的，为了决策支持系统的同步发展，专业组织或其他国家机构应该承担保持海量临床知识库最新性和完整性的责任。在系统性能评估中，治疗建议的金标准不易定义，所以与领域专家的建议进行比较是有益的。

第 17 章 医疗知识图谱

1. 简要介绍医疗知识图谱。

答：医疗知识图谱是面向医疗领域的知识图谱，是医疗领域的语义知识网络，它以医疗文本挖掘为基础，通过语义分析及人工智能的方法来表示医疗实体以及实体间的关联关系。医疗知识图谱是医疗信息处理、信息检索以及问答系统的重要组成部分，也是当前需求最为迫切的基础资源之一。目前，国内外学者对医疗领域知识图谱的构建、存储及应用的研究逐渐增多。医疗知识图谱能为医疗临床知识体系的系统梳理和深度挖掘提供新颖的方法，有助于实现医疗知识的关联、整合与可视化，促进医疗临床研究，辅助医疗临床决策。因此，医疗知识图谱目前已成为医疗领域的研究热点。

2. 医疗知识图谱的构建技术主要有哪些？

答：大规模高质量医疗知识图谱的构建是整个医疗知识图谱技术落地的核心。医疗知识图谱中的基本单位是医疗领域实体，在构建医疗知识图谱的过程中，首先要对医疗数据源进行采集，并搭建医疗知识图谱本体库。其次，对采集的数据进行命名实体识别，即识别出医疗领域的实体信息。然后，利用医疗实体作为知识图谱中的节点，构建节点与节点之间的边集合，形成由“节点 - 边 - 节点”组成的图网络结构，即医疗实体关系抽取。最后，由于网络结构中的实体可能存在多种描述，需要对实体进行对齐，即根据实体及实体间关系找到相似实体，并对相似实体进行链接。

3. 医疗知识图谱目前有哪些具体应用？

答：

1）医疗信息搜索引擎

基于医疗知识图谱的医疗信息搜索引擎主要分为以下四个步骤：

（1）搜索意图理解。即从用户提交的查询中识别出用户希望查找的目标医疗知识，如查看药物的用法用量、主要组成成分或疾病的症状、征兆等，并为执行下一步工作生成目标医疗知识的查询条件。

（2）目标查找。使用相应数据库的查询语句 (SPARQL) 或设计查找算法在医疗知识图谱中查找目标医疗知识，然后返还给用户。

（3）结果呈现。由于搜索到的目标医疗知识不唯一，此时需要对查询结果进行排序，然后再呈现给用户，需按照合理的依据排序或设计相应的排序算法。

（4）知识探索。为了增加搜索结果的多样性，提高商业附加值，增加用户对系统的黏性，搜索系统往往还要呈现目标知识以外的关联内容。例如，搜索“头孢颗粒”，系统除能够搜索其本身的药品信息外，还能够呈现其相关药品信息、注意事项等信息。

2）医疗决策支持系统

基于医疗知识图谱的决策支持系统主要由以下四个步骤组成：

（1）症状采集及检索。用户将疾病的症状输入系统，系统得到症状后会先将症状的同义词或描述不规范的症状名称规范化，再在医疗知识图谱中检索含有当前症状的相关疾病信息。

（2）检索结果排序。对用统计得到的疾病概率和症状权重进行排序，按疾病与现病史的相关度降序排列，排序结果返回系统前端界面。

（3）答案生成。前端界面展示疾病信息，用户可以直观地获取疾病信息，包括相关疾病的伴随症状及确诊所需要的检查项目，为制订后续问诊计划提供思路。

（4）生成流程记录。在下达诊断后，系统会评估操作流程的规范程度和诊断结果的可靠性并生成流程记录文件，对不符合临床规范的诊断流程或诊断结果，其流程记录需专家核查。

其中步骤 (2)、(3)、(4) 一般会循环执行多次。诊断辅助工作通过症状特征驱动，利用相关疾病排序、伴随症状提醒、相关检查提醒、诊断结果检验 4 种手段共同推动问诊工作的进行，帮助医务人员实时、全面地了解当前患者的相关疾病，为后续问诊提供思路。

3）医疗问答系统

基于医疗知识图谱的问答系统主要由以下四大模块组成：

（1）处理提问语句模块。问答模块负责对用户的提问返回相应的回复，即在收到用户输入的问句后，调用相应算法对句子进行命名实体识别和问句分类，返回所需要的信息词和用户意图，完成对问句的理解。

（2）答案搜索查询。系统完成对问句中的知识理解后，首先去问答库中搜索，之前的问答记录中是否包含正确的信息，若存在正确的信息则直接返回答案，这样可以提高系统效率。若问答库没有答案，则需要通过相应的匹配算法去医疗知识图谱中匹配答案。

（3）答案返回模块。将匹配的答案返回给用户。

（4）反馈模块。在用户得到答案之后，用户可以将对答案的满意程度发送给系统，此时系统的反馈模块会对用户的满意程度进行保存，并保存用户的提问内容和系统答案。通过满意程度，系统管理员不断地完善更新算法，进而改进问答系统。

4. 采集数据的Spider方法的具体步骤是什么？

答：首先，Spider 会实例化一个 Spider 对象，并启动引擎。其次，引擎初始化一个下载请求，把下载请求直接发送给调度器，并向调度器询问请求。调度器会对下载请求中的网页网址（uniform resource locator，URL）进行去重，如果是未爬取过的 URL，就把它放到队列中等待，并把请求返回给引擎。接下来，引擎把从调度器返回的请求交给下载器，下载器完成下载后生成回应，再把它交给引擎。引擎接收到回应后，将其传输给 Spider。Spider 接收到回应，对它进行解析，解析出数据或者新的请求，再把它们提交给引擎。最后，引擎把接收到的数据提交给数据传输模块，按照预定义的方式对数据进行存储。

5. 请求出图17-7患者属性图中患者节点的属性个数以及关联节点数，并给出它们指代的含义。

答：从图 17-7 中发现，患者节点的属性个数为 3 个，分别是患者的年龄、性别、是否有病史，其关联节点数为 2 个，分别是流行性感冒和肺癌。

第 18 章　医学信息学展望

1. 目前医学信息学研究的热点有哪些？

答：目前医学信息学研究的热点有区域卫生系统、新型信息化技术在医疗服务中的应用、医学信息学在转化医学的应用研究、仿真人体模型、传感器信息学。

2. 用一个具体的医学信息系统来分析医学信息学的九大挑战。

答：以 HIS 系统为例，统一的受控的医学词汇库是系统的基础；拥有完整的电子病历系统，可以作为区域性、国家性、跨国家性的资源库，并且允许系统间进行信息的交互；对纯文本格式的报告、病人历史、出院摘要等进行自动编码，将其内容和逻辑关系转化为计算机系统能够处理的信息；对病历进行自动分析，从而进行回顾性研究；统一、直观且有前瞻性的用户界面，可以提高工作效率；集成新的信息管理系统至组织机构中，以便在诊疗现场或研究中起作用；综合完整的临床决策支持系统，避免医疗事故并提高医疗质量；在未来，还可以将人类基因组计划数据与各类医学信息数据库进行整合，建立完整的人体数字模型，提高人类健康水平。有效地集成医院信息系统和医院内部组织机构，有利于降低医院成本；加强临床决策支持系统开发，避免医疗事故，提高医疗质量。

3. 信息爆炸是医学信息学的挑战还是机遇？用一个例子来阐述你的观点。

答：信息爆炸既是医学信息学的机遇也是挑战。

以电子病历为例，目前区域性、国家性、跨国家性的资源库越来越多，而传统病历在信息交互上非常困难，而电子病历则允许病历信息较为自由地交互。一个区域、一个国家乃至世界范围，如果电子病历的普及程度达到很高水平，那么该区域、国家甚至世界范围的病历信息交互、病历资源共享就是可能的。这种规模的资源共享可以使得很多在纸质病历时代无法或难以实现的任务变为可能或易于实现。

但是也面临着挑战，不同医院会根据自己的需求选择不同开发者提供的系统，如果这些系统没有标准化的信息接口，那么各个系统间的交互和汇总就会成为很大的问题，并需要开发者重新编写对应其他系统的接口。所以，医学信息行业的标准化是其一大挑战。

4. 如果你是一个医院的院长，在病历电子化过程中，你应该注意哪些问题？

答：针对区域性、国家性、跨国家性的资源库，允许系统间进行信息的交互；采用医学信息行业统一的标准；健全词汇表，并提高其普及度。

5. 结合我国国情以及文献报告，讨论信息化对医疗服务可能产生的潜在的负面影响以及解决的办法。

答：信息安全意识差，导致黑客攻击事件与数据丢失案频发；产品急于求成，令信息系统的使用者抱怨连连；产业结构不成熟，移动医疗运行盈利难等。针对这些隐患，要注重信息安全，加强市场监管力度，并且加强政策扶持力度，创造盈利点。

参 考 文 献

[1] 李岭 . 从 DNA 到中医 [M]. 北京：科学出版社，2012.

[2] 杨玉星 . 生物医学传感器与检测技术 [M]. 北京：化学工业出版社，2005.

[3] 彭承琳，侯文生，杨军，等 . 生物医学传感器原理与应用 [M]. 2 版 . 重庆：重庆大学出版社，2011.

[4] 胡晓军 . 数据采集与分析技术 [M]. 2 版 . 西安：西安电子科技大学出版社，2010.

[5] 唐明军，杨润贤 . 嵌入式数据采集系统的设计 [J]. 仪器仪表与检测技术，2009，28（10）：100-102.

[6] 金中朝 . 基于嵌入式 Linux 的数据采集系统的设计与实现 [D]. 太原：中北大学，2008.

[7] 马祖长，孙怡宁，梅涛 . 无线传感器网络综述 [J]. 通信学报，2004，25（4）：114-124.

[8] 余向阳 . 无线传感器网络研究综述 [J]. 单片机与嵌入式系统应用，2008，8（1）：8-12.

[9] 陈丹，郑增威，李际军 . 无线传感器网络研究综述 [J]. 计算机测量和控制，2004，12（8）：701-704.

[10] 罗忠 . 无线体域网（WBAN）技术介绍 [J]. 中国多媒体通信，2007，4（1）：43-47.

[11] 侯文生 . 生物医学传感与检测原理 [M]. 北京：电子工业出版社，2020.

[12] 王平，沙宪政 . 生物医学传感技术 [M]. 北京：人民卫生出版社，2018.

[13] 邱天爽 . 医学信号分析与处理 [M]. 北京：电子工业出版社，2020.

[14] 杜明，谌明，苏统华 . 深度学习与目标检测 [M]. 北京：电子工业出版社，2020.

[15] 高岚 . 医学信息学 [M]. 北京：科学出版社，2007.

[16] 丁宝芬 . 医学信息学 [M]. 南京：东南大学出版社，2010.

[17] 董建成 . 医学信息学概论 [M]. 北京：人民卫生出版社，2010.

[18] 丁宝芬 . 实用医学信息学 [M]. 南京：东南大学出版社，2003.

[19] 肖特利弗 . 生物医学信息学 [M]. 罗述谦，译 . 北京：科学出版社，2011.

[20] 章毓晋 . 图像分析 [M]. 3 版 . 北京：清华大学出版社，2012.

[21] RAFAEL C GONZALEZ，RICHARD E WOODS. Digital image processing [M]. 3rd ed. 北京：电子工业出版社，2010.

[22] MILAN SONKA，VACLAV HLAVAC，ROGER BOYLE. 数字图像处理、分析与机器视觉 [M]. 艾海舟，苏延超，等，译 . 3 版 . 北京：清华大学出版社，2011.

[23] 黄力宇 . 医学成像的基本原理 [M]. 北京：电子工业出版社，2009.

[24] 顾本立，万遂人，赵兴群 . 医学成像原理 [M]. 北京：科学出版社，2012.

[25] 田捷 . 医学成像与医学图像处理教程 [M]. 北京：清华大学出版社，2013.

[26] 张坤丽，马鸿超，赵悦淑，等 . 基于自然语言处理的中文产科电子病历研究 [J]. 郑州大学学报（理学版），2017，49（4）：40-45.

[27] 颜柏杨 . 基于深度学习的电子病历命名实体识别 [D]. 镇江：江苏科技大学，2020.

[28] 夏宇彬，郑建立，赵逸凡，等 . 基于深度学习的电子病历命名实体识别 [J]. 电子科技，2018，31（11）：31-37.

[29] 丁龙 . 面向电子病历的信息抽取技术研究 [D]. 衡阳：南华大学，2020.

[30] 吴宗友，白昆龙，杨林蕊，等 . 电子病历文本挖掘研究综述 [J]. 计算机研究与发展，2021，58（3）：513-527.

[31] 赵杰，杨梅佳，张旭，等 . 面向精准医疗的多组学研究 [M]. 北京：科学出版社，2021.

[32] 于军，刘洋 . 迈向精准医学 [J]. 环球科学，2015（7）：22-25.

[33] 顾胜龙，赵蕊，应苗法，等 . 曲妥珠单抗对肿瘤靶向治疗的研究进展 [J]. 基础医学与临床，2018，38（5）：722-726.

[34] 马永华，张开金，刘桂圆，等．使用伊马替尼治疗的慢性粒细胞白血病患者的生命质量影响因素分析 [J]. 上海交通大学学报（医学版），2016，36（7）：1059-1062.

[35] 王程，马鹏程，孙建方，等．黑色素瘤 BRAF 抑制剂耐药机制的研究进展 [J]. 中国临床药理学与治疗学，2020，25（5）：576-583.

[36] 蔡自兴，徐光祐．人工智能及其应用 [M]. 3 版．北京：清华大学出版社，2004.

[37] 王永庆．人工智能原理与方法 [M]. 西安：西安交通大学出版社，2000.

[38] 周怡．医学信息决策与支持系统 [M]. 北京：人民卫生出版社，2009.

[39] 史忠植．知识发现 [M]. 2 版．北京：清华大学出版社，2011.

[40] 易利涛，周肆清，丁长松．信息抽取中领域本体建模方法研究［J］. 计算机技术与发展，2011（10）：23-27.

[41] 贾李蓉，于彤，崔蒙，等．中医药学语言系统研究进展 [J]. 中国数字医学，2014（10）：57-62.

[42] 贾李蓉，刘静，于彤，等．中医药知识图谱构建 [J]. 医学信息学杂志，2015（8）：51-59.

[43] 万常选，廖国琼，吴京慧，等．数据库系统原理与设计 [M]. 北京：清华大学出版社，2009：28-32.

[44] 陈佳，徐斌．信息系统开发 [M]. 北京：中国人民大学出版社，2011：15-21.

[45] 秦银河，王谦，刘美良．医院经济管理 [M]. 北京：科学技术文献出版社，1997：20-35.

[46] 傅征，任连仲．医院信息系统建设与应用 [M]. 北京：人民军医出版社，2003：6-11.

[47] 李包罗．医院管理学：信息管理分册 [M]. 北京：人民卫生出版社，2003：131-140.

[48] 蔡敏，徐慧慧，黄炳强．UML 基础与 Rose 建模教程 [M]. 北京：人民邮电出版社，2006：263-278.

[49] 洪玫．人力资源信息化管理 [M]. 北京：中国发展出版社，2006：169-174.

[50] 罗爱静．卫生信息管理学 [M]. 北京：人民卫生出版社，2012：33-44.

[51] 曹桂荣．医院管理学 [M]. 北京：人民卫生出版社，2003：74-89.

[52] 刘晓华．SQL Server 2000 数据库应用开发 [M]. 北京：电子工业出版社，2001：56-74.

[53] 王明时．医院信息系统 [M]. 北京：科学出版社，2008：94-113.

[54] 孙振飞，应振澍．软件工程概论 [M]. 长沙：湖南科学技术出版社，1987：36-49.

[55] ZHANG Y P, LI Q. Performance of UWB impulse radio with planar monopoles over on-human-body propagation channel for wireless body area networks [J]. IEEE Transactions on Antennas and Propagation, 2007, 55(10), 2907-2914.

[56] LIAO K P, CAI T, GAINER V, et al. Electronic medical records for discovery research in rheumatoid arthritis[J]. Arthritis Care & Research, 2010, 62(8): 1120-1127.

[57] CAI T, ZHANG L, YANG N, et al. Extraction of EMR numerical data: an efficient and generalizable tool to extend clinical research[J]. BMC Medical Informatics and Decision Making, 2019, 19(1): 1-7.

[58] WANG Y, LUO J, HAO S, et al. NLP based congestive heart failure case finding: a prospective analysis on statewide electronic medical records[J]. International Journal of Medical Informatics, 2015, 84(12): 1039-1047.

[59] LING A Y, KURIAN A W, CASWELL J L, et al. Using natural language processing to construct a metastatic breast cancer cohort from linked cancer registry and electronic medical records data[J]. JAMIA Open, 2019, 2(4): 528-537.

[60] SEGURA-BEDMAR I, COLÓN-RUÍZ C, TEJEDOR-ALONSO M Á, et al. Predicting of anaphylaxis in big data EMR by exploring machine learning approaches[J]. Journal of Biomedical Informatics, 2018, 87: 50-59.

[61] LEVIS M, WESTGATE C L, GUI J, et al. Natural language processing of clinical mental health notes may add predictive value to existing suicide risk models[J]. Psychological Medicine, 2021, 51(8): 1382-1391.

[62] YIM W, DENMAN T, KWAN S W, et al. Tumor information extraction in radiology reports for hepatocellular carcinoma patients[J]. AMIA Summits on Translational Science Proceedings, 2016, 2016: 455.

[63] DANG L, YEN K, ATTAR E C. IDH mutations in cancer and progress toward development of targeted therapeutics[J]. Annals of Oncology, 2016, 27(4): 599-608.

[64] WEI R, CAO L, PU H, et al. TERT polymorphism rs2736100-C is associated with EGFR mutation–positive non–small cell lung cancer[J]. Clinical Cancer Research, 2015, 21(22): 5173-5180.

[65] RIENSTRA M, ROSELLI C, et al. Large-scale analyses of common and rare variants identify 12 new loci associated with atrial fibrillation [J]. Nature Genetics, 2017, 49(6): 946.

[66] WROBLEWSKI L E, PEEK R M. *Helicobacter pylori* in gastric carcinogenesis: mechanisms[J]. Gastroenterology Clinics, 2013, 42(2): 285-298.

[67] CASTELLARIN M, WARREN R L, FREEMAN J D, et al. *Fusobacterium nucleatum* infection is prevalent in human colorectal carcinoma[J]. Genome Research, 2012, 22(2): 299-306.

[68] MCILVANNA E, LINDEN G J, CRAIG S G, et al. *Fusobacterium nucleatum* and oral cancer: a critical review[J]. BMC Cancer, 2021, 21(1): 1-11.

[69] DICKSON R P, ERB-DOWNWARD J R, MARTINEZ F J, et al. The microbiome and the respiratory tract[J]. Annual Review of Physiology, 2016, 78: 481-504.

[70] NI J, CHEN L, LING L, et al. MicroRNA-196a promotes cell proliferation and inhibits apoptosis in human ovarian cancer by directly targeting DDX3 and regulating the PTEN/PI3K/AKT signaling pathway[J]. Molecular Medicine Reports, 2020, 22(2): 1277-1284.

[71] DONNEM T, LONVIK K, EKLO K, et al. Independent and tissue - specific prognostic impact of miR - 126 in nonsmall cell lung cancer: coexpression with vascular endothelial growth factor - a predicts poor survival[J]. Cancer, 2011, 117(14): 3193-3200.

[72] PATWARDHAN C A, FAUQ A, PETERSON L B, et al. Gedunin inactivates the co-chaperone p23 protein causing cancer cell death by apoptosis[J]. Journal of Biological Chemistry, 2013, 288(10): 7313-7325.

[73] CHENG F, LU W, LIU C, et al. A genome-wide positioning systems network algorithm for in silico drug repurposing[J]. Nature Communications, 2019, 10(1): 1-14.

[74] EHRLICH M. DNA methylation in cancer: too much, but also too little[J]. Oncogene, 2002, 21(35): 5400-5413.

[75] SELAMAT S A, CHUNG B S, GIRARD L, et al. Genome-scale analysis of DNA methylation in lung adenocarcinoma and integration with mRNA expression[J]. Genome Research, 2012, 22(7): 1197-1211.

[76] TSOU J A, GALLER J S, SIEGMUND K D, et al. Identification of a panel of sensitive and specific DNA methylation markers for lung adenocarcinoma[J]. Molecular Cancer, 2007, 6(1): 1-13.

[77] MARTINEZ R, ESTELLER M. The DNA methylome of glioblastoma multiforme[J]. Neurobiology of Disease, 2010, 39(1): 40-46.

[78] LIU Y, CHEW M H, THAM C K, et al. Methylation of serum SST gene is an independent prognostic marker in colorectal cancer[J]. American Journal of Cancer Research, 2016, 6(9): 2098.

[79] THAM C K, CHEW M H, SOONG R, et al. Postoperative serum methylation levels of TAC1 and SEPT9 are independent predictors of recurrence and survival of patients with colorectal cancer[J]. Cancer, 2014, 120(20): 3131-3141.

[80] SHIRAHATA A, SAKURABA K, GOTO T, et al. Detection of vimentin (VIM) methylation in the serum of colorectal cancer patients[J]. Anticancer Research, 2010, 30(12): 5015-5018.

[81] DAUKSA A, GULBINAS A, BARAUSKAS G, et al. Whole blood DNA aberrant methylation in pancreatic adenocarcinoma shows association with the course of the disease: a pilot study[J]. PLoS One. 2012,7(5):e37509.

[82] QIAO Y, SHIUE C N, ZHU J, et al. AP-1-mediated chromatin looping regulates ZEB2 transcription: new insights into TNF α -induced epithelial–mesenchymal transition in triple-negative breast cancer[J]. Oncotarget, 2015, 6(10): 7804.

[83] WU P, LI T, LI R, et al. 3D genome of multiple myeloma reveals spatial genome disorganization associated with copy number variations[J]. Nature Communications, 2017, 8(1): 1-11.

[84] WANG T, SHAO W, HUANG Z, et al. MOGONET integrates multi-omics data using graph convolutional networks allowing patient classification and biomarker identification[J]. Nature Communications, 2021,12(1): 1-3.

[85] ABRÀMOFF M D, LAVIN P T, BIRCH M, et al. Pivotal trial of an autonomous AI-based diagnostic system for detection of diabetic retinopathy in primary care offices[J]. NPJ Digital Medicine, 2018, 1(1): 1-8.

[86] HAENSSLE H, FINK C, SCHNEIDERBAUER R, et al.Man against machine: diagnostic performance of a deep learning convolutional neural network for dermoscopic melanoma recognition in comparison to 58 dermatologists [J]. Annals of Oncology,2018,29(8):1836-1842.

[87] MORLEY J, FLORIDI L. An ethically mindful approach to AI for health care [J]. The Lancet, 2020,395(10220):254-255.

[88] USCHOLD M, GRUNINGER M. Ontologies: principles, methods and applications[J]. The Knowledge Engineering Review, 1996, 11(2): 93-136.

[89] FRIEDMAN C, ALDERSON P O, AUSTIN J H M, et al. A general natural-language text processor for clinical radiology[J]. Journal of the American Medica Informatics Association, 1994, 1(2): 161-174.

[90] CHIU J P C, NICHOLS E. Named entity recognition with bidirectional LSTM-CNNs[J]. Transactions of the Association for Computational Linguistics, 2016, 4: 357-370.

[91] MINARD A L, LIGOZAT A L, BEN ABACHA A, et al. Hybrid methods for improving information access in clinical documents: concept, assertion, and relation identification[J]. Journal of the American Medical Informatics Association, 2011, 18(5): 588-593.

[92] LEAMAN R, WEI C H, LU Z. TMChem: a high performance approach for chemical named entity recognition and normalization[J]. Journal of Cheminformatics, 2015, 7(1): 1-10.

[93] LEAMAN R, ISLAMAJ DOGAN R, LU Z. DNorm: disease name normalization with pairwise learning to rank[J]. Journal of Bioinformatics, 2013, 29(22): 2909-2917.

[94] LI H, CHEN Q, TANG B, et al. CNN-based ranking for biomedical entity normalization[J]. BMC Bioinformatics, 2017, 18(11): 385.

[95] DÍAZ-GALIANO M C, MARTÍN-VALDIVIA M T, UREÑA-LÓPEZ L A. Query expansion with a medical ontology to improve a multimodal information retrieval system[J]. Computers in Biology and Medicine, 2009, 39(4): 396-403.

[96] ZHAO C, JIANG J, GUAN Y, et al. EMR-based medical knowledge representation and inference via Markov random fields and distributed representation learning[J]. Artificial Intelligence in Medicine, 2018, 87: 49-59.

中英文词汇对照表

A	
abdominal circumference，AC	腹围
adaptor module	转换模块
aggregation	聚合
alphabetic list	字顺表
amplitude	幅度
API module	应用接口模块
application for telemedical service	远程医疗申请单
application program	应用程序
application programming interface, API	应用程序接口
architecture	架构
artificial intelligence，AI	人工智能
assay for transposase-accessible chromatin with high throughput sequencing，ATAC-seq	利用高通量测序技术检测转座酶易接近染色质
association	关联
authentication	签名确认
automatic abstracting	自动文摘
automatic proofreading	自动校对
B	
back propagation	反向传播
batch processing	批处理
bioinformatics	生物信息学
biotechnology	生物技术
biparietal diameter，BPD	双顶径
bit per pixel, BPP	比特每像素
brightness	亮度
C	
China Compulsory Certification，CCC	中国强制性产品认证
Chinese medical knowledge graph, CMeKG	中文医疗知识图谱
chromatin immunoprecipitation，ChIP	染色质免疫共沉淀技术
class diagram, CD	对象类图
classification	分类
client	客户端
client layer	用户界面层
client-server	客户 - 服务

续表

clinical decision support system，CDSS	临床决策支持系统
clinical diagnostic decision support system，CDDSS	临床诊断决策支持系统
clinical document architecture，CDA	临床文本结构
clinical information system，CIS	临床信息系统
coding	编码
cognitive	认知
combination code	组合码
community service	社区服务
community health information system	社区卫生信息系统
composition	组装
computational biology	计算生物学
compute unified device architecture，CUDA	统一计算设备架构
computed radiograph，CR	计算机 X 射线摄影成像
computed tomography，CT	计算机 X 射线断层扫描术
computer network	计算机网络
computerized physician order entry，CPOE	医嘱录入系统
concept	概念或实体抽取
conditional random field, CRF	条件随机场
confidentiality	保密性
congenital heart disease, CHD	先天性心脏病
convolutional neural network, CNN	卷积神经网络
cross-database searching	跨库检索
crown-rump length，CRL	顶臀径
D	
data access	数据访问
data acquisition	数据获取
data extraction	数据抽取
data layer	数据层
data load	数据装载
data mining	数据挖掘
data processing system, DPS	数据处理系统
data replication	数据复制
data storage	数据存储
data transformation	数据转换
data type	数据类型
data warehouse	数据仓库
database administrator, DBA	数据库管理员
database management system, DBMS	数据库管理系统
data-driven	数据驱动
decision sustainment system, DSS	决策支持系统

续表

decision tree	决策树
deep learning	深度学习
delimiter	消息分隔符
descriptor	称叙词
digital imaging and communications in medicine, DICOM	医学数字影像与通信标准
digital radiography，DR	数字化 X 射线摄影成像
direct attached storage，DAS	直接链接存储
distance education	远程教育
distributed cognition theory	分布性认知理论
diagnosis-related groups，DRG	疾病诊断相关组
distributed searching	分布式检索
DNA methylation	DNA 甲基化
document and record architecture	文档与记录架构
document categorization classification	文档分类
document object model, DOM	文档对象模型
document type definition，DTD	文档类型定义
domain	域
domain-specific knowledge graph, DKG	领域知识图谱
drug information system	药品信息系统
E	
e-government	电子政务
electro-encephalogram,EEG	脑电图
electronic health records	电子健康档案
electronic medical record of traditional Chinese medicine	中医电子病历
electronic medical record，EMR	电子病历
emergency trouble shooting strategy	应急处理办法
entity relation modeling	实体关系建模
encyclopedia of DNA elements, ENCODE	DNA 元件百科全书
entry term	款目词
epigenomics	表观遗传组学
evidence-based medicine，EBM	循证医学
evolutionary prototype	进化型原型
expert system, ES	专家系统
experts of remote consultation	远程会诊专家
extensible stylesheet language transformation, XSLT	可扩展样式表语言转换
extensible stylesheet language，XSL	可扩展样式表语言
extensive makeup language，XML	可扩展标记语言

续表

F	
false negative rate，FNR	假阴率
false negative，FN	假阴性
false positive rate，FPR	假阳率
false positive，FP	假阳性
federated searching	联邦检索
femur length，FL	股骨长度
field	字段
fluoroscopy	透视
Food and Drug Administration, FDA	美国食品药品监督管理局
function MRI，fMRI	功能 MRI
G	
genomics	基因组学
general practitioner	全科医师
graphics processing unit, GPU	图形处理器
graphics user interface, GUI	图形用户接口
H	
head circumference，HC	头围
heading	主题词
health level 7 standard	HL7 标准
hierarchical codes	阶层编码
hospital	医院
hospital information system，HIS	医院信息系统
hospital management information system，HMIS	医院管理信息系统
human genome project	人类基因组计划
hybrid XML database, HXD	混合 XML 数据库
hyper text transport protocol，HTTP	超文本传输协议
hypertext markup language，HTML	超文本标记语言
hypothesis-driven	假说驱动
I	
imaging plate，IP	成像板
imaging reader	图像读出器
inexact reasoning	不精确推理
information categorization classification	信息分类
information extraction, IE	信息抽取
information object	信息对象
information retrieval	信息检索
information source map	信息源图谱
information system, IS	信息系统
information technology	信息技术

续表

integrated access	集成检索
integrity	完整性
International Classification of Diseases for Oncology, ICD-O	国际肿瘤疾病分类
International Classification of Diseases，ICD	国际疾病分类
International Classification of Primary Care，ICPC	国际社区医疗分类
International Electrotechnical Commission，IEC	国际电工委员会
International Organization for Standards，ISO	国际标准化组织
International Standard Classification of Occupations, ISCO	职业国际标准分类
Internet Engineering Task Force，IETF	Internet 工程任务组
Internet of Things，IOT	物联网
Internet Protocol, IP	网络协议
J	
Joint Photography Expert Group, JPEG	联合图片专家组
juxtaposition codes	并排码
K	
Kanehisa Laboratory	金久实验室
knowledge engineering	知识工程
knowledge graph, KG	知识图谱
Kyoto Encyclopedia of Genes and Genomes	京都基因与基因组百科全书
L	
laboratory automatic system，LAS	实验室自动系统
laboratory information system，LIS	实验室信息管理系统
late binding	滞后联编
latent semantics analysis, LSA	潜在语义分析方法
link	链接
logic layer	逻辑层
Logical Observations, Identifiers, Names and Codes, LOINC	观测指标标识符逻辑命名与编码系统
long-short time memory, LSTM	长短期记忆
M	
machine translation，MT	机器翻译
magnetic resonance image，MRI	磁共振
man machine system	人 - 机系统
management information system, MIS	管理信息系统
mapping module	对照模块
medical information system	医学信息系统
medical knowledge graph, MeKG	医疗知识图谱
medical logic	医学逻辑
medical record	病历

续表

medicare interoperability	医保互通
medicai subject headings，MeSH	医学主题词表
message	消息
message interchange	信息交换
message transfer	消息传递
metabolic pathway	代谢通路
metagenomics	宏基因组学
metaphorical computation	隐喻计算
metathesaurus	超级叙词表
mnemonic codes	助记编码
morphology	形态学
motion	运动
Moving Picture Expert Group, MPEG	运动图像专家组
multi-database searching	多数据库检索
multi-agent simulation	多因子模拟技术
multi-disciplinary treatment，MDT	多学科会诊
N	
named entities recognition，NER	命名实体识别
National Health Service, NHS	英国公立医疗系统
National Library of Medicine，NLM	国家医学图书馆
native XML database, NXD	原始的 XML 数据库
natural language processing，NLP	自然语言处理
NCBI	美国国立生物技术信息中心
neighbors	邻接
network attached storage，NAS	网络接入存储
network health education and counseling	网络健康教育与咨询
none repudiation	不可抵赖性
North American nursing diagnosis association，NANDA	北美护理诊断学会
number codes	数字编码
nursing information system	护理信息系统
O	
object modeling technique, OMT	对象模型技术
object orientation	对象定位
object oriented database, OODB	面向对象的数据库
object oriented design, OOD	面向对象的系统设计
object oriented programming language, OOPL	面向对象的程序设计语言
object-oriented method	面向对象方法
office automation, OA	办公自动化系统
one stop searching	一站式检索

续表

on-line analytical processing, OLAP	联机分析处理
online mendelian inheritance in man，OMIM	OMIM 数据库
ontology	本体模型
open database connectivity, ODBC	开放式数据库互连
Open Food and Drug Administration, OpenFDA	美国公众健康项目
open system interconnection，OSI	开放式系统互联
P	
parser	分析器
patient，resident，person	患者、居民和个人
Pearson correlation	皮尔森相关性
personal digital assistant	掌上电脑
photostimulable storage phosphor imaging, PSPI	光可激励存储荧光体成像
picture archiving and communication systems, PACS	医学影像信息系统
pixel	像素
positron emission tomography，PET	正电子发射断层成像术
pragmatics	语用学
precision medicine	精准医学
pre-mRNA	前 mRNA
private	私密性
production rule	产生式规则
production system	产生式系统
programming language	程序设计语言
prototyping method	原型法
public health information system	公共卫生信息系统
public opinion analysis	舆情分析
Q	
qualifier	限定词
quality-adjusted life year, QALY	质量调整寿命
question-answering system	问答系统
R	
radio-frequency location system	射频定位系统
radiography	摄影成像
radiology information system，RIS	放射科信息系统
Read clinical code, RCC	Read 临床分类
real-time processing	实时处理
recurrent neural network, RNN	循环神经网络
region	区域
regional health information	区域卫生信息化
regional health information platform	区域卫生信息平台
registration	注册

续表

relation extraction, RE	关系抽取
relational database, RDB	关系数据库
relational database management system, RDBMS	关系数据库管理系统
result reporting	打印报告
remote booking	远程预约
remote consultation	远程会诊
remote data objects, RDO	远程数据对象
remote electrocardiograph diagnose	远程心电诊断
remote intense care	远程重症监护
remote medical digital resource	远程医学数字资源
remote medical image diagnose	远程影像诊断
remote surgery demonstration	远程手术示教
repetition	重复性
request-response	请求 - 应答
resource description framework, RDF	资源描述框架
resource module	资源模块
result check	结果审核
S	
S-adenosylmethionine, SAM	S 腺苷甲硫氨酸
security	安全性
segment	区段
semantic network	语义网络
semantics	语义学
send-receive module	发送 - 接收模块
sensitivity	敏感性
sentiment analysis	情感分析
server	服务器
service class	服务类
simple API for XML，SAX	简单应用程序接口
software components	软件组件
software engineering	软件工程
speaker recognition/ identification/ verification	说话人识别 / 认证 / 验证
Spearman correlation	斯皮尔曼相关性
specialist lexicon	专家词典
specificity	特异性
specimen collection	标本采集
specimen receiving	标本核收
specimen transport	标本流转
speech recognition	语音识别
standard operating procedure，SOP	标准化操作程序

续表

storage area network，SAN	存储区域网络
structured data entry，SDE	结构化数据录入
structured method	结构化方法
structured query language，SQL	结构化查询语言
subject	主题
syntax	语法学
system biology	系统生物学
system imaging system	系统影像系统
Systematized Nomenclature of Human and Veterinary Medicine, SNOMED	系统医学命名法
subheading	副主题词
T	
table	表
telemedicine	远程医疗
telepresent	远程出席
telesurgery	远程手术
test request	检验申请
text clustering	文本聚类
text mining	文本挖掘
The International Classification of Primary Care	国际社区医疗分类
text-to-speech conversion	文语转换
The Society for Computer Application in Radiology	美国放射学会计算机应用分会
theory-driven	理论驱动
the two-way referral	双向转诊
throw-it-away prototype	抛弃型原型
total laboratory automation, TLA	实验室自动化
traceability	数据溯源性
traditional Chinese medicine，TCM	中医
transcriptomics	转录组学
tree structure	树状结构表
trigger event	触发事件
true negative rate，TNR	真阴率
true negative，TN	真阴性
true positive rate，TPR	真阳率
true positive，TP	真阳性
U	
ultrasound，US	超声
unified modeling language, UML	统一建模语言
uniform	统一资源定位符
uniform resource locator, URL	网页网址

续表

unified medical language system，UMLS	一体化医学语言系统
use-case	用例
V	
value addition codes	加值码
video conference	视频会议
virtual physiological human，VPH	虚拟生理人
visible human project，VHP	可视人体工程
voxel	体素
W	
WHO Collaborating Center for the Family of International Classifications	世界卫生组织疾病分类合作中心
work list	工作单
World Wide Web Consortium，W3C	万维网联盟
X	
XLink	XML 链接语言
XML enabled database, XEDB	能处理 XML 的数据库
XML encryption	XML 加密
XML signature	XML 数字签名
XML-enabled database	支持 XML 数据库
Xquery	XML 查询语言